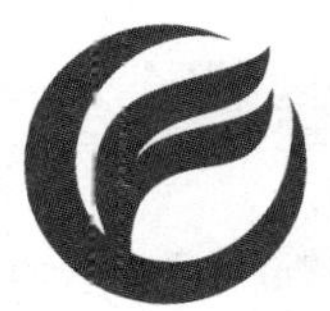

全国高等卫生职业教育技能紧缺型
人才培养“十二五”规划教材

供临床医学、护理、助产、药学和医学检验技术等专业使用

内科护理技术

（含实训）

主　编　杨玉琴　唐　前　魏映红

副主编　曹小川　王小凤　罗宝萍　滕敬华

编　者　（以姓氏笔画为序）

王小凤　荆楚理工学院医学院
王萍丽　陕西中医学院
吉慧姝　河北北方学院附属第一医院
李月琴　河北北方学院附属第一医院
杨玉琴　江西医学高等专科学校
杨慧玲　江西现代职业技术学院
吴春凤　江西医学高等专科学校
张迎红　武汉科技大学
陈双剑　三峡大学第二临床医学院
罗宝萍　河北北方学院附属第一医院
姜洪萍　清远市人民医院
唐　前　湖北职业技术学院医学院
黄小丽　江西医学高等专科学校
曹小川　江西省鄱阳卫生学校
程　琦　江西现代职业技术学院
滕敬华　湖北医药学院附属太和医院
魏映红　清远职业技术学院

華中科技大學出版社
http://www.hustp.com
中国·武汉

内 容 简 介

本书是全国高等卫生职业教育技能紧缺型人才培养“十二五”规划教材。

本书内容详略得当，条理清晰。全书共十章，内容包括绪论、循环系统疾病病人的护理、消化系统疾病病人的护理、呼吸系统疾病病人的护理、泌尿系统疾病病人的护理、血液系统疾病病人的护理、内分泌及代谢性疾病病人的护理、风湿性疾病病人的护理、神经系统疾病病人的护理、传染病病人的护理。书中穿插了与教学内容相关的知识链接，融知识性、趣味性于一体。章末附有与护士执业资格考试题题型相同的练习题与参考答案，有利于学生进一步理解与巩固所学知识并顺利通过护士执业资格考试。

本书主要作为全国高等卫生职业院校教材使用，也可供临床工作者参考。

图书在版编目(CIP)数据

内科护理技术：含实训/杨玉琴，唐前，魏映红主编. —武汉：华中科技大学出版社，2014.5
全国高等卫生职业教育护理专业技能紧缺型人才培养“十二五”规划教材
ISBN 978-7-5609-9978-4

Ⅰ.①内… Ⅱ.①杨… ②唐… ③魏… Ⅲ.①内科学-护理学-高等职业教育-教材 Ⅳ.①R473.5

中国版本图书馆 CIP 数据核字(2014)第 086931 号

内科护理技术(含实训) 杨玉琴 唐 前 魏映红 主编

策划编辑：史燕丽
责任编辑：熊 彦 童 敏
封面设计：范翠璇
责任校对：邹 东
责任监印：周治超
出版发行：华中科技大学出版社(中国·武汉)
武昌喻家山 邮编：430074 电话：(027)81321913
录 排：华中科技大学惠友文印中心
印 刷：武汉华工鑫宏印务有限公司
开 本：880mm×1230mm 1/16
印 张：23.5
字 数：768 千字
版 次：2019 年 6 月第 1 版第 3 次印刷
定 价：66.00 元

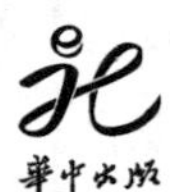

全国高等卫生职业教育技能紧缺型人才培养“十二五”规划教材编委会

总序

随着我国经济的持续发展和教育体系、结构的重大调整，职业教育办学思想、培养目标随之发生了重大变化，人们对职业教育的认识也发生了本质性的转变。我国已将发展职业教育作为重要的国家战略之一，高等职业教育成为高等教育的重要组成部分。作为高等职业教育重要组成部分的高等卫生职业教育也取得了长足的发展，为国家输送了大批高素质技能型、应用型医疗卫生人才。

我国的护理教育有着百余年的历史，积累了丰富的经验，为培养护理人才作出了历史性的贡献，但在当今的新形势下也暴露出一些问题，急需符合中国国情又具有先进水平的护理人才体系。为了更好地服务于医学职业教育，《"十二五"期间深化医药卫生体制改革规划暨实施方案》中强调：加大护士、养老护理员、药师、儿科医师，以及精神卫生、院前急救、卫生应急、卫生监督、医院和医保管理人员等急需紧缺专门人才和高层次人才的培养。护理专业被教育部、卫生部等六部委列入国家紧缺人才专业，予以重点扶持。根据卫生部的统计，到 2015 年我国的护士数量将增加到 232.3 万人，平均年净增加 11.5 万人，这为护理专业的毕业生提供了广阔的就业空间，也对卫生职业教育如何进行高素质技能型护理人才的培养提出了新的要求。

为了顺应高等卫生职业教育教学改革的新形势和新要求，在认真、细致调研的基础上，在全国卫生职业教育教学指导委员会副主任委员文历阳教授及沈彬教授等专家的指导下，在部分示范院校的引领下，我们组织了全国 20 多所高等卫生职业院校的 200 多位老师编写了符合各院校教学特色的全国高等卫生职业教育技能紧缺型人才培养"十二五"规划教材，并得到参编院校的大力支持。

本套教材充分体现新一轮教学计划的特色，强调以就业为导向，以能力为本位，紧密围绕现代护理岗位人才培养目标，根据整体性、综合性原则，以及护理专业的特点将原有的课程进行有机重组，使之成为具有 21 世纪职业技术人才培养特色，并与护理专业相适应的课程体系。本套教材着重突出以下特点。

1. 突出技能，引导就业　以就业为导向，注重实用性，核心课程围绕技能紧缺型人才的培养目标，设计"基本执业能力＋特色特长"的人才培养模式。构建以护理技术应用能力为主线、相对独立的实践教学体系。

2. 紧扣大纲，直通护考　紧扣教育部制定的高等卫生职业教育教学大纲和护士执业资格考试大纲，按照我国现行护理操作技术规范，辅以系统流程图、必要的解剖图谱和关键操作要点。

3. 创新模式，理念先进　创新教材编写体例和内容编写模式，参照职业资格标准，体现"工学结合"特色。教材的编写突出课程的综合性，淡化学科界限，同时结合各学科特点，适当增加人文科学相关知识，强化专业与人文科学的有机融合。

教材是体现教学内容和教学方法的知识载体，是把教学理念、宗旨等转化为具体教学现实的媒介，是实现专业培养目标和培养模式的重要工具，也是教学改革成果的结晶。本套教材在编写安排上，坚持以"必需、够用"为度，坚持体现教材的思想性、科学性、先进性、启发性和适用性原则，坚持以培养技术应用能力为主线设计教材的结构和内容。在医学基础课程的设置中，重视专业岗位对相关知识、技能的需求，淡化传统的学科体系，以多学科的综合为主，强调整体性和综合性，对不同学科的相关内容进行了融合与精简，使医学基础课程真正成为专业课程学习的先导。在专业课程的设置中，以培养解决临床问题的思路与技能为重点，教学内容力求体现先进性和前瞻性，并充分反映专业领域的新知识、新技术、新方法。在文字的表达上，避免教材的学术著作化倾向，注重循序渐进、深入浅出、图文并茂，以利于学生的学习和发展，使之既与我国的国情相适应，又逐步与国际医学教育相接轨。我们衷心希望这套教材能在相关课程的教学中发挥积极作用，并深受读者的喜爱。我们也相信这套教材在使用过程中，通过教学实践的检验和实际问题的解决，能不断得到改进、完善和提高。

全国高等卫生职业教育技能紧缺型人才培养
"十二五"规划教材编写委员会

前言

本书是全国高等卫生职业教育技能紧缺型人才培养“十二五”规划教材。2013 年 8 月在武汉召开了本套教材评审委员会暨编写人员会议。会议确定了教材的指导思想、编写原则、教材内容的深度、广度以及内容的界定，明确了教材的编写应以岗位需求为导向，满足理论与实践一体化的课堂要求，突出实践教学。

全书共十章，内容包括绪论、循环系统疾病病人的护理、消化系统疾病病人的护理、呼吸系统疾病病人的护理、泌尿系统疾病病人的护理、血液系统疾病病人的护理、内分泌及代谢性疾病病人的护理、风湿性疾病病人的护理、神经系统疾病病人的护理、传染病病人的护理。全书编写体例一致，内容详略得当，条理清晰。本书有以下特点。

(1) 每章前基本都有学习目标，明确了本章节掌握、熟悉及了解的内容，便于学生学习。

(2) 坚持“以服务为宗旨，以就业为导向”的高等职业教育办学思想。体现“以人为中心”的整体护理理念，将护理程序贯穿于教材的始终。在各个系统重点疾病编写中设置了教学情境，便于师生开展情境教学活动，提高学生参与课堂学习的积极性，有利于提高学生分析问题、解决问题的能力。

(3) 书中增加了图、表，穿插了与教学内容相关的知识链接，融知识性、趣味性于一体。

(4) 注意与相关专业课程内容的衔接，避免重复。

(5) 相关章节后增加了常见诊疗技术及护理，能有效提高学生的实践技能。

(6) 各章内容的取舍及章节、疾病的排序方面做了较大的变动，主要以全国护士执业资格考试大纲为依据。除绪论外每章末附有与护士执业资格考试题题型相同的练习题及参考答案，有利于学生对知识进一步理解与巩固，并有利于学生通过护士执业资格考试。

本书在编写过程中参阅了大量文献，同时得到了华中科技大学出版社、江西医学高等专科学校、湖北职业技术学院医学院、清远职业技术学院、荆楚理工学院医学院、武汉科技大学、三峡大学第二临床医学院、陕西中医学院、河北北方学院附属第一医院、广东省清远市人民医院、湖北医药学院附属太和医院领导和专家的大力支持和帮助，在此深表谢意。

本书全体编者本着高度认真、负责的态度参与编写工作，虽经反复斟酌和修改，但因能力所限，存在诸多欠缺之处，恳请各院校师生和读者在应用中发现问题并指正。

编　者

目录

第一章 绪论

内科护理是研究内科常见疾病病人生物、心理和社会等方面健康问题的发生、发展规律，并运用护理程序对病人实施整体护理，以达到促进康复、增进健康的一门临床护理学科。随着医学科学技术的发展，形成了"以人的健康为中心"的整体护理模式。系统化的整体护理是以护理程序为科学的工作方法，将临床护理各个环节有机地结合起来，为病人解决健康问题，实施有效的护理措施。

一、内科护理技术的内容结构

内科护理技术是护理专业核心课程之一，是与临床各科联系最密切的一个护理学科，涉及面广，理论性、实践性、整体知识性强，故本课程阐述的内容在临床护理的理论和实践中具有普遍意义，是临床各科的基础。本书有十章内容，包括绪论及内科各系统疾病病人的护理。内科各系统疾病病人的护理包括循环系统疾病、消化系统疾病、呼吸系统疾病、泌尿系统疾病、血液系统疾病、内分泌及代谢性疾病、风湿性疾病、神经系统疾病和传染病病人的护理。各系统疾病病人的护理编写结构：第一节均为概述，简要复习该系统的解剖结构与生理功能，重点讲述该系统常见的症状、体征和护理。疾病编写内容包括护理评估（病因与发病机制、病理、身体状况、心理与社会状况、辅助检查、治疗要点等）、护理诊断、护理目标、护理措施及护理评价，在内科护理实践中体现整体护理观的临床思维和工作方法。本课程的主要特色是突出护理、注重实用，将护理程序贯穿于教材始终。

二、内科护理技术的学习方法和目的

内科护理技术是一门理论与实践密切联系的学科，分为理论学习和实践学习两个方面，强调理论与实践一体化，突出实践教学。教学方法多样化，如采用多媒体教学、情景教学、自学、讨论、实验及临床见习、实习等形式。通过学习，学生能够运用护理程序对内科病人实施整体护理，为病人提供优质的护理服务。在护理工作中能有效运用评判性思维，具有良好的职业形象及高尚的思想品德，成为一名德才兼备的高技能型护理人才。

通过内科护理技术课程的学习，学生能够掌握内科常见疾病的身体状况、护理措施，能够提出内科疾病病人主要的护理诊断/问题，能够了解内科常见疾病的病因、发病机制、辅助检查及治疗要点，能够运用护理程序为内科病人实施整体护理，能够协助医生进行内科常见诊疗技术操作，初步学会对危重病人的应急处理和抢救配合，能在护理实践中关心、爱护、尊重病人，具有团队意识及协作精神。

三、内科护士的素质要求

近年来，随着医学科学的发展，新技术、新项目的开发和使用，使病房先进仪器、设备不断增多，护理工作技术复杂程度越来越高，如呼吸机、各类内镜、冷冻治疗仪、高配置睡眠多导仪、心电监护仪、除颤仪、主动脉球囊反搏机、激光血疗仪、流式细胞仪、荧光定量 PCR 仪等。这给护理工作带来了极大的挑战，对现代护士提出了更高的要求，护士必须不断提高自身素质，才能适应人类对健康的需求和护理事业的发展。

1. 职业素质 良好的职业道德是每位内科护士应有的素质。由于内科疾病种类繁多、病因复杂，部分疾病诊治较困难，且多为老年、慢性病者，具有病程长、恢复慢、并发症多、心理问题比较突出等特点。因此，要求护士具有高度的责任心、耐心及奉献精神，以人为本，关爱病人。要认真、细致地观察病情，及时发现问题，促进病人早日康复。要认真恪守"慎独"精神，为病人健康高度负责，不做任何有损病人健康的事情。

2. 专业素质 要求护士不断学习，更新知识；既具备敏锐的观察力和综合分析、判断能力及护理教学、护理科研能力，又有丰富的临床经验，能掌握娴熟的护理操作技术；能运用护理程序对内科病人实施整体护理。

3. 身体、心理素质 随着人口老龄化，老年病人日渐增多，对护理需求非常大，护士需要承担较大的身、心两方面的压力。因此，要求护士要有健康的体魄、健全的心理，有较强的应急与应变能力、沟通能力，适时自我调节，保持积极、乐观的生活态度。

四、循证护理在内科护理中的应用

循证护理是循证医学在护理学领域的重要应用，是护理研究和护理实践的有机结合，是遵循证据的护理科学。随着医学的迅猛发展、护理实践的不断进步，人们希望护理人员以最好的临床实践提供安全、有效的护理。这就要求护士必须规范自己的行为、提高疗效来达到让病人及其家属满意的效果。循证护理是伴随着循证医学的发展而出现的护理模式，已在美、英等国家应用于护理教学、临床实践和科研之中。

循证护理的指导思想是在客观、明确、最新的科学证据基础上开展护理实践工作，亦是护士和病人的一种保护性防御措施。它是整体护理的延伸，将以病人为中心的护理理念发挥得更为淋漓尽致。以可信的科学研究为证据，提出问题，寻找实证，运用实证，对病人实施最佳护理。树立以研究指导实践、以研究带动实践的观念，促进护理学科的发展。循证护理为病人提供更加科学化、专业化、个性化的最新型护理，为护理学科的发展提供机遇，从而取得最佳的临床护理效果。

五、护理学科的发展

护理被认为是最古老的艺术和最年轻的专业。随着人们健康需求的不断增加和变化，护理学从一个简单的医学辅助学科迅速地向更加成熟和独立的现代化学科发展，护理学专业已从附属于医疗的技术性职业转变为独立的为人类健康服务的专业。作为护理服务对象的人，也不再只是“生物的人”，而是由身体、心理和精神、社会等多个方面组成的整体的人，人的独特的情感和情绪，家庭和社会背景，习惯、信仰、价值观在护理实践中被重视。护理的服务对象成为每个人乃至整个社会，从护理生病的人到帮助亚健康的人。护理工作的内容与范畴也在不断扩大，不仅包括基础护理、临床专科护理、社区护理，同时还包括提供心理和社会支持、健康指导、咨询、教育、护理管理及护理研究。整体护理的概念被广泛实践，护理逐渐向纵深发展。护理的范围包括健康的全过程，即从维护最佳的健康状态到濒临死亡的人平静、安宁、有尊严地死去。护理活动成为科学、艺术、人道主义的结合。

（杨玉琴）

第二章 循环系统疾病病人的护理

学习目标

1. 掌握循环系统常见疾病病人的身体状况、护理措施。
2. 熟悉循环系统疾病病人主要的护理诊断/问题。
3. 了解循环系统常见疾病的病因、发病机制、辅助检查及治疗要点。
4. 能运用护理程序为病人进行护理评估，实施整体护理。
5. 能够协助医生进行循环系统常见诊疗技术操作，熟悉各项护理措施。
6. 在护理实践中关心、爱护、尊重病人，具有团队意识及协作精神。

第一节 概　　述

循环系统疾病包括心脏和血管的疾病，统称心血管疾病，可由动脉粥样硬化、感染、先天性发育异常、内分泌代谢异常或某些全身性疾病等引起，是严重危害人民健康和影响社会劳动力的一组疾病。心血管疾病大多病程长，不易根治，具有起病急骤、症状复杂、病情凶险、易突变等特点，发病率与死亡率高。20世纪初期全球心血管疾病死亡率占总死亡率的10%以下，21世纪初期心血管疾病死亡率已占发达国家的近50%，发展中国家的25%。近年来，随着医学科学技术的发展，有关循环系统疾病的发病机制、诊断水平、防治护理等方面的研究与应用都取得了很大进展，有助于降低心血管疾病的发生率和死亡率。

一、循环系统的解剖结构与功能

循环系统由心脏、血管和调节血液循环的神经-体液组成，其主要功能是为全身各组织器官运输血液，通过血液将氧、营养物质和激素等供给组织器官，并将组织器官代谢产生的废物运走，以保证人体正常新陈代谢的进行。循环系统尚有内分泌功能，如心肌细胞和血管内皮细胞可分泌心钠肽和内皮素、内皮舒张因子等活性物质。

（一）心脏

心脏是一个由肌肉构成的圆锥体、中空的器官，位于胸腔中纵隔内，其2/3部分居左侧，1/3部分在右侧。心脏由四个腔室即左心房、左心室、右心房、右心室组成，左、右心房之间和左、右心室之间各有肌性的房间隔和室间隔相隔，左、右心房之间和左、右心室之间互不相通。右心房室之间有三尖瓣，左心房室之间有二尖瓣，左心室与主动脉之间有主动脉瓣，右心室与肺动脉之间有肺动脉瓣。心脏壁由内往外依次为心内膜、肌层和心外膜，心外膜即心包的脏层紧贴于心脏表面，与心包壁层形成心包腔，腔内含少量浆液，可起润滑作用。心脏在心脏内传导系统的作用下，进行着有节律的收缩和舒张活动。心脏传导系统包括窦房结、结间束、房室结、希氏束、左右束支及浦肯野纤维，负责心脏正常冲动的形成和传导。

（二）血管

循环系统的血管分动脉、毛细血管和静脉。动脉能保持一定的张力和弹性，改变外周血管的阻力，故又称“阻力血管”，其主要功能为输送血液到组织器官，营养心脏的动脉有左、右冠状动脉，它延伸至主动脉起始部；毛细血管是血液和组织液交换营养物质和代谢产物的场所，故又称“功能血管”；静脉的主要功能是汇集从毛细血管来的血液，将血液送回心脏，其容量大，故又称“容量血管”。

（三）调节血液循环的神经-体液

调节循环的神经因素有交感神经和副交感神经。交感神经兴奋时，心率加快、心肌收缩力增强、外周血管收缩、血管阻力增加、血压升高；副交感神经兴奋时，心率减慢、心肌收缩力减弱、外周血管扩张、血管阻力减小、血压下降。体液因素有肾素-血管紧张素-醛固酮系统（RAAS）、血管内皮因子、电解质、某些激素和代谢产物等。RAAS是调节钠钾平衡、血容量和血压的重要因素；血管内皮细胞生成的收缩物质如内皮素、血管收缩因子等具有收缩血管作用。内皮细胞生成的舒张物质，如前列腺素、内皮依赖舒张因子等具有扩张血管作用。这两类物质的平衡对维持正常的循环功能起着重要调节作用。

二、循环系统疾病的常见症状和体征

循环系统疾病的常见症状和体征有心源性呼吸困难、心源性水肿、心悸和心源性晕厥等。

（一）心源性呼吸困难

心源性呼吸困难（cardiogenic dyspnea）由各种心血管疾病引起，病人在呼吸时感到空气不足，呼吸费力，并伴有呼吸频率、深度与节律异常。

【护理评估】

1. 病因　主要见于左心衰竭和（或）右心衰竭，尤其是左心衰竭，病人呼吸困难更为严重，也可见于渗出性心包炎、缩窄性心包炎等。

2. 身体状况

（1）心源性呼吸困难表现为如下几种形式。①劳力性呼吸困难：体力活动时发生或加重，休息后缓解或消失，常为左心衰竭最早出现的症状。缘于运动使回心血量增加，左心房压力升高，加重了肺淤血。起初多发生在较重体力活动时，休息后缓解，随着病情发展，轻微体力活动时即可出现。②夜间阵发性呼吸困难：左心衰竭最典型的症状。病人在夜间熟睡1～2 h后突然胸闷、气急而憋醒，被迫坐起。轻者数分钟至数十分钟后症状逐渐缓解，重者伴有咳嗽、咳白色或粉红色泡沫样痰、双肺哮鸣音，又称心源性哮喘。其发生机制包括睡眠平卧时回心血量增加，肺淤血加重，横膈高位使肺活量减少，夜间迷走神经张力增高引起小支气管收缩等。③端坐呼吸：病人常因平卧时呼吸困难加重而被迫采取高枕卧位、半卧位或坐位。缘于抬高上身能减少回心血量并使横膈下降，有利于缓解呼吸困难。

（2）伴随表现：可伴咳嗽、咳痰、心悸、胸痛、疲乏无力或烦躁、嗜睡等。

（3）体征：注意肺部有无湿啰音或哮鸣音，心脏有无扩大，心率、心律、心音的改变，有无奔马律，有无水肿、肝大及颈静脉怒张等。

3. 心理、社会状况　病人有无精神紧张、焦虑不安甚至悲观、绝望等。

4. 辅助检查　评估血氧饱和度（SaO_2）、血气分析，判断病人缺氧程度及酸碱平衡状况。胸部X线检查有助于判断肺淤血、肺水肿或肺部感染的严重程度，有无胸水或心包积液。

【主要护理诊断/问题】

（1）气体交换受损　与肺淤血、肺水肿或肺部感染有关。

（2）活动无耐力　与组织供氧不足有关。

【护理目标】

呼吸困难减轻或消失；活动耐力逐渐增加，活动时无明显不适。

【护理措施】

1. 一般护理

（1）休息与活动　保持病室安静、整洁。有明显呼吸困难者卧床休息，减少活动量，以利于心脏功能恢复。对夜间阵发性呼吸困难者，应加强夜间巡视，协助病人坐起。对端坐呼吸者，需加强生活护理，注意口腔清洁，协助病人大小便。病人应衣着宽松，盖被轻软，以减轻憋闷感。病人卧床期间加强生活护理，进行床上主动或被动的肢体活动，以保持肌张力，预防静脉血栓形成。在活动耐力可及的范围内，鼓励病人尽可能生活自理。

(2) 体位　根据病人呼吸困难的类型和程度采取适当的体位，如给病人2～3个枕头、摇高床头。严重呼吸困难时，应协助端坐位，使用床上小桌，让病人扶桌休息，必要时双腿下垂。半卧位、端坐位可使横膈下移，增加肺活量，双腿下垂可减少回心血量，均有利于改善呼吸困难。必要时加用床栏防止坠床。

2. 病情观察　密切观察呼吸困难有无改善，发绀是否减轻，听诊肺部湿啰音是否减少，血气分析结果是否正常等。若病人活动中出现明显心前区不适、呼吸困难、头晕眼花、面色苍白、极度疲乏时，应停止活动，就地休息。若休息后症状仍不缓解应报告医生。

3. 用药护理　遵医嘱给予强心、利尿、扩血管等药物，注意观察疗效与不良反应。控制静脉输液速度在20～30滴/分，防止加重心脏负荷，诱发急性肺水肿。

4. 氧疗　纠正缺氧对缓解症状、减少缺氧性器官功能损害有重要意义。给予间断或持续性氧气吸入，氧流量一般为2～4 L/min；急性肺水肿给予氧流量6～8 L/min，并用20%～30%乙醇湿化吸氧；肺心病病人低流量(1～2 L/min)持续性吸氧。注意氧疗效果的观察。

5. 心理护理　呼吸困难病人常因影响日常生活及睡眠而心情烦躁、痛苦、焦虑。应与家属一起安慰、鼓励病人，帮助树立战胜疾病的信心，稳定病人情绪，以降低交感神经兴奋性，有利于减轻呼吸困难。当病人活动耐力有所增加时适当给予鼓励，增强病人信心。

【护理评价】

病人呼吸困难是否减轻或消退，活动耐力是否增强。

(二) 心源性水肿

心源性水肿(cardiac edema)是指由于心功能不全引起的体循环静脉淤血，致使机体组织间隙液体过多积聚，是右心衰竭的主要表现。其发生机制主要是有效循环血量不足，肾血流量减少，继发性醛固酮增多引起水钠潴留，同时静脉回流减少导致静脉淤血。

【护理评估】

1. 病因　常见疾病有肺心病、冠心病、风心病、心肌炎、心包积液或缩窄性心包炎等。

2. 身体状况

(1) 水肿的特点　水肿首先出现在身体下垂部位，如卧床病人的背部、骶部、会阴或阴囊部，非卧床病人的足踝部、胫前。重者可延及全身，出现胸水、腹水。水肿呈对称性、凹陷性，水肿部位皮肤发绀。

(2) 伴随表现　可有乏力、腹胀、食欲减退、恶心、呕吐、便秘或腹泻、呼吸困难、尿量减少、体重增加等。

(3) 体征　主要检查水肿的程度、水肿部位、颈静脉充盈的程度、肝脏大小、有无胸水征或腹水征等。

3. 心理、社会状况　是否因水肿引起躯体不适，是否因形象改变而心情烦躁，或因病情反复而失去信心。

4. 辅助检查　注意血液检查，有无低蛋白血症及电解质紊乱。

【主要护理诊断/问题】

(1) 体液过多　与水钠潴留、低蛋白血症有关。

(2) 有皮肤完整性受损的危险　与水肿所致的组织细胞营养不良、局部长时间受压有关。

【护理目标】

病人能叙述并执行低盐饮食计划，水肿减轻或消失；皮肤完整，不发生压疮。

【护理措施】

1. 一般护理

(1) 休息与体位　休息有助于增加肾血流量，提高肾小球滤过率，促进水、钠排出。轻度水肿者应限制活动，中度水肿者应卧床休息，伴胸水或腹水者宜采取半卧位。

(2) 饮食护理　给予低盐、易消化饮食，少量多餐，伴低蛋白血症者可静脉补充白蛋白。食盐摄入量小于5 g/d，限制含钠量高的食品如腌制品或熏制品、香肠、罐头食品、发酵面食、苏打饼干、味精、番茄酱、啤酒、碳酸饮料等。注意病人口味及烹饪技巧以促进食欲，可适当使用一些调味品如醋、葱、蒜、香料、柠檬、酒等。控制饮水量(1500 mL/d以内)。

2. 病情观察　准确记录24 h出入液量，若病人尿量小于30 mL/h，应报告医生。有腹水者应每天测量腹围。询问病人有无畏食、恶心、腹部不适,注意颈静脉充盈程度、肝脏大小、水肿消退情况等,以判断病情进展及疗效。

3. 用药护理 遵医嘱使用利尿剂,注意观察药物疗效及不良反应。非紧急状况下,利尿剂在白天使用,避免夜间排尿过频影响休息。

4. 皮肤护理 保持床褥清洁、柔软、平整,严重水肿者可使用气垫床。定时协助或指导病人变换体位,膝部及踝部等骨隆突处可垫软枕以减轻局部压力。使用便盆时动作轻巧,勿强行推、拉,防止擦伤皮肤。嘱病人穿柔软、宽松的衣服。用热水袋保暖时水温不宜太高,防止烫伤。心力衰竭病人常因呼吸困难而被迫采取半卧位或端坐位,最易发生压疮的部位是骶尾部,应经常给予按摩,保持会阴部清洁、干燥,男病人可用托带托起阴囊。

【护理评价】

病人能遵从低盐饮食计划,水肿减轻或消失;皮肤无破损,未发生压疮。

(三) 心悸

心悸(palpitation)是一种自觉心脏跳动的不适感或心慌感。

【护理评估】

1. 病因

(1) 心脏搏动增强 ①生理因素:可见于剧烈运动、精神紧张或情绪激动及过量吸烟、饮酒、饮浓茶或咖啡等。②病理因素:如主动脉瓣关闭不全、甲状腺功能亢进症(甲亢)、贫血、发热、低血糖反应等。③药物因素:如肾上腺素、阿托品、氨茶碱等。

(2) 心律失常 如心动过速、心动过缓、期前收缩、心房扑动或颤动等。心律失常是引起心悸最常见的病因。

(3) 自主神经功能紊乱 见于心脏神经官能症。

2. 身体状况 心悸严重程度并不一定与病情成正比。初次、突发的心律失常,心悸多较明显,慢性心律失常者因逐渐适应可无明显心悸。紧张、焦虑及注意力集中时心悸易出现。心悸一般无危险性,严重心律失常所致者可引起心前区疼痛、呼吸困难、晕厥甚至猝死。

3. 心理、社会状况 病人可因心悸发作而导致焦虑、恐惧、失眠等不适,进而影响工作、学习、睡眠和日常生活。

4. 辅助检查 心电图检查有助于判断心律失常的类型。

【主要护理诊断/问题】

(1) 活动无耐力 与心悸、心排血量减少有关。

(2) 焦虑 与心悸所致不适有关。

(3) 潜在并发症:心力衰竭、猝死。

【护理目标】

病人活动耐力增强;焦虑感减轻或消失,情绪保持稳定。

【护理措施】

1. 一般护理 生活规律、睡眠充足、适当参加活动均有助于中枢神经功能的稳定,减少心悸的发生。严重心律失常病人应绝对卧床休息,避免左侧卧位,以减轻心悸感。食用清淡、易消化的食物,少吃豆制品,尽量不吃有刺激性的食物,少喝浓茶或咖啡,饮食不过饱,戒烟、酒。

2. 病情观察 监测心率和节律的变化,必要时遵医嘱实施心电监护。做好起搏、电复律等治疗的准备,一旦发现严重心律失常或晕厥、抽搐时,立即报告医生,并配合抢救。

3. 用药护理 按医嘱应用抗心律失常药物,观察疗效及不良反应。用药后密切观察病人的症状及生命体征。如服用洋地黄制剂,服药前应测脉搏,若脉搏在160次/分以上或60次/分以下,需报告医生。有心功能不全者,输液速度不宜过快,以免病情加重,如病人出现呼吸困难、发绀、出汗、肢冷等情况,应先予以吸氧,同时报告医生,及时处理。

4. 心理护理 与病人保持有效沟通,建立良好的护患关系,耐心解释心悸的原因,安慰病人,使其保持情绪稳定。告诉病人要避免喜、怒、忧、伤等精神刺激,以利于康复。

【护理评价】

病人活动耐力是否增强；焦虑感有无减轻或消失。

（四）心源性晕厥

心源性晕厥（cardiogenic syncope）是指心脏疾病引起的心排血量突然减少或中断，引起一过性脑缺血缺氧所致的短暂性意识丧失状态。伴房室传导阻滞的心源性晕厥又称阿-斯综合征（Adams-Stokes syndrome）。晕厥发作持续时间甚短，部分晕厥病人预后良好，反复发作的晕厥是病情严重和危险的征兆。

【护理评估】

1. 病因

（1）严重的心律失常　如病态窦房结综合征（病窦综合征）、房室传导阻滞、室性心动过速等。

（2）器质性心脏病　如严重主动脉瓣狭窄、肥厚型梗阻性心肌病、急性心肌梗死、急性主动脉夹层、心脏压塞、左心房黏液瘤、二尖瓣脱垂等。

2. 身体状况

（1）心源性晕厥的特点　多在活动或用力时发生，一般 1～2 min 内恢复。部分病人发作前可有心悸、乏力、出汗、头昏、黑矇等先兆症状，严重者可猝死。

（2）伴随表现　发绀、呼吸困难、心律不齐、血压下降等。

（3）体征　主要检查意识状态及心率、心律、心音、血压等。

3. 心理、社会状况　病人是否精神紧张、焦虑不安甚至悲观绝望。病人家属应对能力是否失调。

4. 辅助检查　心电图检查是发现心肌缺血最常用的检查方法，心电图连续动态监测可发现 ST 段改变和各种心律失常。

【主要护理诊断/问题】

（1）有受伤的危险　与晕厥发作时意识丧失有关。

（2）恐惧　与不可预知的晕厥发作有关。

【护理目标】

病人未受伤或伤害降至最低；无潜在并发症发生；恐惧心理减轻。

【护理措施】

1. 一般护理

（1）休息与活动　晕厥发作频繁者应卧床休息，加强生活护理。嘱病人避免剧烈运动、过度疲劳、情绪激动或突然改变体位等，尽量避免单独外出，防止意外。一旦有头晕、黑矇等先兆立即平卧，以免摔伤。晕厥发作时，解开病人的衣领、腰带，保持呼吸道通畅，氧气吸入，促使病人复苏。

（2）饮食护理　嘱病人多食纤维素丰富的食物，保持大便通畅。戒烟、酒，避免摄入刺激性食物，如咖啡、浓茶等，避免饱餐。

2. 病情观察　严密监测生命体征、心律、血氧饱和度及心电图变化，准备好抗心律失常药物、除颤器及临时心脏起搏器，以备抢救。

3. 用药护理　心律失常者遵医嘱使用抗心律失常药，严重心脏瓣膜性疾病或肥厚型心肌病者应尽早接受手术或其他治疗。

4. 心理护理　晕厥病人常因不可预知的晕厥发作而焦虑、恐惧。应与家属一起安慰和鼓励病人，帮助病人树立战胜疾病的信心，稳定病人情绪。

【护理评价】

病人未受伤或伤害降至最低；无潜在并发症发生；恐惧心理减轻。

（李月琴）

第二节　心力衰竭病人的护理

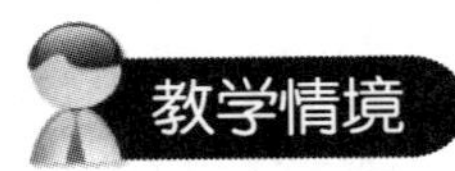
教学情境

苏先生,72 岁。因“活动后心悸、气促 8 年,加重伴咳嗽 1 个多月”入院。8 年前出现活动后心悸、气促,劳动能力明显下降,伴夜间阵发性呼吸困难,症状逐年加重。1 个月前出现咳嗽,咳黄白色黏痰,心悸、气促加重,不能平卧,伴双下肢水肿,食欲减退,恶心,无呕吐,无胸痛。身体评估:体温 37 ℃,脉搏 90 次/分,血压 140/100 mmHg,神清,呈半坐卧位,呼吸促,发绀,颈静脉充盈,双肺可闻及湿啰音,心界向左扩大,心率 90 次/分,律齐,心尖部可闻及杂音。腹平软,肝触诊不大,双下肢中度凹陷性水肿。心脏彩超检查示房间隔缺损。

请问:1. 病人医疗诊断可能有哪些?

2. 病人存在哪些主要护理诊断/问题?

3. 应采取哪些护理措施?

心力衰竭(heart failure)简称心衰,是一种由于各种心脏疾病引起的心肌收缩力下降,心排血量不能满足机体代谢需要,器官、组织血液灌注不足,出现以肺循环和(或)体循环淤血为主要特征的临床综合征,故心力衰竭又称充血性心力衰竭。由于各种原因引起的左心室充盈压增高,致肺静脉血液回流受阻出现肺循环淤血,称为舒张性心力衰竭。临床上以充血性心力衰竭常见。按心力衰竭发展速度可分为急性和慢性两种,以慢性居多;按其发生部位可分为左心衰竭、右心衰竭和全心衰竭;按舒张、收缩功能障碍可分为收缩性心力衰竭和舒张性心力衰竭。

一、慢性心力衰竭

慢性心力衰竭是大多数心血管疾病的终末阶段,也是心血管疾病最主要的死亡原因。引起心力衰竭的基础心脏病以高血压、冠心病、风湿性心脏病为主。

【护理评估】

(一) 病因与发病机制

1. 基本病因　包括原发性心肌损害和心脏负荷过重。

(1) 心肌病变　冠心病引起的缺血性心肌损害;各种类型的心肌病,其中以病毒性心肌炎及原发性扩张型心肌病最为常见;心肌代谢障碍性疾病,以糖尿病心肌病最为常见,其他如继发于甲状腺功能亢进或减低症的心肌病、心肌淀粉样变性等。以上病变均可引起心肌收缩力减退。

(2) 心脏负荷过重　①容量负荷(前负荷)过重:见于主动脉瓣关闭不全、二尖瓣关闭不全、房(室)间隔缺损、动脉导管未闭、慢性贫血、甲状腺功能亢进症等。②压力负荷(后负荷)过重:见于高血压、主动脉瓣狭窄、肺动脉高压、肺动脉瓣狭窄等。

2. 诱因　有基础心脏病的病人,心力衰竭症状往往可由增加心脏负荷的因素所诱发。

(1) 感染　最常见的诱因,以呼吸道感染最多见。

(2) 心律失常　以心房颤动最常见,亦见于其他各种类型的快速性心律失常以及严重的缓慢性心律失常。

(3) 血容量增加　钠盐摄入过多,静脉输液(输血)量过多、速度过快等。

(4) 生理或心理压力过大　劳累过度、情绪激动、精神过度紧张、妊娠后期与分娩等。

(5) 治疗不当　洋地黄药物不足或过量,不恰当地应用某些抑制心肌收缩力的药物等。

(6) 原有心脏病变加重或并发其他疾病　冠心病发生心肌梗死、风湿活动、合并甲状腺功能亢进症或贫血等。

3. 发病机制　慢性心力衰竭的发病机制十分复杂,是一个逐渐发展的过程。可能与多种代偿机制有关，如 Frank-Starling 机制、心肌肥厚与心室重塑、神经内分泌的激活等。

（二）身体状况

1. 左心衰竭 主要为肺淤血和心排血量下降的表现。

（1）呼吸困难 左心衰竭最重要和最常见的症状。劳力性呼吸困难为早期表现，夜间阵发性呼吸困难是左心衰竭的典型表现，严重时出现端坐呼吸。

（2）咳嗽、咳痰、咯血 多发生在夜间，坐位或立位咳嗽可减轻或消失，以白色浆液性泡沫样痰为其特点。如发生急性肺水肿，则咳大量粉红色泡沫样痰。

（3）低排血量症状 可出现乏力、头昏、嗜睡或失眠、心悸、发绀、尿少等，因心排血量下降，组织、器官血液灌注不足所致。

（4）体征 除基础心脏病的体征外，心率增快，第一心音减弱，可闻及舒张期奔马律，心脏检查可见左心室增大，交替脉是左心衰竭特征性体征；两肺底可闻及湿啰音，并可随体位改变而移动，有时伴有哮鸣音等。

2. 右心衰竭 主要为体循环静脉淤血表现。

（1）胃肠道及肝脏淤血 可出现腹胀、食欲不振、恶心、呕吐等症状。

（2）肾淤血 肾血流量减少，出现尿少、夜尿增加等。

（3）体征 ①水肿：首先出现在身体低垂部位，常为对称性、凹陷性水肿。卧位病人常见于骶尾部。严重者出现全身水肿，可伴胸水、腹水和阴囊水肿。②颈静脉征：颈静脉搏动增强，颈静脉怒张是右心衰竭的主要体征；肝-颈静脉回流征阳性，为特征性体征。③肝脏肿大，持续慢性右心衰竭可致心源性肝硬化。④心脏杂音：可因右心室显著扩大而出现三尖瓣关闭不全的反流性杂音。

3. 全心衰竭 左心衰竭和右心衰竭表现并存。继发于左心衰竭的右心衰竭，常因右心排血量减少、肺淤血症状缓解而使呼吸困难减轻。

（三）心功能分级

通常沿用 1928 年美国纽约心脏病协会（NYHA）提出的分级方案（1994 年重新修订），根据病人临床表现及自觉活动能力将心功能划分为四级。

Ⅰ级：病人患有心脏病，但日常活动不受限制，平时一般活动不引起疲乏、心悸、气急。

Ⅱ级：体力活动轻度受限，休息时无自觉症状，但日常活动可引起气急、心悸。

Ⅲ级：体力活动明显受限，稍事活动即引起气急、心悸。

Ⅳ级：体力活动重度受限，休息状态下也出现气急、心悸等症状。

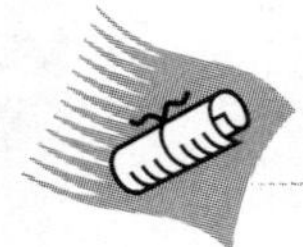

知识链接

6 min 步行试验

6 min 步行试验是一项简单易行、安全、方便的试验，用以评定慢性心力衰竭病人的运动耐力。病人在长 30 m 平直走廊里，尽可能快地往返行走，测定 6 min 的步行距离。若步行距离小于 150 m，为重度心功能不全；150～425 m 为中度心功能不全；426～550 m 为轻度心功能不全。

（四）心理、社会状况

心力衰竭往往是心血管疾病发展至晚期的表现，病人体力活动受到限制，生活上需他人照顾。长期的疾病折磨和反复出现的心力衰竭使病人常常出现焦虑、恐惧、内疚、绝望。家属和亲友可因病人久病而疏忽病人的心理感受。

（五）辅助检查

1. X 线检查 早期肺静脉压增高主要表现为肺门血管影增强、肺小叶间隔内积液，可表现为 Kerley

B线，是在肺野外侧清晰可见的水平线状影，是慢性肺淤血的特征性表现。

2. 心电图　能反映左、右心室肥大及心脏缺血表现。

3. 超声心动图　显示心腔大小变化及心瓣膜结构情况。利用多普勒超声技术测量计算左心室射血分数(LVEF)，正常射血分数大于50%，能反映左心室功能。

4. 放射性核素　放射性核素心血池显影，有助于判断心室腔大小，计算左、右心室收缩末期、舒张末期容积和射血分数。

5. 血流动力学检查　目前多采用漂浮导管，经静脉插管直至肺小动脉，测定各部位的压力及血液含氧量，计算心脏指数(CI)及肺小动脉楔压(PAWP)，直接反映左心功能。

(六) 诊断要点

原有心脏病体征；呼吸困难与体力活动有明显关系；出现发绀、肺部湿啰音；右上腹胀痛、肝肿大、腹水、肝颈静脉回流征阳性，下肢水肿；超声心动图可发现某些病因及病理；心脏表现可发现慢性心力衰竭的病因和左心衰竭特点。

(七) 治疗要点

1. 病因治疗　对所有可能导致心脏功能受损的常见疾病如高血压、冠心病、糖尿病、代谢综合征等，在尚未造成心脏器质性改变前即早期进行有效治疗，并积极预防和治疗诱因，如感染、心律失常等。

2. 一般治疗　控制体力活动，避免精神刺激，减少钠盐摄入，降低心脏负荷。

3. 药物治疗　常用的控制心力衰竭的药物有以下几种。

(1) 利尿剂　最常用药物。可通过排钠、排水减轻心脏容量负荷，对缓解淤血症状、减轻水肿效果显著。常用药物有氢氯噻嗪(双氢克尿塞)及呋塞米、螺内酯(安体舒通)、氨苯蝶啶等。

(2) 洋地黄类药物　可增加心肌收缩力，抑制心脏传导系统。常用洋地黄制剂为地高辛、洋地黄毒苷、毛花苷C、毒毛花苷K等。

(3) 血管紧张素转换酶抑制剂(ACEI)　近年来国外临床试验均证明，即使是重度心力衰竭，ACEI药物治疗亦可明显改善远期预后，降低死亡率。常用药物有卡托普利、贝那普利、培哚普利等。

(4) 血管紧张素受体阻滞剂(ARB)　常用药物为坎地沙坦、氯沙坦、缬沙坦等。

(5) β受体阻滞剂　目前认为所有心功能不全且病情稳定病人均应使用β受体阻滞剂，除非禁忌或不能耐受。在心力衰竭情况稳定、无体液潴留后开始应用，小剂量开始。美托洛尔12.5 mg/d、比索洛尔1.25 mg/d，逐渐增加剂量，适量长期维持。

(6) 其他　如多巴胺、多巴酚丁胺、氨力农等。

【主要护理诊断/问题】

(1) 气体交换受损　与左心衰竭致肺淤血有关。

(2) 体液过多　与右心衰竭致体循环淤血有关。

(3) 活动无耐力　与心排血量下降有关。

(4) 有皮肤完整性受损的危险　与水肿有关。

(5) 潜在并发症：洋地黄中毒、电解质紊乱等。

【护理目标】

(1) 呼吸困难改善，发绀消失，肺部湿啰音减少或消失，血气分析结果正常。

(2) 能合理安排饮食，控制钠、水的摄入，水肿减轻或消退，不发生压疮。

(3) 避免洋地黄中毒或能及时发现洋地黄中毒并妥当处理。

(4) 防止发生水、电解质紊乱。

【护理措施】

(一) 一般护理

1. 休息与活动　适当的身心休息，有利于心功能恢复。心功能Ⅰ级病人，宜积极参加体育锻炼，但避免剧烈运动和重体力劳动，注意适当休息；心功能Ⅱ级病人，应适当限制体力活动，增加休息时间，特别是午睡时间及夜间睡眠时间；心功能Ⅲ级病人，严格限制一般体力活动，以卧床休息为主，日常生活可以自理或他人帮助完成;心功能Ⅳ级病人,绝对卧床休息,日常活动由他人协助,当病情好转后起床活动,逐渐增加活动量,以不出现症状为限。长期卧床休息的病人,应帮助进行四肢被动活动,协助变换体位,鼓励深呼吸和咳嗽,以预防下肢静脉血栓形成、压疮、肺部感染、肌肉萎缩等并发症。

2. 饮食护理 给予低热量、低钠、高蛋白质、高维生素、清淡、易消化食物,多食蔬菜和水果。少食多餐、不宜过饱,以减轻心脏负担;避免豆类等产气食物,限制钠盐摄入,轻度者钠盐摄入量在 5 g/d 以下,中度者摄入量为 3 g/d,重度者控制在 1 g/d 以下,同时限制含钠量高的食物,如发酵面食、腌腊制品、海产品、罐头、味精、碳酸饮料等,但应注意,应用强效排钠利尿剂时,过分严格的限盐可导致低钠血症。

3. 排便护理 由于肠道淤血、进食减少、长期卧床等因素,病人肠蠕动减慢,加之排便方式的改变,病人常有便秘,而用力排便可增加心脏负荷,加重心力衰竭和诱发心律失常。应向病人解释便秘形成的原因、对机体的影响和预防方法,指导并训练病人床上排便,若病情允许尽可能使用床边便椅;指导病人经常变换体位及按摩腹部,增加食用粗纤维食物,如粗粮、芹菜、水果等,防止便秘发生。必要时遵医嘱给予缓泻剂,如开塞露、麻仁丸等。

(二)病情观察

监测呼吸频率、节律和深浅度的变化,观察呼吸困难和发绀的程度及肺部啰音;观察水肿出现的时间、部位、性质、程度等,每日测量体重和腹围,准确记录 24 h 出入液量;观察局部皮肤有无感染、压疮的发生。监测血气分析结果和血氧饱和度,观察有无洋地黄中毒表现。

(三)用药护理

1. 洋地黄类药物

(1)用药注意事项 ①其药物治疗量与中毒量很接近,易发生过量而中毒,应按时、按医嘱剂量给药。②洋地黄用量个体差异很大,如老年人,心肌缺血缺氧如冠心病、低钾血症、高钙血症、肝肾功能不全等情况对洋地黄较敏感,用药后应加强观察。③注意不要与奎尼丁、普罗帕酮、维拉帕米、胺碘酮、钙剂等药物合用,以免增加药物毒性。④静脉给药时,用葡萄糖溶液稀释后缓慢静脉注射。⑤给药前后询问有无恶心、呕吐、乏力、色视等,听心率、心律,测脉搏。如脉搏小于 60 次/分或节律不规则等,应暂时停药并报告医生。

(2)密切观察药物毒性反应 ①心脏毒性反应:常表现为各类心律失常,以室性期前收缩最常见,多呈现二联律或三联律。②胃肠道反应:如恶心、呕吐等。③中枢神经系统症状:如视力模糊、黄视、倦怠等。

(3)药物毒性反应处理 ①立即停药:这是首要处理措施。②补充钾盐:口服或静脉补充氯化钾,停用排钾利尿剂。③纠正心律失常:快速性心律失常首选苯妥英钠或利多卡因,一般禁用电复律;缓慢性心律失常用阿托品,完全性房室传导阻滞出现心源性晕厥时,宜安置临时心脏起搏器。

2. 利尿剂 ①噻嗪类利尿剂:主要不良反应为低钾血症,表现为腹胀、肠鸣音减弱、乏力等,并可诱发心律失常或洋地黄中毒。应用过程中宜同时补充含钾丰富的食物,必要时遵医嘱补钾。②氨苯蝶啶:不良反应有嗜睡、乏力、皮疹、胃肠道反应,长期用药可产生高钾血症;伴肾功能减退、少尿或无尿者慎用。③螺内酯:毒性小,可出现嗜睡、运动失调、男性乳房发育、面部多毛等;肾功能不全、高钾血症者禁用。

3. 血管紧张素转换酶抑制剂 ①从小剂量开始,逐渐递增。②遵守个体化的用药原则,因人而异。③通常与利尿剂合用,亦可与β受体阻滞剂合用。④副作用有低血压、肾功能一过性恶化、高血钾及干咳,应用时注意监测血压、血钾和肾功能情况。⑤临床上无尿性肾功能衰竭、妊娠哺乳期妇女及对血管紧张素转换酶(ACE)抑制药物过敏者禁用该类药物;双侧肾动脉狭窄、血肌酐水平明显升高(大于 225 μmol/L)、高血钾(大于 5.5 mmol/L)及低血压者亦不宜应用 ACEI。

4. β受体阻滞剂 ①β受体阻滞剂不能作为单一药物治疗心力衰竭。②必须从很小剂量开始,逐渐加量。③早期使用,遵循个体化原则。④减量过程应缓慢,避免突然停用。⑤注意观察低血压、心动过缓和房室传导阻滞及心力衰竭的变化。⑥支气管痉挛性疾病、心动过缓、二度及二度以上房室传导阻滞为禁忌证,严重心力衰竭病人亦禁用。

(四)对症护理

1. 呼吸困难 观察呼吸困难出现的时间、与体位的关系、诱因和缓解方式,尤其应加强夜间巡视。根据呼吸困难的类型和程度采取适当体位，轻者取头高位，严重者取半卧位、坐位或两腿下垂，以减少回心血量，减轻肺淤血，缓解呼吸困难。根据动脉血氧分压确定给氧浓度，给氧期间观察氧疗效果。避免输液过多、过快，心力衰竭病人输液速度一般不超过30滴/分。

2. 水肿　注意休息，限制钠盐摄入，严重水肿且利尿效果差时，应严格限制液体入量，液体入量为前一日尿量加500 mL。注意保护皮肤，避免皮肤受刺激，防止压疮发生。

（五）心理护理

不良情绪可使心率增快，心脏负荷加重。良好的心理疏导和心理护理能减轻病人的焦虑情绪，利于机体的康复。护士要给予病人更多的关心，和他们建立良好的关系，为他们提供安静舒适、利于休息的环境，必要时遵医嘱给予小剂量镇静剂，使病人能有效地缓解紧张、焦虑情绪。

（六）健康指导

1. 知识指导　告知病人及家属心力衰竭的防治知识，指导病人积极控制高血压、冠心病、甲亢等；有手术适应证者，如风湿性心瓣膜病、冠心病、先天性心脏病等尽早择期手术。积极预防呼吸道感染，保持心情舒畅，情绪稳定。

2. 活动指导　指导病人及家属合理安排活动与休息，保持心脏代偿功能。避免重体力劳动和剧烈运动，活动量以不出现心悸、气急为原则。在心功能恢复后可从事轻体力劳动或工作，并循序渐进地进行运动锻炼，如打太极、散步等以提高活动耐力。避免耗氧量大的活动，如擦地、登梯、快走等。保障夜间睡眠充足，白天可适当午睡。

3. 饮食指导　少量多餐，避免刺激性食物，戒烟酒，防便秘。排便时不可用力，以免增加心脏负荷而诱发心律失常。

4. 用药指导　严格遵医嘱用药，不得随意增减或撤换药物。告诉病人药物的名称、作用、剂量、用法、疗效和不良反应等。服用洋地黄者，教会病人测量脉率、心率，识别洋地黄中毒反应，服药前后注意观察，如出现异常及时就诊。服用血管扩张剂者，起床动作缓慢，防止发生体位性低血压。

5. 监测指导　嘱病人定期随访，及时发现病情变化：①注意足踝部有无水肿，足踝部是水肿最早出现的部位。②若体重增加，即使尚未出现水肿，也应警惕。如气急加重、夜尿增多、有厌食饱胀感，提示心力衰竭复发的可能。③夜间平卧时出现咳嗽、气急加重，是左心衰竭的表现，应立即就诊。

二、急性心力衰竭

急性心力衰竭(acute heart failure)是指由于急性心脏病变引起的心排血量在短时间内急骤降低，导致组织器官灌注不足和急性淤血综合征。临床上以急性左心衰竭为常见，表现为急性肺水肿、心源性休克或心搏骤停，是常见的急危重症。

【护理评估】

（一）病因与发病机制

1. 病因　心脏解剖或功能的突发异常，使心排血量急剧降低和肺静脉压突然升高均可发生急性左心衰竭。

(1) 急性弥漫性心肌损害　如急性广泛性心肌梗死、急性心肌炎等。

(2) 急性而严重的心脏负荷增加　急性压力负荷增加，如血压急剧升高或高血压危象、严重二尖瓣狭窄或主动脉瓣狭窄者突然过度体力活动；急性容量负荷增加，如过多、过快的静脉输液，急性心肌梗死，感染性心内膜炎或外伤引起乳头肌断裂或功能不全、腱索断裂、瓣膜穿孔等导致的急性瓣膜反流。

(3) 严重心律失常　持续发作的快速性心律失常最常见，亦可见于重度缓慢性心律失常。

2. 诱因　劳累、过饱、用力大便、严重感染、肺栓塞、输血输液过快过多、不恰当使用药物、心律失常、妊娠分娩等均可诱发本病。

（二）身体状况

1. 症状　病人突发极度呼吸困难，呼吸频率可达30～40次/分，常被迫采取端坐位，表情恐惧，面色青灰，唇指青紫，大汗淋漓，烦躁不安，可有窒息感、濒死感。同时频繁咳嗽、咳粉红色泡沫样痰，严重时可有大量泡沫样液体由口、鼻涌出，甚至咯血。

2. 体征 两肺满布湿啰音和哮鸣音，原心脏杂音常被肺内啰音掩盖而不易听出；左心室增大，心率增快，心尖区可闻及舒张期奔马律，肺动脉瓣区第二心音亢进；皮肤湿冷；早期病人血压可一过性升高，后期常持续下降甚至休克；脉搏增快，可呈交替脉；严重者可因严重缺氧而发生意识障碍、心排血量剧降而休克或猝死。

（三）辅助检查

1. 胸部X线 肺水肿典型者双侧肺门可见蝶形片状云雾阴影，重度肺水肿可见大片绒毛状阴影。

2. 动脉血气分析 病情越严重，动脉血氧分压（PaO_2）降低越明显。

3. 血流动力学监护 肺毛细血管楔压（PCWP）增高，合并休克时心排血量降低。

（四）治疗要点

发生急性心力衰竭时，应迅速采取坐位，双腿下垂；乙醇湿化给氧；镇静、强心、利尿、平喘；扩张血管；糖皮质激素治疗；治疗原发病、消除诱因；机械辅助呼吸等措施。

【主要护理诊断/问题】

(1) 气体交换受损　与急性肺水肿有关。

(2) 恐惧　与病情突然加重、产生窒息感和担心预后有关。

(3) 潜在并发症：心源性休克。

【护理措施】

（一）急救配合

急性左心衰竭为内科急症，必须迅速抢救。具体措施如下。

1. 体位 采用坐位，双腿下垂，必要时四肢轮流绑扎，减少静脉回流，减轻心脏负担。坐位时注意保护病人，防止坠床。

2. 吸氧 保持气道通畅，给予高流量（6～8 L/min）吸氧，20%～30%乙醇湿化。

3. 镇静 吗啡 3～5 mg 皮下注射或静脉注射，必要时可重复一次。吗啡是抢救急性左心衰竭极为有效的药物，镇静，扩张小动脉和静脉，从而减轻心脏负荷。

4. 快速利尿剂 呋塞米 20～40 mg 静脉注射，缓解肺水肿。注意记录尿量、出入液量，监测电解质及血压变化。

5. 洋地黄制剂 可用毛花苷 C（西地兰）0.4 mg 或毒毛花苷 K 0.25 mg 稀释后缓慢静脉注射，注意观察心率、心律的变化。

6. 氨茶碱 氨茶碱具有强心、利尿、平喘及降低肺动脉压等作用，是早期肺水肿病人有效的辅助治疗药物。一般用氨茶碱 0.25 g 加入 5%葡萄糖溶液 20 mL 内缓慢静脉推注。用药过程中注意观察有无心律失常、血压下降、肌肉震颤等异常表现。

7. 血管扩张剂 可选用硝普钠、硝酸甘油、酚妥拉明等静脉滴注。在用药过程中，注意严密监测血压，并根据血压调整滴数，以防低血压发生；硝普钠含氰化物，连续用药时间不超过 24 h。且要现配现用，避光保存。

8. 皮质激素 氢化可的松 100～200 mg 或地塞米松 10 mg 加入葡萄糖溶液中静脉滴注，可降低周围血管阻力、减少回心血量和解痉平喘，有助于肺水肿的控制。

9. 病因治疗 对急性肺水肿病人，在进行紧急对症处理的同时，对原发病因和诱因进行治疗。

（二）病情监测

严密监测呼吸、血压、血氧饱和度、心率、心电图，监测血电解质、血气分析等，对安置漂浮导管者应监测血流动力学指标的变化，记录出入液量。观察意识、精神状态、皮肤颜色及温度、肺部啰音的变化。

（三）心理护理

病人常因恐惧和焦虑，使呼吸困难进一步加重。护理人员在抢救时必须保持镇静、忙而不乱、操作熟练，使病人产生安全感和信任感。尽可能守护在病人身边，安慰病人，消除病人紧张恐惧心理。避免在病人面前讨论病情，以免引起病人紧张或误会。

（四）健康指导

1. 知识指导 病人病情稳定后，向病人及其家属介绍急性心力衰竭的病因和诱因。指导病人积极针对诱因和病因进行治疗，如积极控制高血压、治疗各种心律失常等。

2. 生活指导 给予低盐低脂膳食，多食蔬菜、水果，少量多餐，戒除烟酒；注意保暖，预防感冒，积极控制各种感染；注意休息。

3. 用药指导 告知病人治疗药物的名称、剂量、用法、不良反应，指导病人遵医嘱服药，不可随意增减，教会病人测量脉搏、心率。

4. 定期复查 指导病人出院后自我监测病情变化，定期监测各项心肺功能指标，如果突然呼吸困难、咳粉红色泡沫样痰，应及时入院就诊。

（魏映红）

第三节 心律失常病人的护理

刘女士，26 岁，发作性心悸 4 年，加重 3 个月。近 4 年来，常在咳嗽用力等情况后突然出现心悸，每次发作数分钟至 1 h，多数能自行缓解或突然停止。近 3 个月发作次数增多，每月均有发作，多次心电图检查示阵发性室上性心动过速。身体评估：体温 36.5 ℃，脉搏 180 次/分，律齐，呼吸 20 次/分，血压 110/70 mmHg。

请问：1. 室上性心动过速心电图特点有哪些？

2. 终止室上性心动过速首选措施是什么？

正常情况下，心脏由窦房结按照正常的频率和节律发出的冲动，按正常的路径和速度、顺序激动心房和心室，保持正常的心脏搏动。当心脏冲动的起源、频率、节律、传导路径和速度异常时，称为心律失常（cardiac arrhythmia）。心律失常多发生在心脏病人和其他病理情况下，也可发生在正常人。

【心律失常的分类】

心律失常按其发生原理可分为冲动形成异常和冲动传导异常。

1. 冲动形成异常

（1）窦性心律失常 窦性心动过速、窦性心动过缓、窦性心律不齐、窦性停搏。

（2）异位心律 ①被动性异位心律：逸搏（房性、室性、房室交界性）、逸搏心律（房性、室性、房室交界性）。②主动性异位心律：期前收缩（房性、室性、房室交界性）、阵发性心动过速（房性、室性、房室交界性）、心房扑动与心房颤动、心室扑动与心室颤动。

2. 冲动传导异常

（1）生理性 干扰和房室分离。

（2）病理性 窦房传导阻滞、房室传导阻滞、房内传导阻滞、束支或分支阻滞（左、右束支及左束支分支传导阻滞）或室内阻滞。

（3）房室间传导途径异常 预激综合征。

按照心律失常发生时心率的快慢，将其分为快速性心律失常和缓慢性心律失常。前者包括心动过速、期前收缩、扑动和颤动等；后者包括窦性心动过缓、房室传导阻滞等。有些学者还提出按心律失常时循环障碍的严重程度和预后，将心律失常分为良性和恶性两大类，或分为良性、潜在致命性和致命性三类。

【护理评估】

一、窦性心律失常

正常窦性心律的冲动起源于窦房结，成人频率为 60～100 次/分。心电图显示窦性心律的 P 波在Ⅰ、Ⅱ、aVF 导联直立，aVR 导联倒置，P-R 间期 0.12～0.20 s。窦性心律的频率因性别、年龄、体力活动等不同而有显著性差异。

（一）窦性心动过速

成人窦性心律的频率超过 100 次/分。

1. 病因 ①生理性：如运动，饮浓茶、咖啡或酒，吸烟，疼痛或紧张等。②病理性：发热、休克、低血压、贫血、肺栓塞、心力衰竭、甲状腺功能亢进症等。③药物作用：如阿托品、麻黄碱、异丙肾上腺素等。

2. 身体状况 可没有症状或主诉心悸。若心率 160 次/分，则心搏出量降低，冠状动脉血流减少，可导致充血性心力衰竭或心绞痛等。

3. 心电图特点 可见窦性 P 波，P-R 间期正常，P 波频率大于 100 次/分，P-P 间期或 R-R 间期小于 0.6 s(图 2-1)。

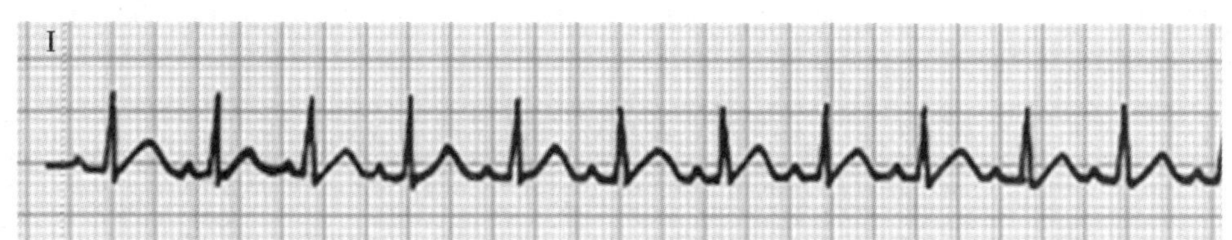

图 2-1 窦性心动过速

4. 治疗要点 一般无需治疗。主要治疗方法应针对病因和去除诱发因素，必要时用 β 受体阻滞剂如普萘洛尔(心得安)、美托洛尔(倍他乐克)来减慢心率。

（二）窦性心动过缓

成人窦性心律的频率低于 60 次/分，窦性心动过缓常同时伴发窦性心律不齐。

1. 病因 ①生理性：健康青年人、运动员、老年人、熟睡时。②病理性：器质性心脏病、甲状腺功能减退症(甲减)、颅内高压、阻塞性黄疸及服用 β 受体阻滞剂、洋地黄药物等。

2. 身体状况 多无自觉症状，当心率过于缓慢，出现心排血量不足时，可出现胸闷、头晕等症状。

3. 心电图特点 窦性 P 波；P-R 间期正常；P 波频率小于 60 次/分，P-P 间期或 R-R 间期大于 1.0 s (图 2-2)。

4. 治疗要点 无症状者通常不必治疗。如心率过慢出现症状时可用阿托品、异丙肾上腺素或麻黄碱等药物，但长期应用的效果不确切，且易发生严重不良反应，故应考虑心脏起搏治疗。

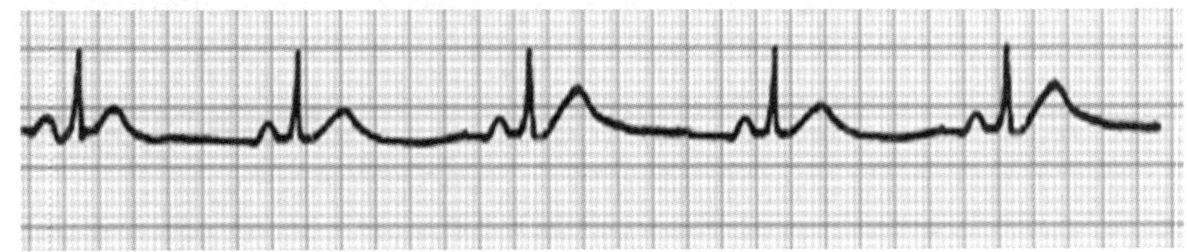

图 2-2 窦性心动过缓

（三）窦性心律不齐

窦性心律快慢显著不等者称为窦性心律不齐。

1. 病因 可见正常人，尤其儿童和青少年；与呼吸有关，多为生理性。

2. 身体状况 一般无症状，若合并严重心动过缓则有相应的表现。

3. 心电图特点 窦性 P 波；P-P(或 R-R)间期之差大于 0.12 s(图 2-3)。

4. 治疗要点 同窦性心动过缓。

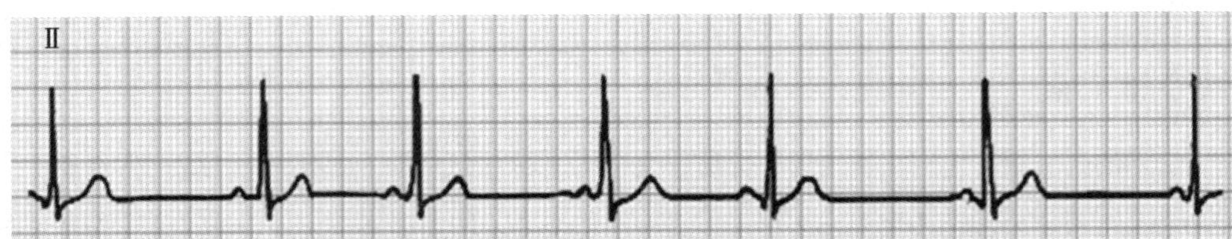

图 2-3　窦性心律不齐

（四）窦性停搏

窦房结在一个不同长短的时间内不能产生冲动，亦称窦性静止。

1. 病因　迷走神经张力增高或颈动脉窦过敏均可引起。其他因素如急性心肌梗死、窦房结本身疾病及洋地黄药物、β受体阻滞剂过量等。

2. 身体状况　长时间的窦性停搏后，低位的潜在起搏点如房室交界区或心室可发出单个逸搏或出现逸搏性心律控制心室。一旦窦性停搏时间过长而无逸搏，病人常可发生头晕、晕厥、黑矇，严重者可发生阿-斯综合征导致死亡。

3. 心电图特点　窦性心律中有较长一段停顿；停顿的 P-P 间期与基础的 P-P 间期无公倍数关系；停顿之后常出现逸搏(被动性逸搏)(图 2-4)。

4. 治疗要点　对无症状者不必治疗，有症状者宜接受起搏器治疗。

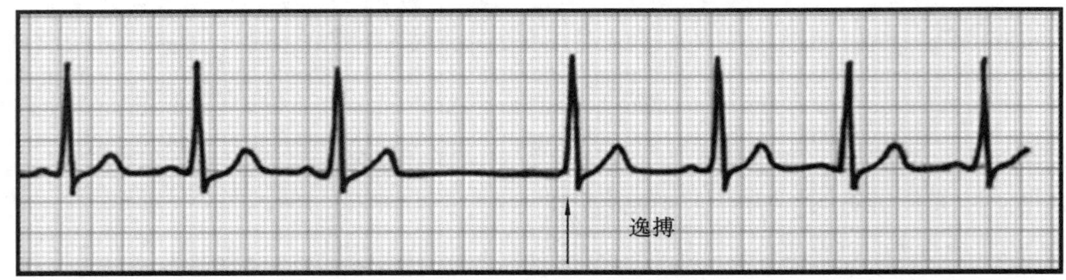

图 2-4　窦性停搏

二、期前收缩

期前收缩(premature beats)又称过早搏动，简称早搏，是临床上最常见的心律失常，是一种起源于窦房结以外的起搏点提早发出冲动的异位心律。根据异位起搏点的部位不同，可分为房性、房室交界性和室性三种，以室性期前收缩最多见，房室交界性较少见。根据发生的频率，分为频发性期前收缩(大于 5 次/分)和偶发性期前收缩。每隔 1 个正常心搏后出现 1 次过早搏动，称为二联律；每隔 2 个正常心搏后出现 1 次过早搏动或每隔 1 个正常心搏后出现 2 次过早搏动，称为三联律；每隔 3 个正常心搏后出现 1 次过早搏动，称为四联律。

（一）病因

1. 生理性　如情绪激动、精神紧张、过度劳累、过度吸烟、饮酒、饮浓茶等。

2. 病理性　见于各种器质性心脏病，如冠心病、高血压心脏病、风心病、肺心病、心肌炎、心肌病等。

3. 其他　药物影响，药物如洋地黄、奎尼丁、肾上腺素等；电解质紊乱、心脏受到刺激等。

（二）身体状况

偶发期前收缩一般无明显不适或仅有心脏停跳感。频发期前收缩可使心输出量减少，引起全身组织供血不足，出现疲乏、无力、头痛、头昏、心悸、胸闷、气促、心绞痛、心力衰竭等。

（三）心电图特点

1. 房性早搏

(1) 提前出现的 P′-QRS 波群。P′形态与窦性 P 波不同，QRS 波群形态基本正常。

(2) P′-R 间期≥0.12 s。

(3) 代偿间隙大多数不完全,即期前收缩前后两个窦性 P 波之间的间距小于正常 P-P 间距的 2 倍(图 2-5)。

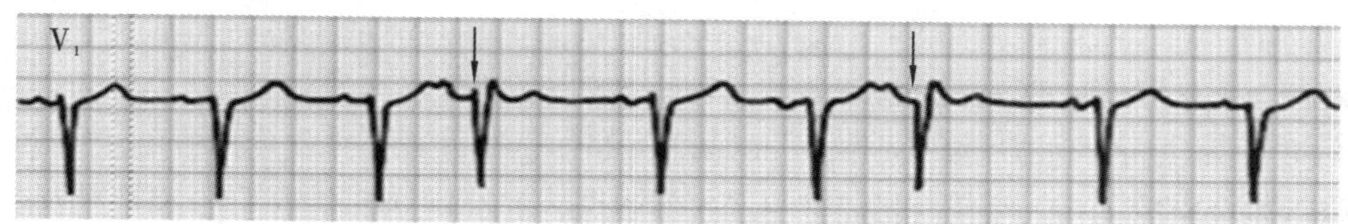

图 2-5 房性早搏

2. 房室交界性早搏

(1) 提前出现的 P′-QRS 波群,QRS 波群形态基本正常。

(2) P′波为逆行性,可在 QRS 波群之前、之中或之后出现。

(3) P′-R 间期<0.12 s。

(4) 代偿间隙大多数完全,即期前收缩前后两个窦性 P 波之间的间距等于正常 P-P 间距的 2 倍(图 2-6)。

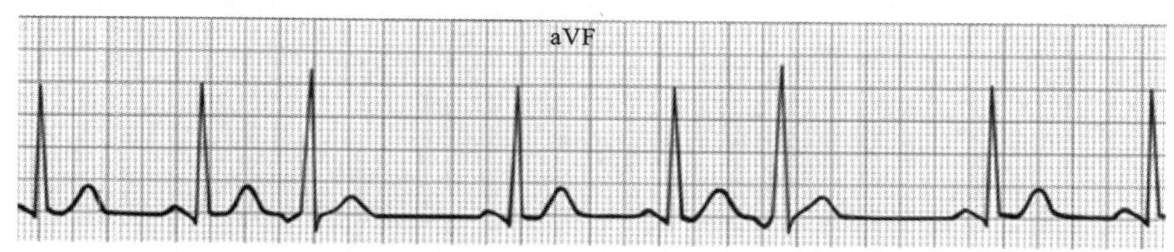

图 2-6 房室交界性早搏

3. 室性早搏

(1) 提前出现的 QRS-T 波群,其前无 P 波。T 波与 QRS 波群主波方向相反。

(2) 提前出现的 QRS 波群宽大、畸形,时限大于 0.12 s。

(3) 代偿间隙完全(图 2-7)。

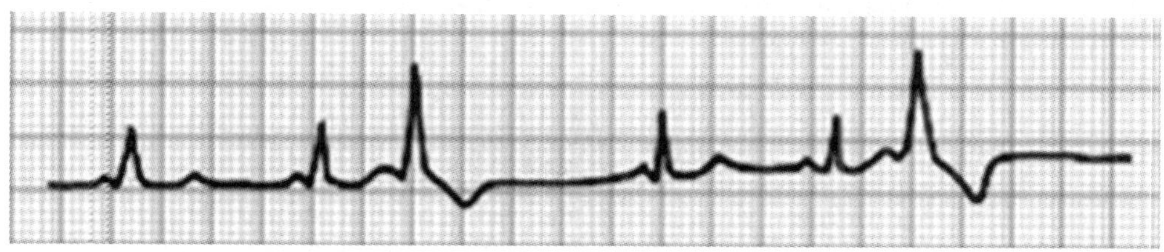

图 2-7 室性早搏

(四) 治疗要点

房性早搏和房室交界性早搏多无需治疗,严重者可用 β 受体阻滞剂,如美托洛尔等,也可应用普罗帕酮、莫雷西嗪等。室性早搏首选药物为利多卡因。

三、阵发性心动过速

阵发性心动过速是一种快速而有规律的异位心律,由三个或三个以上连续发生的期前收缩形成。根据异位起搏点的不同,可分为阵发性房性心动过速、阵发性房室交界性心动过速和阵发性室性心动过速三种,因前两种在心电图上有时难以区分,故统称为阵发性室上性心动过速。

(一) 病因

阵发性室上性心动过速多见,常见于无器质性心脏病者,以预激综合征显性或隐性旁路折返与房室结内折返所致者最多见;由心房异位节律点兴奋性增强所致者多伴有器质性心脏病,如风湿性心脏病、甲亢

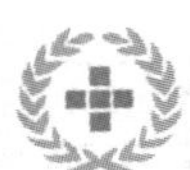

性心脏病、冠心病及高血压心脏病等。阵发性室性心动过速多见于器质性心脏病病人,最常见于冠心病急性心肌梗死,其次是心肌病、心力衰竭、风湿性心脏病等。多由情绪激动、突然体位改变、用力或饱餐等诱发。

(二)身体状况

1. 阵发性室上性心动过速 发作常突然开始与突然终止,持续时间长短不一。发作时多有心悸、胸闷、头晕和焦虑不安,严重者可有晕厥、心绞痛、心力衰竭和休克等。心率多在150～250次/分。

2. 阵发性室性心动过速 发作时血流动力学障碍程度明显,有血压降低、呼吸困难、少尿、晕厥、心绞痛、急性左心衰竭等表现,心率多在100～250次/分。

(三)心电图特点

1. 阵发性室上性心动过速

(1) 心率150～250次/分,节律规则。

(2) QRS波群形态及时限正常(伴室内差异传导或束支传导阻滞可增宽)。

(3) P波通常融合在T波或QRS波群中无法辨认,统称为阵发性室上性心动过速。

(4) 常伴有继发性ST-T改变(图2-8)。

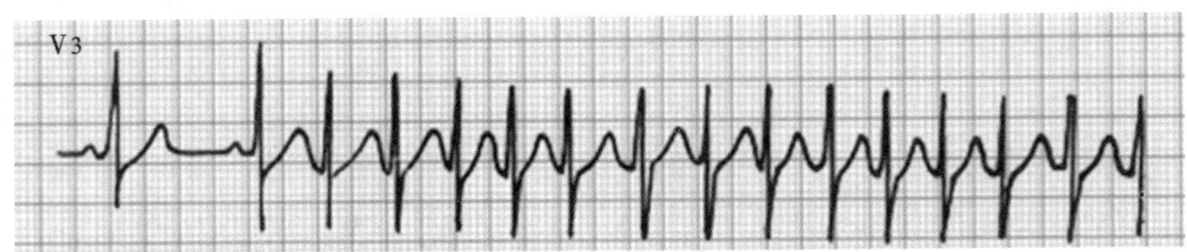

图2-8 阵发性室上性心动过速

2. 阵发性室性心动过速

(1) 心室率100～250次/分,节律略不规则。

(2) QRS波群宽大、畸形,时限≥0.12 s。T波与主波方向相反。

(3) 窦性P波匀齐,与QRS波群无固定关系。

(4) 可有心室夺获和室性融合波(图2-9)。

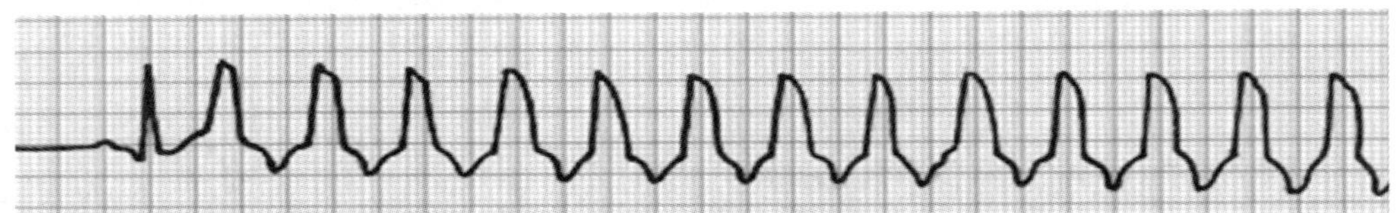

图2-9 阵发性室性心动过速

(四)治疗要点

1. 阵发性室上性心动过速的治疗 若发作持续时间短暂、不影响血流动力学的,不需特殊治疗,尤其是无器质性心脏病者。终止发作措施如下。

(1) 先试用刺激迷走神经的方法 ①刺激咽喉引起恶心、呕吐。②Valsalva动作:深吸气后屏气,然后用力呼气。③按压颈动脉窦:病人取仰卧位,先按压右侧5～10 s,边压边听心音,一旦心率突然变慢,立即停止按压。如无效再试压对侧。避免同时压迫两侧,以免阻断脑部血供或引起心搏停顿危险。④按压眼球:平卧位,嘱病人闭眼向下看,用拇指在一侧眶下适度压迫眼球10 s,先右后左。切忌压迫角膜,有青光眼和高度近视者禁用。

(2) 抗心律失常药物 首选腺苷,6～12 mg快速静脉注射。无效时改为维拉帕米或普罗帕酮等。

(3) 同步直流电复律 当病人血流动力学不稳定时,如严重心绞痛、低血压、心力衰竭等,首选该项治疗。

(4) 预防复发 对发作频繁、药物疗效差者,首选射频消融术根治心动过速。

2. 阵发性室性心动过速的治疗 首选利多卡因静脉注射;如无效,可选用普鲁卡因胺、胺碘酮等;如血流动力学不稳定,则首选同步直流电复律。

四、扑动、颤动

当自发性异位搏动的频率超过阵发性心动过速的范围时,形成扑动或颤动。根据异位起搏点的部位不同分为心房扑动(房扑)与心房颤动(房颤)、心室扑动(室扑)与心室颤动(室颤)。心房颤动多见,发病率仅次于期前收缩。心室扑动与心室颤动是致命性的心律失常。

(一) 心房扑动与心房颤动

1. 病因 绝大多数见于各种器质性心脏病,最常见于风湿性心瓣膜病二尖瓣狭窄、冠心病、高血压心脏病、甲状腺功能亢进症、缩窄性心包炎、心肌病、肺心病及洋地黄中毒等,也可见于正常人,在情绪激动、运动、饮酒或手术后发生。

2. 身体评估 症状与心室率快慢有关。常有心悸、乏力、胸闷、头晕等,当心室率达到或超过150次/分时可发生心绞痛和充血性心力衰竭。心房扑动听诊时心律可规则,亦可不规则;心房颤动听诊时有第一心音强弱不等、心律绝对不规则及脉搏短绌现象。

3. 心电图特点

(1) 心房扑动 P波消失,代之以250~350次/分、时限、大小、波形相似的F波。F波与QRS波群成某种固定比例。QRS波群形态一般正常(图2-10)。

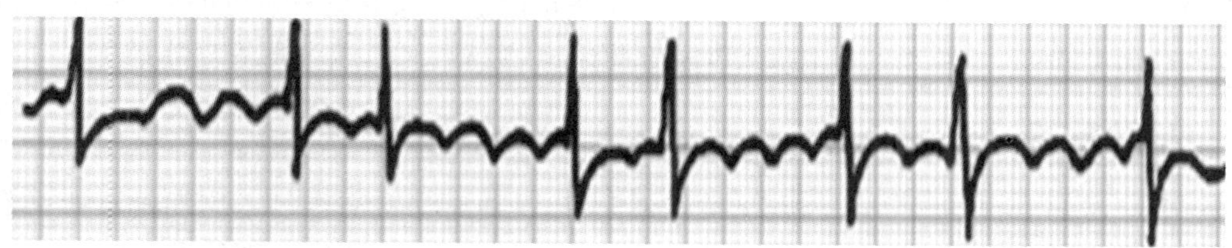

图2-10 心房扑动

(2) 心房颤动 P波消失,代之以350~600次/分、时限、大小、波形不同的f波。QRS波群间隔绝对不规则,心室率100~160次/分。QRS波群形态一般正常(图2-11)。

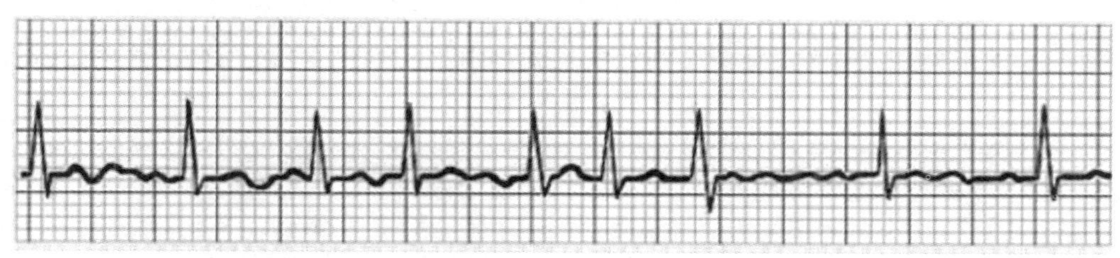

图2-11 心房颤动

4. 治疗要点 应针对原发病进行治疗。钙通道阻滞剂如维拉帕米或地尔硫䓬,能有效地减慢房扑的心室率。最有效的终止房扑的方法为同步直流电复律。若上述治疗方法无效或房扑发作频繁,可应用洋地黄制剂、普罗帕酮、胺碘酮等减慢心室率。

阵发性房颤常能自行终止。持续性房颤首选药物转复,如普罗帕酮、索他洛尔、胺碘酮等,药物失败者可行直流电复律;对心室率快的心房颤动可用洋地黄、维拉帕米等降低心室率。对心脏扩大及(或)心力衰竭的病人应首选洋地黄治疗。慢性心房颤动病人还需给予抗凝药物,如阿司匹林或华法林等。

(二) 心室扑动与心室颤动

1. 病因 多见于冠心病、心肌梗死、心肌病、触电、溺水、低温、严重低血钾及洋地黄、胺碘酮、奎尼丁中毒等。

2. 身体评估 一旦发生,即意识丧失、抽搐、心音消失、脉搏消失、血压测不到,继而呼吸停止。

3. 心电图特点

(1) 心室扑动　QRS-T 波消失,代之以频率 200～250 次/分、时限、大小、波形相同的正弦波(图 2-12)。

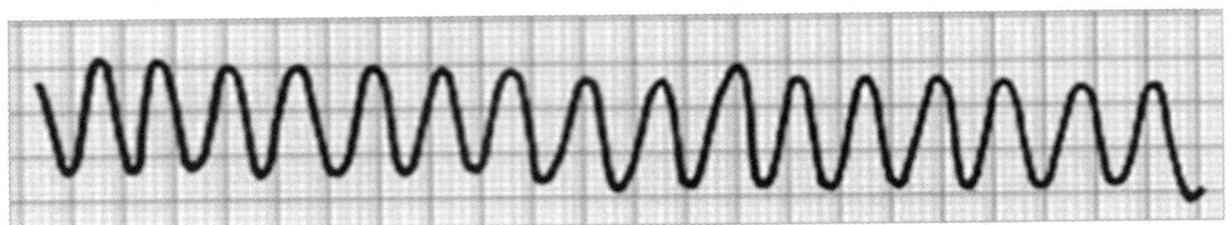

图 2-12　心室扑动

(2) 心室颤动　QRS-T 波消失,代之以频率 250～500 次/分、时限、大小、波形完全不同的波形(图 2-13)。

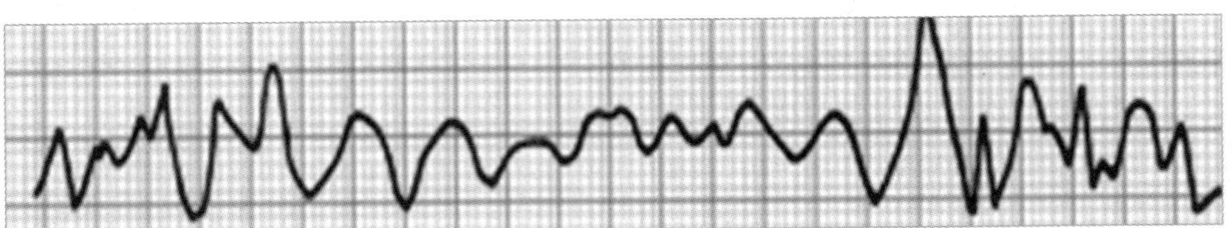

图 2-13　心室颤动

4. 治疗要点　一旦确认为心室扑动与颤动,应争分夺秒地进行抢救,包括胸外心脏按压、人工呼吸,立即行非同步直流电除颤,并给予心电监测、建立静脉通道、吸氧、纠正酸中毒等复苏措施。

五、房室传导阻滞

房室传导阻滞(atrioventricular block)又称房室阻滞,是由于房室交界区不应期延长所引起的房室间冲动传导迟延或阻断。按其程度可分为一、二、三度房室传导阻滞。一度、二度称为不完全性房室传导阻滞,三度称为完全性房室传导阻滞。

(一) 病因

少数正常人在迷走神经张力增高时可出现不完全性房室传导阻滞。多见于病理情况下,如急性心肌梗死、冠状动脉痉挛、原发性高血压、心肌病、病毒性心肌炎、急性风湿热、先天性心血管疾病、心脏手术、电解质紊乱、药物中毒等。

(二) 身体状况

1. 一度房室传导阻滞　通常无症状,听诊第一心音强度减弱。

2. 二度房室传导阻滞　可有心悸与心搏脱漏,二度Ⅰ型房室传导阻滞病人第一心音强度逐渐减弱并有心搏脱漏,Ⅱ型病人亦有间歇性心搏脱漏,但第一心音强度恒定。

3. 三度房室传导阻滞　一种严重的心律失常,临床症状取决于心室率的快慢与伴随病变,症状包括疲乏、头晕、晕厥、心绞痛、心力衰竭等。若心室率过慢导致脑缺血,甚至可出现阿-斯综合征,暂时性意识丧失,甚至抽搐,严重者可猝死。听诊第一心音强度经常变化,间或听到响亮清晰的第一心音(大炮音)。

(三) 心电图特征

1. 一度房室传导阻滞　P-R 间期＞0.20 s,无 QRS 波群脱漏(图 2-14)。

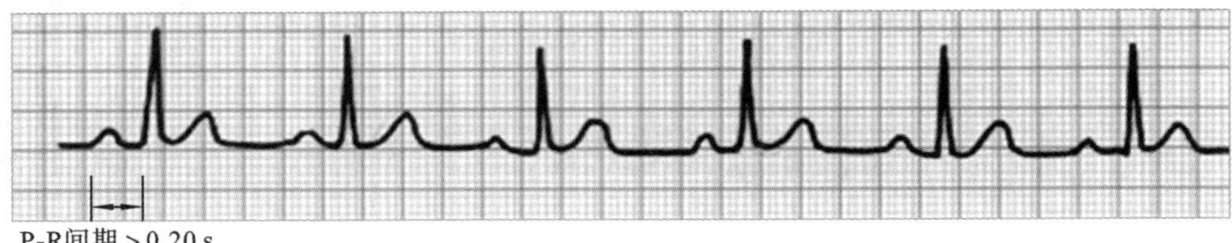

图 2-14　一度房室传导阻滞

2. 二度房室传导阻滞

(1) 二度Ⅰ型房室传导阻滞(莫氏Ⅰ型或文氏现象) ①P-R 间期逐渐延长直至 QRS 波群脱漏,如此周而复始。②相邻 R-R 间期进行性缩短,直至一个 P 波受阻不能下传至心室。③包含受阻 P 波在内的 R-R 间期小于正常窦性 P-P 间期的两倍。最常见的房室传导比例为 3∶2 或 5∶4(图 2-15)。此型预后好,很少发展为三度房室传导阻滞。

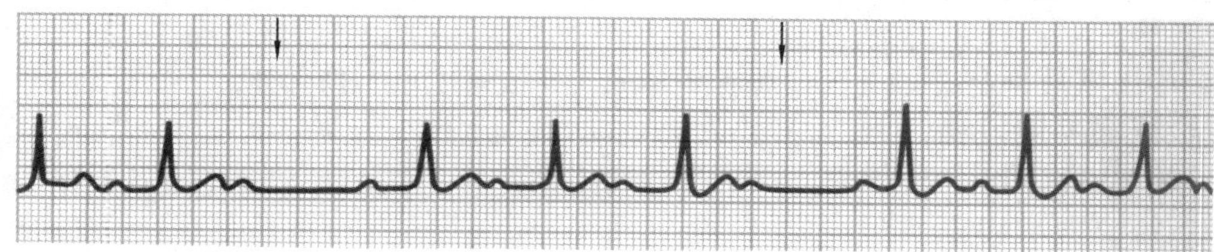

图 2-15 二度Ⅰ型房室传导阻滞

(2) 二度Ⅱ型房室传导阻滞(莫氏Ⅱ型) P-R 间期恒定,每隔 1～3 个 P 波后有 1 个 QRS 波群脱漏(图2-16)。连续出现 2 次以上的脱漏称为高度房室传导阻滞。本型易转变为三度房室传导阻滞。

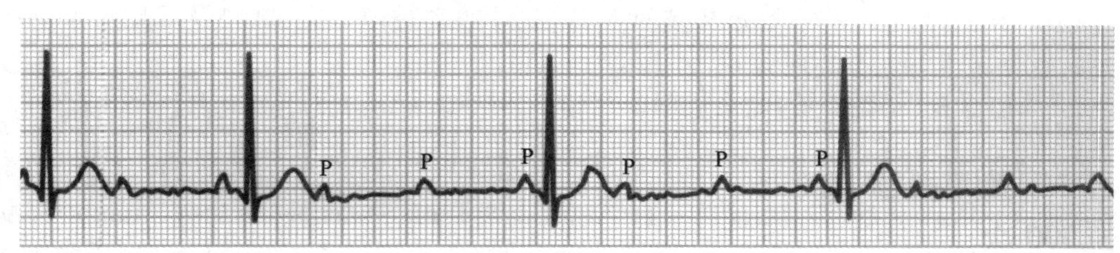

图 2-16 二度Ⅱ型房室传导阻滞

3. 三度房室传导阻滞 ①P 波与 QRS 波群各自独立、互不相关。②心房率快于心室率,心房冲动来自窦房结或异位心房节律。③心室起搏点通常在阻滞部位稍下方。如位于希氏束及其附近,心室率为 40～60 次/分,QRS 波群正常,心律较稳定;如位于室内传导系统的远端心室率可在 40 次/分以下,QRS 波群增宽,心室率常不稳定(图 2-17)。

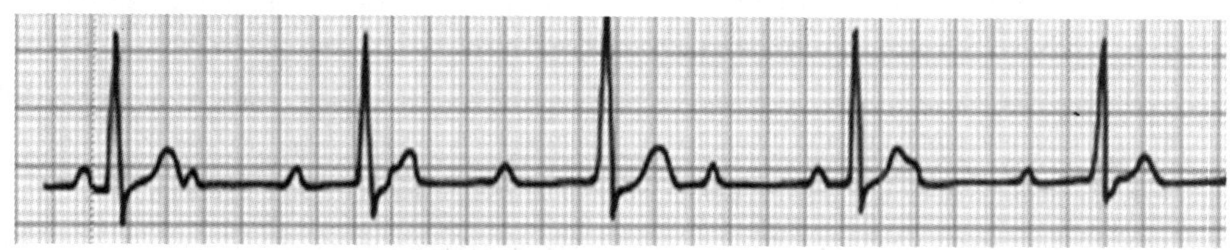

图 2-17 三度房室传导阻滞

(四) 治疗要点

应针对不同病因进行治疗。一度或二度Ⅰ型房室传导阻滞心室率不太慢者无需特殊治疗。二度Ⅱ型或三度房室传导阻滞如心室率慢伴有明显症状或血流动力学障碍,甚至阿-斯综合征发作者,应给予心脏起搏治疗。无心脏起搏条件的应急情况可选用异丙肾上腺素、阿托品。

【主要护理诊断/问题】

(1) 心输出量减少 与严重心律失常有关。

(2) 焦虑 与心律失常反复发作、治疗效果不佳有关。

(3) 活动无耐力 与心输出量减少,导致组织缺血缺氧有关。

(4) 知识缺乏:缺乏心律失常的相关知识。

(5) 潜在并发症:心绞痛、心力衰竭、猝死。

【护理目标】

(1) 病人生命体征平稳,心慌、乏力等不适感减轻或消失。

(2) 病人忧虑、恐惧情绪减轻或消除,积极配合治疗,对相关知识能够掌握。

(3) 病人活动耐力增加,生活可自理。

【护理措施】

(一) 一般护理

1. 休息与活动 心律失常发作时应保证充足的睡眠和休息,避免左侧卧位,以防感觉到心脏搏动而增加不适感。提供良好的休息环境,减少和避免任何不良刺激,协助做好生活护理。有头晕、晕厥发作或曾经有跌倒史的病人应卧床休息,加强生活护理,嘱病人勿单独外出,以防意外。

2. 饮食 给富含纤维素的食物,防止便秘;避免饱餐及刺激性食物,如浓茶、咖啡等。戒烟、酒。

3. 诱因预防 嘱病人勿剧烈活动,避免情绪紧张或激动,保持情绪稳定。勿快速改变体位,一旦有头晕、黑朦等先兆时应立即平卧,严防跌倒。

(二) 病情观察

(1) 密切观察生命体征,数脉搏时间为 1 min,同时听心率。

(2) 对严重心律失常病人使用心电监护仪,观察病人心律、心率的变化,及早发现危险征兆。出现频发性、多源性、成联律的室性早搏或 R-on-T 室性早搏、室性心动过速、二度Ⅱ型及三度房室传导阻滞、心室颤动时,及时通知医生并配合处理。

(3) 监测电解质变化,特别是血钾,监测特殊药物血药浓度,如地高辛血药浓度。

(三) 用药护理

严格遵医嘱给予抗心律失常药物,静脉注射时速度宜慢(腺苷除外),一般 5~15 min 内注射完毕,静脉滴注药物时尽量用输液泵调节速度。观察病人意识和生命体征,必要时监测心电图,注意用药前、用药过程中及用药后的心率、心律、P-R 间期、Q-T 间期等的变化,以判断疗效和有无不良反应。常用抗心律失常药物的不良反应见表 2-1。

表 2-1 常用抗心律失常药物的不良反应

药物	不良反应及给药注意事项
奎尼丁	恶心、呕吐、头晕、耳鸣、复视、意识模糊、皮疹、发热、血小板减少、溶血性贫血、窦性停搏、房室传导阻滞、尖端扭转型室速、奎尼丁晕厥、低血压、Q-T 间期延长等,一般应在白天给药,避免夜间给药
利多卡因	眩晕、感觉异常、意识模糊、谵妄、昏迷;少数引起窦房结抑制、偶尔引起窦性停搏、室内传导阻滞、低血压等。应注意给药的剂量和速度,在治疗快速性室性心律失常时,一般先静脉推注 50~100 mg,有效后再以 2~4 mg/min 的速度静脉滴注维持。肌内注射多用于室性心律失常的预防
普罗帕酮	恶心、呕吐、头晕、味觉障碍、口内金属味、视力模糊;窦房结抑制、房室传导阻滞、加重心力衰竭等。餐时或餐后服用可减少胃肠道反应
美托洛尔	诱发或加重支气管哮喘,间歇性跛行、雷诺现象、精神抑郁;窦性心动过缓、低血压、加重心力衰竭、当心率低于 50 次/分时应及时停药
胺碘酮	最严重的心外毒性为肺纤维化。可引起胃肠道反应。甲状腺功能失调:甲状腺功能亢进或减退症。肝功能损害:转氨酶升高,偶致肝硬化。心脏方面:心动过缓,但很少发生,偶有尖端扭转型室速
维拉帕米	偶有肝毒性,增加地高辛血药浓度。心脏方面:已应用β受体阻滞剂或有血流动力学障碍者易引起低血压、心动过缓、房室传导阻滞
异丙肾上腺素	头痛、出汗、面色潮红、心动过速等

(四) 心理护理

帮助病人正确认识自己的情绪反应,如焦虑、恐惧,指导病人放松技巧。安慰病人,告诉相关疾病知识,使病人知道较轻的心律失常一般不会危及生命。尽量避免与其他焦虑病人接触。多巡视病房,了解病人的心理状况,帮助其解决问题,耐心解答病人提出的与疾病相关的问题。

（五）健康指导

（1）疾病知识宣教　向病人讲解相关疾病知识，积极治疗原发病。避免各种诱发因素。

（2）生活指导　生活规律，劳逸结合，保证充足睡眠与休息，根据心功能情况适当活动。避免饱餐，避免浓茶、咖啡、可乐等刺激性食物，戒烟、酒。保持大便通畅，避免用力排便。

（3）用药指导　说明继续按医嘱服抗心律失常药物的重要性。不可自行减量、停药或擅自改用其他药物。告知病人药物可能出现的不良反应，如有异常时及时就医。

（4）自我病情监测　教会病人及家属数脉搏和听心率的方法，每天至少1次，每次1 min，并记录，以作为对比，了解药物疗效。教会家属心肺复苏术，以便自救。

（5）定期随访　经常复查心电图，及早发现病情变化。

（姜洪萍）

第四节　原发性高血压病人的护理

原发性高血压（primary hypertension）是指病因未明确的以体循环动脉压升高为主要特点的临床综合征，动脉压的持续升高可导致靶器官如心、脑、肾和视网膜等脏器的损害，是多种心血管疾病的重要危险因素。高血压分为原发性和继发性两类，原发性高血压（高血压病）占高血压的95%以上，继发性高血压（症状性高血压）是指血压升高为某些疾病的一种临床表现，病因明确，约占高血压的5%。我国高血压患病率呈明显上升趋势，多见于40岁之后的中老年人，北方高于南方，城市高于农村。

【护理评估】

（一）病因与发病机制

1. 病因　至今尚未完全明确，目前认为是在一定的遗传背景下（占40%），由于多种后天环境因素（占60%）作用使正常血压调节机制紊乱所致。

（1）遗传因素　高血压病具有明显的家族史，父母均有高血压，子女发病率高至46%。

（2）环境因素　主要与饮食和精神应激有关。①血压水平和高血压患病率与钠盐摄入量显著相关，摄盐越多，血压水平和患病率越高；钾摄入量与血压呈负相关；多数认为低钙饮食与高血压发生相关；高蛋白质摄入属于升压因素，动物和植物蛋白质均能升压；食物中饱和脂肪酸或饱和脂肪酸与不饱和脂肪酸比值升高也是升压因素；饮酒量与血压呈线性相关，每天乙醇摄入量超过50 g者高血压发病率明显增高。②噪声环境、精神紧张、脑力劳动者发生高血压的可能性大。

（3）其他因素　超重或肥胖是血压升高的重要危险因素，血压与体重指数（BMI）呈显著正相关，腹型肥胖者易发生高血压。此外，服用避孕药、阻塞性睡眠呼吸暂停综合征等也可能与高血压的发生有关。

2. 发病机制　原发性高血压发病机制尚未完全阐明，目前认为与以下环节有关。

（1）交感神经系统活性亢进　各种因素使大脑皮质下神经中枢功能发生变化，各种神经递质浓度与活性异常，包括去甲肾上腺素、肾上腺素、5-羟色胺等，导致交感神经系统活性亢进，血浆儿茶酚胺浓度升高，阻力血管收缩增强。

（2）肾素-血管紧张素-醛固酮系统（RAAS）的影响　该系统调节失常导致水钠潴留，血容量增加，使血压升高。

（3）细胞膜离子转运异常　遗传性或获得性细胞膜离子转运异常，包括钠泵活性降低，钠-钾离子协同转运缺陷，细胞膜通透性增强，可导致细胞内钠、钙离子浓度升高，膜电位降低，激活平滑肌细胞兴奋-收缩耦联系统，使血管收缩反应性增强，血管阻力增高。

（4）胰岛素抵抗　大多数高血压病人空腹胰岛素水平增高，而糖耐量有不同程度的降低，提示有胰岛素抵抗现象。胰岛素的以下作用可能与血压升高有关：①使肾小管对钠的重吸收增加；②增强交感神经活动；③使细胞内钠、钙浓度增加；④刺激血管壁增生肥厚。

(5) 血管内皮功能异常　正常情况下血管内皮能产生一些血管舒张和收缩物质，前者包括前列腺素、内皮源性舒张因子(如一氧化氮)等，后者包括内皮素、血管收缩因子等。高血压时，一氧化氮生成减少，内皮素增加，血管平滑肌细胞对收缩因子反应增强而对舒张因子的反应减弱。

(二) 身体状况

1. 一般表现　大多数起病缓慢，呈渐进过程，早期常无症状，仅在体检或发生心、脑、肾等并发症时才被发现。常见症状有头晕、头痛、疲劳、心悸等。紧张或劳累后可加重，休息后多可缓解。体征除有高血压外，心脏听诊可有主动脉瓣区第二心音亢进、收缩期杂音。

2. 恶性或急进性高血压　少数病人(多见于中青年)发病急骤，血压显著升高，舒张压持续超过130 mmHg，伴有头痛、视力模糊、眼底出血、渗出和视乳头水肿，肾脏损害突出，持续出现蛋白尿、血尿、管型尿。病情进展迅速，如不及时有效降压治疗，预后很差，常死于肾功能衰竭、脑血管意外及心力衰竭。

3. 高血压急症

(1) 高血压危象　在高血压病程中，因紧张、疲劳、寒冷等诱因引起全身小动脉强烈痉挛，在短时间内血压急剧上升达200/120 mmHg以上，以收缩压升高为主。出现头痛、眩晕、烦躁、恶心、呕吐、心悸、气急及视力模糊等症状，可出现心绞痛、肺水肿或高血压脑病等。

(2) 高血压脑病　在高血压病程中发生急性脑血液循环障碍，导致脑水肿和颅内压增高的征象，表现为剧烈头痛、呕吐、烦躁甚至抽搐、昏迷。

4. 并发症　血压的持续升高，可造成心、脑、肾等靶器官损害。

(1) 心　血压长期升高，使心脏后负荷过重，引起左心室肥厚、扩大形成高血压心脏病，最终导致充血性心力衰竭。高血压还可促使冠状动脉粥样硬化的形成与发展，可出现心绞痛、心肌梗死甚至猝死。

(2) 脑　脑血管并发症最常见。长期高血压，可并发急性脑血管病(脑出血、短暂性脑缺血发作、脑血栓形成)。血压极度升高可发生高血压脑病。

(3) 肾　长期持久的血压升高可致肾动脉粥样硬化、肾硬化，可出现蛋白尿、肾功能损害，最终发展为肾功能衰竭。

(4) 其他　眼底改变及视力、视野异常；主动脉夹层等。

(三) 心理、社会状况

高血压病人常因血压升高，出现紧张、焦虑、烦躁等心理反应，或由于病程较长，大部分呈良性缓慢过程，病人不易引起重视。对长期坚持治疗的重要性不甚了解，易产生轻视心理，不能坚持长期治疗；部分病人由于并发严重的心、脑血管损害，生活质量下降，出现悲观、绝望心理。

(四) 辅助检查

1. 常规检查　包括尿常规、血常规、血糖、血脂、肾功能、血尿酸、心电图、超声心动图、电解质等。有助于发现相关危险因素和靶器官损害。

2. 特殊检查　24 h动态血压监测有助于判断血压升高严重程度，了解血压昼夜节律，指导降压治疗以及评价降压药物疗效。

3. 眼底检查　详细的眼底检查对高血压的诊断、严重程度、预后的判断有重要意义。随着血压的增高，病人可出现视网膜动脉变细、狭窄，动静脉交叉压迫，眼底出血，视乳头水肿等表现。

(五) 诊断要点

未服用降压药物的情况下2次或2次以上非同日多次血压测定所得的平均值；测量安静休息坐位时上臂肱动脉部位血压，必要时应测量平卧位和站立位血压。一旦诊断高血压，需鉴别是原发性还是继发性，评估靶器官损害和相关危险因素。

1. 高血压分级　根据2010年中国高血压防治指南，将高血压分为三级，具体见表2-2。

表 2-2 成人血压水平分类和定义

类别	收缩压/mmHg		舒张压/mmHg
正常血压	<120	和	<80
正常高值	120～139	和(或)	80～89
高血压	≥140	和(或)	≥90
1级高血压(轻度)	140～159	和(或)	90～99
2级高血压(中度)	160～179	和(或)	100～109
3级高血压(重度)	≥180	和(或)	≥110
单纯收缩期高血压	≥140	和	<90

注：当收缩压和舒张压分属于不同分级时，以较高级别的作为标准。

2. 原发性高血压危险度分层 以血压水平结合危险因素及合并靶器官受损情况，将病人分为低危、中危、高危和极高危四个层次，具体见表2-3。①心血管危险因素：男性大于55岁、女性大于65岁；吸烟；血胆固醇大于5.72 mmol/L，或低密度脂蛋白胆固醇(LDL-C)大于3.3 mmol/L，或高密度脂蛋白胆固醇(HDL-C)小于1.0 mmol/L；早发心血管疾病家族史；腹型肥胖或肥胖；缺乏体力活动。②靶器官损害：左心室肥厚；蛋白尿和(或)血肌酐轻度升高；颈动脉超声或X线证实有粥样斑块或内膜中层厚度大于等于0.9 mm。③并发症：心脏疾病、脑血管疾病、肾脏损害、血管疾病和高血压性视网膜病变。

表 2-3 原发性高血压危险度分层标准

其他危险因素和病史	1级高血压	2级高血压	3级高血压
无	低危	中危	高危
1～2个危险因素	中危	中危	极高危
3个以上危险因素或靶器官损害	高危	高危	极高危
临床并发症或合并糖尿病	极高危	极高危	极高危

(六) 治疗要点

治疗目的为控制血压，提高生活质量，减少靶器官损害，改善长期预后。

1. 非药物治疗 适用于所有高血压病人。如减轻体重、减少钠盐摄入、补充钙和钾盐、减少脂肪摄入、戒烟、限制饮酒、增加运动等。

2. 药物治疗 目前降压药主要为利尿剂、β受体阻滞剂、钙通道阻滞剂(CCB)、血管紧张素转换酶抑制剂和血管紧张素Ⅱ受体阻滞剂五大类。

(1) 利尿剂 主要包括噻嗪类、袢利尿剂及保钾利尿剂三种。主要通过排钠使血容量减少，血压下降。适用于轻、中度高血压，能增强其他降压药物的疗效。

(2) β受体阻滞剂 常用药物有美托洛尔、阿替洛尔、比索洛尔等。通过降低心肌收缩力，减慢心率，抑制肾素释放而使血压下降。主要用于轻、中度高血压，尤其是在静息状态时心率较快的中青年或合并心绞痛的高血压病人。

(3) 钙通道阻滞剂 常用的制剂有硝苯地平、尼群地平、非洛地平、尼卡地平及拉西地平等。钙通道阻滞剂能阻滞钙离子通道，抑制血管平滑肌及心肌钙离子内流，导致心肌收缩力降低、血管平滑肌松弛、血管扩张而降低血压。作用稳定，可用于中、重度高血压的治疗，尤其适用于老年人收缩期高血压的治疗。

(4) 血管紧张素转换酶抑制剂(ACEI) 常用的药物有卡托普利、依那普利、贝那普利等。此类药物主要通过抑制血管紧张素转换酶而使血管紧张素Ⅱ(ATⅡ)生成减少，同时抑制缓激肽的分解，抑制醛固酮的合成，减少儿茶酚胺的分泌，扩张血管，降低血压。ACEI具有改善胰岛素抵抗和减少尿蛋白的作用，对肥胖、糖尿病及心脏、肾脏靶器官受损的高血压病人具有相对较好的疗效，特别适用于伴有心力衰竭、心肌梗死后、糖耐量减退或糖尿病肾病的高血压病人。

(5) 血管紧张素Ⅱ受体阻滞剂(ARB) 目前常用的有氯沙坦、缬沙坦、伊贝沙坦、厄贝沙坦等。通过对血管紧张素Ⅱ受体的阻滞，从受体水平阻滞ATⅡ的收缩血管、水钠潴留及细胞增生等不良作用，从而使血管扩张、血压下降。其适应证与 ACEI 相同。本类药物降压平稳，可与大多数药物合用。

3. 用药注意事项 ①从小剂量开始，逐渐加量，有效降压后遵医嘱改维持剂量，多数病人需要长期甚至终身服药。②可联合用药，既利于血压在相对较短时期内达到目标值，又利于减少不良反应。③一般降压不可过快、过低，尤其是老年人，以免影响心、脑、肾重要组织器官的供血。④某些药物能引起直立性低血压，特别是联合用药、首剂用药、加大剂量用药时容易出现。服药后卧床休息，避免长时间站立，改变姿势和体位时动作宜慢，一旦发生体位性低血压立即平卧并抬高下肢，以促进下肢静脉血液回流。

【主要护理诊断/问题】

(1) 疼痛:头痛　与血压升高有关。

(2) 有受伤的危险　与血压升高致头晕、视力模糊以及降压药致低血压有关。

(3) 活动无耐力　与头痛、心功能受损有关。

(4) 潜在并发症:高血压危象、脑卒中、心力衰竭、肾功能衰竭等。

【护理措施】

(一) 一般护理

1. 休息与活动 保持病室清洁、安静、温暖、舒适，减少声、光的刺激，限制探视；护士的各项操作应相对集中，动作轻巧，避免一切不良刺激。早期病人适当休息，尤其是工作过度紧张者；血压较高、症状明显的病人应卧床休息。通过治疗血压稳定在一般水平、无明显脏器功能损害者，除保证足够的睡眠外，可适当参加力所能及的工作，根据年龄及身体状况选择慢跑或步行等运动，一般每周 3～5 次，每次 20～60 min。

2. 饮食护理 给予低盐、低脂、低热量、维生素丰富的饮食；限制钠盐摄入，每日钠盐低于 6 g；多食含钾、钙、镁丰富的食物如新鲜蔬菜、水果、牛奶、豆类、蘑菇、木耳等，多食粗纤维食物，减少脂肪摄入，补充优质蛋白质；戒烟限酒。

(二) 病情观察

观察病人有无头痛、头晕、心悸、失眠、恶心、呕吐、视力模糊等症状；密切观察病人神志、肢体活动及视力情况，定期测量血压。若病人突然剧烈头痛、呕吐、视力模糊、心悸、胸闷等及时通知医生处理。

(三) 用药护理

1. 利尿剂 主要不良反应为电解质紊乱(低钾血症或高钾血症)，影响血脂、血糖、血尿酸代谢，乏力、尿量增多。推荐小剂量使用；糖尿病、高脂血症、痛风病人慎用或禁用；在用药过程中观察尿量，记录出入液量，监测电解质变化；排钾利尿剂注意补钾，以防低血钾；保钾利尿剂可引起高血钾，不宜与 ACEI 和 ARB 合用，肾功能不全者禁用。

2. β 受体阻滞剂 主要不良反应为心动过缓、乏力、四肢发冷，在用药的过重中注意监测心率、脉搏变化，注意有无心动过缓，根据病人心率、心律及血压变化及时调整用药剂量。急性心力衰竭、支气管哮喘、病态窦房结综合征(病窦综合征)、房室传导阻滞和外周血管病病人禁用。

3. 钙通道阻滞剂 主要不良反应为头痛、颜面潮红、心悸、下肢水肿。心力衰竭、窦房结功能低下或心脏传导阻滞病人不宜使用。

4. 血管紧张素转换酶抑制剂 高钾、妊娠、肾动脉狭窄者禁忌。不良反应主要是刺激性干咳、高血钾、血管性水肿。用药过程中注意监测血钾和血压。

5. 血管紧张素Ⅱ受体阻滞剂 直接与药物有关的不良反应很少，不引起刺激性干咳，持续治疗的依从性高，主要不良反应为血钾升高。

(四) 高血压急症护理

高血压急症是指短时期内(数小时或数天)血压迅速升高，舒张压达到 130 mmHg 和(或)收缩压达到 200 mmHg，伴有重要器官、组织如心、脑、肾、眼底、大动脉的严重功能障碍或不可逆性损害。高血压急症护理措施如下。

(1) 绝对卧床休息，抬高床头，避免不良刺激，稳定情绪，必要时遵医嘱给予镇静剂。

(2) 保持呼吸道通畅，给予氧气吸入。

(3) 严密观察神志、瞳孔、生命体征变化，必要时进行心电监护。

(4) 迅速建立静脉通道，维持输液通畅，遵医嘱给予降压、脱水、镇静等治疗。

① 降压：首选硝普钠静脉滴注，亦可选择硝酸甘油、尼卡地平等，用药过程中严密观察血压变化，降压不可过快、过低，以防止心、脑、肾供血不足。

② 脱水：有颅内压增高者立即进行脱水治疗，常用20%甘露醇快速静脉滴注，呋塞米静脉注射。用药过程中注意观察尿量，监测电解质。

③ 镇静：有烦躁、抽搐者，地西泮、苯巴比妥类药物肌内注射或水合氯醛灌肠时，注意观察呼吸情况，防止发生呼吸抑制。

(五) 心理护理

病人长期紧张、焦虑、烦躁等负性情绪可使血压升高，加重病情。护士应和病人建立良好的关系，了解病人的性格特征和心理特点，对病人进行个性化指导，训练病人的自我控制能力，指导病人自我放松，减少各种不良刺激因素，使病人保持心态平和。

(六) 健康指导

1. 知识指导 广泛宣教高血压的有关知识，合理饮食，适当运动，注意劳逸结合，维持心理平衡，定期测量血压。有家族史的健康人在35岁以后每年应定期到医院测量血压，以便早期筛查。

2. 用药指导 向病人和家属说明高血压长期、规则治疗的重要性；指导病人遵医嘱长期坚持药物治疗，将血压控制在正常或接近正常的水平，防止对脏器的进一步损害；嘱咐病人不可自行更改服药时间，更不能擅自增减药物或停服药物，并注意药物的不良反应。

3. 饮食指导 低盐、低脂、低胆固醇饮食，控制总热量，多食蔬菜、水果，少量多餐，补充摄入钾、钙、镁，忌烟忌酒，多食粗纤维食物，预防便秘发生。

4. 定期复查 教会病人在家中测量血压，教会病人和家属判断病情变化，指导病人定期到医院检查血压和靶器官情况，嘱咐病人和家属血压持续升高或出现头晕、头痛、恶心等症状时立即就医。

(魏映红)

第五节 冠状动脉粥样硬化性心脏病病人的护理

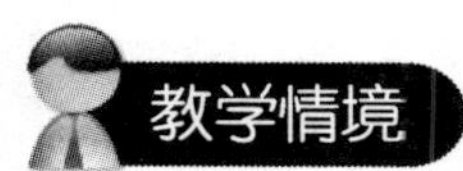

顾先生，65岁，冠心病病史13年，糖尿病病史8年。因过度劳累突然出现心前区持续剧烈疼痛3 h，伴烦躁不安、大汗、精神紧张、恐惧和濒死感，由家属急送医院就诊。查体：体温37.2 ℃，脉搏110次/分，呼吸24次/分，血压95/65 mmHg。神清，痛苦面容，烦躁，四肢末梢湿冷，脉搏细速。心电图显示V_1～V_5导联Q波宽而深，ST段呈弓背向上抬高。临床诊断：急性心肌梗死。

1. 根据以上资料，按轻重缓急列出主要的护理诊断。

2. 请针对首优问题制订护理措施。

冠状动脉粥样硬化性心脏病(coronary atherosclerotic heart disease)简称冠心病，亦称缺血性心脏病，是指冠状动脉粥样硬化使血管腔阻塞或狭窄或(和)因冠状动脉痉挛导致心肌缺血缺氧或坏死而引起的心脏病。本病是严重危害人类健康的常见病，多发生在40岁以后，男性多于女性，脑力劳动者多见，我国近年来呈逐渐增加趋势。

1. 分类 1997年世界卫生组织将冠心病分为五种类型。

(1) 无症状性心肌缺血型 亦称隐匿型冠心病，病人无症状，但心电图负荷或动态检查有ST段压低，T波减低、变平或倒置等心肌缺血的心电图改变；病理学检查心肌可无明显组织形态改变。

(2) 心绞痛型 为一过性心肌供血不足引起，有发作性胸骨后疼痛。病理学检查心肌无明显组织形态改变或有纤维化改变。

(3) 心肌梗死型　症状严重，由冠状动脉闭塞致心肌急性缺血性坏死所致。

(4) 缺血性心肌病型　表现为心脏增大、心力衰竭和心律失常，为长期心肌缺血导致的心肌纤维化引起。临床表现与原发性扩张型心肌病类似。

(5) 猝死型　多为缺血心肌局部发生电生理紊乱，引起严重的室性心律失常所致。

近年来临床医学家趋向于将本病分为急性冠状动脉综合征(ACS)和慢性冠状动脉病(CAD)或慢性缺血综合征(CIS)两大类。ACS包括不稳定型心绞痛(UA)、非ST段抬高型心肌梗死(NSTEMI)和ST段抬高型心肌梗死(STEMI)；CAD包括稳定型心绞痛、冠状动脉正常的心绞痛、无症状性心肌缺血和缺血性心力衰竭(缺血性心肌病)。本章节主要讨论"心绞痛"和"急性心肌梗死"。

2. 病因　冠心病病因未完全明确，认为是多种因素作用的结果，常见的危险因素如下。

(1) 血脂异常　脂质代谢异常是动脉粥样硬化最重要的危险因素。总胆固醇、甘油三酯、低密度脂蛋白胆固醇、极低密度脂蛋白、载脂蛋白B增高，高密度脂蛋白(HDL)和载脂蛋白A降低，这些因素均可认为是本病的危险因素。此外，脂蛋白(a)增高也可能是独立的危险因素。

(2) 血压增高　高血压与冠心病的发生关系密切，调查研究显示，冠状动脉粥样硬化病人60%～70%有高血压，高血压病人较正常血压者发病率高3～4倍。

(3) 吸烟　吸烟可使动脉壁氧含量不足，促进动脉粥样硬化的形成。吸烟与不吸烟比较，其发病率和病死率增高2～6倍，且与吸烟量呈正比，被动吸烟也是其危险因素。

(4) 糖尿病和糖耐量异常　糖尿病病人中本病发病率远比无糖尿病者高而且发生更早；本病糖耐量减少者也常见。

(5) 肥胖　尤其是短期内体重迅速增加者易患本病。

(6) 体力活动减少　经常处于紧张的脑力活动，缺乏体力活动，可使本病发病率增加。

(7) 不良的饮食习惯　进食较多动物脂肪、胆固醇、糖、盐和较高热量，其发病率增高。

(8) 其他因素　年龄在40岁以上、男性、A型性格、遗传等均为冠心病的易患因素。

一、心绞痛

心绞痛(angina pectoris)是由于冠状动脉(冠脉)供血不足导致的心肌急剧、暂时缺血缺氧，出现以阵发性胸痛或胸部不适为主要表现的临床综合征。

【护理评估】

(一) 病因与发病机制

临床上分为稳定型心绞痛和不稳定型心绞痛两种类型。稳定型心绞痛又称稳定型劳力性心绞痛，是在冠状动脉严重狭窄的基础上，由于心肌负荷增加而引起的心肌急剧、暂时缺血缺氧的综合征，为最常见的心绞痛；不稳定型心绞痛是指由于动脉粥样斑块破裂，伴不同程度的血栓形成及远端血管狭窄所导致的一组临床综合征，它在临床上有进展至心肌梗死的高度危险，必须予以足够重视。

心绞痛的基本病因为冠状动脉粥样硬化致冠状动脉管腔狭窄或冠脉痉挛，好发部位以前降支最高，其余依次为右主干、左主干或左旋支、后降支，粥样硬化斑块的分布多在近侧段。

其他原因有主动脉瓣病变(狭窄或关闭不全)、肥厚型心肌病、梅毒性主动脉炎、冠状动脉炎、冠状动脉先天畸形等。劳累、情绪激动、饱食、受寒、急性循环衰竭等为常见诱因。长期加班熬夜、过度疲劳、吸烟饮酒及饮浓茶、咖啡，增加了冠心病发作的概率。即使没有动脉硬化的年轻人，在应激状态下也可能发生冠状动脉痉挛，导致血栓，甚至猝死。

(二) 身体状况

1. 稳定型心绞痛　典型心绞痛以发作性胸痛为主要临床表现，其疼痛特点如下。

(1) 部位　疼痛部位主要在胸骨体中段或上段之后，可波及心前区，有手掌大小范围，边界欠清；常放射至左肩、左臂内侧达小指和无名指，亦可放射至颈、咽或下颌部。

(2) 性质　常为压迫感、发闷或紧缩感，也可有烧灼感，偶伴濒死感或窒息。

(3) 诱因　常因体力劳动或情绪激动、劳累、负重行走、饱食、寒冷、焦急、吸烟、心动过速、休克等原因诱发。

(4) 持续时间　疼痛出现后常逐步加重,大多 3～5 min 内消失,可数日或数周发作一次,亦可 1 日内多次发作。

(5) 缓解方式　休息后可缓解,亦可在舌下含服硝酸甘油几分钟内缓解。

平时一般无异常体征。心绞痛发作时常见心率增快、血压升高、面色苍白、冷汗、表情焦虑,有时出现第四或第三心音奔马律,心尖部可出现暂时性收缩期杂音。

2. 不稳定型心绞痛　一般认为不稳定型心绞痛是稳定型劳力性心绞痛和心肌梗死之间的中间状态。目前将稳定型心绞痛和变异型心绞痛之外的其他心绞痛类型如卧位型心绞痛、静息心绞痛、恶化心绞痛、梗死后心绞痛、混合性心绞痛等统称为不稳定型心绞痛。本型胸痛的部位、性质与稳定型心绞痛相似,但具有以下特点之一。①原为稳定型心绞痛,在 1 个月内疼痛发作的频率增加、程度加重、时限延长、诱发因素变化,硝酸类药物缓解作用减弱。②1 个月之内新发生的心绞痛,并因较轻的负荷所诱发。③休息状态下发作的心绞痛或较轻微活动即可诱发的心绞痛,发作时出现 ST 段抬高的变异型心绞痛也属此列。

(三) 心理、社会状况

心绞痛反复发作,严重影响病人的日常生活,病人容易出现抑郁、焦虑、恐惧等各种情绪反应,而这些不良情绪可增加心肌耗氧量,加重心绞痛。

(四) 辅助检查

1. 心电图检查　这是发现心肌缺血、诊断心绞痛最常用的检查方法。①静息心电图约半数以上病人无异常表现,部分病人有非特异性 ST 段、T 波或陈旧性心肌梗死的改变。②发作时常表现为 ST 段压低(超过 0.1 mV),发作缓解后恢复正常;部分病人表现为 T 波倒置或原来倒置的 T 波反而直立;变异型心绞痛发作时可出现 ST 段抬高。③心电图负荷试验及 24 h 心电图动态监测可明显提高缺血性心电图的检出率。

2. 影像学检查

(1) 冠状动脉造影　这是目前诊断冠心病的“金标准”。可使左、右冠状动脉及主要分支得到清楚的显影。

(2) 放射性核素检查　^{201}Ti 心肌显像灌注缺损提示心肌供血不足或血供消失,对心肌缺血诊断极有价值。

(3) 其他检查　二维超声心电图检查可探测到缺血区心室壁的运动异常;心肌超声造影可了解心肌血流灌注。冠状动脉内超声显像可显示血管壁的粥样硬化病变,对诊断有价值。

(五) 诊断要点

有典型的心前区疼痛特点,经休息及含服硝酸甘油,胸痛 3～5 min 可缓解;冠脉造影及血管内超声检查可以确诊。

(六) 治疗要点

1. 发作期治疗

(1) 一般治疗　立即停止活动,就地休息,一般停止活动后疼痛即可缓解。不稳定型心绞痛需卧床休息 1～3 天,并行床边 24 h 心电监测。有呼吸困难、发绀者应给予氧气吸入,维持血氧饱和度 90%以上,烦躁不安、剧烈疼痛者可给予吗啡 5～10 mg 皮下注射。

(2) 药物治疗　硝酸酯类药物为常用药物。此类药物除扩张冠状动脉,增加冠状动脉循环血流量外,还可扩张周围血管,减少静脉回心血量,减轻心脏负荷和降低心肌耗氧,从而缓解心绞痛。常用硝酸甘油 0.3～0.6 mg 或硝酸异山梨酯 5～10 mg 舌下含化。不稳定型心绞痛单次含化往往不能缓解,一般建议每隔 5 min 重复 1 次,共用 3 次。然后持续静脉滴注或微泵输注硝酸甘油或硝酸异山梨酯,直至症状缓解或出现血压下降。

2. 缓解期治疗　可单独、交替或联合应用下列作用持久的药物,以防心绞痛发作。①β 受体阻滞剂:常用药物有美托洛尔、阿替洛尔、比索洛尔等。②硝酸酯类药物:常用药物有硝酸异山梨酯、5-单硝酸异山梨酯、长效硝酸甘油等，亦可用2%硝酸甘油油膏或橡皮膏贴在胸前或上臂皮肤上，预防夜间心绞痛发作。③钙通道阻滞剂：常用制剂有维拉帕米、硝苯地平缓释制剂、地尔硫䓬等。④抗血小板药：常用药物有阿司匹林、双嘧达莫、氯吡格雷等。⑤调脂药物：常用药物有阿托伐他汀、辛伐他汀、氯伐他汀、洛伐他汀等。⑥中医中药治疗：目前以活血化淤、芳香温通和祛痰通络等药物最为常用。如速效救心丸、复方丹参滴丸、冠心苏合丸、苏冰滴丸、麝香保心丸、参麦注射液等药物也可起到很好的治疗作用。

【主要护理诊断/问题】

(1) 疼痛：胸痛　与心肌缺血缺氧有关。

(2) 活动无耐力　与活动引起的心绞痛有关。

(3) 知识缺乏：缺乏控制心绞痛诱发因素及预防性用药知识。

(4) 焦虑　与频繁发作心前区疼痛有关。

(5) 潜在并发症：心肌梗死。

【护理措施】

(一) 一般护理

1. 休息与活动　疼痛发作时立即卧床休息，协助病人采取舒适体位，解开衣领。缓解期根据病人的活动能力制订活动计划，鼓励病人参加适当的体力活动和体育锻炼，活动量以不发生心绞痛为宜，避免参与竞赛活动和屏气用力动作，避免过度紧张、长时间的工作。不稳定型心绞痛病人应卧床休息。病人疼痛发作时立即停止活动，就地休息，舌下含服硝酸甘油，必要时给予氧气吸入，流量以2～4 L/min为宜。

2. 饮食护理　给予低热量、低脂肪、低胆固醇、低盐、高维生素、易消化的食物，进餐规律，少量多餐，避免过饱，尤其是晚餐宜少。少食甜食，少食动物脂肪，尽量以植物油(如豆油、玉米油、菜油等)为食用油，每天胆固醇摄入量不超过300 mg，每天钠盐摄入量不超过4 g，多食新鲜蔬菜和水果，保持大便通畅，避免刺激性食物，不饮浓茶和咖啡，禁烟禁酒。

3. 排便护理　用力排便可诱发心绞痛，指导病人养成良好的排便习惯，多食含纤维素较多的食物，多饮水，预防便秘发生，必要时给予缓泻剂。

(二) 病情观察

发作时严密观察疼痛的部位、性质、程度、持续时间、缓解方式、有无放射性疼痛等；严密监测血压、心率、心律、脉搏、体温、心电图变化，有无面色改变、皮肤冷或大汗、恶心、呕吐等表现；观察有无心律失常、急性心肌梗死等并发症表现。

(三) 用药护理

1. 硝酸酯类药物　密切观察药物不良反应，常见的不良反应有头晕、头部胀痛、头部跳动感，一般可自行消失；此外，还有面色潮红、烧灼感、心悸、耳鸣、眩晕，偶有血压下降。硝酸甘油舌下含服时，舌下应保留一些唾液使其完全溶解，并且不要急于咽下药液。第一次用药时，病人宜平卧片刻。严重主动脉瓣狭窄或肥厚型梗阻性心肌病引起的心绞痛，不宜使用硝酸酯类药物，以免导致昏厥。

2. 抗血小板药物　有出血倾向者及孕妇禁用，阿司匹林有消化道反应甚至引起消化道出血，宜餐后服药，用药后注意大便颜色。

3. 调脂药物　副作用很少，偶可发生胃肠道不适和疼痛。应用他汀类降脂药物，用药前和用药后定期检查肝功能，特别是与贝特类降脂药物合用时，应严密监测转氨酶及肌酸激酶等生化指标，以及时发现药物性肝脏损伤。

(四) 心理护理

反复发作的心绞痛容易使病人焦虑或恐惧，而这种不良的心理反应又会成为心绞痛的诱因，形成恶性循环。护理人员应和病人进行有效的沟通，解释疾病的相关知识，给予解释、劝慰和引导，教会病人自我放松，必要时遵医嘱给予镇静剂治疗，以稳定病人情绪。

(五) 健康指导

1. 知识指导　指导疾病的相关知识，告知病人冠心病常见的危险因素，积极干预可干预因素，如控制高血压、糖尿病、高血脂、肥胖等。教会病人及家属心绞痛发作时的缓解方法。合理安排运动，进行适宜的体育锻炼。

2. 生活指导 生活规律。摄入低热量、低脂肪、低盐、低胆固醇、高纤维素饮食，戒烟戒酒，少量多餐，勿暴饮暴食。避免诱发心绞痛的因素，如劳累、激动、用力排便、饱餐等，避免推、拉、抬、举等屏气用力动作。

3. 用药指导 指导病人遵医嘱服用抗心绞痛药物，并学会自我监测脉搏和药物不良反应；嘱病人随身携带急救药物，硝酸甘油见光易分解，应放在棕色瓶内，6 个月更换一次，以确保疗效。规律性发作的稳定型劳力性心绞痛病人，指导病人外出、就餐、排便等活动前含服硝酸甘油。

4. 就诊指导 督促病人定期检查，告知病人心绞痛发作频繁、程度加重、持续时间延长、服用硝酸甘油后疼痛持续 15 min 仍不缓解，应立即就诊。

二、急性心肌梗死

急性心肌梗死(acute myocardial infarction，AMI)是指在冠状动脉粥样硬化基础上，冠状动脉供血突然急剧减少或中断，使相应部位心肌发生严重而持久的急性缺血，导致心肌坏死。临床表现为持久的胸骨后剧烈疼痛、发热、白细胞计数和血清心肌酶增高以及特征性心电图改变，并可发生心律失常、休克、心力衰竭等。本病多发生于 40 岁以上，男性多见，男女之比为(1～5)∶1，冬、春两季发病率较高，寒冷地区发病率较高。

【护理评估】

(一) 病因与发病机制

基本病因为冠状动脉粥样硬化(偶为冠状动脉栓塞、炎症、先天性畸形、痉挛和冠状动脉阻塞)造成一支或多支血管管腔狭窄，而侧支循环未充分建立，在此基础上，一旦血供进一步减少或中断，心肌严重急性缺血 20 min 以上，即可发生心肌梗死。

绝大多数急性心肌梗死是由于不稳定的粥样斑块破溃，继而出血和管腔内血栓形成，使管腔闭塞；少数情况下粥样斑块内或其下发生出血或血管持续痉挛，使冠状动脉完全闭塞。促使斑块破裂出血及血栓形成的诱因包括饱餐时特别是进食多量脂肪后血脂增高、血黏稠度增高；体力活动、过度激动、血压剧升或用力排便时，导致左心室负荷明显加重；休克、脱水、低血压、出血、外科手术或严重心律失常，导致心排血量骤降，冠状动脉灌流量锐减，可加重心肌缺血和坏死。

(二) 身心状况

1. 先兆表现 多数病人在发病前数日有乏力、胸部不适，活动时心悸、气急、烦躁、心绞痛等前驱症状，以新发生心绞痛或原有心绞痛加重最为突出，心绞痛发作较以往频繁、程度较剧、持续较久、硝酸甘油疗效较差、诱发因素不明显。

2. 症状

(1) 疼痛　最早、最突出的症状，多发生于清晨或安静时。疼痛部位和性质与心绞痛相同，但诱因多不明显，且疼痛程度较重，持续时间较久，有时可达数小时或数天，休息和含服硝酸甘油多不能缓解。

(2) 心律失常　75%～95%的病人出现，多发生在起病 1～2 天，尤以 24 h 内为最多见，以室性心律失常最多，尤其是室性期前收缩，如室性早搏频发、成对出现、多源性、R-on-T 现象或呈短阵室性心动过速，常为心室颤动的先兆。心室颤动是急性心肌梗死早期主要死因。

(3) 低血压和休克　血压下降多见，但未必是休克。休克多在起病后数小时至 1 周内发生，多是心源性休克，为心排血量急剧下降所致。约 20%病人出现，表现为烦躁不安、面色苍白、皮肤湿冷、脉细而快、大汗淋漓、尿量减少(尿量小于 20 mL/h)、反应迟钝甚至晕厥。

(4) 心力衰竭　主要为急性左心衰竭，为梗死后的心脏舒缩力显著减弱或不协调所致，发生率为 32%～48%。出现呼吸困难、咳嗽、发绀、烦躁、不能平卧等症状，严重者可发生急性肺水肿。

(5) 全身表现　发热、心动过速、白细胞增高和血沉增快等。一般在疼痛发生后 24～48 h 出现，体温 38 ℃左右，很少超过 39 ℃，持续时间约 1 周。

(6) 胃肠道症状　常伴有恶心、呕吐和上腹胀痛，与迷走神经受坏死的心肌刺激和心排血量降低及组织灌注不足等有关。

3. 体征　心率多增快，少数可减慢，心尖区第一心音减弱，可闻及舒张期奔马律、心尖区收缩期杂音或喀喇音。部分病人起病第2～3天有心包摩擦音。可伴有心律失常、休克或心力衰竭相关的体征。

4. 并发症　①乳头肌功能失调或断裂：发生率高达50%，因二尖瓣乳头肌缺血、坏死等造成二尖瓣脱垂并关闭不全。②心脏破裂：较少见，多为心室游离壁破裂，造成心包积血甚至猝死。③栓塞：发生率为1%～6%，见于起病后1～2周。④心室壁瘤：发生率为5%～20%，主要发生在左心室。⑤心肌梗死后综合征：发生率约10%。在心肌梗死后数周至数月内出现，可反复发生，表现为心包炎、胸膜炎或肺炎，有发热、胸痛等症状。

(三) 心理、社会状况

因病情危急、疼痛剧烈伴有濒死感、各种监护仪器的使用，常使病人紧张、恐惧。绝对卧床、日常生活能力丧失而感到自卑；康复期间，突然病情变化也让病人及家属措手不及，甚至对生活丧失信心。

(四) 辅助检查

1. 心电图　对心肌梗死进行诊断和定位有重要作用的一种无创性检查方法。

(1) 特征性改变　ST段抬高性心肌梗死病人的心电图表现特点如下：面向心肌缺血区的导联上出现T波倒置；面向心肌损伤区的导联ST段抬高，呈弓背向上型；面向心肌坏死的导联上出现宽而深的Q波。

(2) 动态性改变　ST段抬高性心肌梗死动态性改变特点如下。①超急期：起病数小时内，面向梗死区的导联出现异常高大、两肢不对称的T波。②急性期：起病数小时后，ST段明显抬高，弓背向上，与直立的T波连接，形成单相曲线，数小时至2天内出现病理性Q波，同时R波减低或消失。③亚急性期：ST段抬高持续数天至2周左右，逐渐回复到基线水平，T波变得平坦或倒置。④慢性期：数周至数月后，T波呈“V”形倒置，两支对称、波谷尖锐。T波倒置可永久存在，也可在数月至数年内逐渐恢复。

(3) 定位诊断　ST段抬高性心肌梗死判断部位和范围可根据出现特征性改变的导联数来判断。如V_1～V_3反映前间壁，V_3～V_5反映局限前壁，V_5、V_6反映前侧壁，Ⅱ、Ⅲ、aVF反映下壁，V_1～V_5反映广泛前壁，Ⅰ、aVL反映高侧壁病变等。

2. 实验室检查

(1) 血液检查　起病24～48 h后白细胞可增至$(10\sim20)\times10^9/L$；中性粒细胞增多；嗜酸性粒细胞减少或消失；红细胞沉降率增快；C反应蛋白(CRP)增高，可持续1～3周。

(2) 心肌坏死标志物　①肌红蛋白：起病后2 h内升高，12 h内达高峰，24～48 h内恢复正常。②肌钙蛋白I(cTnI)或肌钙蛋白T(cTnT)：起病3～4 h后升高，cTnI于11～24 h达高峰，7～10天降至正常。cTnT于24～48 h达高峰，10～14天降至正常。此为诊断心肌梗死的敏感指标。③肌酸激酶同工酶(CK-MB)：在起病后4 h内增高，16～24 h达高峰，3～4天恢复正常。其增高的程度能较准确地反映梗死的范围，高峰出现时间是否提前有助于判断溶栓治疗是否成功，对诊断心肌梗死有高度特异性和敏感性。

3. 影像学检查　①放射性核素检查：通过静脉注射放射性核素锝或铊，利用其特性可显示心肌梗死的部位和范围。②超声心动图：二维和多普勒超声心动图检查有助于了解心室壁的运动和左心室功能，诊断室壁瘤和乳头肌功能失调等。

(五) 治疗要点

尽快恢复心肌的血液灌注，尽早开始溶栓和介入治疗，以挽救濒死的心肌，防止梗死扩大或缩小心肌缺血范围，及时处理并发症，防止猝死。

1. 一般治疗　包括休息、心电监测、吸氧、服用阿司匹林。服水溶性阿司匹林或嚼服肠溶阿司匹林150～300 mg，每天1次，3天后改为75～150 mg，每天1次，长期维持。

2. 解除疼痛　哌替啶50～100 mg肌内注射或吗啡5～10 mg皮下注射，必要时重复应用；其他药物有可待因、罂粟碱、硝酸甘油或硝酸异山梨酯。

3. 再灌注心肌 起病3～6 h(最多12 h)内再灌注心肌,此为抢救成功的关键措施。

(1) 经皮冠状动脉介入治疗(PCI) 有条件的医院尽快实施PCI,以获得更好的疗效。详见“循环系统疾病常见诊疗技术及护理”。

(2) 溶栓疗法 无条件施行介入治疗者,立即(接诊后30 min内)行溶栓治疗,溶栓越早治疗效果越好,一般在6 h内进行。目前常用的药物有尿激酶、链激酶、重组链激酶、重组组织型纤维蛋白溶酶原激活剂(rtPA)等,可静脉或冠状动脉内给药。

4. 消除心律失常 一旦发生心室颤动立即非同步直流电复律治疗;室性期前收缩或室性心动过速立即给予利多卡因静脉注射,必要时重复;缓慢性心律失常选用阿托品肌内注射或静脉注射;严重的房室传导阻滞尽早安装临时心脏起搏器。

5. 控制休克 补充血容量(右旋糖酐、5%～10%葡萄糖溶液静脉滴注)、应用血管活性药物(多巴胺、去甲肾上腺素、多巴酚丁胺、硝普钠等)、纠正酸中毒等。

6. 治疗心力衰竭 主要治疗急性左心衰竭,以吗啡、利尿剂治疗为主,也可选择血管扩张剂减轻心脏负荷,24 h内尽量避免用洋地黄制剂。

7. 其他治疗 包括抗凝剂、β受体阻滞剂、钙通道阻滞剂、血管紧张素转换酶抑制剂和血管紧张素受体阻滞剂、极化液等治疗。

【主要护理诊断/问题】

(1) 疼痛:胸痛 与心肌缺血、坏死有关。

(2) 潜在并发症:心律失常、心力衰竭、心源性休克。

(3) 恐惧 与剧烈胸痛引起的濒死感有关。

(4) 自理缺陷 与心肌坏死、医源性限制有关。

【护理目标】

病人疼痛程度减轻或消失;能避免诱发心律失常、心力衰竭的因素;焦虑、恐惧心理减轻或消失;活动耐力增强,活动后无不适反应。

【护理措施】

(一) 一般护理

1. 休息与活动 保持病室安静、舒适,限制探视。急性期卧床休息12 h,病人饮食、排便、洗漱、翻身等由护士协助完成;若无并发症,24 h后病情稳定可鼓励病人在床上进行肢体活动;若无低血压,第3天可在病房内走动;梗死后第4～5天,逐步增加活动直至每天3次步行100～150 m。活动时以不感到疲劳为宜,如病人在活动中出现乏力、头晕、呼吸困难、心前区疼痛,应立即停止活动,卧床休息。

2. 饮食护理 宜摄入低热量、低脂肪、低盐、低胆固醇、高维生素、易消化的流质和半流质饮食;避免饮浓茶、咖啡及进过冷、过热、辛辣刺激性食物,戒烟禁酒;鼓励病人多吃蔬菜、水果;饮食规律,少量多餐,勿暴饮暴食;有心功能不全者,适当限制钠盐。

3. 排便护理 急性心肌梗死病人由于卧床休息、进食少等多种原因易引起便秘。严禁排便用力,根据病情补水、进食高纤维素食物及适当运动,养成每日定时排便的习惯,防止便秘。可清晨用蜂蜜20 mL加温开水饮服,或行腹部环形按摩,以促进排便,急性期常规给予缓泻剂,但忌用硫酸镁等较强的泻药。

(二) 病情观察

当拟诊为心肌梗死时,立即送入冠心病监护病房(CCU)进行心电、血压和呼吸的监测。密切观察心律、心率、血压和心功能的变化,注意尿量、意识的改变,必要时行床旁血液动力学监测。观察疼痛部位、性质、程度、持续时间及伴随症状,定期监测血心肌酶和肌钙蛋白变化。及时发现各种心律失常,如发生频发、多源性、成对室性早搏或R-on-T现象、室性心动过速、严重房室传导阻滞等,及时报告医生,并备好除颤仪、起搏器、急救药品等,随时准备配合抢救。

(三) 用药护理

遵医嘱用药,注意疗效及不良反应。用吗啡止痛时注意有无呼吸抑制、血压下降。使用抗凝药物前应测定凝血时间,用药后观察有无出血现象。

（四）溶栓治疗护理

询问病人是否有活动性出血、近期大手术或外伤史、消化性溃疡、严重肝肾功能不全等溶栓禁忌证；用药后观察病人有无寒战、发热、皮疹等过敏反应；用药后观察病人是否有皮肤黏膜、内脏出血；注射时针眼按压时间延长，以避免局部出血；定期描记心电图，抽血查心肌酶，并询问病人胸痛情况，以此判断溶栓是否成功。

（五）疼痛护理

观察疼痛性质、部位、程度、持续时间；遵医嘱给予哌替啶或吗啡等药物止痛，防止呼吸功能受到抑制；遵医嘱给予硝酸酯类药物，常用硝酸甘油或硝酸异山梨酯舌下含服或静脉滴注，硝酸甘油静脉滴注时，注意严格控制速度，密切观察血压、心率变化；持续氧气吸入，一般以 2～4 L/min 为宜，根据血氧饱和度监测、调整氧流量。

（六）心理护理

与病人及家属建立良好的关系，允许、鼓励他们表达自己的心理感受，用亲切的语言、和蔼的态度回答病人提出的问题。向其解释不良情绪对疾病的影响，指导病人自我调节，保持情绪稳定。向病人解释 CCU 的环境及监护仪的作用；用娴熟的技术和高度的责任心为病人进行护理，沉着冷静，使病人产生信任感和安全感，消除恐惧心理，积极配合治疗。

（七）健康指导

1. 疾病知识指导 指导病人积极做到全面综合的二级预防，预防再次梗死和其他心血管事件。积极控制危险因素，治疗高血压、血脂异常、糖尿病等；保持情绪稳定，避免精神紧张和激动；防止感冒受凉，随身携带药物。急性心肌梗死是心脏性猝死的高危因素，应教会家属心肺复苏的基本技术以备急用。

2. 生活指导 改变不良生活方式，合理安排休息，避免劳累；摄取低热、低盐、低脂肪、低胆固醇饮食，少量多餐，避免过饱；多食粗纤维素食物，保持大便通畅，戒烟限酒，避免饮过量的咖啡、浓茶、可乐等饮料。

3. 用药指导 指导病人遵医嘱服药，注意观察疗效和不良反应，教会病人测量脉搏的方法。

4. 自护指导 督促病人定期复查。指导病人胸痛发作时，立即停止活动，就地休息，保持靠坐姿势，切忌勉强步行，心情放松；如有条件立即吸氧，舌下含服硝酸甘油、消心痛等药物。用药后症状不能缓解或出现呼吸困难、咳嗽、发绀、烦躁等症状，立即与急救中心或医院联系，争取抢救的时间。

【护理评价】

病人心前区疼痛症状是否消失或减轻；能否自觉避免心律失常、心力衰竭的诱发因素；恐惧情绪是否消除，焦虑是否减轻或消失；活动耐力是否增强。

（魏映红）

第六节　心脏瓣膜病病人的护理

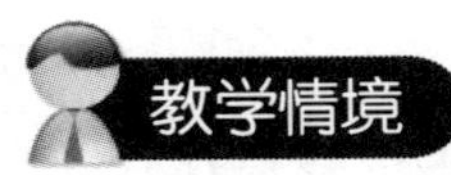

周女士，37 岁。有二尖瓣狭窄史 10 年，近月来从事轻体力劳动即感胸闷、心悸，呼吸困难加剧，下肢水肿。1 周前受寒咽痛后，上述症状加剧，且痰中带血。入院时神志清楚，口唇发绀，二尖瓣面容，颈静脉怒张，肝脏轻度肿大。心率 106 次/分，心律不齐，心音强弱不一，心尖区闻及低调的舒张期隆隆样杂音。体温37.0 ℃，脉搏 96 次/分，呼吸 20 次/分，血压 114/76 mmHg。

请问：1. 周女士最可能的医疗诊断是什么？尚需做何种检查？

2. 主要护理诊断/问题有哪些？

心脏瓣膜病(valvular heart disease)是由于炎症、黏液样变性、退行性改变、先天性畸形、缺血性坏死、创伤等原因引起的心脏瓣膜及其附属结构(包括瓣叶、瓣环、腱索及乳头肌等)的异常改变,导致瓣口狭窄及(或)关闭不全。

风湿性心脏病(rheumatic heart disease)简称风心病,是风湿性炎症过程所致的瓣膜损害。最常受累的是二尖瓣,其次为主动脉瓣,三尖瓣和肺动脉瓣病变较少见。本病是我国最常见的心脏瓣膜病。

【护理评估】

(一) 二尖瓣狭窄

1. 病因 最常见病因为风湿热,多有反复链球菌扁桃体炎或咽炎史。好发于20～40岁,2/3为女性,急性风湿热后至形成二尖瓣狭窄约需2年时间;其他病因有二尖瓣环及环下钙化和先天性畸形、类风湿关节炎、系统性红斑狼疮等。

2. 病理生理 风湿性心内膜炎反复发生会使瓣膜及腱索纤维化而产生紧缩、瓣膜粘连,使瓣膜打开时呈漏斗状,即二尖瓣狭窄。

(1) 类型 正常人二尖瓣瓣口径为4～6 cm^2,当瓣口面积减小一半即对跨瓣血流产生影响而定义为狭窄。瓣口面积1.5 cm^2以上为轻度狭窄,1～1.5 cm^2为中度狭窄,小于1.0 cm^2为重度狭窄。

(2) 病理改变 ①左心房代偿期:二尖瓣狭窄至瓣口面积小于2.0 cm^2时,舒张期左心房排血受阻,左心房内压力升高､左心房代偿性肥厚扩张。②左心房失代偿期:左心房代偿超过极限,引起肺静脉和肺毛细血管压被动性升高,导致肺循环淤血。③右心室受累期:肺循环压力升高,右心室后负荷过重,导致右心室肥厚劳损。

3. 身体状况

(1) 症状 当二尖瓣瓣口面积小于1.5 cm^2时,可出现如下症状。①呼吸困难:最常见和最早出现的症状,表现为劳力性呼吸困难、阵发性夜间呼吸困难、端坐呼吸,甚至发生急性肺水肿。②咳嗽:多在夜间睡眠时或劳力后出现,伴白色黏痰后泡沫样痰。③咯血:可为痰中带血,急性肺水肿时可咳出大量粉红色泡沫样痰。④压迫症状:左心房扩大和左肺动脉扩张可压迫左喉返神经,引起声音嘶哑;压迫食管,可引起吞咽困难。

(2) 体征 可呈二尖瓣面容,面颊紫红、口唇轻度发绀;心尖区舒张期隆隆样杂音是二尖瓣狭窄的特征性体征,伴有舒张期震颤;瓣膜有弹性和活动度较好时,可出现第一心音亢进和开瓣音;肺动脉高压与右心室扩大的体征,如肺动脉瓣第二心音亢进与分裂、三尖瓣区全收缩期吹风样杂音;右心功能不全可出现颈静脉怒张、肝大、下肢水肿等。

(3) 并发症 ①充血性心力衰竭:本病就诊和致死的主要原因。②心律失常:以心房颤动最为常见。③栓塞:以脑动脉栓塞最多见,其余依次为外周动脉和内脏(脾、肾、肠系膜)动脉栓塞。④肺部感染:较常见,可诱发或加重心力衰竭。⑤感染性心内膜炎:较少见。

4. 辅助检查

(1) 超声心动图 诊断二尖瓣狭窄的可靠方法。M型超声示二尖瓣前叶活动曲线EF斜率降低,双峰消失,前、后叶同向运动,呈“城墙样”改变。二维超声心动图可显示狭窄瓣膜的形态和活动度,测量瓣口面积。彩色多普勒血流显像可实时观察二尖瓣狭窄的血流。食管超声心动图有利于左心房附壁血栓的检出。

(2) 心电图检查 心电图可呈二尖瓣型P波。当合并肺动脉高压时,电轴可右偏。晚期可见右心室肥厚征。

(3) X线检查 中、重度二尖瓣狭窄左心房显著增大时,心影呈梨形(二尖瓣型心脏),是肺动脉总干、左心耳和右心室扩大所致。

5. 治疗要点 预防风湿热复发和感染性心内膜炎;纠正心力衰竭,慢性心房颤动者如无禁忌证应长期服用华法林,预防血栓栓塞;介入和外科治疗,包括经皮球囊二尖瓣成形术、二尖瓣分离术、人工瓣膜置换术等。

(二) 二尖瓣关闭不全

1. 病因 约半数合并二尖瓣狭窄。常见于风湿热,也可因感染性心内膜炎、二尖瓣脱垂、冠心病、老年退行性病变、二尖瓣先天性畸形等所致。

2. 病理生理 各种原因引起的瓣叶僵硬、变性、瓣缘卷缩、连接处融合及腱索融合缩短，使心室收缩时两瓣叶不能紧密闭合，血液反流入左心房，左心房内容量负荷增加，左心房肥厚扩张。左心室舒张期接受的血液比正常时增多，会导致左心室压力增高，左心室肥厚扩张。早期可无肺淤血的表现，晚期进入失代偿期，引起肺淤血，甚至肺动脉高压、右心衰竭的表现。

3. 身体状况

(1) 症状　轻度二尖瓣关闭不全者可终身无症状，严重反流时出现心排血量减少，从而出现乏力、心悸、胸闷等症状。晚期可有呼吸困难、右心衰竭等表现。急性肺水肿及咯血较二尖瓣狭窄少见。

(2) 体征　心尖区吹风样全收缩期杂音向左腋下传导为特征性体征。肺动脉高压时肺动脉瓣第二心音亢进与分裂，心尖搏动向左下移位，心界向左下扩大。

(3) 并发症　与二尖瓣狭窄相似，但感染性心内膜炎较二尖瓣狭窄时多见，而体循环栓塞比二尖瓣狭窄时少见。

4. 辅助检查

(1) 超声心动图　脉冲多普勒超声和彩色多普勒血流显像可在二尖瓣左心房侧探及明显收缩期反流束，诊断二尖瓣关闭不全的敏感性几乎达100%。二维超声心动图可显示二尖瓣结构的形态特征，有助于明确病因。

(2) 心电图检查　主要为左心房增大，部分有左心室、右心室肥厚及非特异性 ST-T 改变，心房颤动常见。

(3) X 线检查　慢性重度反流常见左心房、左心室增大，左心衰竭时可见肺淤血和间质性肺水肿征。

5. 治疗要点 内科治疗包括预防风湿活动和感染性心内膜炎，针对并发症治疗。外科治疗包括瓣膜修补术和人工瓣膜置换术。手术治疗可显著提高病人的生活质量和存活率。

（三）主动脉瓣狭窄

1. 病因 主动脉瓣狭窄多合并主动脉瓣关闭不全或二尖瓣损害。单纯主动脉瓣狭窄罕见。常见于风湿热、先天性主动脉瓣狭窄、老年退行性主动脉瓣硬化(常见于伴有广泛动脉粥样硬化及高脂血症和糖尿病的老年人)。

2. 病理生理 各种原因导致瓣膜交界处粘连融合，瓣叶纤维化、僵硬、钙化和挛缩畸形，引起狭窄。正常成人主动脉瓣瓣口面积大于 3.0 cm^2，当瓣口面积减少一半时，收缩期仍无明显跨瓣压差；当瓣口面积小于 1.0 cm^2时，左心室收缩压明显升高，跨瓣压差显著。主动脉瓣狭窄使左心室射血阻力增加，左心室向心性肥厚，室壁顺应性降低，引起左心室舒张末压进行性升高，因而使左心房后负荷增加，左心房代偿性肥厚。最终因心肌缺血和纤维化等导致左心衰竭。

3. 身体状况

(1) 症状　轻度狭窄可无症状。其典型表现为呼吸困难、心绞痛和晕厥三联征。

(2) 体征　心尖搏动有力呈抬举样，位置正常或向左下移位。胸骨右缘第 2 肋间呈粗糙响亮的收缩期杂音、向颈部传导为其特征性体征，伴收缩期震颤。脉搏细弱，收缩压和脉压下降。

(3) 并发症　可发生心房颤动、房室传导阻滞或室性心律失常，晚期可出现左心衰竭。感染性心内膜炎、体循环栓塞较少见。

4. 辅助检查

(1) 超声心动图　诊断本病的重要方法。二维超声心动图对探测主动脉瓣十分敏感，有助于显示瓣膜结构。多普勒超声可测出主动脉瓣瓣口面积及跨瓣压差。

(2) 心电图检查　重度狭窄者有左心室肥厚伴继发性 ST-T 改变。可出现心律失常。

(3) X 线检查　心影正常或左心室轻度增大，左心房可能轻度增大，升主动脉根部常见狭窄后扩张。

(4) 心导管检查　可同步测定左心室与主动脉内压力并计算压差。

5. 治疗要点 ①内科治疗：包括预防感染性心内膜炎和风湿热复发，抗心律失常及抗心力衰竭治疗；心绞痛者可试用硝酸酯类药物。②介入和外科治疗：包括经皮球囊主动脉瓣成形术、人工瓣膜置换术(为治疗成人主动脉瓣狭窄的主要方法)。

（四）主动脉瓣关闭不全

1. 病因 约2/3的主动脉瓣关闭不全为风心病所致，由于风湿热炎症侵犯半月瓣，可使瓣叶纤维化、增厚、缩短、变形，影响舒张期瓣叶边缘对合，可造成关闭不全，绝大部分合并二尖瓣病变。也可见于先天性畸形及感染性心内膜炎。

2. 病理生理 主动脉瓣关闭不全时左心室在舒张期除接受左心房的血液外，还接受主动脉反流的血液，使左心室容量负荷增加，左心室肥厚扩张，可发展为左心衰竭。由于舒张期血液反流，导致主动脉舒张压降低，会出现心、脑供血不足的表现，脉压增大，可出现周围血管征。

3. 身体状况

(1) 症状 早期可无症状。因心搏量增多可出现心悸、心前区不适、头部动脉强烈搏动感等。晚期可出现左心室衰竭的表现。常有体位性头晕，心绞痛较主动脉瓣狭窄时少见，晕厥罕见。

(2) 体征 心尖搏动向左下移位，呈抬举性搏动。胸骨左缘第3、4肋间可闻及高调叹气样舒张期杂音，坐位前倾和深呼气时易听到。收缩压升高，舒张压降低，脉压增大。周围血管征常见，包括随心脏搏动的点头征、颈动脉和桡动脉扪及水冲脉、毛细血管搏动征、股动脉枪击音等。

(3) 并发症 感染性心内膜炎、室性心律失常较常见，心脏性猝死少见。

4. 辅助检查

(1) 超声心动图 M型超声示二尖瓣前叶或室间隔纤细扑动；二维超声心动图可显示瓣膜和主动脉根部的形态改变；脉冲多普勒超声和彩色多普勒血流显像在主动脉瓣的心室侧可探及全舒张期反流束，为最敏感的确定主动脉瓣反流的方法。

(2) 心电图检查 左心室肥厚及继发性ST-T改变。

(3) X线检查 左心室增大，升主动脉继发性扩张明显。

(4) 主动脉造影 当无创技术不能确定反流程度，并考虑外科治疗时，可行选择性主动脉造影，半定量反流程度。

5. 治疗要点 内科治疗参考主动脉瓣狭窄，人工瓣膜置换术为严重主动脉瓣关闭不全的主要治疗方法。

【主要护理诊断/问题】

(1) 活动无耐力 与心输出量减少、缺氧有关。

(2) 体温过高 与风湿活动、并发感染有关。

(3) 焦虑 与病程漫长、反复，长期住院，疗效不佳，使精神和经济负担加重有关。

(4) 潜在并发症：栓塞、心力衰竭、心内膜炎、心绞痛、心律失常。

【护理目标】

病人能够根据自身情况学会保持体力，能够调整作息时间；体温正常；情绪稳定，配合治疗护理，焦虑症状减轻或消失。

【护理措施】

（一）一般护理

1. 休息与活动 病室环境安静、舒适，有利于病人充分休息，协助采取合适体位。出现呼吸困难、胸痛、心悸、疲劳等不适时应立即停止活动。风湿活动期应卧床休息，症状改善后，应逐渐增加活动量，但不可剧烈运动。

2. 饮食方面 指导病人摄入高热量、富含维生素和蛋白质的清淡、易消化、产气少的食物，少量多餐。多进食蔬菜、水果和粗纤维食物，保证大便通畅。心力衰竭的病人应予以低盐饮食，避免刺激性食物，如辣椒、生姜、胡椒、烟、酒、浓茶与咖啡。

（二）病情观察

密切监测生命体征，注意有无脉搏短绌、血压下降；观察有无风湿活动的表现，如发热、关节红肿、疼痛不适、血沉升高等；有无呼吸困难、咳嗽、咯血、水肿等心力衰竭表现；有无突然头痛、失语、瘫痪、意识障碍等脑栓塞表现。瓣膜病变严重者可出现心绞痛、昏厥、极度呼吸困难、咳大量粉红色泡沫样痰等，一旦出现，立即报告医生并配合处理。

（三）用药护理

预防上呼吸道感染，积极、有效地治疗链球菌感染，如根治扁桃体炎、龋齿和鼻旁窦炎等慢性病灶，可预防和减少本病发生。如需拔牙或做其他小手术，术前应采用抗生素预防感染。有风湿活动的病人应长期甚至终身应用苄星青霉素，120 万单位，每月肌内注射 1 次，注意观察疗效和药物不良反应。服用抗风湿、抗凝等药物时，要注意有无胃肠道不适、出血等。

（四）心理护理

告知病人风湿性心脏瓣膜病治疗的长期性、艰巨性和重要性，让病人有长期和疾病作斗争的心理准备，鼓励病人积极治疗，正确认识自己的病情，树立战胜疾病的信心，与病人多沟通，帮助病人稳定情绪，消除其紧张、焦虑、恐惧心理。

（五）健康指导

1. 疾病知识指导 告诉病人及家属本病的病因和病程进展特点，告知病人按医嘱服药的重要性。定期门诊复查。有手术适应证者劝其尽早择期手术，提高生活质量，以免失去最佳手术时机。

2. 生活指导 注意保暖，预防感染。保证充足的睡眠，适当锻炼身体，加强营养，以提高机体抵抗力。保持轻松愉悦的心情，稳定情绪，减少会客及谈话时间。

3. 用药指导 风心病病人服药主要目的是控制链球菌感染，防止风湿活动反复，以预防或延缓病变进展，避免诱发心力衰竭。告知病人坚持服药的重要性，如需拔牙或做其他小手术，术前应告知医生自己有风心病史。

4. 定期复查 学会监测病情，一旦出现发热、胸闷、气促、心悸、夜间不能平卧睡眠等，应及时就医。

【护理评价】

病人活动耐力是否增加；体温是否正常；是否情绪稳定，是否配合治疗及护理。

（姜洪萍）

第七节 感染性心内膜炎病人的护理

感染性心内膜炎(infective endocarditis，IE)是指病原微生物，如细菌、真菌、立克次体等，经血液直接侵犯心内膜、心瓣膜或邻近的大动脉内膜所引起的感染性炎症，并伴赘生物形成。感染性心内膜炎分为急性和亚急性，以亚急性多见。

【护理评估】

（一）病因与发病机制

1. 病因 常见致病菌有金黄色葡萄球菌、草绿色链球菌、肺炎球菌等，细菌经自然感染或手术及各种诊疗操作感染入血，随血液循环到心内膜。

2. 发病机制

(1) 急性感染性心内膜炎 主要累及正常心瓣膜，主动脉瓣常受累，常见致病菌为金黄色葡萄球菌。病原菌来自皮肤、肌肉、骨骼或肺等部位的活动性感染灶，循环中细菌量大，细菌毒力强，具有高度侵袭性和黏附于内膜的能力。

(2) 亚急性感染性心内膜炎 主要发生于器质性心脏病，多为风湿性心瓣膜病，尤其是二尖瓣和主动脉瓣关闭不全，其次为先天性心血管病。主要由草绿色链球菌引起。当心脏或大血管内膜有损伤或缺陷时，局部可形成血小板微血栓和纤维蛋白沉着，成为结节样无菌性赘生物。一旦细菌在咽喉炎、扁桃体炎或各种口腔内治疗操作(如拔牙)、泌尿生殖器检查、心脏手术时侵入血流，并定居在无菌性赘生物上，感染性心内膜炎即可发生。细菌定居后，迅速繁殖，促使血小板进一步聚集和纤维蛋白沉积，感染性赘生物增大，当赘生物破裂时，细菌又被释放进入血流。

3. 病理改变 主要为赘生物形成，多出现在主动脉瓣和二尖瓣。赘生物会导致瓣叶毁坏、穿孔、腱索断裂。赘生物碎片脱落会引起栓塞，导致器官梗死和细菌性动脉瘤；菌血症持续存在，在心外的其他部位播散而形成迁移性脓肿。菌血症尚可激活免疫系统，导致脾大、肾小球肾炎、关节炎、心包炎、微血管炎。

（二）身体状况

1. 全身表现 发热是最常见的症状，亚急性病人可有低热或中热，一般不超过 39 ℃，午后和晚上发热，常伴有头痛、背痛和肌肉关节痛及乏力、食欲缺乏、贫血、消瘦等，部分晚期病人出现杵状指、脾大。急性者起病急骤，呈暴发性败血症过程，出现高热、寒战、呼吸急促、全身肌肉关节疼痛。

2. 心脏表现 最具特征性的是心脏杂音，杂音的性质和强度在短时间内发生变化。杂音的不断改变是由赘生物形成、脱落，瓣膜穿孔，腱索断裂所致。可出现心功能不全、心律失常等。

3. 周围体征 较少见。由感染毒素引起的毛细血管脆性增加和破裂、出血或微血栓所致。①淤点：多见于口腔和眼结膜，指（趾）甲下线状出血。②Osler 结节：指垫和趾垫出现豌豆大的红或紫色痛性结节。③Roth 斑：视网膜的卵圆形出血斑，中心呈白色。④Janeway 损害：手掌和足底无痛性出血红斑。

4. 并发症

（1）心脏 心力衰竭最为常见，主要因赘生物造成瓣膜受损所致，它是本病最主要的死因。其他并发症有心肌梗死、心包炎、心肌脓肿、心肌炎等。

（2）肾脏 可出现肾动脉栓塞和肾梗死、肾小球肾炎等。

（3）细菌性动脉瘤 多见于亚急性者。受累动脉依次为近端主动脉，脑、内脏和四肢动脉。

（4）神经系统 可出现脑栓塞、脑细菌性动脉瘤、脑出血及化脓性脑膜炎等。

（5）其他 如脾栓塞、肺栓塞、肠系膜动脉栓塞、视网膜动脉栓塞、肢体动脉栓塞等。

（三）心理、社会状况

病情较重，治疗时间较长，并有可能累及多个器官，病人和家属往往出现紧张和焦虑不安；一旦出现并发症，因不能预测疾病的后果而担心、害怕。

（四）辅助检查

1. 血培养 确诊本病最有价值的方法。近期内未接受过抗生素治疗的病人阳性率急性者高达95%，亚急性者为 75%～85%。

2. 血液检查 可出现正细胞正色素性贫血，白细胞计数升高，核左移。红细胞沉降率多增快。

3. 尿液检查 可见血尿、蛋白尿、各种管型尿。肉眼血尿提示肾梗死。

4. 超声心动图 可了解有无基础心脏病及心功能；可发现赘生物，并能判断其大小、部位、数目。

（五）治疗要点

1. 抗微生物药物治疗 治疗本病最重要的措施。用药原则包括：①在确诊后或采取血培养标本后立即应用；②联合、足量、静脉用药为主；③疗程要足（一般 4～6 周），以防复发。

2. 药物选择 本病大多数致病菌对青霉素敏感，可作为首选药物。联合用药以增强杀菌能力，如氨苄西林、万古霉素、庆大霉素或阿米卡星等，真菌感染者选两性霉素 B。

3. 手术治疗 对抗生素治疗无效、严重心内并发症者应考虑手术治疗。

【主要护理诊断/问题】

（1）体温过高 与微生物感染引起的心内膜炎有关。

（2）焦虑 与发热、病情反复、疗程长、出现并发症有关。

（3）营养失调：低于机体需要量 与长期发热导致的机体消耗过多、摄入不足有关。

（4）潜在并发症：心力衰竭、栓塞。

【护理措施】

（一）一般护理

1. 休息与活动 保持病室适宜的温、湿度，注意保暖，预防呼吸道感染。心脏超声可见巨大赘生物者，应绝对卧床休息，避免剧烈活动，防止赘生物脱落。高热者应卧床休息，行物理降温，必要时药物降温，注意降温效果。保持口腔清洁,出汗较多时可在衣服与皮肤之间垫柔软毛巾,防止因频繁更衣而导致病人受凉。症状改善后,逐渐增加活动量。

2. 饮食护理 给予清淡、高热量、高蛋白质、高维生素、易消化的半流质饮食或软食,以补充机体需要量,提高抵抗力。鼓励病人多饮水,适当增加粗纤维食物,以保持大便通畅。

（二）病情观察

密切观测体温、心率、心律、血压等生命体征的变化,对发热病人应每 4 h 监测体温一次,并做好记录。观察心脏杂音的部位、强度、性质有无变化。注意观察有无心力衰竭、栓塞等征象,一旦发现立即报告医生,并协助处理。

（三）用药护理

遵医嘱应用抗生素治疗,观察药物疗效、可能产生的不良反应。告知病人抗生素是治疗本病的关键。注意保护静脉,可使用静脉留置针,避免多次穿刺增加病人痛苦。

（四）正确采集血培养标本

(1) 对于未开始治疗的亚急性感染性心内膜炎病人应在第 1 日每隔 1 h 采血 1 次,共 3 次;如次日未见细菌生长,重复采血 3 次后,开始抗生素治疗。急性感染性心内膜炎病人应在入院后 3 h 内,每隔 1 h 采血 1 次,共取 3 个血标本后开始治疗。

(2) 已用过抗生素的病人,应停药 2～7 天后采血。

(3) 本病的菌血症为持续性,无需在体温升高时采血。每次取静脉血 10～20 mL,做需氧和厌氧培养。

（五）心理护理

告知病人感染性心内膜炎治疗的长期性、艰巨性和重要性,让病人有长期和疾病作斗争的心理准备,客观正确地认识自己的病情,树立战胜疾病的信心。多与病人沟通,耐心解答病人疑虑,帮助病人稳定情绪,消除紧张,缓解焦虑、恐惧心理而积极配合治疗及护理。

（六）健康指导

1. 疾病知识指导 向病人和家属讲解本病的发病原因,阐明坚持足够剂量和足够疗程抗生素治疗的重要意义。在施行口腔手术如拔牙、扁桃体摘除术或侵入性诊治或其他外科手术治疗前,应主动说明自己患有心内膜炎病史。

2. 生活指导 嘱病人保持口腔和皮肤清洁,少去公共场所。平时注意防寒保暖,避免感冒,加强营养,增强机体抵抗力,合理安排休息。勿挤压痤疮、疖、痈等感染病灶,减少病原体入侵的机会。

3. 自我监测病情 教会病人自我监测体温变化,有无栓塞表现,定期门诊随诊。

(姜洪萍)

第八节　心肌疾病病人的护理

心肌疾病是指除心脏瓣膜病、冠状动脉粥样硬化性心脏病、高血压心脏病、肺源性心脏病、先天性心血管疾病和甲状腺功能亢进性心脏病等以外的以心肌病变为主要表现的一组疾病。本病分为两大类:①病因不明的(原发性)心肌病,简称心肌病;②病因已明确的或属全身性疾病一部分的特异性心肌病(如酒精性心肌病、代谢性心肌病等)。

一、心肌病病人的护理

1995 年 WHO 和国际心脏病学联合学会(ISFC)工作组公布了专家委员会关于心肌病的定义及分类报告。心肌病(cardiomyopathy)是指伴有心肌功能障碍的心肌疾病。根据病理生理学将心肌病分为扩张型心肌病、肥厚型心肌病、限制型心肌病、致心律失常型右室心肌病、未分类心肌病。近年来心肌病有增加的趋势，本节重点阐述扩张型心肌病和肥厚型心肌病。

【护理评估】

（一）扩张型心肌病

扩张型心肌病是最常见的心肌病，主要特征是单侧或双侧心腔扩大，心肌收缩期功能减退。临床上以心脏扩大、心力衰竭、心律失常为基本特征。年龄以中青年多见，男女比例为2.5：1，常伴有心律失常，病死率较高。

1. 病因 病因未明，病毒感染、免疫反应失调、遗传基因是目前主要的发病学说，而劳累、感染、血压增高等可能为诱发因素。

2. 病理改变 以心腔扩张为主，双侧心腔扩大，以左心室最明显。室壁变薄，有纤维瘢痕形成，常伴有附壁血栓。组织学特征为心肌细胞肥大、变性、坏死及程度不同的纤维化。瓣膜、冠状动脉多无异常。

3. 身体状况 起病缓慢，早期常无症状，最初检查时发现心脏扩大。随病变进展，出现水肿、乏力、气促等充血性心力衰竭表现。部分病人可发生栓塞、心律失常和猝死。主要体征为心脏扩大，常可闻及第三或第四心音，心率快时呈奔马律。

4. 辅助检查

（1）X线检查 心影明显增大，晚期外观如球形。

（2）心电图 可见多种心律失常如心房颤动、房室传导阻滞等。尚有低电压、ST-T改变。少数病人可见病理性Q波，可能与心肌广泛纤维化有关。

（3）超声心动图 心脏各腔均增大，以左心室扩大早而显著，室壁运动减弱，提示心肌收缩力下降，以致二尖瓣、三尖瓣本身虽无病变，但在收缩期不能退至瓣环水平而致关闭不全，彩色多普勒血流显像示二尖瓣、三尖瓣反流。

（4）其他 放射性核素、心导管检查和心血管造影、心内膜心肌活检等均有助于诊断。

5. 治疗要点 本病主要是对症治疗。治疗原则是纠正心力衰竭，控制各类心律失常，预防栓塞，防止猝死。本病较易引起洋地黄中毒，应慎用洋地黄。应用改善心肌代谢药物如维生素C、辅酶A、辅酶Q_{10}、1,6-二磷酸果糖、肌苷等。晚期条件允许时可行心脏移植术。

（二）肥厚型心肌病

肥厚型心肌病是以心肌非对称性肥厚、心室内腔变小、左心室充盈受阻、左心室舒张期顺应性下降为基本特征的心肌疾病。

1. 病因 病因未明，约1/3有家族史。目前认为是常染色体显性遗传疾病，肌节收缩、蛋白基因突变是主要的致病因素。还有研究认为，儿茶酚胺代谢异常、细胞内钙调节机制异常、高血压、高强度运动等均可作为本病发病的促进因子。

2. 病理改变 主要为心肌肥厚，可发生在室间隔、左心室游离壁及心尖部，心肌均匀肥厚者少见。依据肥厚的心肌是否造成左心室流出道梗阻分为肥厚型非梗阻性心肌病和肥厚型梗阻性心肌病。组织学特点是心肌细胞肥大，排列紊乱。

3. 身体状况

（1）症状 部分病人可无自觉症状，因猝死、心力衰竭或在体检中被发现。多数病人可出现劳力性呼吸困难、胸痛、乏力、头晕与晕厥、心悸、心律失常。本病是引起儿童及青年人猝死的主要原因，多在剧烈运动后发生，主要死于室性心律失常。

（2）体征 心浊音界向左扩大；流出道有梗阻的病人在胸骨左缘第3、4肋间可听到喷射性收缩期杂音，心尖区也常可闻及吹风样收缩期杂音，可伴有收缩期震颤，如含服硝酸甘油片，杂音可增强。

4. 辅助检查

（1）心电图 80%以上的病人有ST-T改变，最常见左心室肥大、深而不宽的病理性Q波。室内传导阻滞和室性心律失常亦常见。

（2）X线检查 心影增大多不明显，如有心力衰竭则心影明显增大。

(3) 超声心动图　主要诊断手段。可显示室间隔的非对称性肥厚；二尖瓣前叶或腱索在收缩期前移；左心室收缩功能障碍。

(4) 其他　心导管检查及心血管造影对确诊有重要价值。

5. 治疗要点

(1) 治疗原则　缓解症状，预防猝死；促进肥厚消退或延缓肥厚进展，减轻左心室流出道狭窄。避免使用增强心肌收缩力的药物(如洋地黄)以及减轻心脏负荷的药物(如硝酸酯类药物)，以免加重左心室流出道梗阻。

(2) 药物治疗　钙通道阻滞剂及β受体阻滞剂，如美托洛尔或地尔硫䓬、维拉帕米，以减慢心率，减轻流出道梗阻，降低心肌收缩力。

(3) 手术治疗　对重症肥厚型梗阻性心肌病者可植入DDD型心脏起搏器或行无水乙醇化学消融术，或切除肥厚的心肌。在任何治疗无效的情况下，可考虑心脏移植。

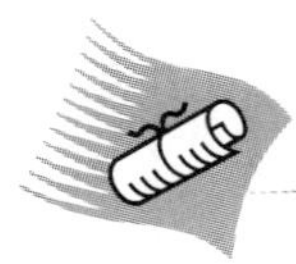

知识链接

DDD型心脏起搏器

DDD型心脏起搏器是将两根电极导线分别置入心房和心室，两根电极都具有感知和起搏功能，也称房室全能型心脏起搏器。它可以根据自身心脏工作状况自动选择和更换起搏方式，从而最大限度地满足生理起搏的需要，是目前较为先进的起搏方式，亦称为全自动型心脏起搏器。DDD型心脏起搏器适用于心室起搏尚觉血流动力效果不理想的病人，如病窦综合征、永久性或间歇性房室传导阻滞者。由于心房颤动或心房扑动较严重地干扰起搏器脉冲发放，故禁用于此类病人。

【主要护理诊断/问题】

(1) 疼痛：胸痛　与肥厚心肌耗氧量增加有关。

(2) 心输出量减少　与心肌收缩力减弱、心室负荷增加和心脏扩大、瓣膜关闭不全有关。

(3) 气体交换受损　与左心功能不全致肺循环淤血有关。

(4) 焦虑/恐惧　与病程长、反复发作、症状加重、治疗效果不佳等有关。

(5) 潜在并发症：心力衰竭、心律失常、血栓栓塞、猝死。

【护理措施】

(一) 一般护理

1. 休息与活动　①急性期卧床休息，病情稳定好转后，可根据病人的耐受性，制订活动计划，在活动时注意观察病人有无出汗、乏力、头晕、血压和心率异常等表现，如有上述症状出现，及时调整活动量；指导病人如出现头晕、黑矇时应嘱病人立即下蹲或平卧，抬高双下肢，防止发生意外。护士应协助做好生活护理。②无明显症状的早期病人，可从事轻体力劳动，避免紧张劳累。心力衰竭病人经药物治疗症状缓解后可轻微活动，护士应根据病情协助病人安排有益的活动，但应避免剧烈运动。

2. 饮食护理　给予低脂肪、低胆固醇、低热量、丰富维生素、适量蛋白质食物，有心力衰竭时应给予低盐饮食；少量多餐，避免饱餐及刺激性食物，戒烟、酒。保持大便通畅，必要时予以缓泻剂如大黄片等。

3. 疼痛护理　评估疼痛的部位、性质、程度、持续时间、诱因及缓解方式，注意血压、心率、心律及心电图变化。嘱病人避免剧烈活动、突然屏气或持重、饱餐、情绪激动、寒冷刺激，戒烟、酒。嘱病人发作时立即停止活动，卧床休息，安慰病人，消除紧张情绪；按医嘱用药，注意观察有无不良反应。

(二) 病情观察

密切观察心率、心律、呼吸和血压变化，注意观察心力衰竭、疼痛等病情的变化，注意观察有无心排血量减少导致的心、脑供血不足的表现；密切观察有无栓塞、心律失常等现象，以便及时报告医生处理。

（三）用药护理

扩张型心肌病病人对洋地黄耐受性差，使用时尤应警惕发生中毒。严格遵照医嘱，准确掌握剂量，密切注意洋地黄毒性反应，如恶心、呕吐、黄绿视及有无室性早搏和房室传导阻滞等心律失常。严格控制输液速度与液量，以免发生急性肺水肿。

（四）心理护理

病人因病程长、病情复杂、预后差，容易产生紧张、焦虑和恐惧心理，甚至对治疗悲观、失望，导致心肌耗氧量增加，加重病情。医护人员应根据病人的特点，针对性地进行心理护理，多关心、体贴，常予以鼓励和安慰，帮助其消除悲观情绪，增强治疗信心。保持环境安静、整洁和舒适，避免不良刺激。

（五）健康指导

1. 疾病知识指导 症状轻者可参加轻体力工作，避免劳累，防寒保暖，预防呼吸道感染。肥厚型心肌病者应避免情绪激动、持重、屏气及激烈运动，减少晕厥和猝死的危险。有晕厥或猝死家族史者应避免独自外出，以免发生意外。积极面对疾病，配合治疗。

2. 生活护理 生活规律，按时作息，保证充足的睡眠。摄取高蛋白质、高维生素、富含纤维素的清淡饮食，以促进心肌代谢，增强机体抵抗力。心力衰竭时低盐饮食，限制含钠量高的食物。

3. 用药指导 坚持服用抗心力衰竭、抗心律失常的药物或β受体阻滞剂、钙通道阻滞剂等，告知药物的作用，提高病人服药依从性，以提高存活年限。说明药物的名称、剂量、用法，教会病人及家属观察药物疗效及不良反应。

4. 定期复查 嘱病人定期门诊随诊，症状加重时立即就诊，防止病情进展、恶化。

（姜洪萍）

二、心肌炎病人的护理

心肌炎(myocarditis)是指心肌局限性或弥漫性急性或慢性炎性病变，可分为感染性和非感染性两大类，前者由各种病原体感染所致，后者包括过敏、风湿热、理化因素或药物所致的心肌炎。近年来，病毒性心肌炎发病率显著增高，成为我国最常见的心肌炎。本节主要介绍病毒性心肌炎。

【护理评估】

（一）病因与发病机制

1. 病因 多种病毒都可能引起心肌炎，其中以柯萨奇病毒、埃可病毒、脊髓灰质炎病毒常见，尤其是柯萨奇B组病毒感染。其他如流感病毒、风疹病毒、单纯疱疹病毒、肝炎病毒、巨细胞病毒等也可引起心肌炎。

2. 发病机制 包括两方面，一方面病毒直接侵犯心肌，引起心肌细胞溶解、间质水肿、炎性浸润及坏死；另一方面，免疫反应造成心肌损害和微血管损害。这些变化均可损害心脏的结构和功能。病变范围大小不一，可为弥漫性或局限性。

（二）身体状况

1. 症状 症状轻重取决于病变的广泛程度和严重性，轻者可无明显症状，重者可致猝死。本病病程划分比较困难，一般急性期定为3个月，3个月至1年为恢复期，1年以上为慢性期。

(1) 病毒感染症状 约50%的病人在发病前1～3周有感染前驱症状，如发热、全身倦怠感等“感冒”样症状或恶心、呕吐、腹泻等消化道症状。

(2) 心脏受累症状 常出现心悸、胸闷、呼吸困难、胸痛、乏力等表现。严重者甚至出现阿-斯综合征、心源性休克、猝死。

2. 体征 可见与发热程度不平衡的心动过速，各种心律失常，心尖部第一心音减弱，可出现第三心音或杂音。或有肺部啰音、颈静脉怒张、肝大、心脏扩大、下肢水肿等心力衰竭体征。

（三）辅助检查

1. 血液生化检查 血沉增快、C反应蛋白增加。急性期或心肌炎活动期心肌肌酸激酶同工酶(CK-

MB)、肌钙蛋白T、肌钙蛋白Ⅰ增高。

2. 病原学检查 血清柯萨奇病毒IgM滴度明显增高，外周血肠道病毒核酸阳性或肝炎病毒血清学检查阳性，心内膜心肌活检有助于病原学诊断。

3. 其他 X线检查可见心影扩大或正常；心电图常见ST-T改变和各型心律失常，特别是室性心律失常和房室传导阻滞等。严重心肌损害时可出现病理性Q波。

（四）治疗要点

1. 一般治疗 补充富含维生素和蛋白质的食物。急性期应卧床休息，至症状消失、心电图恢复正常。

2. 对症治疗 治疗心力衰竭和心律失常，高度房室传导阻滞可考虑使用临时心脏起搏器。

3. 抗病毒及调节免疫功能治疗 主要用于病毒感染早期。干扰素能阻断病毒复制和调节细胞免疫功能，中药黄芪也具有抗病毒、调节免疫功能作用。其他药物有免疫核糖核酸、胸腺素、转移因子等。

4. 改善心肌代谢药物 如维生素C、辅酶A、辅酶Q_{10}、1,6-二磷酸果糖、肌苷、细胞色素C等。还可用极化液(G-I-K)即氯化钾1～1.5 g、普通胰岛素8～12 U加入10%葡萄糖溶液500 mL内静脉滴注，每天1次。

（五）心理、社会状况

病人可因心悸发作而导致焦虑、恐惧、失眠等不适，进而影响工作、学习、睡眠和日常生活。

【主要护理诊断/问题】

(1) 活动无耐力 与心肌受损、并发心律失常或心力衰竭有关。

(2) 潜在并发症：心律失常、心力衰竭。

(3) 焦虑 与担心疾病预后、学习和前途有关。

(4) 知识缺乏：缺乏配合治疗等方面的知识。

【护理措施】

（一）一般护理

1. 休息与活动 休息可减轻心脏负荷，减少心肌耗氧量，有利于心功能的恢复。保持环境安静，限制探视，减少不必要的干扰，保证病人充分的休息和睡眠时间。无并发症者急性期应卧床休息1个月，心脏已扩大或曾经出现过心功能不全者应卧床休息3个月以上，直至症状消失、心电图及血液学指标恢复正常。恢复期仍应当适当限制活动3～6个月。

2. 饮食护理 给予高蛋白质、高维生素、易消化的饮食，多食新鲜蔬菜和水果。避免食用刺激性、兴奋性食物或饮料，戒烟、酒，避免过饱。

（二）病情观察

急性期应心电监护直至病情平稳。观察病人生命体征、尿量、意识、皮肤黏膜颜色。注意有无呼吸困难、咳嗽、颈静脉怒张、水肿、奔马律、肺部湿啰音等表现。同时备好抢救仪器及药物，一旦发生严重心律失常或急性心力衰竭，立即配合急救处理。

（三）用药护理

遵医嘱使用纠正心力衰竭和抗心律失常、抗病毒等药物。注意观察疗效及不良反应。心肌炎病人对洋地黄耐受性差，使用时尤应观察有无洋地黄中毒表现。静脉输液速度不可过快，以免诱发心力衰竭。

（四）心理护理

患病后常影响病人日常生活、学习或工作，易产生焦急、烦躁等情绪。应向病人说明本病的演变过程及预后，使病人安心休养。告诉病人体力恢复需要一段时间，不要急于求成，当活动耐力有所增加时，应及时给予鼓励。对不愿活动或害怕活动的病人，应给予心理疏导，督促病人完成耐力范围内的活动量。

（五）健康指导

1. 疾病知识指导 向病人和家属介绍疾病基本知识和自我护理的方法，消除思想顾虑和精神压力，树立战胜疾病的信心，将治疗与护理计划落实到日常生活中。

2. 生活指导 急性病毒性心肌炎病人出院后需继续休息3～6个月，无并发症者可考虑恢复学习或轻体力工作，6个月至1年内避免剧烈运动或重体力劳动、妊娠等。进食高蛋白质、高维生素、易消化饮食，尤其是补充含维生素C的食物，如新鲜蔬菜、水果，以促进心肌代谢与修复。戒烟、酒及刺激性食物。

3. 用药指导 指导病人应遵医嘱用药。介绍所用药物的名称、剂量、给药方法、给药时间、药物的疗效和副作用等。

4. 出院指导 适当锻炼身体，增强机体抵抗力。注意防寒保暖，预防感冒。教会病人及家属测脉率、节律，发现异常或有胸闷、心悸等不适及时就诊。

（李月琴）

第九节 心包炎病人的护理

心包炎(pericarditis)是指心包脏层和壁层的炎性病变，除原发感染性心包炎外，尚有肿瘤、代谢性疾病、自身免疫性疾病、尿毒症等所致的非感染性心包炎。临床上以急性心包炎和慢性缩窄性心包炎最为常见。

一、急性心包炎

【护理评估】

（一）病因与发病机制

1. 病因

（1）感染性 病毒、细菌、真菌、寄生虫、立克次体等感染引起。

（2）非感染性 常见的病因有急性非特异性、自身免疫性、肿瘤性、代谢性、外伤性、放射性，以及心肌梗死后综合征等因素。

2. 发病机制 急性炎症反应时，心包脏层和壁层之间产生由纤维蛋白、白细胞和少量内皮细胞组成的炎性渗出，此时为急性纤维蛋白性心包炎。当渗出物中水分增多时，称为渗出性心包炎。当渗出液短时间内大量增多时，心包腔内压力迅速上升，导致心室舒张期充盈受限，并使外周静脉压升高，最终导致心排血量降低，血压下降，出现急性心脏压塞的临床表现。

（二）身体状况

1. 纤维蛋白性心包炎

（1）症状 心前区疼痛为主要症状，多见于急性非特异性心包炎和感染性心包炎，缓慢进展的结核性或肿瘤性心包炎疼痛症状可能不明显。疼痛可位于心前区，性质尖锐，与呼吸运动有关，常因咳嗽、变换体位或吞咽动作而加重。

（2）体征 心包摩擦音是纤维蛋白性心包炎的典型体征，呈抓刮样粗糙音，与心音的发生无相关性。多位于心前区，胸骨左缘第3、4肋间最为明显，坐位时身体前倾、深呼吸或听诊器胸件加压更易听到。当积液增多将两层心包分开时，摩擦音即可消失。

2. 渗出性心包炎 取决于积液对心脏的压塞程度，轻者尚能维持正常的血流动力学，重者则出现循环障碍或心功能衰竭。

（1）症状 呼吸困难是最突出的症状，严重时可出现端坐呼吸，伴身体前倾、呼吸浅速、面色苍白、发绀等；也可因压迫气管、喉返神经、食管而产生干咳、声音嘶哑及吞咽困难。全身症状可表现为发冷、发热、乏力、烦躁、上腹胀痛等。

（2）体征 心尖搏动减弱或消失，心音低而遥远，心脏叩诊浊音界向两侧扩大，相对浊音界消失。大量积液时可在左肩胛骨下出现浊音及左肺受压迫所引起的支气管呼吸音，称心包积液征(Ewart征)。大量心包积液可使收缩压下降、舒张压变化不大，故脉压变小，以及颈静脉怒张、奇脉、肝大、水肿及腹水等。

（三）心理、社会状况

当病因诊断不明确、呼吸困难表现严重时，病人容易产生烦躁、痛苦、焦虑等心理，希望尽快控制病情，一旦治疗效果不好则紧张不安，甚至对治疗丧失信心。

（四）辅助检查

1. 实验室检查 感染性心包炎常有外周血白细胞计数增加、红细胞沉降率增快等炎症反应。

2. X线表现 可见心影向两侧增大，而肺部无明显充血现象，是心包积液的有力证据。

3. 心电图 常规12导联ST段弓背向下抬高(aVR导联除外)，无病理性Q波，窦性心动过速，QRS波群低压，继发ST-T改变。

4. 超声心动图 诊断心包积液简单易行，迅速可靠。M型或超声心动图中均可见液性暗区。

5. 心包穿刺 主要用于心脏压塞和未能明确病因的渗出性心包炎。抽取心包穿刺液进行常规涂片、细菌培养和寻找肿瘤细胞等。

6. 心包镜及心包活检 有助于明确病因。

（五）治疗要点

(1) 病因治疗 针对病因，应用抗生素、抗结核药物、化疗药物等治疗。

(2) 对症治疗 呼吸困难者给予半卧位、吸氧。疼痛者应用镇痛药。

(3) 心包穿刺 解除心脏压塞与减轻大量液体引起的压迫症状，必要时可经穿刺在心包腔内注入抗菌药物或化疗药物等。

(4) 心包切除引流及心包切除术等。

二、缩窄性心包炎

缩窄性心包炎(constrictive pericarditis)是指心脏被致密厚实的纤维化或钙化心包所包围，使心室舒张期充盈受限而产生的一系列循环障碍的病症。

【护理评估】

（一）病因与发病机制

1. 病因 缩窄性心包炎继发于急性心包炎，在我国，以结核性心包炎最为常见，其次为化脓性或创伤性心包炎演变而来。

2. 发病机制 急性心包炎随着渗出液逐渐吸收可出现纤维组织增生，心包增厚粘连、钙化，最终形成瘢痕，使心包失去伸缩性，致使心室舒张期扩张受阻、充盈减少，心搏量下降而产生血液循环障碍。长期缩窄，心肌可萎缩。

（二）身体状况

心包缩窄多于急性心包炎后1年内形成，少数可长达数年。常见症状为劳力性呼吸困难，主要与心搏量降低有关。可伴有疲乏、食欲不振、上腹胀满或疼痛等症状。体征有颈静脉怒张、肝大、腹水、下肢水肿、心率增快等；可见Kussmaul征，即吸气时颈静脉怒张更明显。心脏体检可见心浊音界正常或稍大，心尖搏动减弱或消失，心音降低，奇脉，脉压变小。

（三）心理、社会状况

由于病程长，加之呼吸困难而影响日常生活及睡眠，病人倍感痛苦。心情烦躁、易激动、焦虑。应与家属一起安慰、鼓励病人，帮助其树立战胜疾病的信心。

（四）辅助检查

心包钙化是诊断该病最可靠的X线表现征象，上腔静脉扩张，心影偏小、正常或轻度增大。心电图有QRS波群低压、T波低平或倒置。超声心动图的诊断价值比对心包积液的小，可见心包增厚、室壁活动减弱、室间隔矛盾运动等。

（五）治疗要点

早期实施心包剥离术是本病治疗的关键，以避免发展到心肌萎缩、心源性恶病质、严重功能受损而失去手术时机。

【主要护理诊断/问题】

(1) 气体交换受损　与心包大量积液或心包缩窄有关。

(2) 疼痛:胸痛　与急性心包炎有关。

(3) 体液过多　与渗出性、缩窄性心包炎有关。

(4) 活动无耐力　与心排血量减少有关。

(5) 营养失调:低于机体需要量　与结核、肿瘤等疾病长期消耗有关。

(6) 焦虑　与病因诊断不明、病情重、疗效不佳有关。

【护理目标】

病人呼吸困难得到改善,胸痛减轻;自理能力增强;营养状况良好;焦虑减轻。

【护理措施】

(一) 一般护理

1. 休息与活动　环境安静,限制探视,保持病室适宜的温、湿度,避免病人受凉。衣着应宽松,以免妨碍胸廓运动。协助病人取舒适卧位,如半坐卧位或坐位,使膈肌下降,利于呼吸。心脏压塞的病人往往被迫采取前倾坐位,可提供床上小桌,便于病人休息。

2. 饮食　给予高热量、高蛋白质、高维生素、清淡、易消化食物,鼓励病人少量多餐,以提高机体抵抗力。

(二) 病情观察

观察呼吸困难的程度,有无呼吸浅快、发绀,血气分析结果。了解疼痛的部位、性质及其变化情况,是否可闻及心包摩擦音。有无颈静脉怒张、奇脉、血压下降等心包填塞表现。

(三) 用药护理

遵医嘱用药,控制输液速度,防止加重心脏负荷。胸闷气急者给予氧气吸入。疼痛明显者给予止痛剂,以减轻疼痛对呼吸功能的影响,注意观察病人有无胃肠道反应、出血等不良反应。若疼痛加剧,可应用吗啡类药物。应用糖皮质激素、抗菌、抗结核、抗肿瘤等药物治疗时做好相应观察与护理。

(四) 心包穿刺术的配合与护理

协助医生施行心包穿刺术的操作,以缓解压迫症状或向心包内注射药物以达到治疗的目的。做好术前、术中及术后护理。

(五) 心理护理

帮助病人树立战胜疾病的信心,稳定病人情绪,以降低交感神经兴奋性,有利于减轻呼吸困难。把治疗与护理计划落实到日常生活中。对缩窄性心包炎病人讲明心包切除术的重要性,尽早接受手术治疗。

(六) 健康指导

1. 知识指导　向病人和家属介绍疾病基本知识和自我护理的方法,消除顾虑和精神压力。术后病人应坚持休息半年左右时间,以利于心功能的恢复。

2. 生活指导　生活起居有规律,根据自身病情掌握活动的时间与活动量,注意劳逸结合,保证足够的休息和睡眠,合理安排工作与生活,同时注意情绪的调节和稳定。注意防寒保暖,防止呼吸道感染。强调饮食的重要性,鼓励进食高热量、高蛋白质、高维生素的易消化饮食,限制钠盐摄入,戒烟、酒。

3. 用药指导　解释坚持足够疗程药物治疗(如抗结核治疗)的重要性,不可擅自停药,防止复发;注意药物不良反应,定期检查肝肾功能。

4. 定期复查　教会病人识别病情变化,有异常及时就诊。

(李月琴)

第十节 循环系统疾病常见诊疗技术及护理

一、人工心脏起搏

心脏起搏治疗(cardiac pacing therapy)是应用心脏起搏器发放一定形式的脉冲电流刺激心脏,模拟正常心脏的冲动形成和传导,以维持心脏正常搏动的介入性治疗方法。

【目的】

心脏起搏主要用于治疗缓慢性心律失常。近年来,也应用到快速性心律失常、心力衰竭的治疗中,并应用于临床心脏电生理的研究。

【适应证】

1. 植入永久性心脏起搏器的适应证

(1) 二度Ⅱ型、三度房室传导阻滞,有症状者。

(2) 束支-分支水平阻滞、间歇发生二度Ⅱ型房室传导阻滞,有症状者。

(3) 病窦综合征或房室传导阻滞、心室率经常低于 50 次/分,有明确临床症状;或间歇发生心室率小于 40 次/分,或长达 3 s 的 R-R 间隔,无症状者。

(4) 反复发作的颈动脉窦性晕厥伴心率减慢,心室率小于 40 次/分或 R-R 间隔 3 s 者。

(5) 有窦房结功能障碍和(或)房室传导阻滞的病人,因其他情况必须采用具有减慢心率的药物治疗时。

2. 安置临时性心脏起搏器的适应证

(1) 急救性临时起搏　急性心肌病变合并有症状的二度Ⅱ型、三度房室传导阻滞或心室率小于 40 次/分;电解质紊乱(如高血钾)、药物过量或中毒引起的严重缓慢性心律失常。

(2) 过渡性临时起搏　永久性心脏起搏器安装前和更换前。

(3) 保护性临时起搏　内科或外科治疗过程中;介入性诊断和治疗过程中;药物或电转复治疗心动过速或心房颤动时疑有缓慢性心律失常发生者。

【禁忌证】

无绝对禁忌证。其相对禁忌证为发热或败血症、明显心力衰竭、血管栓塞性疾病的血栓活动期、出血性疾病或凝血功能障碍、糖尿病血糖未控制者。

【操作前护理】

1. 环境准备　紧急救治安装临时心脏起搏器,如用带气囊的漂浮电极导管可在床边进行。术前对房间空气进行消毒,减少人员流动。植入永久性心脏起搏器则需在心导管室进行。

2. 操作者准备　核对病人信息,规范着装,洗手,戴口罩。

3. 病人准备

(1) 向病人及家属介绍安装起搏器的目的、手术过程及注意事项等,并征得病人或家属签字同意;术前训练病人床上大小便;做好青霉素或头孢、普鲁卡因的药物敏感试验,做好记录。

(2) 监测生命体征,常规描记 12 导联心电图。协助医生做好常规检查,如血常规、血小板、出凝血时间、肝肾功能、电解质等。

(3) 手术部位常规备皮。择期手术者术前禁食 6 h。

(4) 建立静脉通道,一般选择下肢输液,以保证术中出现意外时能及时用药处理。

(5) 精神紧张者术前 30 min 肌内注射地西泮 10 mg,遵医嘱术前 2 h 内应用抗生素。

4. 用物准备

(1) 仪器设备的准备　介入放射机、心电监护仪、除颤仪等。

(2) 起搏系统的消毒与准备　导管、电极、指引钢丝、穿刺针、扩张器、过桥线等均用 75% 乙醇浸泡。核对起搏器外包装上标明的有效消毒日期。

(3) 手术器械的消毒与准备　无菌敷料包、器械包、手术衣及无菌手套等。

(4) 抢救物品及药品准备　备齐一切急救药品、一般注射器及心内注射器等。

【操作过程】

(1) 帮助病人取平卧位。常规皮肤消毒、铺无菌巾，暴露穿刺部位。

(2) 协助手术医生将起搏器电极插入心腔。

① 埋藏式起搏器：最常选择锁骨下静脉和颈静脉穿刺，用2%利多卡因麻醉，固定电极，进行起搏参数测定，将起搏器埋植于切口同侧的前上胸壁。

② 临时起搏器：最常选择股静脉穿刺，用2%利多卡因局部麻醉，固定电极，进行起搏参数测定，连接临时起搏器。

【操作后护理】

(1) 描记12导联常规心电图，体表检测起搏器工作参数，了解起搏器电极部位。

(2) 术后给予持续24 h心电监护，注意心率、心律变化及起搏信号有无脱落，出现异常及时报告医生并协助处理。

(3) 术后平卧24 h，限制手术侧肢体活动；指导病人床上排便；嘱病人勿用力咳嗽，必要时给予止咳药，以防电极、导管脱落。48 h后可取半卧位，做床上活动。72 h后指导病人做上肢及肩关节前后适当运动。拆线后可床边活动，第一次起床动作宜缓慢，防止摔伤。

(4) 沙袋压迫伤口4～6 h，注意有无出血；术后遵医嘱给予抗生素3～5天。

(5) 术后1周视伤口情况间断拆线，复查各项起搏参数均正常便可出院。出院前填好起搏器植入卡交给病人，告知病人及家属起搏器的设置频率及使用年限。

【出院指导】

(1) 安置起搏器一侧肢体术后1个月内避免用力或做幅度过大的动作。

(2) 起搏器埋藏部位避免碰撞，注意局部清洁。防止起搏器脱位，可在体外使用起搏器托带，以降低局部张力。妥善保存起搏器植入卡，外出时随身携带以备急用。

(3) 教会病人自测脉搏，出现脉搏明显改变(脉率减慢超过设置频率10次/分)或再次出现安装起搏器前的症状(如乏力、头晕、晕厥等)应及时就医。

(4) 避免靠近强电磁场，医院内的磁共振、手术电刀、直线加速器、碎石震波、理疗仪等，家用电器如微波炉、电磁灶，工作环境的雷达、变电站等，都可能对起搏器功能造成一定的干扰和影响，一般的家用电器不影响起搏器的工作，但需与之保持一定距离。

(5) 强调随访的重要性，一般第一年随访4次，分别为术后1个月、3个月、6个月、12个月；以后每年随访1～2次；待接近起搏器限定年限时，要缩短随访时间。

(6) 告知病人脉率比起搏器预定频率低10%为电池不足，应及时更换电池。

二、心脏电复律

直流电复律(direct current cardioversion)是在极短时间经胸壁或直接向心脏释放一定强度的直流电电能(高能脉冲电流)，使心肌瞬间同时除极，消除异位性快速心律失常，使之转复为窦性心律的治疗方法。临床上亦称为心脏电除颤(defibrillation)。

【目的】

电复律为治疗心律失常的重要手段之一，尤其在抢救某些危重病人时，其作用药物难以替代。根据电复律时发放的电脉冲是否与心电图R波同步，可分为同步电复律与非同步(异步)电复律两种。

直流电复律大多采用经胸壁电复律，即体外电复律。心脏手术或急症开胸抢救的病人采用体内电复律，即将一个电极板置于右心室面，另一个电极板置于心尖部电击。

【适应证】

各种严重、危及生命的恶性心律失常，各种持续时间较长的快速性心律失常。

(1) 心室颤动和心室扑动　首选非同步直流电复律。

(2) 心房颤动　必要时可考虑同步直流电复律。

(3) 心房扑动　同步直流电复律的最佳适应证。

(4) 室上性心动过速　经刺激迷走神经的方法和药物治疗无效，且发作持续时间长使血流动力学受到影响者(例如出现低血压时)，应立即同步进行直流电复律。

(5) 室性心动过速　药物治疗无效者可同步进行直流电复律。

【禁忌证】

(1) 持续性心房颤动伴心室率缓慢者。

(2) 洋地黄中毒性心律失常；病窦综合征合并的心律失常。

(3) 严重电解质紊乱和酸碱失衡引起的心律失常(心室颤动除外)。

(4) 心房颤动伴高度或完全性房室传导阻滞。

(5) 心脏明显增大或严重心功能不全或风湿活动。

(6) 复律后不能耐受预防复发的药物或药物维持治疗下反复发生的心房颤动。

(7) 心腔内有新鲜血栓形成或近 3 个月有栓塞史。

【操作前护理】

1. 环境准备　较宽敞的房间或者在专门的电复律室进行。

2. 操作者准备　核对病人信息，规范着装，洗手，戴口罩。

3. 病人准备

(1) 危急病人，无须做特殊准备，应立即电除颤。

(2) 择期电复律者，做好术前准备。①向病人及家属介绍电复律的目的、必要性，并征得病人或家属签字同意。②进行全面的体格检查和有关的实验室检查，包括电解质及肝肾功能，正在抗凝治疗者应测定凝血酶原时间。③遵医嘱停用洋地黄类药物 24～48 h，给予改善心功能、纠正低血钾和酸中毒的药物。④复律前 1～2 天口服奎尼丁，预防转复后复发。⑤术前禁食 6 h。⑥心房颤动有栓塞史或检查发现有左心房血栓者，宜先抗凝治疗 2～3 周。⑦嘱病人排空大小便，以便建立静脉通道。⑧监测生命体征，做 12 导联心电图。

4. 用物准备　电复律仪(除颤仪)、除颤电极片、生理盐水、导电糊、纱布、心电图机、血压和心电监护仪、地西泮或其他麻醉药物如丙泊酚或咪达唑仑、各种心肺复苏所需的抢救设备和药品(如氧气、吸引器、气管插管、急救车等)。

【操作过程】

(1) 协助病人取仰卧位，松开衣领，取下义齿。连接电复律仪和心电监护仪，检查设备功能状态，特别是同步性能是否良好。

(2) 监测生命体征，开放静脉通道，遵医嘱给予地西泮或其他麻醉药，给予氧气吸入。必要时加压面罩给氧。

(3) 协助医生进行电复律治疗。

① 体外非同步进行直流电复律。

a. 将心室颤动病人立即去枕平卧于硬板床上，检查并除去金属及导电物质，松开衣扣，暴露胸部。

b. 连接除颤仪和心电监护仪，观察心电示波状况。

c. 将导电糊均匀涂于电极板上或者用 4 层盐水纱布包裹电极。

d. 选择电能(200～360 J)，充电至所需水平(双向波 150 J，单向波 360 J)，选择“非同步”按钮。

e. 电极板分别置于病人心尖部和心底部(胸骨右缘第 2、3 肋间)，紧贴皮肤并施加一定压力；两个电极板之间的距离不小于 10 cm。

f. 嘱其他人员离开床缘，避免与病人、病床及仪器接触。

g. 充电至所需能量后再次观察心电示波，确定需要除颤，两手拇指同时按压电极板上“放电”按钮，迅速放电除颤。

h. 通过心电示波观察心律是否转为窦性，若复律不成功，可重复电击多次。

② 体外同步进行直流电复律。

a. 病人仰卧于硬木板床上，松开衣领，取下义齿。

b. 开放静脉通道，给予氧气吸入。

c. 清洁电击处的皮肤，连接电复律仪和心电监护仪，选择一个 R 波高耸的导联进行示波观察，测试电复律仪的同步性能。

d. 遵医嘱静脉注射地西泮 0.3～0.5 mg/kg，至病人睫毛反射开始消失为止。也可采用丙泊酚或咪达唑仑静脉注射。

e. 选择所需电能，心房颤动 100～200 J，心房扑动 50～100 J，室上性心动过速 100～150 J，室性心动过速 100～200 J。充电至所需水平，选择“同步”按钮。

f. 其他步骤同体外非同步直流电复律操作过程的第 e、f、g 项。

g. 放电后立即从示波器中观察心律、心电图改变，若复律不成功，可在 3～5 min 后重复，但一般连续电击不超过 3 次。

(4) 心律转复后，用纱布擦净病人皮肤，帮助病人穿好衣裤。

(5) 擦净两个电极板上的导电糊，将电复律仪的能量开关回复至零位，并充电备用。

(6) 观察示波心律，心脏听诊并做心电记录。

【操作后护理】

(1) 病情监护　持续心电监护 24 h，注意心率、心律变化。密切观察病情变化，如神志、瞳孔、呼吸、血压、皮肤及肢体活动情况等。

(2) 遵医嘱用药　对有栓塞史或左心房内有血栓者，继续抗凝治疗 1 周；继续给予奎尼丁或其他调整心律药物治疗。

(3) 并发症的观察及护理　及时发现有无因电击而致的各种心律失常、栓塞、局部皮肤灼伤、肺水肿并发症，并报告医生，协助医生处理。

（魏映红）

三、心导管检查术

心导管检查是通过心导管插管术(cardiac catheterization)进行心脏各腔室、瓣膜与血管的构造及功能的检查，包括右心导管检查与选择性右心造影、左心导管检查与选择性左心造影，是一种非常有价值的诊断方法。此检查通常安排在心导管室进行。检查方法如下。

1. 右心导管检查　由股静脉(或肱静脉)置入导管，沿静脉血管进入右心房、右心室，还可以进一步伸入肺动脉测量肺微血管压力。

2. 左心导管检查　将导管经股动脉(或肱动脉、桡动脉)逆行向上置入主动脉弓及冠状动脉开口处，注射造影剂进行冠脉影像；或往主动脉经过主动脉瓣进入左心室，进行心室影像。若主动脉瓣狭窄时，则可选右心导管，当导管到达右心房时贯穿心房中隔，到达左心房及左心室进行检查。

【目的】

明确诊断心脏和大血管病变的部位与性质、病变是否引起了血流动力学改变及其程度，为采用介入性治疗或外科手术提供依据。

【适应证】

(1) 诊断先天性心脏病(简称先心病)，特别是有心内分流的先天性心脏病(先心病)的诊断。

(2) 先天性心脏病，特别是有心内分流的先心病的诊断。

(3) 心内电生理检查。室壁瘤需了解瘤体大小与位置，以决定手术指征。

(4) 静脉及肺动脉造影；选择性冠状动脉造影术；心肌活检术。

【禁忌证】

(1) 碘过敏或造影剂过敏；严重出血性疾病；电解质紊乱；洋地黄中毒。

(2) 血栓性静脉炎、严重肝肾损害者、严重心律失常及严重的高血压未控制者。

(3) 感染性心内膜炎、败血症、肺部感染等感染性疾病；有严重的心肺功能不全，不能耐受手术者。

【操作前护理】

(1) 用物准备　相应的器械和药品。备齐抢救药品、物品和器械,以供急需。

(2) 病人准备　①向病人及家属介绍心导管检查的方法、必要性和安全性,并征得病人或家属签字同意;必要时手术前夜口服地西泮,确认病人有无造影剂过敏史。②穿刺动脉者,应检查两侧动脉搏动情况并做好标记,以便与术中、术后对照观察。③训练床上大小便。④术前禁食、禁水 4~6 h。

【操作过程】

(1) 协助医生局麻后自股静脉、上肢贵要静脉或锁骨下静脉(右心导管术)或股动脉、肱动脉(左心导管术)插入导管到达相应部位。整个检查均在 X 线透视下进行,并进行连续的心电和压力监测。

(2) 维持静脉通道通畅,准确及时给药。

(3) 完成术中记录。

【操作后护理】

(1) 卧床休息,穿刺侧肢体制动 10~12 h,禁止曲膝关节及髋关节。穿刺部位无渗血、无其他不适时方可下床活动。做好生活护理。

(2) 静脉穿刺者以 1 kg 沙袋加压伤口 4~6 h;动脉穿刺者用压迫止血器压迫止血 12~16 h。观察穿刺部位有无渗血。检查足背动脉搏动情况,比较两侧肢端的颜色、温度、感觉与运动功能情况。

(3) 每隔 15 min 测量血压、脉搏一次,第 2、3 h 每 30 min 测量一次,第 4、5 h 每小时测量一次,稳定后即可恢复常规测量。避免在穿刺部位的肢体测量血压。

(4) 观察术后并发症,如心律失常、空气栓塞、出血、感染、热原反应、心脏压塞、心脏壁穿孔等。

(5) 鼓励病人多喝水,以利于造影剂排出,并告知病人饮水的目的,以取得病人配合,记录第一次解小便的时间及量。回病房即可进食,以清淡、易消化的半流质饮食为佳。

(姜洪萍)

四、经皮冠状动脉腔内成形术及冠状动脉内支架置入术

经皮冠状动脉腔内成形术(percutaneous transluminal coronary angioplasty,PTCA)是用以扩张冠状动脉内径,解除其狭窄,使相应心肌供血增加,缓解症状,改善心脏功能的一种非外科手术方法,是冠状动脉介入诊疗的最基本手段。

冠状动脉内支架置入术(percutaneous intracoronary stent implantation)是将不锈钢或合盒材料制成的支架置入病变的冠状动脉内,支撑其管壁,以保持管腔内血流畅通。冠状动脉内支架置入术是在 PTCA 基础上发展而来的,其目的是为了防止和减少 PTCA 后急性冠状动脉闭塞和后期狭窄,以保证血流通畅。

【目的】

解除冠状动脉狭窄,改善心脏供血,提高病人生活质量。

【适应证】

(1) 稳定型心绞痛内科治疗效果不佳,狭窄的血管供应有较大面积为存活心肌的病人。

(2) 有轻度心绞痛症状或无症状,但心肌缺血的客观证据明确,冠状动脉狭窄病变显著,病变血管供应有较大面积为存活心肌的病人。

(3) 不稳定型心绞痛经积极药物治疗,病情未能稳定的病人;心绞痛发作时心电图 ST 段压低超过 1 mm,持续时间超过 20 min 或血肌钙蛋白升高的病人。

(4) 急性 ST 段抬高心肌梗死发病 12 h 内,或发病 12~24 h,并且有严重心力衰竭和(或)血流动力学或心电不稳定和(或)有持续严重心肌缺血证据者。

(5) 介入治疗后心绞痛复发,管腔再狭窄者。

(6) 主动脉-冠状动脉旁路移植术后复发心绞痛者。

【禁忌证】

同心导管检查术。

【操作前护理】

术前护理与心导管检查术相同，另需注意如下几点。

(1) 术前指导：向病人说明介入治疗的必要性、简单过程及手术成功后的获益等。进行呼吸、闭气、咳嗽训练以便术中配合。进行床上排尿、排便训练，避免术后因卧位不习惯而引起排便困难。

(2) 术前遵医嘱口服抗血小板凝集药物。

(3) 拟行桡动脉穿刺者，术前行 Allen 试验。

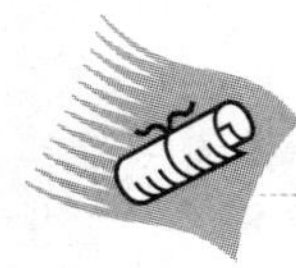

知识链接

Allen 试验操作方法

①术者用双手同时按压桡动脉和尺动脉；②嘱病人反复用力握拳和张开手指 5～7 次至手掌变白；③松开对尺动脉的压迫，继续保持压迫桡动脉，观察手掌颜色变化。若手掌颜色 10 s 之内迅速变红或恢复正常，表明尺动脉和桡动脉间存在良好的侧支循环，即 Allen 试验阴性，可以经桡动脉进行介入治疗，一旦桡动脉发生闭塞也不会出现缺血；相反，若 10 s 手掌颜色仍为苍白，Allen 试验阳性，这表明手掌侧支循环不良，不应选择桡动脉行介入治疗。

【操作过程】

术中配合与心导管检查术相同，另需注意以下几点。

(1) 告知病人如术中有心悸、胸闷等不适，应立即通知医生。球囊扩张时，病人可出现胸闷、心绞痛发作的症状，应做好安慰、解释工作，并给予相应处置。

(2) 重点监测导管定位、造影、球囊扩张及有可能出现再灌注心律失常时心电及血压的变化，发现异常及时报告医生并采取有效措施。

【操作后护理】

术后护理与心导管检查术相同，另需注意以下几点。

(1) 即刻做 12 导联心电图，与术前对比，有症状时再复查。心电、血压监护 24 h。对血压不稳定者每 15～30 min 测量 1 次，直至血压稳定后改为 1 h 测量 1 次。常规给予抗生素 3～5 天，以预防感染。

(2) 拔除动脉鞘管后，按压穿刺部位 15～20 min 以彻底止血，以弹力绷带加压包扎，沙袋压迫 6～8 h，术侧肢体制动 24 h，防止出血。

(3) 术后 24 h 后，嘱病人逐渐增加活动量，动作应缓慢，不可突然用力。

(4) 指导术后多饮水，少食多餐，保持大便通畅。

(5) 术后常规给予低分子肝素皮下注射，注意观察有无出血倾向。

(6) 并发症的观察。

① PTCA 的并发症：冠状动脉急性闭塞；冠状动脉栓塞；冠状动脉痉挛；冠状动脉夹层；冠状动脉破裂或穿孔及急性心包填塞；室性心律失常；造影剂反应；外周血管并发症，包括感染、假性动脉瘤、股动脉撕裂、动静脉瘘、皮下血肿、血栓和栓塞等。

② 冠状动脉内支架置入术的并发症：支架内血栓，多发生在术后 5 天以内；出血及血管损伤；支架变形；支架脱位或栓塞；边支丢失；血管穿孔；支架内再狭窄。

(7) 遵医嘱口服抑制血小板凝集的药物，定期监测血小板、出凝血时间的变化。

(8) 指导病人出院后根据医嘱继续服用药物，预防再狭窄的发生。PTCA 术后半年内有 30%左右的病人可能发生再狭窄，支架置入后半年内再狭窄率约为 20%，故应定期门诊随访。

(姜洪萍)

五、心包穿刺术

心包穿刺术是采用针头或导管经皮心包穿刺，将心包腔内异常积液抽吸或引流，以迅速缓解心包填塞或获取心包积液，达到治疗或协助诊断目的的操作方法。

【目的】

(1) 检查胸水的性质以及各种生化指标，以利于诊断和鉴别诊断。

(2) 排除胸水或积气，缓解压迫症状。

(3) 胸腔内注射药物，辅助治疗。

【适应证】

(1) 任何原因引起的严重心包填塞。常见病因有特发性心包炎、转移性肿瘤、慢性肾功能衰竭、医疗操作等。

(2) 心包填塞伴左心室功能不全。

(3) 需心包腔内注入药物，如肿瘤性心包炎、感染化脓性心包炎等。

(4) 虽经特殊治疗，心包积液仍进行性增加或持续不缓解者，如结核性心包炎。

(5) 原因不明的心包积液。

【禁忌证】

(1) 病人烦躁不安，不能配合。

(2) 未经纠正的凝血障碍，例如有出血倾向、接受抗凝治疗、血小板小于 50 000/mm^3。

(3) 无心胸外科医生作为后盾以备可能需急诊开胸抢救。

(4) 心包积液未肯定或积液量甚少。

(5) 心包积液位于心后。

但对于急性心包填塞者，前三种情况是相对的，因为此时心包穿刺放液是抢救病人生命的最重要措施。

【操作前护理】

1. 操作者准备 核对病人信息，规范着装，洗手，戴口罩。

2. 用物准备 ①仪器：心电监测除颤仪，血压计或血压监测仪，心电图机，复苏设备，无菌手套、口罩、帽子，消毒液。②局麻药物：1%利多卡因；注射器(5 mL，10 mL)；送检化验所需试管、培养皿等；穿刺包(无菌纱布、消毒碗、治疗巾、孔巾、穿刺针(16 号或 18 号短斜面薄壁针，长 8 cm)、手术尖刀、持物钳、止血钳)。③心包引流所需物品：J 形导引钢丝；扩张管；引流导管(常用中心静脉导管，选双腔或三腔型号，亦可选用心包穿刺专用的猪尾导管)；缝合针、线；持针钳，三通连接管；延长管；闭式引流袋。

3. 病人准备 征得病人的知情同意。向病人及家属说明心包穿刺术的目的及术中配合事项，消除病人紧张情绪，取得合作。嘱病人勿剧烈咳嗽或深呼吸，穿刺过程中病人不适时应立即告知医护人员。

【操作过程】

1. 摆体位 病人取半卧位或坐位。在持续心电监测下进行，术中监测心律、血压。严格执行无菌操作，穿刺部位常规消毒、铺巾。

2. 穿刺点选择 通常采用的穿刺点为剑突与左肋弓缘夹角处或心尖部内侧。在心尖部进针时，根据横膈位置高低，一般在左侧第 5 肋间或第 6 肋间心浊音界内 2 cm 左右进针。

3. 局麻 用 2%利多卡因在下一肋骨上缘的穿刺点自皮至胸膜壁层进行局部浸润麻醉。

4. 穿刺 左手食指与中指固定要进行穿刺部位的皮肤，右手将穿刺针在穿刺点处缓缓刺入，应使针自下而上，心尖部进针时向脊柱方向缓慢刺入。剑突下进针时，应使针体与腹壁成 30°～40°角，向上、向后并稍向左刺入心包腔后下部。待针尖抵抗感突然消失时，表示针已穿过心包壁层。

5. 固定穿刺针 助手用止血钳协助固定穿刺针。

6. 抽液 接上注射器，松开止血钳，抽吸积液，抽满后再次用止血钳夹闭胶管，然后取下注射器，将液体注入盛放胸水的容器内，计量或送检。首次抽液量一般 100～200 mL，以后 300～500 mL。抽出一定量心包积液，在心包腔显著缩小之前拔除穿刺针，以避免针尖损伤心脏。如需心包引流，可于穿刺针进入心包后撤下注射器，通过穿刺针将J形导引钢丝送入心包腔适当深度，即15～20 cm，退出穿刺针并将导引钢丝留在原位，用深静脉扩张管扩张，随后将导管头部穿过导引钢丝，达适当深度，一般在15～25 cm，此时握住导管固定于皮肤，均匀用力将导引钢丝抽出。当将导引钢丝撤出导管后于导管远端接注射器，回抽看心包积液流出是否通畅，导管远端注射器撤下后换接三通，将测压连接管线与闭式引流袋连接于三通上可测定心包内压或引流心包积液。用缝合线将导管固定于皮肤上，敷上无菌纱布。引流袋固定在病人的心脏位置以下。

7. 拔针 拔除穿刺针，局部皮肤消毒，覆盖无菌纱布，压迫穿刺部位片刻，胶布固定。

8. 整理 留取标本，送检。处理用物。

【操作后护理】

1. 引流护理 术毕拔除穿刺针后，穿刺部位覆盖无菌纱布，用胶布固定；穿刺后2 h内继续心电、血压监测，嘱病人休息，并密切观察生命体征变化。心包引流者需做好引流管的护理，待心包引流液小于每天25 mL时拔除导管。

2. 术后观察 继续心电监测至心包填塞征缓解，观察穿刺点有无渗血或渗液及可能发生的并发症，及时发现异常情况对症处理。留置导管者应常规应用抗生素预防感染。

3. 疾病知识指导 嘱病人注意休息，限制钠盐摄入，加强营养，增强机体抵抗力。进食高蛋白质、高热量、高维生素的易消化饮食，注意防寒保暖，防止呼吸道感染。

4. 用药与治疗指导 告诉病人规律治疗（如抗结核治疗）的重要性，不可擅自停药；注意药物不良反应，定期随访检查肝肾功能。对缩窄性心包炎病人讲明行心包切除术的重要性，解除思想顾虑，尽早接受手术治疗。术后病人仍应坚持休息半年左右，加强营养，以利于心功能的恢复。

【注意事项】

(1) 严格执行无菌操作，防止感染。在持续心电监测下进行，术中监测心律、血压。

(2) 穿刺抽吸心包积液时，一定要固定好穿刺针位置，以防针尖进入过深，刺伤心脏或损伤冠状动脉。抽出一定量心包积液，在心包腔显著缩小之前拔除穿刺针，以避免针尖损伤心脏。

(3) 除非是严重急性心包积液、心包填塞危及生命，否则心包穿刺应在确保设备功能完好的情况下进行，目的是使操作安全性最大，并尽可能获得较多的辅助检查资料。

（姜洪萍）

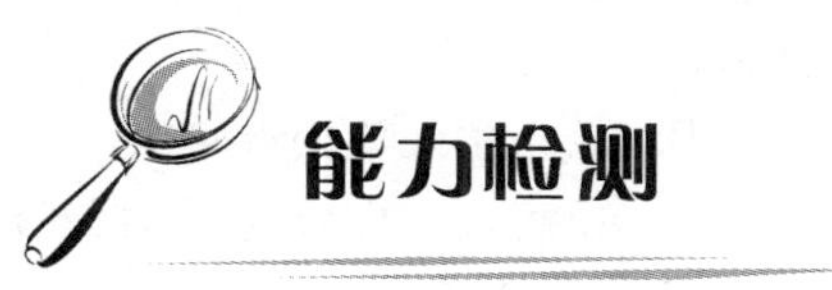

能力检测

A_1型题

1. 慢性心力衰竭最常见的诱因是（　　）。

A. 心律失常　　B. 情绪激动　　C. 不当使用降压药

D. 呼吸道感染　　E. 静脉输液过多过快

2. 左心衰竭临床表现的出现是因为（　　）。

A. 肺静脉淤血、肺水肿所致　　B. 心室重构所致

C. 体循环静脉压增高所致　　D. 肺动脉压增高所致

E. 左心室扩大所致

3. 治疗心力衰竭最常用的药物是（　　）。

A. 利尿剂　　B. 洋地黄类药物

C. 血管紧张素转换酶抑制剂(ACEI)　　D. β受体阻滞剂

E. 醛固酮受体拮抗剂

4. 长期卧床的心力衰竭病人在床上做下肢运动，其目的主要是（　　）。

A. 减少回心血量　B. 及时恢复体力　C. 防止肌肉萎缩
D. 防止下肢静脉血栓形成　E. 预防压疮

5. 下列哪项是洋地黄中毒最常见的临床表现？(　　)
A. 恶心、呕吐　B. 室性期前收缩二联律　C. 黄视、绿视
D. 出现奔马律　E. QT 间期缩短

6. 服用洋地黄后，应重点观察(　　)。
A. 是否中毒　B. 过敏反应　C. 体温的变化　D. 药物副作用　E. 是否成瘾

7. 对急性肺水肿诊断最特异的是(　　)。
A. 咳粉红色泡沫样痰　B. 下肢水肿　C. 颈静脉怒张
D. 肺动脉瓣第二心音亢进　E. 舒张早期奔马律

8. 急性肺水肿病人吸氧用乙醇湿化的目的是(　　)。
A. 稀释痰液　B. 缓解支气管痉挛　C. 兴奋呼吸中枢
D. 降低肺泡内泡沫的表面张力　E. 抑制肺泡内细菌生长

9. 目前我国引起心房颤动最常见的病因是(　　)。
A. 风湿性心脏病二尖瓣狭窄　B. 急性心肌梗死　C. 缩窄性心包炎
D. 高血压心脏病　E. 甲状腺功能亢进症

10. 成人高血压的诊断标准是(　　)。
A. BP≥140/90 mmHg　B. BP≥150/90 mmHg　C. BP≥160/90 mmHg
D. BP≥160/95 mmHg　E. BP≥135/85 mmHg

11. 高血压时最常见的心脏改变是(　　)。
A. 右心房肥大　B. 左心房肥大　C. 左心室肥厚与扩张
D. 右心室肥大　E. 双房肥大

12. 心绞痛最基本的病因是(　　)。
A. 原发性高血压　B. 心力衰竭　C. 心律失常
D. 冠状动脉粥样硬化　E. 病毒性心肌炎

13. 目前诊断心绞痛最常用的无创性检查是(　　)。
A. 冠状动脉造影　B. 胸片　C. 磁共振
D. 彩色多普勒血流显像　E. 心电图

14. 心绞痛发作时首要的护理措施是(　　)。
A. 监测生命体征的变化　B. 指导病人放松　C. 迅速建立静脉通道
D. 心电监护　E. 让病人立即停止活动、就地休息

15. 急性心肌梗死一般最先出现下列哪一症状？(　　)
A. 疼痛　B. 发热　C. 心律失常　D. 低血压和休克　E. 呼吸困难

16. 急性心肌梗死行心电图检查，提示下壁心肌梗死的导联有(　　)。
A. V_1、V_2、V_3　B. V_4、V_5、V_6　C. Ⅱ、Ⅲ、aVF
D. V_1～V_5　E. V_7、V_8

17. 急性心肌梗死病人应避免排便用力，其目的主要是防止(　　)。
A. 血流加速引起脑栓塞　B. 血压陡升致脑出血
C. 腹压加剧导致内脏破裂　D. 心搏骤停
E. 用力过度引起虚脱

18. 室性早搏的心电图表现下列哪项错误？(　　)
A. 异位起搏点在房室交界区　B. QRS 波群前无 P 波　C. QRS 波群形态异常
D. T 波与主波方向相反　E. 有完全性代偿间歇

19. 不符合心房颤动的心电图特征是(　　)。
A. 窦性 P 波消失　B. 代之形态不一的 f 波　C. R-R 间隔相等

D. QRS 波群形态正常　　E. QRS 波群频率 100～160 次/分

20. 发生高血压急症时需快速降压,常用药物是(　　)。

A. 硝酸甘油舌下含服　　B. 口服呋塞米(速尿)　　C. 硝普钠静脉滴注

D. 甘露醇快速静脉滴注　　E. 地高辛口服

A_2 型题

21. 一男性老年病人,突然意识丧失,测不到血压,颈动脉搏动消失。心电监测为心室颤动,此时应采用的最有效的治疗方法是(　　)。

A. 人工呼吸　　B. 心脏按压　　C. 非同步直流电复律

D. 利多卡因静脉注射　　E. 心腔内注射肾上腺素

22. 赵司机,男,56 岁,不规则头痛、心悸 1 个多月。测量 BP 190/110 mmHg,医院诊断为原发性高血压,你认为其心血管危险分层属于(　　)。

A. 极低危　　B. 低危　　C. 中危　　D. 高危　　E. 极高危

23. 男,38 岁,血压进行性升高伴心慌气急,夜间端坐,视力减退 10 天,身体评估:血压 240/140 mmHg,心率 100 次/分,心浊音界向左下扩大,眼底出血,视神经盘水肿,尿蛋白(++),尿素氮、肌酐升高,目前病人可能出现(　　)。

A. 原发性高血压　　B. 高血压脑病　　C. 高血压危象

D. 继发性高血压　　E. 恶性高血压

24. 张某,男,50 岁,与别人争吵时突感心前区不适,持续 3～5 min,经休息后缓解。此病人护理措施应排除(　　)。

A. 避免寒冷　　B. 保持情绪稳定　　C. 保持大便通畅

D. 饭后活动　　E. 随身携带保健盒

25. 男,50 岁,风湿病病史 20 年,因心悸、胸闷来诊。风心病最多见的心律失常是(　　)。

A. 心房扑动　　B. 房室传导阻滞

C. 阵发性室上性心动过速　　D. 心房颤动

E. 室性心动过速

26. 女,16 岁,多次发生扁桃体炎,近半年时有低热及关节肿痛。护士告知其预防风湿性心瓣膜病的关键措施是(　　)。

A. 长期服用抗风湿药物　　B. 积极防治链球菌感染　　C. 卧床休息,防止复发

D. 加强营养,避免过劳　　E. 居室要防寒避湿

27. 男,65 岁,因心力衰竭住院,护士给病人应用地高辛前应首先评估(　　)。

A. 1 min 心率　　B. 24 h 尿量　　C. 心电图变化

D. 心功能状况　　E. 水肿程度

28. 病人体力活动明显受限,轻于日常活动即可引起乏力、心悸、呼吸困难,说明此时病人心功能处于(　　)。

A. Ⅰ级　　B. Ⅱ级　　C. Ⅲ级　　D. Ⅳ级　　E. 正常

29. 男,67 岁,冠心病 10 年。半年来频繁发作。今心前区不适,含服硝酸甘油无效,疑为急性心肌梗死。最具有诊断意义的检查是(　　)。

A. 血常规　　B. 尿常规　　C. 血沉　　D. 超声波　　E. 心电图

30. 张某,有风心病史,心源性水肿,给予噻嗪类利尿剂治疗时,应特别注意预防(　　)。

A. 低钾血症　　B. 高钠血症　　C. 低钠血症　　D. 高钾血症　　E. 低镁血症

31. 某病人高血压病史 20 年,护理该病人时,下列哪项措施不正确?(　　)

A. 改变体位时动作宜缓慢　　B. 保持大便通畅

C. 沐浴时水温不宜过高　　D. 协助用药尽快将血压降至较低水平

E. 头晕、恶心时协助其平卧并抬高下肢

32. 男,60 岁,冠心病病人,采购完日用品后上四楼时,出现心悸、气短,可判断为(　　)。

A. 心功能0级 B. 心功能Ⅰ级 C. 心功能Ⅱ级
D. 心功能Ⅲ级 E. 心功能Ⅳ级

33. 某病人,突发头痛、心慌、胸闷,脉搏45次/分,可能出现了什么问题?( )
A. 肺性脑病 B. 周围循环衰竭 C. 早期心功能不全
D. 房室传导阻滞 E. 贫血

34. 男,35岁,近年来血压升高较快,伴心悸、多汗、头痛、烦躁等,上周出现视物模糊征象,来诊。查体:血压262/127 mmHg,心率180次/分,该病人可能是( )。
A. 1级高血压 B. 2级高血压 C. 3级高血压
D. 高血压危象 E. 高血压脑病

35. 男,56岁。心脏病史15年,休息时无呼吸困难及水肿,日常生活时感心悸、气促,其活动量安排应( )。
A. 日常生活照常 B. 稍事活动,增加睡眠 C. 卧床休息,限制活动量
D. 严格卧床休息 E. 半卧位,派人照顾日常生活

36. 女,62岁,患2级高血压,教育病人处理疾病时,下列哪项不宜向她建议?( )。
A. 增加饮食中的镁 B. 戒烟 C. 限制饮酒
D. 减少运动 E. 低钠饮食

A_3/A_4型题

(37～38题共用题干)

李某,在输液过程中突然出现肺水肿,遵医嘱给予乙醇湿化、加压吸氧。

37. 请问此时湿化瓶内的乙醇浓度应为( )。
A. 10% B. 20% C. 50% D. 60% E. 70%

38. 此病人吸入经乙醇湿化的氧气的目的是( )。
A. 使痰稀薄,易咳出 B. 降低肺泡表面张力 C. 使病人呼吸道湿润
D. 消毒吸入的氧气 E. 降低肺泡内泡沫的表面张力

(39～41题共用题干)

男,65岁,高血压病史5年,因紧张、劳累,突然出现胸骨后压榨性痛,伴心悸、大汗淋漓、面色苍白,测血压为190/100 mmHg,心率120次/分。休息片刻后症状缓解。

39. 该病人须警惕发生了( )。
A. 心肌梗死 B. 高血压危象 C. 高血压脑病
D. 老年性高血压 E. 心绞痛

40. 为明确病因,下列何种检查最为适宜?( )
A. 心电图 B. 冠状动脉造影 C. 胸部CT
D. 超声心动图 E. 放射性核素检查

41. 若症状再次发作,首选下列哪种药物?( )
A. 硝酸甘油口服 B. 大量阿司匹林口服 C. 硝苯地平口服
D. 硝酸异山梨酯舌下含服 E. 甘露醇静脉滴注

(42～43题共用题干)

王某,男,65岁,有冠心病史3年,2 h前因情绪激动而突然出现胸骨后压榨样疼痛,伴有烦躁不安、出冷汗,病人极度恐惧、紧张,有濒死感,诊断为急性心肌梗死收住ICU。

42. 进行心电监护的主要目的是( )。
A. 监测呼吸 B. 监测血压 C. 监测心率
D. 监测有无心律失常 E. 监测血氧饱和度

43. 对病人进行健康教育防治便秘的意义是( )。
A. 减少肠道毒素吸收 B. 恢复消化功能 C. 让病人舒适
D. 避免发生心律失常 E. 防止加重心肌缺血缺氧,加重心脏负担

（44～45 题共用题干）

男，58 岁，因剧烈心前区疼痛 1 h 就诊，查体：体温 37 ℃，血压 98/68 mmHg，心率 60 次/分，心电图示急性心肌梗死。

44. 该病人目前最主要的护理措施是(　　)。

A. 吸氧，改善心肌缺血　B. 绝对卧床休息并监护　C. 稳定病人情绪
D. 防止便秘　E. 补充血容量

45. 该病人 24 h 内应避免使用(　　)。

A. 1,6-二磷酸果糖　B. 镇痛剂　C. 链激酶
D. 利多卡因　E. 洋地黄

（46～47 题共用题干）

某病人频发胸痛并发作性晕厥，测血压 86/72 mmHg。

46. 该病人最可能的诊断是(　　)。

A. 心肌炎　B. 心肌病　C. 主动脉瓣关闭不全
D. 主动脉瓣狭窄　E. 心绞痛

47. 主动脉瓣狭窄常见的三联征是(　　)。

A. 呼吸困难、心绞痛和晕厥　B. 呼吸困难、头晕和心绞痛
C. 乏力、呼吸困难和心绞痛　D. 晕厥、呼吸困难和血压下降
E. 心绞痛、血压低和呼吸困难

（48～50 题共用题干）

女，20 岁，上周感冒后出现低热、心悸、胸闷不适。以病毒性心肌炎收入住院。

48. 最常见的病原体是(　　)。

A. 脊髓灰质炎病毒　B. 柯萨奇 B 组病毒　C. 埃可病毒
D. 风疹病毒　E. 流感病毒

49. 最主要的治疗措施是(　　)。

A. 休息，加强营养　B. 抗病毒治疗
C. 应用改善心肌代谢药物　D. 应用干扰素治疗
E. 应用极化液治疗

50. 护士对其体检，体温 37.8 ℃，心率 118 次/分，血压 100/60 mmHg，心尖部第一心音减弱，闻及收缩期杂音等。其中最重要的体征是(　　)。

A. 发热　B. 收缩期杂音　C. 第一心音减弱
D. 心律失常　E. 与发热程度不平衡的心动过速

第三章

消化系统疾病病人的护理

第一节　概　　述

消化系统疾病在临床上很常见，主要包括食管、胃、肠、肝、胆、胰及腹膜、肠系膜、网膜等脏器的病变，可为器质性或功能性疾病，病变可局限于消化系统或累及其他系统，其他系统或全身性疾病也可引起消化系统疾病或症状。由于消化道与外界相通，其黏膜接触病原体、致癌物质、毒性物质的机会较多，所以消化系统疾病的病因复杂，包括感染、外伤、理化因素、大脑皮质功能失调、营养缺乏、代谢紊乱、吸收障碍、肿瘤、自身免疫、遗传和医源性因素等。在免疫及其他防御功能减弱的情况下，容易发生感染、炎症、损伤，消化系统肿瘤的发生率较高也可能与此有关。

一、消化系统的解剖结构和生理功能

消化系统由消化道和消化腺两大部分组成。消化道直接开口于体外，包括口腔、咽、食管、胃、小肠（十二指肠、空肠、回肠）和大肠（盲肠、结肠、直肠、肛管）等。消化腺有小消化腺和大消化腺两种。小消化腺散在于消化管各部的管壁内，大消化腺有三对唾液腺（腮腺、下颌下腺、舌下腺）、肝和胰。消化系统主要功能是将人体所摄取的食物进行消化、吸收，变为体内物质，供全身组织利用，未被吸收和无营养价值的残渣构成粪便，被排出体外。

胃肠道与肝脏含有大量单核细胞，构成消化道的免疫保护屏障，保护胃肠道不受外来致病因子的侵袭，当这种功能受损时即出现相应的疾病。胃肠道正常的微生态环境对维持人的健康状况、抵御外来微生物的侵害、防止疾病的发生具有重要意义。

二、消化系统常见的症状和体征

消化系统疾病常见的症状和体征有恶心、呕吐、腹痛、腹泻、黄疸等。

（一）恶心、呕吐

恶心（nausea）与呕吐（vomiting）是消化系统常见症状。恶心是上腹部不适，紧迫欲吐的感觉，常为呕吐的前驱症状，也可单独出现；呕吐是通过胃的强烈收缩迫使胃或小肠内容物经食管、口腔排出的现象，其有利于排出胃内有毒物质，对人体有保护作用，但频繁呕吐且量大者可引起水和电解质紊乱、代谢性碱中毒。长期呕吐伴畏食者可致营养不良；频繁剧烈的呕吐可引起水和电解质紊乱、酸碱平衡失调（低钾、低氯、代谢性碱中毒），甚至引起食道贲门撕裂和诱发上消化道出血；有意识障碍者，呕吐时可发生误吸，而导致吸入性肺炎或窒息。

【护理评估】

1. 常见病因　呕吐可分为反射性呕吐与中枢性呕吐。

（1）反射性呕吐：主要由消化系统疾病引起，如急性胃肠炎、慢性胃炎、消化性溃疡活动期、急性胃肠穿孔、幽门梗阻、急性肝炎、慢性活动性肝炎、肝硬化、胆囊炎、胆石症、胆道蛔虫病、急性胰腺炎、急性腹膜炎等。也可见于其他系统疾病，如输尿管结石、急性肾盂肾炎、心肌梗死、充血性心力衰竭等。

（2）中枢性呕吐：常见于颅内压增高（如脑炎、脑出血等）、内分泌与代谢紊乱（如早期妊娠、尿毒症、肝性昏迷、甲亢危象等）、前庭功能障碍、药物或化学毒物的影响等。

2. 身体状况

(1) 恶心时伴有上腹部不适和饱胀感,同时有迷走神经兴奋表现,如面色苍白、流涎、出汗、心动过缓、血压下降等。

(2) 呕吐的特点:①呕吐发生的时间:晨起呕吐可见于育龄妇女早期妊娠反应;夜晚或凌晨发生呕吐可见于尿毒症、幽门梗阻;在乘车、船时出现呕吐见于晕动病;头部位置变化时发生呕吐见于前庭功能障碍。②呕吐与进食的关系:胃源性呕吐常与进食有关,食后不久即吐,多为急性胃炎、食物中毒,有集体发病和进食不洁食物史;神经性呕吐与嗅到不愉快的气味、看到或进食厌恶食物有关,在进食后立即发生,呕吐前无恶心,呕吐后还能继续进食;进餐 6 h 以上发生的呕吐见于幽门梗阻;颅内压增高引起的呕吐与进食无关,呕吐前无恶心,吐后不觉轻松。③呕吐物的量及性状:带有发酵、腐败气味提示胃潴留;带有粪臭味提示可能为低位小肠梗阻;含有大量酸性液体多为促胃液素瘤或十二指肠壶腹(球部)溃疡;呕吐隔餐、隔宿酸臭食物且呕吐量较多者提示幽门梗阻,无酸味者应考虑贲门部梗阻,贲门部撕裂者呕吐物常常带有鲜血;带有大蒜臭味者可能是有机磷农药中毒。

(3) 伴随症状:①伴腹痛、腹泻:常见于急性胃肠炎、食物中毒,亦可见于霍乱等。②伴发热、右上腹痛、寒战或有黄疸:见于胆囊炎、胆石症。③伴眩晕、眼球震颤:提示前庭功能障碍。④伴剧烈头痛、喷射样呕吐:提示颅内压增高。

3. 心理、社会状况 病人因长期、频繁或剧烈呕吐常出现紧张、恐惧、焦虑等,不良心理反应又可使症状加重。

4. 辅助检查 血、尿、粪常规,呕吐量大者做血液生化检查,了解电解质、酸碱平衡有关指标。必要时做呕吐物毒物分析或细菌培养等检查。也可根据病情选择性地做肝肾功能检测,X 线、超声波、内镜等检查。

【主要的护理诊断/问题】

(1) 有体液不足的危险　与剧烈、频繁呕吐有关。

(2) 营养失调:低于机体需要量　与长期反复呕吐、食物摄入量不足有关。

(3) 焦虑　与长期、频繁或剧烈呕吐有关。

(4) 潜在并发症:低钾血症、代谢性碱中毒、吸入性肺炎、窒息等。

【护理目标】

体液保持平衡;恶心、呕吐缓解或消失;无营养不良及并发症发生。

【护理措施】

1. 休息与活动 鼓励病人休息,环境安静、清洁。协助病人采取适宜的体位,轻者取坐位,病情重、全身衰弱或意识障碍者,取侧卧位或仰卧位,头偏向一侧,以防吸入性肺炎和窒息发生。症状缓解后逐渐增加活动量。

2. 饮食护理 呕吐停止后可给予清淡、易消化饮食,少量多餐。频繁、剧烈呕吐或严重水和电解质紊乱者,遵医嘱暂禁食,静脉补液,以维持病人的营养及水、电解质、酸碱平衡。

3. 对症护理 指导病人进行缓慢的深呼吸,减少进入胃内的气体;遵医嘱给予镇静药地西泮,解痉药阿托品或山莨菪碱,止吐剂甲氧氯普胺或多潘立酮等;呕吐后将病人口鼻腔内的呕吐物清理干净,让病人用温开水或生理盐水漱口,进行口腔护理时避免刺激舌根部、咽及上颚等部位,及时更换脏污的床单、衣被,开窗通风。

4. 病情观察 观察呕吐的时间、方式和呕吐的次数、呕吐物的量及性状,有无呛咳及窒息表现。观察有无水、电解质及酸碱平衡失调(酸碱失衡),分析实验室检查结果。记录每日出入液量。必要时留标本送检。

5. 用药护理 使用抗胆碱能药时,应告诉病人用药后可有面部潮红、口干、心率加速等反应。甲氧氯普胺等镇吐药,有时可出现直立性低血压,应嘱病人用药后由坐位站起时动作应缓慢。此外,服用镇吐药后可引起嗜睡,门诊病人用药后应嘱其避免从事驾驶等危险工作。

【护理评价】

体液是否保持平衡;恶心、呕吐是否得到了缓解或消失;营养状况是否得到了改善。

(二) 腹痛

腹痛是指腹部感觉神经纤维受某些因素刺激后产生的一种疼痛或不适感,是临床常见的症状,也是促使病人就诊的重要原因。根据起病缓急、病程长短将腹痛分为急性腹痛和慢性腹痛。

【护理评估】

1. 常见病因 按起病缓急与病程长短,可分为急性腹痛和慢性腹痛两种类型。

(1) 急性腹痛:见于如下几种类型。①腹腔脏器急性炎症,如急性胃肠炎、急性胰腺炎、急性胆囊炎、急性阑尾炎等;②空腔脏器阻塞或扩张,如肠梗阻、肠套叠、胆石症、胆道蛔虫病等;③脏器扭转或破裂,如肠扭转、卵巢囊肿蒂扭转、肝脾破裂、异位妊娠破裂等;④腹膜急性炎症,如胃肠急性穿孔、胆囊破裂等;⑤腹腔内血管阻塞,如肠系膜动脉栓塞、门静脉血栓形成等;⑥胸腔脏器病变致牵涉性痛,如肺梗死、心绞痛、急性心肌梗死等;⑦全身性疾病,如腹型紫癜等。

(2) 慢性腹痛:见于如下几种类型。①腹腔脏器慢性炎症,如慢性胃炎、慢性胆囊炎、慢性胰腺炎、结核性腹膜炎、溃疡性结肠炎等;②空腔脏器的张力变化,如胃肠痉挛等;③胃、十二指肠溃疡;④脏器包膜受牵张,如肝炎、肝淤血、肝脓肿、肝癌等;⑤胃肠神经功能紊乱、中毒与代谢障碍如慢性铅中毒等。

2. 身体状况 因病变部位与病变的性质不同,其表现各异。

(1) 腹痛的部位:胃、十二指肠疾病和急性胰腺炎疼痛多在中上腹;肝胆疾病的疼痛多在右上腹;急性阑尾炎疼痛多在右下腹;小肠疾病疼痛多在脐周;卵巢囊肿蒂扭转、异位妊娠破裂疼痛多在下腹部;弥漫性腹痛或部位不定多见于急性弥漫性腹膜炎等。

(2) 疼痛的性质和程度:消化性溃疡多为隐痛、烧灼痛;阵发性绞痛多为胆石症或泌尿系结石;突发上腹部刀割样剧痛,多为消化性溃疡急性穿孔;剑突下阵发性钻顶痛多见于胆道蛔虫病;持续、广泛、剧烈腹痛伴肌紧张,提示急性弥漫性腹膜炎;向腰背部放射的持续性中上腹部剧痛、阵发性加剧应考虑急性胰腺炎或急性胃肠炎。

(3) 发作时间:饥饿性疼痛呈周期性、节律性,见于十二指肠溃疡;与月经来潮相关的腹痛,考虑子宫内膜异位症;餐后痛多为胆胰和胃部疾病所致。

(4) 诱发因素:急性胰腺炎常在酗酒或暴饮暴食后发作;胆囊炎或胆石症常因高脂肪餐而诱发;肝脏破裂常发生在腹部受暴力作用后。

(5) 与体位的关系:胃黏膜脱垂症取右侧卧位时疼痛加剧,取左侧卧位时疼痛减轻;胰腺炎则取卧位时疼痛加剧,取身体前倾或弯腰屈膝位时可减轻。

(6) 伴随症状:腹痛伴有血尿,多考虑泌尿系结石;伴寒战、发热、黄疸,多见于胆囊炎、胆道感染、胆石症;伴呕吐、内容物有酸性宿食,常见于幽门梗阻;伴呕吐、水样腹泻见于急性胃肠炎;伴反酸、嗳气见于消化性溃疡;伴休克、急性贫血,可能是肝、脾等破裂;伴腹胀、呕吐,排便、排气停止是肠梗阻的典型表现。

3. 心理、社会状况 急性腹痛因起病急,疼痛剧烈,尤其是病因未明时,病人易产生恐惧心理;慢性腹痛常因持续时间长或反复出现而影响学习、工作、生活,病人易产生焦虑、烦躁、悲观等心理。

4. 辅助检查 可做血、尿、粪常规检查,粪便隐血试验,血、尿淀粉酶测定,心肌酶学检测,腹部X线、超声、CT等检查。

【主要的护理诊断/问题】

(1) 疼痛:腹痛 与腹腔脏器或腹外脏器炎症、平滑肌痉挛、缺血、梗阻、溃疡、肿瘤、功能性障碍等有关。

(2) 焦虑 与剧烈腹痛、反复或持续腹痛不易缓解有关。

【护理目标】

疼痛减轻或消失;情绪稳定,焦虑减轻或消失。

【护理措施】

1. 休息与活动 指导病人精神放松及情绪稳定,以利增强机体对疼痛的耐受性;急性者卧床休息,并注意休息环境的舒适和安静;指导和协助病人取合适体位,如仰卧位或侧卧位,下肢屈曲,以降低腹肌的紧张度,有助于腹痛的减轻;对躁动不安者,应采取防护措施,以防坠床而发生意外伤害;慢性者可边工作边治疗,但应避免身心劳累。

2. 饮食 急性者在临床诊断未明确时暂禁食，必要时行胃肠减压，遵医嘱静脉维持营养；诊断明确后，根据疾病的性质合理饮食。慢性者可采用有利于疼痛减轻和疾病恢复的饮食，如胆囊炎、胆道感染、胆石症宜低脂饮食，消化性溃疡给予易消化饮食，溃疡性结肠炎宜低脂、低纤维素饮食等。

3. 病情观察 观察腹痛的性质、部位及腹痛波及范围，有无腹膜刺激征等穿孔迹象；注意病人全身状态及治疗反应的变化，生命体征及有关检查结果的变化，一旦发现恶化征象应及时报告医生并做好相应的诊治与护理。

4. 对症护理

(1) 指导或教会病人分散注意力及行为疗法的方法，如深呼吸、谈话等，后者有放松术、音乐疗法等，以减轻疼痛。

(2) 根据不同病因和腹痛部位，遵医嘱选择针疗穴位，以减轻疼痛。

(3) 除急腹症外，对疼痛局部可用热水袋进行热敷，以解除痉挛达到止痛效果。

(4) 对疼痛剧烈难以忍受者，遵医嘱使用镇痛药，并注意镇痛效果和药物不良反应，但急性腹痛诊断未明时，不宜使用镇痛药，以免掩盖症状，延误病情；尽量少用麻醉性镇痛药，确需使用，疼痛缓解或消失后应及时停药，以减少对药物的耐受性和依赖性。

【护理评价】

疼痛是否减轻或消失；情绪是否稳定，焦虑有无减轻或消失。

(三) 腹泻

腹泻是指排便次数增多，粪质稀薄，或带有黏液、脓血或含有未消化食物者。根据起病缓急、病程长短，可分为急性腹泻和慢性腹泻。急性者起病急，病程在3周内；慢性者起病缓慢，病程超过2个月。

【护理评估】

1. 常见病因 腹泻的原因甚多，尤其是慢性腹泻的病因更为复杂。

(1) 急性腹泻：见于以下几种情况。①急性肠道感染，如细菌性菌痢、伤寒或副伤寒、霍乱、食物中毒等；②急性中毒，如食用发芽的马铃薯、有毒的蘑菇、河豚，化学药物如砷、磷、铅、汞等；③变态反应，如鱼、虾过敏所致的过敏性肠炎；④药物，如泻药、拟胆碱药、高渗性药。

(2) 慢性腹泻：见于以下几种情况。①胃源性因素，如胃大部切除术后、慢性萎缩性胃炎等；②肠源性因素，如慢性菌痢、肠结核、慢性阿米巴痢疾、溃疡性结肠炎、肠道恶性肿瘤等；③胰源性因素，如慢性胰腺炎、胰腺癌等；④肝胆因素，如肝硬化、阻塞性黄疸等；⑤内分泌代谢因素，如甲状腺功能亢进症、糖尿病等；⑥其他，如慢性心功能不全、尿毒症、胃肠神经症、肠易激综合征、小肠吸收不良综合征、结肠过敏等。

2. 身体状况

(1) 腹泻的特点：①急性腹泻：起病急骤，每天排便可达10次以上，粪便量多而稀薄，排便时常伴腹鸣、肠绞痛或里急后重，常见于急性肠道感染或食物中毒。②慢性腹泻：起病缓慢，病程较长，在2个月以上，一般每天排便数次，常呈间歇性发作，多见于慢性肠道感染、炎症性肠病、功能性胃肠病、肠道肿瘤等。③粪便性状：小肠病变的腹泻每次排便量较多，腹泻次数相对较少，无里急后重，粪便稀烂呈液状，色较淡；小肠吸收不良者，粪便呈油腻状，多泡沫，含食物残渣，有恶臭；病变在直肠或乙状结肠的病人，多有便意频繁和里急后重，每次排便量少，或只排出少量气体和黏液，粪色较深，多呈黏冻状，可混有脓血；胰源性腹泻，粪便量多、呈糊状、灰色并有油光色彩，又称脂肪泻；肠易激综合征引起的腹泻，粪便大多呈稀糊状、含大量黏液而无脓血。④与腹痛的关系：小肠病变腹痛位于脐部，多为间歇性阵发性绞痛伴肠鸣音亢进，便后腹痛无明显缓解；结肠病变腹痛位于下腹部或左下腹，便后腹痛可减轻。

(2) 伴随症状：①伴发热：见于急性细菌性痢疾、伤寒、肠结核、肠道恶性肿瘤等。②伴重度脱水：见于沙门菌食物中毒、霍乱等。③伴里急后重：见于急性细菌性痢疾、慢性细菌性痢疾急性发作、直肠炎症和直肠肿瘤等。④伴腹部包块：见于胃肠恶性肿瘤、肠结核等。⑤伴皮疹及皮下出血：见于败血症、伤寒、食物过敏等。⑥伴明显消瘦：见于甲状腺功能亢进症、消化道恶性肿瘤及各种原因引起的消化吸收不良等。

3. 心理、社会状况 急性腹泻常因起病急，粪便性状改变明显，加之病人没有心理准备，病人易产生紧张不安心理;慢性者因经久不愈,担忧预后,易产生抑郁、焦虑等。

4. 辅助检查 大便常规检查,必要时做细菌学检查。严重腹泻者检查血清电解质及酸碱平衡指标,慢性者选择性地做X线钡剂胃肠摄影、超声及纤维结肠镜等检查。

【主要的护理诊断/问题】

(1) 腹泻 与肠道疾病或全身性疾病所致的肠黏膜分泌亢进或吸收障碍或肠蠕动加速有关。

(2) 有体液不足的危险 与严重腹泻引起的失水有关。

(3) 营养失调:低于机体需要量 与慢性腹泻影响营养物质的消化和吸收有关。

(4) 有皮肤完整性受损的危险 与频繁腹泻及排泄物对肛周皮肤刺激有关。

【护理目标】

排便次数减少,粪便性状恢复正常;营养状况得到有效改善;肛周皮肤完好无损。

【护理措施】

1. 休息与活动 急性严重腹泻、全身症状明显者应卧床休息,慢性者宜增加休息时间,以减少肠蠕动,减轻腹泻症状;注意腹部保暖,可用热水袋腹部热敷;消除病人紧张心理,稳定病人情绪;肠道传染病所致者,应严格进行隔离消毒。

2. 饮食护理 急性轻症者可进少量流质或半流质饮食,好转后逐步过渡到普通软食;严重者遵医嘱暂禁食,静脉维持营养。慢性者宜进营养丰富、纤维素少、低脂肪、易消化饮食,忌食生冷及刺激性食物。

3. 病情观察 观察大便的次数、量及性状;定时测量体重,注意食物摄入情况;每天准确记录出入液量,监测生命体征、血生化指标,动态掌握病人水、电解质及酸碱平衡情况,发现异常遵医嘱及时纠正。

4. 肛周皮肤的护理 频繁排便、病程较长者,应嘱病人便后用温水清洗肛门,保持局部清洁干燥,必要时涂无菌凡士林或抗生素软膏,以保护肛周皮肤。

5. 用药护理

(1) 抗胆碱能药,应告知病人用药后可出现口干、视力模糊、心率加快等副作用。

(2) 遵医嘱使用鞣酸蛋白、碳酸铋、活性炭等止泻药,应注意腹泻控制后及时停药。

(3) 轻症腹泻者可采用口服补液,要少量、多次,液体注意保温;为改善口感和预防恶心,可在口服液中加入少量的果汁或柠檬汁。严重腹泻伴恶心、呕吐,以及明显水、电解质和酸碱平衡紊乱者,宜采用静脉补液,且应遵循输液原则。对老年人或伴心血管疾病者,输液速度不宜过快,以免诱发肺水肿。

【护理评价】

排便次数是否减少,粪便性状是否恢复正常;营养状况是否得到有效改善;肛周皮肤是否完好无损。

(四) 黄疸

黄疸(jaundice)是指血清中胆红素浓度升高超过34.2 μmol/L时,使巩膜、黏膜以及其他组织发黄的现象。正常人血清中胆红素浓度为1.7～17.1 μmol/L,当血清总胆红素浓度升高在17.1～34.2 μmol/L时,肉眼不能发现黄疸,称为隐性黄疸;血清总胆红素浓度在34.2～170 μmol/L时,称为轻度黄疸;在170～340 μmol/L时,称为中度黄疸;超过340 μmol/L时为重度黄疸。

【护理评估】

1. 常见病因 按发病机制不同,黄疸可以分为溶血性黄疸、肝细胞性黄疸和阻塞性黄疸及先天性非溶血性黄疸四种类型。

(1) 溶血性黄疸:凡能引起红细胞大量破坏而产生溶血的疾病,都能引起溶血性黄疸。如先天性溶血性贫血、自身免疫性溶血性贫血、遗传性葡萄糖-6-磷酸脱氢酶缺乏(蚕豆病)、异型输血后溶血、新生儿溶血、恶性疟疾及伯氨喹啉等药物、蛇毒、毒蕈中毒和阵发性睡眠性血红蛋白尿等。

(2) 肝细胞性黄疸:各种肝脏疾病,如病毒性肝炎、中毒性肝炎、药物性肝病、各型肝硬化、原发性与继发性肝癌、败血症及钩端螺旋体病等,都可因肝细胞发生弥漫损害而引起黄疸。

(3) 阻塞性黄疸(胆汁淤积性黄疸):根据阻塞的部位可分为肝外胆管阻塞及肝内胆管阻塞两类。引起肝外胆管阻塞的常见疾病有胆总管结石、狭窄、炎性水肿、蛔虫、肿瘤及先天性胆道闭锁等;肝内胆管阻塞常见于肝内胆管泥沙样结石、癌栓(多为肝癌)、华支睾吸虫病等。

(4) 先天性非溶血性黄疸:胆红素的代谢有先天性的缺陷,发病多见于婴幼儿和青少年,常有家族史。如在婴幼儿时期未死亡而能存活下来者,其黄疸可反复出现,常在感冒或运动、感染、疲劳后诱发,但病人一般健康状况良好。这类黄疸临床上较少见,有时易误诊为肝胆疾病。常见疾病有 Gilbert 综合征、Dubin-Johnson 综合征、Rotor 综合征、Crigler-Najjar 综合征等。

2. 身体状况

(1) 溶血性黄疸:轻度黄疸时,皮肤、巩膜呈浅柠檬色。急性溶血时可有发热、寒战、头痛、呕吐、腰痛,并有不同程度的贫血和血红蛋白尿(尿呈茶色),严重者可伴有肾功能衰竭。慢性溶血引起者,常有贫血、脾大等。

(2) 肝细胞性黄疸:皮肤、黏膜、巩膜呈浅黄至深黄不等,重者伴有皮肤瘙痒。常伴有乏力、食欲不振、厌食油腻、腹胀和肝区胀痛。严重者有出血倾向或伴有不同程度的意识障碍,甚至出现昏迷。

(3) 阻塞性黄疸:黄疸程度较重,皮肤呈暗黄或绿褐色,因 胆盐在血中潴留刺激皮肤神经末梢而多有搔痕。因胆道阻塞,胆汁不能进入肠道而粪便颜色变浅或呈白陶土色。尿胆原减少或缺如,尿色加深如浓茶。

(4) 伴随症状:①伴发热:见于急性胆管炎、肝脓肿、钩端螺旋体病、败血症、大叶性肺炎。病毒性肝炎或急性溶血可先有发热而后出现黄疸。②伴上腹剧烈疼痛:可见于胆道结石、肝脓肿或胆道蛔虫病;右上腹剧烈疼痛、寒战高热和黄疸为 charcot 三联征,提示急性化脓性胆管炎。持续性右上腹钝痛或胀痛可见于病毒性肝炎、肝脓肿或原发性肝癌。③伴肝大:若轻度至中度肿大,质地软或中等硬度且表面光滑,见于病毒性肝炎急性胆道感染或胆道阻塞。明显肿大、质地坚硬、表面凸凹不平、有结节见于原发性或继发性肝癌。肝肿大不明显而质地较硬、边缘不整、表面有小结节者见于肝硬化。④伴腹水:见于重症肝炎、肝硬化失代偿期、肝癌等。⑤伴脾肿大:见于病毒性肝炎、肝硬化、疟疾、败血症、溶血性贫血等。

3. 心理、社会状况 黄疸病人因皮肤黏膜黄染,严重者影响容貌,病人自尊心受挫,常表现出焦虑、抑郁的心理;伴皮肤瘙痒者,影响生活、休息、睡眠,会有紧张、焦虑的情绪。

4. 辅助检查 检测血清总胆红素、血清结合胆红素与非结合胆红素、尿内胆红素、尿内尿胆原等。根据病情做肾功能检查、超声波检查等。

【主要护理诊断/问题】

有皮肤完整性受损的危险　与严重黄疸致皮肤瘙痒有关。

【护理目标】

黄疸减轻或消失,皮肤无破损。

【护理措施】

1. 休息与活动 保持安静、舒适的环境,急性期卧床休息,病情好转后逐渐恢复活动。

2. 饮食 给予清淡、易消化、富含维生素的饮食,戒烟、禁酒,蛋白质供应视肝功能而定,若为阻塞性黄疸,应给予低脂及富含脂溶性维生素的食物。

3. 皮肤护理 注意皮肤清洁,用温水清洗,局部用炉甘石洗剂涂擦以减轻瘙痒,必要时可遵医嘱用氯苯那敏或异丙嗪等。建议穿柔软舒适的棉质衣服,及时修剪指甲,以免抓伤皮肤。

4. 病情观察 注意观察皮肤、巩膜黄染及尿色、粪色的动态变化及治疗效果;观察意识及精神状态,及时发现肝性脑病的先兆;注意观察尿量,及时发现急性肾功能衰竭征象。

5. 心理护理 对病人进行心理疏导,以真诚、关爱、接纳的态度对待病人,解释黄疸的原因,减轻病人的焦虑,帮助其顺利度过黄疸期。

【护理评价】

黄疸有无减轻或消失;皮肤是否破损。

(吴春凤)

第二节 胃炎病人的护理

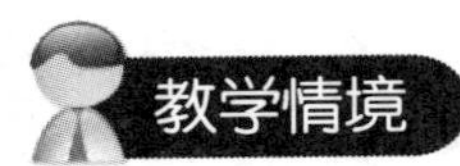

董先生,50岁。近4年来反复上腹部胀痛不适,伴嗳气,食欲减退,近3天症状加重。平时喜好饮酒。查体:生命体征平稳,消瘦,轻度贫血外观。大便隐血试验阳性,电子胃镜下可见胃黏膜呈颗粒状,黏膜皱襞血管显露,色泽灰暗,幽门螺旋杆菌检测阳性。初步诊断为慢性萎缩性胃炎。

请问:1. 病人主要的护理诊断/问题有哪些?

2. 如何指导病人合理饮食?

胃炎是指各种病因引起的胃黏膜炎症,是最常见的消化道疾病之一。临床按发病缓急和病程长短,可分为急性胃炎和慢性胃炎。

一、急性胃炎病人的护理

急性胃炎是各种原因引起的胃黏膜急性炎症。临床上急性发病,是最常见的消化系统疾病之一。按病理可分为急性单纯性胃炎、急性糜烂出血性胃炎、特殊原因引起的急性胃炎,如急性腐蚀性胃炎、急性化脓性胃炎等,临床上以急性单纯性胃炎最多见。本病病程短,病理过程为自限性,如能及时去除病因,短期内可治愈,少数可因大量出血或反复出血而危及生命。胃黏膜病变可分布于全胃,或局限于胃窦部黏膜,表现为黏膜充血、水肿,表面有渗出物,可见散在性点状出血、轻度糜烂及浅表性溃疡。

【护理评估】

(一)病因和发病机制

急性胃炎的病因众多,引起急性糜烂出血性胃炎的常见病因如下。

1. 饮食因素 如进食过冷、过热、过硬或过于粗糙的食物,浓茶、浓咖啡等均可刺激胃黏膜,破坏胃黏膜屏障造成胃黏膜损伤和炎症。

2. 药物因素 常见的有非甾体类抗炎药(NSAIDs)如阿司匹林、吲哚美辛等,某些抗肿瘤药、口服氯化钾或铁剂等。这些药物直接损伤胃黏膜上皮层。其中,NSAIDs还通过抑制环氧合酶的作用而抑制胃黏膜生理性前列腺素的产生,削弱胃黏膜的屏障功能;某些抗肿瘤药如氟尿嘧啶对快速分裂的细胞如胃肠道黏膜细胞产生明显的细胞毒作用。

3. 急性应激 如全身感染、严重创伤、严重烧伤、颅内高压、大手术、休克等,可使胃黏膜血流减少,黏膜缺血缺氧而发生糜烂、出血。

4. 乙醇 高浓度乙醇可直接引起上皮细胞损害和破坏,导致黏膜糜烂、出血。

5. 感染因素 常见致病微生物有沙门菌、嗜盐菌等。常见毒素有金黄色葡萄球菌及肉毒杆菌产生的毒素,主要通过进食被细菌或毒素污染的不洁食物而致病。

6. 十二指肠液反流 胆汁酸、磷脂酶A和其他胰酶破坏胃黏膜,造成黏膜糜烂出血。

(二)病理

主要病理改变为胃黏膜充血、水肿、糜烂和出血,病变可弥漫分布于全胃或局限于胃窦、胃体。

(三)身体状况

多数急性起病,但病因不同而表现不一,轻者可无明显症状,或仅出现上腹不适、饱胀、恶心、呕吐等。

(1)急性糜烂出血性胃炎:多以突然呕血和(或)黑便为首发症状,是上消化道出血常见的病因之一(占上消化道出血原因的10%～25%)。

(2)服用NSAIDs引起的急性胃炎:多数病人症状轻微,如上腹不适或隐痛,或无明显症状,或被原发病症状所掩盖。

(3) 沙门菌或金黄色葡萄球菌及其毒素所致的急性胃炎:常在进食不洁食物数小时后发病,多伴有发热、腹痛、恶心及呕吐,多伴有肠炎而出现腹绞痛、水样便,严重者出现水、电解质及酸碱平衡紊乱。

体检时上腹部可有不同程度的压痛,重者有脱水病容,伴肠炎时肠鸣音增强。

(四) 心理、社会状况

病人常因起病急,突然出现上腹痛、恶心、呕吐,甚至消化道出血而产生紧张、焦虑等心理,而病人的不良情绪反应,又加重了病情,不利于疾病康复。

(五) 辅助检查

1. 胃镜检查 应在出血后 24～48 h 内进行,可见弥漫分布的多发性糜烂、出血灶和浅表性溃疡为特征的急性胃黏膜病损;NSAIDs 或乙醇所致者以胃窦为主,应激所致者以胃体、胃底部为主。

2. 实验室检查 血白细胞总数增加,中性粒细胞增多,粪便隐血试验阳性。

(六) 诊断要点

具有 NSAIDs 等药物摄入,或进食不洁食物,或急性应激等病史;临床出现上腹部不适、恶心、呕吐、呕血、黑便等症状;大便隐血试验阳性。诊断不难,但确诊要依赖于胃镜检查。

(七) 治疗要点

本病以去除病因、对症处理、加强原发病防治为基本治疗措施。感染因素所致者应尽早使用有效抗生素;非甾体类抗炎药等药物引起者应立即停止用药,并给予抑制胃酸分泌药(如 H_2受体拮抗剂、质子泵抑制剂)、胃黏膜保护剂(如硫糖铝、前列腺素)等;有急性应激者,应积极治疗原发病,同时给予抑酸剂治疗;呕吐、腹泻剧烈,可暂禁食,静脉维持营养及纠正水、电解质紊乱和酸碱平衡失调;腹痛明显者可给予阿托品或山莨菪碱对症治疗;若发生大出血,按上消化道大出血进行处理。

【主要的护理诊断/问题】

(1) 疼痛:腹痛 与胃黏膜的急性炎性病变有关。

(2) 有体液不足的危险 与胃黏膜炎症所致的出血、呕吐有关。

(3) 知识缺乏:缺乏有关本病的病因及防治知识。

(4) 潜在并发症:上消化道出血。

【护理目标】

腹痛缓解或消失;恶心、呕吐缓解或消失;无并发症发生,一旦出现上消化道出血能及时发现并配合抢救治疗。

【护理措施】

(一) 一般护理

1. 休息与活动 轻症病人注意休息,减少活动;重症者保持环境安静、舒适,卧床休息,以减少胃肠蠕动,有助于腹痛的减轻或缓解。

2. 饮食护理 轻症者可进流质或少渣、温凉、半流质饮食,少量多餐;少量胃出血者,可给予牛奶、米汤等流质以中和胃酸,有助于止血和胃黏膜修复;呕吐剧烈、大量出血,或伴有明显腹泻,应暂禁食,遵医嘱静脉维持营养及纠正水、电解质和酸碱平衡紊乱,病情缓解后逐步恢复正常饮食。

(二) 病情观察

(1) 观察病人有无上腹痛、饱胀不适、恶心、呕吐及食欲减退等消化不良的表现。

(2) 密切观察上消化道出血的征象,如有无呕血或黑便等,同时监测粪便隐血检查,以便及时发现病情变化。

(3) 评估病人对疾病的认识程度,了解病人对疾病病因、治疗及护理的认识,帮助病人寻找并及时去除发病因素,控制病情的进展。

(三) 用药护理

遵医嘱给予抑制胃酸分泌药、胃黏膜保护药、解痉和镇吐药,并注意药物的副作用。对呕吐剧烈伴腹泻或胃出血量大者,应迅速建立静脉通道,遵医嘱输液、补充电解质、纠正酸碱失衡,并调整好输液的速度,必要时测定血型、配血、输血,以恢复有效循环血容量。

(四) 对症护理

1. 腹痛护理 指导病人使用非药物方法缓解疼痛,如局部热疗、转移注意力、深呼吸、针灸等,但急腹症不能热敷。急性腹痛诊断未明时,最好给予禁食,必要时进行胃肠减压。如上述方法疼痛不能缓解,可遵医嘱合理应用药物镇痛,严禁随意使用止痛药物。

2. 恶心、呕吐护理 呕吐时将病人头偏向一侧或取坐位,预防误吸。剧烈呕吐时暂禁食,遵医嘱补充水分和电解质,必要时应用止吐剂。呕吐后及时清理呕吐物,协助漱口,更换清洁床单,开窗通风。少食多餐,逐渐增加进食量。多与病人交流,告知病人避免体位性低血压、头晕、心悸的方法,以预防恶心、呕吐。

(五) 心理护理

做好病人的心理疏导,解除其精神紧张,稳定情绪,有利于增强病人对疼痛的耐受性。并强调保持轻松愉快情绪对疾病康复的重要性,减少对病人的不良刺激。树立病人治疗信心,鼓励其积极配合治疗。

(六) 健康教育

1. 疾病知识指导 向病人及家属介绍疾病的基本知识,帮助他们掌握本病的防治知识和自我护理方法。对造成急性应激状态的原发疾病,应积极进行治疗,教育病人养成良好的生活习惯,注意劳逸结合,防止身心过劳,保持轻松、愉快的心情。

2. 饮食指导 注意饮食卫生,不吃不洁食物,饮食有规律,忌过饥、过饱,避免进过冷、过热、过硬、过粗糙、辛辣等刺激性食物及调味品,忌服浓茶、浓咖啡、烈性酒等。

3. 用药指导 根据病人的病因、具体情况进行指导,如避免使用对胃黏膜有刺激的药物,必须使用时应在医生指导下使用。

【护理评价】

病人腹痛是否减轻或缓解;病人呕吐或呕血、腹泻等有无减轻或缓解;病人情绪是否稳定。

二、慢性胃炎病人的护理

慢性胃炎(chronic gastritis)是由各种病因引起的胃黏膜慢性炎症。以幽门螺旋杆菌感染引起的胃黏膜慢性炎症最常见。发病率在各种胃病中占首位,男性稍多于女性,任何年龄均可发病。

根据病理组织学改变和病变在胃的分布部位,结合可能的病因,将慢性胃炎分成非萎缩性、萎缩性和特殊类型三大类。①慢性非萎缩性胃炎是指不伴有胃黏膜萎缩性改变、胃黏膜层见以淋巴细胞和浆细胞为主的慢性炎症细胞浸润的慢性胃炎。根据炎症分布的部位,可再分为胃窦胃炎、胃体胃炎和全胃炎。幽门螺杆菌感染首先发生胃窦胃炎,然后逐渐向胃近端扩展为全胃炎,全胃炎发展与否及发展快慢存在明显的个体差异和地区差异;自身免疫引起的慢性胃炎主要表现为胃体胃炎。②慢性萎缩性胃炎是指胃黏膜已发生了萎缩性改变的慢性胃炎。慢性萎缩性胃炎又可再分为多灶萎缩性胃炎和自身免疫性胃炎两大类。前者萎缩性改变在胃内呈多灶性分布,以胃窦为主,多由幽门螺杆菌感染引起的慢性非萎缩性胃炎发展而来;后者萎缩性改变主要位于胃体部,多由自身免疫引起的胃体胃炎发展而来。③特殊类型胃炎种类很多,由不同病因所致,临床上较少见。

【护理评估】

(一) 病因和发病机制

慢性胃炎的病因和发病机制目前尚未明了,主要致病因素如下。

1. 幽门螺杆菌(Hp)感染 幽门螺杆菌感染是慢性胃炎最主要的病因。其发病可能为以下原因:幽门螺杆菌的鞭毛运动及黏附作用直接侵袭胃黏膜;幽门螺杆菌产生的尿素酶分解尿素产生氨和氢氧化铵而致胃黏膜损害;幽门螺杆菌产生的酶降解胃液中的黏液糖蛋白、脂质和脂蛋白,破坏黏液层的完整性;幽门螺杆菌产生的毒素如细胞空泡毒素A可使上皮细胞受损,炎症介质可引起胃黏膜炎症反应;幽门螺杆菌菌体胞壁可作为抗原产生免疫反应。这些因素长期存在可引起胃黏膜的慢性炎症。

2. 自身免疫 自身免疫性胃炎以富含壁细胞的胃体黏膜萎缩为主;病人血液中存在自身抗体如壁细胞抗体,伴恶性贫血者还可查到内因子抗体;本病可伴有其他自身免疫病如桥本甲状腺炎、白癜风等。上述表现提示本病属自身免疫病。自身抗体攻击壁细胞，使壁细胞总数减少，导致胃酸分泌减少或丧失；内因子抗体与内因子结合，阻碍维生素 B_{12} 吸收从而导致恶性贫血。

3. 理化因素 长期吸烟，大量饮烈性酒、浓茶、浓咖啡，长期进过冷、过热、过粗糙的食物，均可导致胃黏膜的反复损伤；常服用非甾体类抗炎药、糖皮质激素等药物，可抑制胃黏膜前列腺素的合成，破坏胃黏膜屏障，为幽门螺杆菌和其他因素的致病创造了条件。

4. 其他因素 如幽门功能不全造成的胆汁反流、老年人胃黏膜退行性病变、心力衰竭、肝硬化门静脉高压、尿毒症、高盐饮食等均可使胃黏膜受损。

（二）病理

在慢性胃炎发展过程中，增生的上皮或肠化生的上皮发生发育异常，可形成异型增生或不典型增生，中度以上的不典型增生被认为是胃癌的癌前病变。

（三）身体状况

慢性胃炎病程迁延，进程缓慢，缺乏特征性症状。

(1) 症状：多数病人常无症状。若有症状主要表现为非特征性的消化不良，如上腹不适，餐后较明显，无规律的上腹隐痛、食欲不振、嗳气、反酸、恶心和呕吐等。自身免疫性胃炎可出现厌食、贫血、消瘦、舌炎、腹泻等症状。少数可发生上消化道出血。

(2) 体征：多无明显体征，部分上腹部可出现轻微压痛。病程长，可出现消瘦、贫血等。

（四）心理、社会状况

因本病的病程迁延，病情反复发作，症状时轻时重，治疗效果欠佳，尤其是少数病人因贫血、消瘦，常怀疑自己患癌症而产生紧张、不安、焦虑等心理反应。

（五）辅助检查

1. 胃液分析 非萎缩性胃炎时胃酸多正常，自身免疫性胃炎时胃酸缺乏，多灶萎缩性胃炎时胃酸一般正常或有时增多。

2. 血清学检查 自身免疫性胃炎时血清胃泌素水平常升高，抗壁细胞抗体、抗内因子抗体或抗胃泌素抗体可呈阳性，维生素 B_{12} 浓度明显降低。

3. 胃镜及胃黏膜活组织检查 诊断慢性胃炎的可靠方法。①非萎缩性胃炎病变黏膜表现为充血性水肿、黏液分泌增多，可有局限性糜烂和出血点；活检可见黏膜浅层慢性炎症细胞浸润，腺体多正常；②萎缩性胃炎胃黏膜可呈灰白色，黏膜皱襞变细或平坦，黏膜层变薄，可透见黏膜下树枝状或网状紫蓝色血管纹。活组织检查示腺体减少，伴不同程度的慢性炎症细胞浸润，可见肠腺化生、假性幽门腺化生及异型增生等。

4. 幽门螺杆菌检查 通过胃镜检查获取胃黏膜标本做快速尿素酶试验、组织学检查及细菌培养、血清幽门螺杆菌抗体测定，^{14}C 或 ^{13}C 尿素呼气试验等方法进行检测，阳性提示炎症的活动性。

（六）诊断要点

根据病人饭后上腹部饱胀、无规律性的上腹部隐痛、食欲减退、嗳气等消化不良症状，应疑为慢性胃炎，但确诊必须依赖胃镜检查及胃黏膜活组织检查。幽门螺杆菌检测有助于病因诊断。怀疑自身免疫性胃炎应检测相关自身抗体及血清胃泌素。

（七）治疗要点

慢性胃炎尚无特效治疗。对无症状的慢性浅表性胃炎无需进行治疗。有症状的慢性胃炎治疗主要包括以下类型。

1. 根除幽门螺杆菌 根除幽门螺杆菌特别适用于：①伴有胃黏膜糜烂、萎缩及肠化生、异型增生者；②有消化不良症状者；③有胃癌家族史者。根除的治疗方案建议使用三联根治方案，对根治失败的可选用含铋剂的四联方案。

2. 对症治疗 非萎缩性胃炎：以反酸、腹痛为主要表现者，可给予黏膜保护剂如硫糖铝，H_2 受体拮抗剂如雷尼替丁，或小剂量质子泵抑制剂；黏膜萎缩、伴明显肠化生和轻、中度异型增生病人，以黏膜保护剂

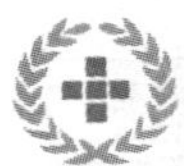

为主,同时给予β胡萝卜素、维生素C、维生素E、叶酸等抗氧化维生素及锌、硒等微量元素以助其逆转,并定期随访;腹胀,饭后更甚者,给予胃复安、多潘立酮、西沙必利;胆汁反流明显者,可用胃动力药及中和胆汁的黏膜保护剂如碳酸镁、瑞巴派特等治疗。

3. 自身免疫性胃炎的治疗 目前尚无特异治疗方法,有恶性贫血时注射维生素 B_{12} 后贫血可获纠正。

4. 异型增生的治疗 异型增生是胃癌的癌前病变,应予高度重视。对轻度异型增生除给予上述积极治疗外,关键在于定期随访。对肯定的重度异型增生则宜进行预防性手术,目前多采用内镜下胃黏膜切除术。

【主要的护理诊断/问题】

(1) 疼痛:腹痛 与胃黏膜炎性病变有关。

(2) 营养失调:低于机体需要量 与食欲不振、厌食、消化吸收不良等有关。

(3) 焦虑 与病程迁延、病情反复、担心癌变等有关。

【护理目标】

腹痛缓解或消失;食欲增加,能合理摄取营养,体重增加;能采取有效应对措施,正确面对疾病,保持稳定和乐观的心态。

【护理措施】

(一) 一般护理

1. 休息与活动 轻症者可适当活动,但避免过度劳累,生活有规律;急性发作时或伴有上消化道出血者卧床休息,并注意环境安静、舒适。

2. 饮食 以高热量、高蛋白质、高维生素、清淡、易消化为原则。向病人说明摄取足够营养素的重要性,注意饮食卫生,宜少量多餐、定时定量、细嚼慢咽,忌暴饮暴食及餐后从事重体力劳动。避免粗糙、辛辣、过冷、过热等刺激性食物,尽量少吃或不吃烟熏、腌制食物,减少食盐摄入量,多吃蔬菜、水果。畏食病人,应鼓励病人进食,注意食物或食品的色、香、味调配;胃酸缺乏病人最好食用完全煮熟的食物,并多进刺激胃酸分泌的食物,如肉汤、鸡汤等,胃酸偏高者应避免进酸性、脂肪多的食物。鼓励病人晨起、睡前、进食前后刷牙或漱口,保持口腔清洁舒适、促进食欲。

(二) 病情观察

观察疼痛的部位、性质、程度及其变化,观察呕吐物的性状与量,对长期慢性腹痛者应监测体重及大便隐血试验,定期做胃镜检查,以及时发现病情变化。

(三) 用药护理

遵医嘱使用药物,并注意观察药物的疗效和不良反应。硫糖铝在餐前1 h与睡前服用最好,胃动力药如多潘立酮、西沙必利等应在餐前服用,不宜与阿托品、山莨菪碱等解痉药合用。胃酸缺乏者使用1%稀盐酸时,宜将药物送至舌根部咽下,服后温开水漱口。用抗胆碱药时,应注意口干、心率加快、汗闭、胃排空延缓等副作用。枸橼酸铋钾应在餐前30 min服用,不得与牛奶同时服用,不宜与强制酸药物同服,服药过程可使齿、舌变黑,宜用吸管直接吸入,部分病人服药后出现便秘和大便呈黑色。用阿莫西林时,应询问病人有无青霉素过敏史。甲硝唑可引起恶心、呕吐等胃肠道反应,口腔金属味、舌炎和排尿困难等不良反应,应在餐后半小时服用,出现胃肠道反应可遵医嘱服用甲氧氯普胺。

(四) 对症护理

对腹胀和腹痛病人,注意腹部保暖,避免腹部受凉,也可用热水袋局部热敷,腹部轻轻按摩;腹痛较重应遵医嘱给予解痉、制酸药物以缓解疼痛。

(五) 心理护理

关心、安慰病人,告知本病的可能原因,疾病的经过与转归。向病人及家属介绍治疗有效的病例,说明本病经过正规治疗后病情是可逆转的,即使是中度以上的不典型增生,经严密随访完全能够早期发现癌变,若及时手术仍能获得满意的疗效,使病人树立治疗信心,配合治疗,消除忧虑、恐惧心理。

(六) 健康指导

1. 疾病知识指导 帮助病人认识本病的病因,避免诱因,不随意使用对胃黏膜有刺激的各种药物,如阿司匹林、吲哚美辛、糖皮质激素等。

2. 日常生活指导 生活要有规律，保持心情愉快，防止过度劳累。注意饮食卫生，戒烟忌酒，忌暴饮暴食，合理饮食，保证足够营养。教会病人心理自我调整的方法，提高心理适应能力。保持愉悦、稳定的心态。

3. 用药指导 告知病人按医嘱正确用药，坚持治疗，向病人介绍有关药物的作用、副作用及其防范措施。

4. 定期复查 对胃黏膜萎缩严重伴肠腺上皮化生及重度异型增生者，告知其定期到医院检查，以便早期发现癌变，及时手术治疗。

【护理评价】

疼痛是否减轻、缓解或消失；病人营养状况是否改善；情绪是否稳定。

（吴春凤）

第三节 消化性溃疡病人的护理

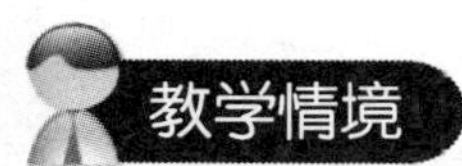

病人，男，36岁，司机，反复上腹部疼痛4年余，呈烧灼痛，常有夜间痛，进食后能缓解，伴有反酸、嗳气等。春节期间忙于春运，疼痛明显加重并伴有恶心、呕吐入院。查体：生命体征平稳，轻度贫血外观。电子胃镜下十二指肠球前壁可见一大小为1.0 cm×1.0 cm的溃疡，初步诊断为十二指肠球部溃疡。

请问：1. 消化性溃疡有哪些并发症？

2. 应采取哪些护理措施？

消化性溃疡(peptic ulcer，PU)泛指胃肠道黏膜在某种情况下被胃酸、胃蛋白酶消化而造成的溃疡。主要指发生于胃和十二指肠的慢性溃疡，即胃溃疡(gastric ulcer，GU)和十二指肠溃疡(duodenal ulcer，DU)，胃溃疡好发部位是胃小弯，十二指肠溃疡好发部位是十二指肠球部，本病是全球性多发病，全世界约有10%的人口一生中患过此病。临床上十二指肠溃疡较胃溃疡多见。男性发病率远远高于女性。十二指肠溃疡多发于青壮年，胃溃疡的发病年龄一般较十二指肠溃疡约迟10年。我国南方的患病率较北方高，城市高于农村，秋冬和冬春之交是本病的多发季节。

【护理评估】

（一）病因和发病机制

幽门螺杆菌感染、胃酸分泌过多和胃黏膜保护作用减弱等因素是引起消化性溃疡的主要环节。其发生是由于对胃和十二指肠黏膜有损害作用的侵袭因素与黏膜自身防御、修复因素之间失去平衡的结果。侵袭因素过强，防御、修复因素减弱，或两者并存时，就会产生溃疡。十二指肠溃疡的发生主要与侵袭因素增强有关，而胃溃疡的形成则主要由于黏膜自身防御、修复因素减弱所致。

1. 幽门螺杆菌感染 大量研究表明，幽门螺杆菌感染是消化性溃疡的主要病因。消化性溃疡者的幽门螺杆菌感染率高，十二指肠溃疡感染率为90%～100%，胃溃疡感染率为80%～90%；幽门螺杆菌感染者中发生消化性溃疡的危险性显著增加；根除幽门螺杆菌感染可促进溃疡愈合；根除幽门螺杆菌感染可显著降低溃疡复发率。胃黏膜屏障能保护胃黏膜组织免受胃酸的损伤，当黏膜受到幽门螺杆菌感染时可使H^{+}反弥散，导致黏膜损伤和溃疡的形成。六因素假说：将胃酸-胃蛋白酶、胃化生、十二指肠炎、幽门螺杆菌感染、高促胃泌素血症和碳酸氢盐分泌六个因素综合起来，解释幽门螺杆菌感染在十二指肠溃疡发病中的作用。幽门螺杆菌感染、遗传因素等引起高浓度胃酸，胃酸直接损伤上皮或引起继发性炎症使十二指肠黏膜发生胃化生，后者为幽门螺杆菌感染在十二指肠黏膜定植创造了条件。十二指肠幽门螺杆菌感染加重了局部炎症，炎症又促进了胃化生。这一恶性循环使十二指肠黏膜处于炎症和损伤中，局部碳酸氢盐分泌减少，削弱了十二指肠黏膜对胃酸、胃蛋白酶等侵袭因素的防御。而幽门螺杆菌感染所致的高促胃泌素血症刺激胃酸分泌，增强了侵袭因素的作用。侵袭因素的增强和防御因素的削弱导致溃疡的形成。

2. NSAIDs 如阿司匹林、吲哚美辛等是引起消化性溃疡的另一重要原因。NSAIDs 除直接作用于胃十二指肠黏膜导致其损伤外，主要通过抑制前列腺素合成，削弱后者对胃和十二指肠黏膜的保护作用。

3. 胃酸和胃蛋白酶 消化性溃疡的决定因素。消化性溃疡的最终形成是由于胃酸、胃蛋白酶对黏膜自身消化所致。胃酸在消化性溃疡中起主要作用。这是因为胃蛋白酶原需要盐酸激活才能转变为胃蛋白酶，从而降解蛋白质分子，损伤黏膜，而且胃蛋白酶的活性取决于胃液的 pH 值，当胃液的 pH 值上升到 4 以上时，胃蛋白酶就失去了活性。

4. 其他因素 ①吸烟：可能与吸烟增加胃酸分泌、减少十二指肠碳酸氢盐分泌、降低幽门括约肌紧张和增加黏膜氧自由基损害等因素有关。②遗传因素：消化性溃疡有家庭聚集现象，“O”型血人群中十二指肠溃疡发病率高出其他血型者约 40%。③胃和十二指肠运动异常：胃溃疡病人胃排空延缓，可引起十二指肠液反流进入胃腔损伤胃黏膜；十二指肠病人胃排空增快，使十二指肠酸负荷增加，可损伤十二指肠黏膜。④应激：急性应激可引起应激性溃疡。

消化性溃疡是一种多因素疾病，其中，幽门螺杆菌感染和服用 NSAIDs 是已知的主要病因。溃疡的发生是黏膜侵袭和防御因素失衡的结果。

（二）病理

十二指肠溃疡多发生在球部、幽门部前壁；胃溃疡多发生在胃小弯和幽门部后壁。溃疡一般为单个，也可多个，呈圆形或椭圆形。十二指肠溃疡直径多小于 10 mm，胃溃疡要比十二指肠溃疡大。亦可见到直径大于 2 cm 的巨大溃疡。溃疡边缘光整、底部洁净，由肉芽组织构成，上面覆盖有灰白色或灰黄色纤维渗出物。血管溃破时出血，穿破浆膜层时引起穿孔。溃疡愈合时周围黏膜炎症、水肿消退，边缘上皮细胞增生覆盖溃疡面(黏膜重建)，其下的肉芽组织纤维化，变为瘢痕。

（三）身体状况

1. 症状 少数人可无症状，或以出血、穿孔等并发症为首发症状。其发作常与不良精神刺激、情绪波动、饮食失调等有关。

(1) 腹痛：上腹痛是本病的主要症状，多数有以下特点。①部位：多位于上腹部，其中十二指肠溃疡可偏右，胃溃疡可偏左。②性质：可为钝痛、烧灼痛、胀痛甚至剧痛，或呈饥饿痛或不适感。③慢性过程：数月、数年反复发作。④周期性发作：发作与缓解交替出现，多在秋冬和冬春之交发作。⑤节律性疼痛：胃溃疡和十二指肠溃疡腹痛特点见表 3-1。

表 3-1 胃溃疡和十二指肠腹痛特点的比较

项目	胃溃疡	十二指肠溃疡
疼痛部位	中上腹或剑突下偏左	中上腹或中上腹偏右
疼痛时间	常于餐后 0.5～1 h 内发生，经 1～2 h 后渐缓解，到下次餐前自行消失	常发生于两餐之间，即餐后 3～4 h 内发生，持续至下一餐后缓解，又称“空腹痛”
疼痛规律	进餐—疼痛—缓解	疼痛—进餐(服药)—缓解“空腹痛”“午夜痛”

(2) 伴随症状：除上腹痛外，还可出现反酸、嗳气、胃灼热感、上腹饱胀、恶心、呕吐、食欲减退等消化不良症状。

2. 体征 溃疡活动期可出现上腹部固定而局限的轻压痛，十二指肠溃疡压痛点常偏右。缓解期则无明显体征。病程长者可能消瘦、体重下降。

3. 并发症

(1) 上消化道出血：消化性溃疡最常见的并发症。十二指肠溃疡出血更易发生。在消化道出血的各种病因中，消化性溃疡出血占首位。轻者仅表现为黑便，重者可出现周围循环衰竭，甚至出现低血容量性休克。

(2) 穿孔：溃疡病灶向深部发展穿透浆膜层所致。可有急性穿孔和慢性穿孔，急性穿孔是本病最严重的并发症，常发生于饮食过饱和饭后剧烈运动，表现为上腹突然剧痛并迅速向全腹弥散的持续性腹痛，弥漫性腹部压痛、反跳痛、肌紧张，肝浊音界消失。慢性穿孔为溃疡穿透并与邻近器官、组织粘连，使胃肠内容物不流入腹腔，又称穿透性溃疡，表现为疼痛规律发生改变，呈顽固而持久的疼痛并向背部放射。

(3) 幽门梗阻：上腹部饱胀不适或呕吐，上腹部饱胀以餐后为甚，呕吐后可以减轻，呕吐物量多，内含发酵宿食。若为溃疡周围炎性水肿、痉挛所致，为暂时性梗阻，内科治疗有效。溃疡处瘢痕形成并收缩所致者，内科治疗无效，多需外科手术或内镜下扩张治疗。

(4) 癌变：1%～2%的胃溃疡可发生癌变，十二指肠溃疡极少癌变。

（四）心理、社会状况

消化性溃疡好发于青壮年，心理反应可随病人的个性特点和行为方式不同而异，有情绪不稳、坐立不安、心神不宁、易激动或过度兴奋，也可有自负、焦虑、易抑郁，出现并发症时则产生紧张、恐惧等心理反应。

（五）辅助检查

1. 胃液分析 十二指肠溃疡胃酸分泌增高，胃溃疡胃酸分泌正常或低于正常。

2. X线钡餐检查 适用于对胃镜检查有禁忌或不愿接受胃镜检查者。龛影为溃疡的X线直接征象，是诊断溃疡病的可靠依据之一；十二指肠球部激惹和变形、胃大弯侧痉挛性切迹等为溃疡的间接征象。

3. 胃镜及黏膜活组织检查 确诊消化性溃疡首选的检查方法，可直接观察溃疡的部位、大小、性质，并可取活组织做病理检查和幽门螺杆菌检查。

4. 粪便隐血试验 溃疡活动期可为阳性，如胃溃疡病人持续性阳性提示癌变的可能。

5. 幽门螺杆菌检测 消化性溃疡的常规检测项目，十二指肠溃疡病人的检测率较胃溃疡高，阳性的出现常提示溃疡活动期。

（六）诊断要点

根据本病具有慢性病程、周期性发作和节律性中上腹部疼痛等特点，可做出初步诊断，但确诊需要依靠X线钡餐检查和胃镜检查及病理活检。

（七）治疗要点

消化性溃疡治疗的目的是消除病因、缓解症状、愈合溃疡、防止复发和预防并发症。

1. 一般治疗 保持乐观态度，生活有规律；活动期应注意休息；合理饮食，戒烟、酒、浓茶、咖啡；停用或慎用NSAIDs和糖皮质激素等药物。

2. 药物治疗

(1) 降低胃酸的药物：包括抗酸药和抑制胃酸分泌药两类。①抗酸药：具有中和胃酸、降低胃蛋白酶活性、缓解疼痛、促进溃疡愈合的作用。常用的有氢氧化铝凝胶、铝碳酸镁及其复方制剂等，餐后1 h和睡前服用。②抑制胃酸分泌药：目前临床上常用的有H_2受体拮抗剂(H_2RA)和质子泵抑制剂(PPI)两大类。H_2RA是通过选择性竞争结合壁细胞H_2受体而抑制壁细胞分泌胃酸，可选用西咪替丁、雷尼替丁、法莫替丁和罗沙替丁等，疗程4～6周；PPI是通过抑制壁细胞分泌胃酸的关键酶即H^+-K^+-ATP酶，使其不可逆失活，从而抑制胃酸分泌，该药尚有黏膜保护及抗幽门螺杆菌的作用，与H_2RA可作为胃、十二指肠溃疡的抗酸分泌首选药物，可用奥美拉唑、兰索拉唑、泮托拉唑和拉贝拉唑等。

(2) 保护胃黏膜药物：①硫糖铝：可黏附在溃疡面上，阻止胃酸、胃蛋白酶侵袭溃疡面并促进内源性前列腺素合成，主要用于胃溃疡的治疗，便秘是其主要的不良反应。每天餐前30 min及睡前服用1 g，嚼碎后口服，疗程为4～8周。②枸橼酸铋钾(胶体次枸橼酸铋，CBS)：除有较强的抗幽门螺杆菌作用外，还有硫糖铝类似的作用。此药不宜长期服用，以免铋在体内过量蓄积。每天餐前30 min及睡前服用1 g，嚼碎后口服，疗程为4～8周。③米索前列醇：属前列腺素类药物。具有增加胃、十二指肠黏膜黏液和碳酸氢盐分泌的作用，具有增加黏膜血流和一定的抑制胃酸分泌的作用，主要用于NSAIDs相关性溃疡预防。腹泻是其主要的不良反应。

(3) 抗胆碱能药物：主要有阿托品、山莨菪碱、哌仑西平等。此类药物能抑制胃酸分泌、降低胃肠平滑肌张力而使疼痛减轻或缓解，但可使胃排空延缓，不宜用于胃溃疡的治疗，可用于十二指肠溃疡的治疗，且副作用少,作用较阿托品强的选择性 M_1 受体拮抗剂哌仑西平,餐前 30 min 服用。

(4) 抗幽门螺杆菌治疗:根除幽门螺杆菌可加速溃疡的愈合,降低复发率和减少并发症,有可能彻底治愈消化性溃疡。单一药物效果较差,联合用药可提高根除率,减少耐药性,目前推荐三联疗法,即以质子泵抑制剂(PPI)或胶体铋剂为基础加上两种抗生素。如奥米拉唑或枸橼酸铋钾(CBS)加上阿莫西林和甲硝唑,1 个疗程为 7 天。并在结束治疗至少 4 周后复查幽门螺杆菌,以确定幽门螺杆菌是否根除。

3. 外科手术治疗 对于大量出血经内科治疗无效、急性穿孔、瘢痕性幽门梗阻、胃溃疡疑有癌变及正规治疗无效的顽固性溃疡可选择手术治疗。

【主要的护理诊断/问题】

(1) 疼痛:上腹痛 与胃酸刺激溃疡面或胃酸作用于溃疡引起化学性炎症有关。

(2) 营养失调:低于机体需要量 与疼痛或饱胀不适致摄入量减少及消化吸收障碍有关。

(3) 焦虑 与疾病反复发作,病程迁延等有关。

(4) 潜在并发症:出血、穿孔、幽门梗阻、癌变。

【护理目标】

能避免导致和加重疼痛的因素,疼痛减轻或消失;食欲改善,营养状况得到改善;情绪稳定,焦虑减轻或消失;并发症能得到有效预防或减少。

【护理措施】

(一) 一般护理

1. 休息与活动 溃疡活动期或粪便隐血试验阳性的病人应卧床休息,症状较轻的病人可边工作边治疗,注意劳逸结合,避免过度劳累、紧张,保持良好的心情。

2. 饮食护理 合理饮食可避免或减轻疼痛,改善营养状况,促进康复。

(1) 少食多餐:急性活动期应少食多餐,每天 5～6 餐,以脱脂牛奶、稀饭、面条等偏碱性食物为宜。少食多餐可中和胃酸,减少胃的饥饿性蠕动,同时可避免过饱所引起的胃窦部扩张,刺激促胃液素的分泌。牛奶宜安排在两餐之间饮用,牛奶中的钙质吸收有刺激胃酸分泌的作用,故不宜多饮。

(2) 适量摄取脂肪:脂肪到达十二指肠时虽能刺激小肠黏膜分泌肠抑胃泌素,抑制胃酸分泌,但同时又可引起胃排空延缓,胃窦扩张,致胃酸分泌增多,故脂肪摄取应适量。

(3) 饮食禁忌:忌食辛辣、过冷、油炸、浓茶等刺激性食物及饮料,戒烟酒。

(4) 营养监测:定期测量体重、监测血清白蛋白和血红蛋白等营养指标。

(二) 病情观察

重点观察呕吐物及粪便性状,以尽早发现出血、幽门梗阻;观察腹痛的性质、部位及腹痛波及范围,有无腹膜刺激征等穿孔迹象;注意病人全身状态及治疗反应的变化,以尽早发现癌变的可能性。

(三) 用药护理

1. H_2受体拮抗剂 药物应在餐前服用,也可 1 天的剂量在睡前顿服。若需同时服用抗酸药,则两药应间隔 1 h 以上。若静脉给药应注意控制速度,速度过快可引起低血压和心律失常。西咪替丁不良反应较多,影响肝肾功能和血象,用药期间注意监测肝肾功能和血常规。雷尼替丁和法莫替丁不良反应较少。

2. 质子泵抑制剂 一般每天用药 1 次,空腹服,或每天 2 次,早晚各服用 1 次。奥米拉唑不良反应较少,但有头晕等不适,因此,初次应用时应减少活动。兰索拉唑的主要不良反应包括荨麻疹、皮疹、头痛、口苦、肝功能异常等。泮托拉唑的不良反应较少,偶可引起头痛和腹泻。不良反应较重时应立即停药。

3. 抗酸药 如氢氧化铝凝胶等,应在餐后 1 h 和睡前服用。服用片剂时应嚼服,乳剂给药前应充分摇匀。抗酸药应避免与奶制品同时服用,因两者相互作用可形成络合物。抗酸剂还不宜与酸性食物、饮料同服。长期大量服用氢氧化铝凝胶能阻碍磷的吸收,引起磷缺乏症,还可引起便秘、代谢性碱中毒与钠潴留。镁制剂易引起腹泻。用药期间要加强观察。

4. 胃黏膜保护剂 因硫糖铝在酸性环境下有效,所以应在餐前 1 h 给药。硫糖铝全身不良反应少,可引起便秘。胶体铋剂在酸性环境下起作用,故在餐前 1 h 服用,短期服用除有舌苔和粪便变黑外很少有其他不良反应。长期服用会造成铋在体内大量堆积引起神经毒性，故不宜长期应用。米索前列醇的常见不良反应是腹泻，可引起子宫收缩，故孕妇禁服。

5. 抗胆碱能药 不宜用于胃溃疡，不良反应有心率加快、口干、瞳孔散大、汗闭、尿潴留等。幽门梗阻、近期溃疡出血、青光眼、前列腺肥大者忌用。

（四）并发症的护理

1. 上消化道出血 及时通知医生，安置病人平卧位，头偏向一侧。迅速建立静脉通道，做好输液、输血准备。呕血后立即清除血迹和呕吐物，安慰病人，消除病人紧张心理，必要时遵医嘱给镇静剂。密切观察病情变化，遵医嘱用药，无效者尽快做好术前准备。

2. 急性穿孔 应立即卧床，禁食及胃肠减压。迅速建立静脉通道，输液、备血。做好术前准备。

3. 幽门梗阻 轻症可进流质饮食，重症需禁食、静脉补液、胃肠减压、准确记录出入液量，并定期复查血电解质。内科治疗无效者，做好术前准备。

4. 癌变 定期复查，应做好术前准备。

（五）心理护理

不良的心理因素可诱发和加重病情。消化性溃疡的病人因疼痛刺激或并发出血，易产生紧张、焦虑等不良情绪，使胃黏膜保护因素减弱，损害因素增加，病情加重。故应为病人创造安静、舒适的环境，减少不良刺激；同时多与病人交谈，使病人了解本病的诱发因素、疾病过程和治疗效果，增强治疗信心，克服焦虑、紧张心理。

（六）健康指导

1. 疾病知识指导 向病人及家属介绍疾病基本知识、导致溃疡复发与加重的诱因。合理安排休息与活动，睡眠充足，劳逸结合，精神放松，心态良好。

2. 生活指导 指导病人保持乐观的情绪、规律的生活，合理安排生活和工作，保证充足的睡眠和休息，避免过度紧张和劳累；指导病人建立合理的饮食习惯和结构，忌暴饮暴食、进过冷或过热的食物，避免摄入刺激性食物，戒烟、戒酒。

3. 用药指导 遵医嘱用药，告知药物的不良反应，指导病人坚持治疗，不可随意停药，禁用或慎用对胃黏膜有损害的药物，如阿司匹林、吲哚美辛和糖皮质激素等。

4. 定期复查 对有长期慢性胃溃疡病史、年龄在45岁以上、尤其是男性的病人，经严格内科治疗4～6周症状无好转、粪便隐血试验持续阳性者，应警惕癌变，需进一步检查和定期随访。及时识别并发症征象，若上腹部疼痛节律发生改变或加剧、出现呕血或黑便时，应立即就诊。

【护理评价】

疼痛有无减轻或消失；食欲有无改善，体重是否增加，营养状况有无得到改善；情绪是否稳定，能否保持良好的心理状态；并发症是否得到有效预防，减少或未发生并发症。

（吴春凤）

第四节　肝硬化病人的护理

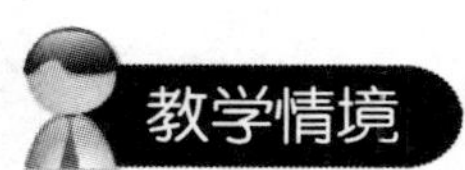

孙先生，56岁。乏力、恶心、纳差3个月，腹胀、少尿20天。有乙型肝炎病史近22年。查体：体温37.5 ℃，脉搏92次/分，血压98/60 mmHg，神清，面色灰暗，巩膜轻度黄染，左侧颈部可见一蜘蛛血管痣。心肺无阳性体征。腹部明显膨隆，腹部可见轻度腹壁静脉曲张，移动性浊音阳性。双手肝掌明显，双下肢有凹陷性水肿。神经系统检查未见异常。实验室检查：白细胞 3.7×10^{9}/L，红细胞 3.5×10^{12}/L，血红蛋白100 g/L，A/G比值23/42。

请问:1. 根据以上资料,考虑病人患有何种疾病?腹部阳性体征有哪些?什么原因造成的?

2. 病人存在哪些主要护理诊断/问题?

肝硬化(hepatic cirrhosis)是一种由不同病因引起的慢性、进行性、弥漫性肝病。临床上以肝功能损害和门静脉高压为主要表现,晚期常出现消化道出血、肝性脑病、继发感染等严重并发症。本病是严重、不可逆的肝脏疾病,是我国常见疾病和主要死亡病因之一。发病高峰年龄在 35～48 岁,男女比例为(3.6～8):1。

【护理评估】

(一) 健康史

1. 病因 引起肝硬化的病因众多,我国以病毒性肝炎最常见,国外以酒精中毒所致者多见,值得注意的是同一病人可有多种致病因素同时存在。

(1) 病毒性肝炎:主要是乙型病毒性肝炎,其次是丙型或乙型加丁型重叠感染,甲型和戊型病毒性肝炎一般不发展为肝硬化。

(2) 慢性酒精中毒:国外肝硬化的常见原因。长期大量饮酒(每日摄入乙醇 80 g 持续 10 年以上),乙醇及其中间代谢产物(乙醛)对肝脏的毒性作用,继而发展为肝硬化。

(3) 血吸虫病:长期反复感染血吸虫者,虫卵沉积在汇管区或毒性产物的刺激引起纤维组织增生,造成血吸虫病性肝纤维化。

(4) 循环障碍:慢性充血性心力衰竭、缩窄性心包炎、肝静脉和(或)下腔静脉阻塞综合征等使肝细胞长期淤血性缺氧、坏死,继而纤维组织增生,最终发展为肝硬化。

(5) 化学毒物或药物:长期接触四氯化碳、砷、磷等化学毒物或长期服用对肝脏有毒的药物如双醋酚汀、甲基多巴、四环素、抗结核药或抗肿瘤药等,可引起中毒性肝炎,进而演变为肝硬化。

(6) 营养障碍:长期食物中缺乏蛋白质、维生素、抗脂肪肝物质如胆碱等,或慢性炎症性肠病致吸收不良和营养失调,均可造成肝细胞脂肪变性和坏死而演变成肝硬化。

(7) 胆汁淤积:长期存在的肝内淤胆或肝外胆管阻塞所致的胆汁淤积,可引起胆汁性肝硬化。

(8) 其他:如铜氧化酶缺陷引起的铜代谢障碍所致的肝豆状核变性,铁代谢障碍所致的血色病,均可导致大量的铜和铁沉积于肝脏,引起肝细胞损害并演变为肝硬化。自身免疫性肝炎亦可进展为肝硬化。部分病人发病原因难以确定,称为隐源性肝硬化。

2. 发病机制 肝硬化的发生、发展、演变一般经过致病因素作用造成大量肝细胞变性、坏死,肝小叶纤维支架破坏,残存肝细胞不沿原支架排列,形成不规则的再生结节;汇管区和肝包膜大量纤维结缔组织增生,包绕再生结节或残留肝小叶重新分割,改建成假小叶而形成肝硬化的典型形态改变。上述改变使肝内血管受到再生结节挤压,血管床缩小、闭塞或扭曲,肝内门静脉、肝静脉和肝动脉失去正常关系,发生异常吻合,导致肝内血液循环紊乱,这是形成门静脉高压的病理基础,更进一步加重肝细胞营养障碍,促使肝硬化病变进一步发展。

3. 病理 肝的大体形态表现为肝脏变形,早期肿大,晚期明显缩小,表面有弥漫性大小不等的结节。根据结节形态,病理上可分为:①小结节性肝硬化:结节大小相仿,直径多为 3～5 mm,假小叶大小亦一致,此型最常见。②大结节性肝硬化:多由大片状肝坏死引起,结节大小不均,直径为 1～3 cm,最大可达 5 cm,假小叶亦大小不等。③大小结节混合性肝硬化:即肝内同时存在大、小结节两种病理形态,此型肝硬化亦属常见。

(二) 身体状况

肝硬化病人多数起病隐匿,病情进展缓慢,少数因短期内大片肝坏死,3～6 个月便发展为肝硬化。临床上一般将肝硬化分为肝功能代偿期和肝功能失代偿期,但两期界限不明显。

1. 肝功能代偿期 早期症状较轻,缺乏特异性。主要有乏力、食欲不振、恶心、呕吐、腹胀、腹泻、上腹不适或隐痛等,以乏力、食欲不振为主要表现,且出现最早。症状常因劳累或伴发病时出现,休息或治疗后可减轻或缓解。病人营养状况一般,肝可稍大,质偏硬,脾可轻度肿大,肝功能多正常或轻度异常。

2. 肝功能失代偿期 以肝功能减退和门静脉高压症为主要表现。

（1）肝功能减退的临床表现：①全身症状：一般情况及营养状况较差，可有消瘦、乏力、精神不振、皮肤干枯粗糙、肝病面容（面色黝黑或面色灰暗）、不规则低热、水肿、舌炎和口角炎等。②消化道症状：食欲减退明显，恶心、呕吐、餐后上腹饱胀不适、腹痛等，稍进食油腻饮食易引起腹泻，半数以上有轻度黄疸，少数有中、重度黄疸。③出血倾向和贫血：病人常有鼻出血、牙龈出血、皮肤紫癜、胃肠出血等出血倾向，与肝脏合成凝血因子减少、脾功能亢进和毛细血管脆性增加有关。并常出现不同程度的贫血，由食欲不振、肠道吸收障碍、出血及脾功能亢进等引起。④内分泌功能紊乱表现：雌激素增多，雄激素和糖皮质激素减少，表现为蜘蛛痣、肝掌、性功能减退、男性乳房发育、睾丸萎缩、毛发脱落等，女性病人则出现月经失调、闭经、不孕等。肾上腺皮质功能减退时，病人面部和其他暴露部位皮肤色素沉着，因肝脏对雌激素灭活作用减退，致雌激素升高，通过负反馈抑制腺垂体分泌促性腺激素及促肾上腺皮质激素的功能。肝脏对醛固酮和抗利尿激素的灭活作用减弱，导致醛固酮和抗利尿激素增多，造成肾远曲小管和集合管对钠、水的重吸收增加，表现为水肿、尿量减少、腹水等。

（2）门静脉高压症的临床表现：①脾肿大：多为轻、中度脾肿大，为脾长期淤血所致。晚期常伴有周围血中红细胞、白细胞和血小板减少，称为脾功能亢进。②侧支循环的建立和开放：门静脉高压症的特征表现，当门静脉压超过 200 mmH_2O 时，门、腔静脉侧支循环建立。临床上重要的侧支循环有 3 支：食管下段和胃底静脉曲张；腹壁静脉曲张，在脐周和腹壁可见迂曲的静脉，以脐为中心向上及下腹延伸，外观呈水母头状；痔静脉曲张，形成内痔。③腹水：肝硬化肝功能失代偿期最突出的临床表现，75%以上的失代偿期病人有腹水。中等量以上腹水时常有腹胀和移动性浊音；大量腹水时可见腹部隆起，腹壁绷紧发亮，状如蛙腹，可发生脐疝，并使横膈抬高引起呼吸困难和心悸等表现。部分病人可伴有胸水，以右侧多见。腹水的形成是多因素作用的结果，由门静脉压力增高、低白蛋白血症导致的血浆胶体渗透压降低、肝淋巴液生成过多、继发性醛固酮和抗利尿激素增多、有效循环血容量不足所致。

肝脏情况：早期肝脏增大，表面尚光滑，质地中等硬；晚期肝脏缩小、质地坚硬、表面结节状。

（3）并发症：①上消化道出血：最常见的并发症，易引起失血性休克或诱发肝性脑病，病死率高。出血原因多数由食管下段和胃底静脉曲张破裂所致。②感染：易并发肺部感染、胆道感染、败血症、自发性腹膜炎等。自发性腹膜炎的致病菌多为革兰阴性杆菌，是肠道内细菌异常繁殖，通过肠壁或侧支循环进入腹腔引起，出现发热、腹痛、腹水迅速增长或持续不减、腹膜刺激征。③肝性脑病：最严重的并发症，也是最常见的死亡原因。④原发性肝癌：肝脏短期内迅速增大、持续性肝区疼痛、血性腹水、不明原因发热等情况应考虑并发原发性肝癌。⑤肝肾综合征：又称功能性肾衰竭。大量腹水时，引起有效循环血容量不足及肾内血液重新分布等因素引起功能性肾衰竭。⑥电解质和酸碱平衡紊乱：常见有低钠、低钾、低氯血症和代谢性碱中毒，可诱发和加重肝性脑病。

（三）心理、社会状况

慢性病，病程长，病理变化逐渐加重且常不可逆，症状明显、久治不愈。病人常表现为思想负担沉重、消极、情绪低落和焦虑，甚至出现愤怒、绝望等不良情绪，对治疗和生存失去信心，或产生过度依赖医护人员的心理。长期治疗使家庭经济负担沉重，病人和家属出现厌倦、失望、绝望等。

（四）辅助检查

1. 血常规检查 代偿期多正常。失代偿期可有不同程度的贫血。脾功能亢进时红细胞、白细胞、血小板均减少。

2. 尿常规检查 代偿期正常。失代偿期有蛋白尿、血尿和管型尿，黄疸时可有胆红素及尿胆原增加。

3. 肝功能检查 代偿期多正常或轻度异常。失代偿期转氨酶有轻、中度升高，血清白蛋白（A）降低，球蛋白（G）增高，A/G 降低或倒置，γ 球蛋白显著增高。凝血酶原时间有不同程度延长，注射维生素 K 后不能纠正。

4. 腹水检查 一般为漏出液，并发自发性腹膜炎时，腹水透明度降低，比重介于漏出液与渗出液之间。白细胞数增多，并发结核性腹膜炎时以淋巴细胞增高为主。腹水为血性应警惕癌变，需做细胞学检查。

5. 免疫功能检查 免疫球蛋白 IgG、IgA 增高。多数病人 T 淋巴细胞数低于正常，抗核抗体、抗平滑肌抗体、抗线粒体抗体阳性。若为病毒性肝炎引起者，病毒标记物可呈阳性反应。

6. 影像学检查 X线食道吞钡检查对诊断食管胃底静脉曲张有价值，可见钡剂在食管黏膜上分布不均，有虫蚀样或蚯蚓状充盈缺损，纵行黏膜皱襞增宽，胃底呈菊花样充盈缺损。B超、CT和MRI检查可显示肝脾形态改变、脾静脉和门静脉内径增宽及腹水情况。

7. 内镜检查 纤维胃镜检查可观察静脉曲张及其分布和程度，并发上消化道出血时，紧急胃镜检查可确定出血部位，并可进行止血治疗。腹腔镜检查可直接观察肝脏、脾脏情况，并可在直视下对病变明显处进行穿刺做活组织检查。

8. 肝穿刺活组织检查 对诊断有确诊价值，并有助于决定治疗方案和判断预后。若见假小叶形成可确诊为肝硬化。

（五）诊断要点

肝硬化代偿期不易确诊。对原因不明的肝脾大、慢性病毒性肝炎、长期大量饮酒者应定期随访，肝穿刺活组织检查有利于早期确诊。失代偿期的诊断依据有病毒性肝炎、长期饮酒等病史，肝功能减退和门静脉高压症的临床表现及肝功能试验异常等。

（六）治疗要点

本病尚无特效治疗，关键在于早期诊断，加强病因和一般治疗，缓解病情，延长代偿期和保持劳动力。

1. 一般治疗 代偿期病人适当减少活动，避免过度劳累，宜进高热量、高蛋白、高维生素易消化饮食。失代偿期病人注意休息以减轻肝脏负担，肝功能损害严重或有肝性脑病先兆者，应控制或禁食蛋白质，有腹水者应低盐饮食。禁酒，禁用对肝脏有损害的药物，避免进食粗糙、坚硬食物以免发生食管胃底静脉曲张破裂出血。

2. 药物治疗 尚无特效药。可选用抗纤维化药物如秋水仙碱、糖皮质激素、丹参等，保护肝细胞药物如熊去氧胆酸、维生素类、甘草酸等，可用于有转氨酶及胆红素升高的肝硬化病人。

3. 腹水的治疗

(1) 消除诱因：注意休息，控制感染，限制钠、水摄入等。

(2) 利尿剂的应用：首选醛固酮拮抗剂螺内酯，常与袢利尿剂呋塞米合用，联合用药可起协同作用。利尿剂从小剂量开始，利尿期间每日体重下降不超过0.5 kg。

(3) 提高血浆胶体渗透压：可定期输注白蛋白、血浆，不仅可提高血浆胶体渗透压，促进腹水消退，也有利于病人全身状况和肝功能的改善。白蛋白剂量为25～60 g/d，总量400～600 g，在使用白蛋白时应继续使用利尿剂，以增强利尿的效果，同时应避免大剂量使用白蛋白，以防血容量剧增引起曲张的食管胃底静脉破裂出血。

(4) 顽固性腹水的治疗：可采用放腹水、自身腹水浓缩回输术、胸导管颈内静脉吻合术、腹腔-颈内静脉分流术、经颈静脉肝内门体分流术、肝移植等治疗方法。放腹水治疗不作为常规治疗，对严重腹水合并脐疝者或致膈肌明显提高而影响呼吸者，可考虑做腹腔穿刺放腹水。自身腹水浓缩回输术是近年来治疗难治性腹水所采用的安全、简便、经济、有效的方法。

4. 手术治疗 有各种分流、断流术和脾切除术等，目的是降低门静脉系统压力和消除脾功能亢进。晚期肝硬化病人有条件可进行肝移植手术，可改善病人的预后。

5. 并发症治疗 自发性腹膜炎的治疗应早期、足量、联合使用抗菌药物，并加强支持治疗。肝肾综合征重在预防，控制上消化道出血、感染等诱发因素。严格控制输液量，纠正水、电解质和酸碱平衡失调；输注右旋糖酐、白蛋白，并在此基础上应用利尿剂，使用血管活性药物多巴胺等。

【主要的护理诊断/问题】

(1) 营养失调：低于机体需要量 与肝功能减退、食欲不振、消化吸收障碍有关。

(2) 体液过多 与肝功能减退、门静脉高压、醛固酮和抗利尿激素增多有关。

(3) 有皮肤完整性受损的危险 与营养不良、水肿、瘙痒、长期卧床有关。

(4) 焦虑 与病情反复、担心疾病的预后不佳、经济负担压力有关。

(5) 潜在并发症：上消化道出血、肝性脑病、原发性肝癌、肝肾综合征、电解质紊乱和酸碱平衡失调等。

【护理目标】

(1) 合理调整饮食,摄取营养能满足机体需要,营养状况得到改善。

(2) 腹水和水肿减轻或消失,身体舒适感增加。

(3) 皮肤无破损和感染。

(4) 能采取有效应对措施,焦虑等不良情绪得到纠正,对治疗和生活信心增加。

【护理措施】

(一) 一般护理

1. 休息与活动 根据病情合理安排病人的休息与活动,休息是保护肝脏的重要措施之一,休息可减轻肝脏负担,降低门静脉压力,增加肝脏血流量,促进肝细胞修复,改善腹水和水肿,充足的睡眠可增加糖原和蛋白质的合成。肝功能代偿期病人可适度活动,但要避免过度疲劳;肝功能失代偿期病人以卧床休息为主,根据病情安排适量的活动,活动量以不感到疲劳、不加重症状为度。

2. 饮食护理 合理的饮食是改善肝功能、延缓病情进展的基本措施。遵循高热量、高蛋白质、高维生素、易消化饮食原则,并根据病情变化及时调整。保证热量,每日供给 300～400 g 糖,以利于肝细胞再生;蛋白质每日每千克体重 1.0～1.5 g,应以高生物效价的蛋白质为主,如豆制品、鸡蛋、牛奶、鱼、瘦猪肉等,充足的蛋白质有助于肝细胞修复和维持血浆白蛋白正常水平,有利于腹水和水肿的消退。但肝功能损害严重或肝性脑病先兆时应严格限制或暂禁蛋白质摄入。宜进食富含维生素的食物如粗粮、绿豆、西红柿等,以促进肝细胞修复、保护肝脏功能及增强肝脏解毒功能;脂肪摄入过多易引起脂肪肝、阻止肝糖原的合成和使肝功能衰退,应适当限制脂肪摄入,以 50 g/d 左右为宜;尽量食用以蒸、煮、炖、熬、烩等加工方法制作的食物,以利消化吸收,避免食用强烈的调味品和乙醇饮料,以减轻肝脏负担;食管胃底静脉曲张病人应进软食,进餐时细嚼慢咽,食团宜小且表面光滑,避免进食粗糙、坚硬、刺激性强的食物;药物应磨成粉末服用,以免引起食管胃底静脉曲张破裂出血;腹水病人应限制钠、水的摄入量,每日钠的入量宜限制在 500～800 mg(氯化钠 1.2～2.0 g),水限制在每日 1000 mL 左右,并根据尿量、腹水消退和血钠情况适时调整;严禁饮酒。

(二) 皮肤护理

保持皮肤清洁,每日温水沐浴,水温不宜过高,忌用刺激性沐浴液或皂类,沐浴后可用性质柔和的润肤品,以减轻皮肤干燥和瘙痒。皮肤瘙痒明显者勿用手抓挠,防止损伤皮肤,可用局部冷敷、薄荷油涂擦,或遵医嘱给予止痒处理。衣服宜柔软、宽大、吸汗,床铺应平整、干燥、清洁。注意定期更换体位,臀部、阴囊、下肢、足部水肿可用棉垫托起,受压部位皮肤给予热敷和按摩以促进局部血液循环,改善皮肤的营养代谢,以免受压部位发生压疮及继发感染。

(三) 腹水护理

注意休息,取适宜的体位,腹水量少时取平卧位,以利增加肝、肾血流和改善肝细胞营养;大量腹水时取半卧位,使膈肌下降,减轻呼吸困难和心悸;卧床时抬高下肢,阴囊水肿者可用托带托起阴囊,以利水肿消退。限制钠、水的摄入量,准确记录出入量,定期测量并记录腹围和体重情况,观察腹水消退情况。大量腹水时,应避免腹内压骤增的情况,如剧烈咳嗽、呕吐、用力排便、打喷嚏等;遵医嘱正确使用利尿剂和血浆、白蛋白,利尿剂易引起水、电解质紊乱和酸碱平衡失调,应注意加强电解质的监测,发现高血钾、低血钾及酸碱平衡紊乱时,应遵医嘱加以纠正,以免诱发肝性脑病等;使用白蛋白时应注意控制总量,以防过量使血容量剧增诱发食管胃底静脉曲张破裂出血;对实施腹腔穿刺放腹水治疗的病人,应协助做好腹腔穿刺的操作前准备、术中配合及操作后护理,放腹水时注意记录腹水量、颜色、性质等;对接受自身腹水浓缩回输治疗者,应注意观察病人出现的反应,腹水有感染时不可回输。

(四) 病情观察

注意观察病人有无上消化道出血、自发性腹膜炎、肝性脑病、肝肾综合征、原发性肝癌等并发症的临床表现,及早发现及处理。

(五) 心理护理

给予病人精神上的安慰和支持,对肝硬化病人在病程中出现的各种心理变化给予理解、同情,耐心解释病人所提出的问题，鼓励病人说出其内心感受和忧虑，同时发挥家庭等支持系统的作用，指导病人及家属正确应对治疗和护理中出现的各种情况，减轻病人心理负担，增加其配合治疗和护理的依从性，保持愉快心情，促进身心康复。

（六）健康指导

1. 知识指导 向病人和家属介绍疾病基本知识和自我护理的方法，消除思想顾虑和精神压力，树立战胜疾病的信心，把治疗与护理计划落实到日常生活中。

2. 休息指导 生活起居有规律，根据自身病情掌握活动的时间与活动量，注意劳逸结合，保证足够的休息和睡眠，合理安排工作与生活，同时注意情绪的调节和稳定。

3. 饮食指导 向病人及家属说明饮食治疗的意义、原则和方法，强调饮食的重要性，帮助制订切实可行的饮食计划，注意蛋白质、钠盐等的合理补充，养成良好的饮食卫生习惯，戒烟、酒。

4. 用药指导 介绍所用药物的名称、剂量、给药方法、给药时间及药物的疗效和副作用等，教育病人应遵医嘱用药，避免滥用对肝脏有损害的药物，以免加重肝脏的负担和肝功能损害。

5. 定期复查 帮助病人及家属认识定期复查的重要意义，教会病人早期识别病情变化，熟知并发症的诱因和基本表现，出现相关症状或先兆时及时就诊。

（杨玉琴）

第五节　原发性肝癌病人的护理

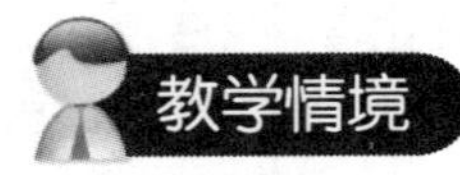

顾先生，50 岁，于 2 h 前无明显诱因间断解血便 2 次，为暗红色，混有血凝块，无黏液及冻子，总量 600～800 mL，伴有头晕、心慌、乏力、冷汗、面色苍白。既往有乙肝病史。身体评估：体温 36.5 ℃，脉搏 92 次/分，呼吸 18 次/分，血压 85/53 mmHg，神志清楚，贫血貌，睑结膜苍白，心肺无阳性体征。双手肝掌明显，双下肢有凹陷性水肿。神经系统检查未见异常。腹部彩超示：肝硬化。胃镜检查示：重度胃底静脉曲张、门脉高压性胃病。血常规示：白细胞 3.13×10^{9}/L，红细胞 2.98×10^{12}/L，血红蛋白 77 g/L。肝功能示：ALT 43 U/L、AST 146 U/L、r-GT 290 U/L、Alb 26.8 g/L。肾功能正常。

请问：1. 为进一步明确诊断，应做哪些检查？

2. 病人存在哪些主要护理诊断/问题？

3. 应采取哪些护理措施？

原发性肝癌(primary carcinoma of the liver)简称肝癌，是指发生于肝细胞或肝内胆管上皮细胞的恶性肿瘤，为我国常见恶性肿瘤之一。其死亡率在消化系统恶性肿瘤中列第 3 位，仅次于胃癌和食管癌。全世界每年平均约有 25 万人死于肝癌，我国每年约有 11 万人死于肝癌。本病可以发生于任何年龄，以40～49 岁为最多，男女之比为(3～4)∶1。

【护理评估】

（一）病因与发病机制

原发性肝癌的病因和发病机制尚未完全肯定，根据高发区流行病学调查，可能与多种因素的综合作用有关。

1. 病毒性肝炎 在我国，慢性病毒性肝炎是原发性肝癌最主要的病因。原发性肝癌病人中约 1/3 有慢性肝炎史，流行病学调查发现肝癌病人 HBsAg 阳性率可达 90%，提示乙型肝炎病毒(HBV)与肝癌高发有关，但是西方发达国家 HBV 并不是原发性肝癌的主要病因。

2. 肝硬化 原发性肝癌合并有肝硬化者占 50%～90%。我国主要在病毒性肝炎后肝硬化的基础上发生，欧美国家常在酒精性肝硬化的基础上发生。血吸虫性肝硬化、胆汁性和淤血性肝硬化与原发性肝癌的发生无关。

3. 黄曲霉毒素 黄曲霉毒素的代谢产物黄曲霉毒素 B1 有强烈的致癌作用。流行病学调查发现在粮油及食品受黄曲霉毒素 B1 污染严重的地区，肝癌发病率较高，提示黄曲霉毒素 B1 与肝癌的发生有关。

4. 饮用水污染 饮用水污染和肝癌的发生有密切关系。根据肝癌高发地区江苏启东的报道，饮池塘水的居民肝癌发病率[(60～101)/10 万]明显高于饮井水的居民[(0～19)/10 万]。说明池塘中生长的蓝绿藻产生的微囊藻毒素可污染水源，具有致癌甚至促癌作用。

5. 其他因素 肝癌的发生常有家族聚集现象，但是否与遗传有关，尚未肯定。某些化学物质如亚硝胺类、偶氮芥类、有机氯类农药、酒精等可能是致肝癌的物质。

（二）病理

1. 按大体形态 ①块状型：最多见，癌块直径≥5 cm，呈单个、多个或融合成块。大于 10 cm 者称巨块型，多呈圆形，质硬，呈膨胀性生长，癌块周围的肝组织常被挤压，形成假包膜，此型易液化、坏死及出血。②结节型：较多见，直径≤5 cm，有大小和数目不等的癌结节，结节多在肝右叶，与周围肝组织的分界不如块状型清楚。单个癌结节直径小于 3 cm 或相邻两个癌结节直径之和小于 3 cm 者称为小肝癌。③弥漫型：最少见，有米粒至黄豆大的癌结节弥漫地分布于整个肝脏，与肝硬化不易区分，肝脏肿大不显著，甚至可以缩小。

2. 组织学分型 ①肝细胞型：最多见，约占原发性肝癌的 90%。癌细胞由肝细胞发展而来，大多伴有肝硬化。②胆管细胞型：较少见，癌细胞由胆管上皮细胞发展而来，纤维组织较多、血窦较少。③混合型：最少见。

3. 转移途径 ①血行转移：肝内血行转移发生最早，最常见，易侵犯门静脉及分支并形成癌栓，脱落后在肝内引起多发性转移灶。肝外转移中，最常见的转移部位为肺，还可引起胸、肾上腺、肾及骨等部位的转移。②淋巴转移：转移至肝门淋巴结最为常见，也可转移至胰、脾、主动脉旁及锁骨上淋巴结。③种植转移：少见，从肝表面脱落的癌细胞可种植在腹膜、横膈、盆腔等处，引起血性腹水、胸水。女性可有卵巢转移癌。

（三）身体状况

原发性肝癌起病隐匿，早期缺乏典型症状。临床症状明显者，病情大多已进入中、晚期。经甲胎蛋白(AFP)普查检出的早期病例无任何症状和体征，称为亚临床肝癌。

1. 症状

(1) 肝区疼痛：肝癌最常见的症状，半数以上病人有肝区疼痛，多呈持续性胀痛或钝痛，是因癌肿生长过快、肝包膜被牵拉所致。如癌肿生长缓慢，则可完全无痛或仅有轻微钝痛。如病变侵犯膈肌，疼痛可牵涉右肩或右背部；当肝表面的癌结节破裂，可突然引起剧烈腹痛，从肝区开始迅速延至全腹，产生急腹症的表现，如出血量大时可导致休克。

(2) 全身性表现：乏力、进行性消瘦、发热、食欲不振、营养不良和恶病质等。

(3) 转移灶症状：肝癌转移可引起相应的症状，如转移至肺可引起咳嗽和咯血；转移至骨骼和脊柱可引起局部压痛或神经受压症状；颅内转移可引起相应的神经系统症状和体征。

(4) 伴癌综合征：原发性肝癌病人由于癌肿本身代谢异常或癌组织对机体影响而引起内分泌或代谢异常的一组症候群，主要表现为自发性低血糖症、红细胞增多症，其他罕见的有高钙血症、高脂血症、类癌综合征等。

2. 体征

(1) 肝脏肿大：肝脏呈进行性增大，质地坚硬，表面凸凹不平，常有大小不等的结节，边缘钝而不整齐，常有不同程度的压痛。进行性肝脏肿大是肝癌最常见的特征性体征之一。

(2) 黄疸：一般出现在肝癌晚期，多为阻塞性黄疸，少数为肝细胞性黄疸。

(3) 肝硬化征象：在失代偿期肝硬化基础上的病人可有基础病的临床表现。表现为原有腹水者腹水迅速增加且具难治性，腹水一般为漏出液。血性腹水多因肝癌侵犯肝包膜或向腹腔内破溃引起，少数因腹膜转移癌所致。

3. 并发症

(1) 肝性脑病:原发性肝癌晚期最严重的并发症,约 1/3 的病人因此死亡,一旦出现肝性脑病均预后不良。

(2) 上消化道出血:约占肝癌死亡原因的 15%。出血可能与以下因素有关:肝硬化或门静脉、肝静脉癌栓而发生门静脉高压,导致食管胃底静脉曲张破裂出血;肝癌晚期病人可因胃肠道黏膜糜烂合并凝血功能障碍而有广泛出血。

(3) 肝癌结节破裂出血:约 10%的肝癌病人可发生肝癌结节破裂出血。如肝癌破裂局限于肝包膜下,可产生局部疼痛,形成压痛性血肿;也可破入腹腔引起急性腹痛和腹膜刺激征。严重时可致休克或死亡。

(4) 继发感染:病人因长期消耗或化学治疗(化疗)、放射治疗(放疗)等,抵抗力低下,容易并发肺炎、肠道感染、败血症、压疮等。

(四) 心理、社会状况

肝癌病人可能会相继出现否认、愤怒、忧郁、绝望等心理反应,部分病人会出现过激的心理反应。因此,应评估病人对疾病的认知程度,病人及家属对拟采用的治疗方案的了解和掌握程度;病人及家属的心理承受能力及家庭经济支持能力。

(五) 辅助检查

1. 肝癌标记物检测 甲胎蛋白(AFP):AFP 已广泛用于肝癌的普查、诊断、判断治疗效果及预测复发。血清 AFP 浓度通常与肝癌大小呈正相关。在排除妊娠、肝炎和生殖腺胚胎瘤的基础上,血清 AFP 检查诊断肝细胞癌的标准为:AFP 大于 500 μg/L 持续 4 周以上;AFP 在 200 μg/L 以上的中等水平持续 8 周以上;AFP 由低浓度逐渐升高不降。

2. 影像学检查 ①超声显像:实时 B 型超声显像是目前肝癌筛查的首选检查方法。它能确定肝内有无占位性病变以及提示病变的可能性质,对肝癌早期定位诊断有较大的价值,并有助于引导肝穿刺活检。②电子计算机 X 线体层显像(CT):肝癌诊断的重要手段,为临床疑诊肝癌者和确诊为肝癌拟行手术治疗者的常规检查。螺旋 CT 增强扫描可进一步提高肝癌诊断的准确性及早期诊断率。③磁共振成像(MRI):能获得横断面、冠状面和矢状面 3 种图像,能显示门静脉和肝静脉的分支;对肝血管瘤、囊性病灶、结节性增生灶等的鉴别有优势。④肝血管造影:选择性肝动脉造影是肝癌诊断的重要补充手段。

3. 肝穿刺活体组织检查 在超声或 CT 引导下细针穿刺行组织学检查是确诊肝癌的最可靠的方法。上述非侵入性检查未能确诊者可视情况考虑应用。

(六) 诊断要点

有乙型、丙型病毒性肝炎病史或酒精性肝病的中年人,特别是男性病人,有不明原因的肝区疼痛、消瘦、进行性肝脏肿大者,应考虑肝癌的可能,做血清 AFP 测定和有关影像学检查,必要时行肝穿刺活检,可获诊断。

(七) 治疗要点

尽早发现和及时治疗是改善肝癌预后的主要措施,早期肝癌和小肝癌应尽量采取手术切除,不能切除者应采取综合治疗措施。

1. 手术治疗 手术切除是目前根治原发性肝癌的最好手段,凡有手术指征者均应积极争取手术切除。

2. 肝动脉化疗栓塞治疗(TACE) 原发性肝癌非手术治疗的首选方案,疗效好,可提高病人的 3 年生存率。常用栓塞剂有明胶海绵碎片和碘化油。目前临床多采用碘化油混合化疗药,一般每 4~6 周重复 1 次,经 2~5 次治疗,许多肝癌明显缩小。

3. 无水酒精注射疗法(PEI) 目前已被推荐为肿瘤直径小于 3 cm,结节数在 3 个以内伴有肝硬化而不能手术治疗的主要治疗方法。

4. 放射治疗 一些病灶较为局限、肝功能较好的早期病例,如能耐受 40 Gy(4000 rad)以上的放射剂量,疗效可显著提高。

5. 全身化疗 肝癌化疗以 CDDP 方案为首选,常用的化疗药物有阿霉素、5-氟尿嘧啶(5-FU)、丝裂霉素等，单一药物疗效较差。

6. 物理疗法 常见的方法有微波组织凝固技术、高功率聚焦超声治疗、射频消融、激光等。直流电疗法和冷冻疗法也可以达到杀伤肝癌细胞的作用。

7. 生物和免疫治疗 目前单克隆抗体和酪氨酸激酶抑制剂类的各种靶向治疗药物等已应用于临床。

【主要的护理诊断/问题】

(1) 疼痛：肝区痛 与肿瘤迅速生长导致肝包膜张力增加或手术后切口疼痛有关。

(2) 营养失调：低于机体需要量 与肝功能差、食欲减退、消化吸收不良、化疗引起胃肠道不良反应及肿瘤消耗等有关。

(3) 潜在并发症：肝性脑病、上消化道出血、癌结节破裂出血等。

(4) 有感染的危险 与长期消耗及化疗、放疗而致白细胞减少、抵抗力降低有关。

【护理目标】

病人疼痛减轻或缓解；能主动进食营养均衡的食物，营养状况得到改善，体重不再下降；未发生感染，或发生后能及时发现和处理；情绪稳定，能采取积极的心态面对疾病。

【护理措施】

（一）一般护理

1. 休息 提供安静、舒适的休养环境，保证充足的休息时间。协助病人采取舒适的体位，减少引起病人压迫感的因素。疼痛时分散其注意力，鼓励病人自我控制疼痛，必要时予以止痛药镇痛。

2. 饮食 以高蛋白、适当热量、高维生素为宜，避免摄入高热量、高脂和刺激性食物。鼓励病人多进食，对食欲不振者，尽量选择和满足病人喜爱的食物种类、烹调方式，以增进病人食欲；对恶心、呕吐明显者，可在口腔护理或使用止吐剂后，采用少量多餐，尽量鼓励病人增加摄入量；对有肝性脑病倾向者，减少或控制蛋白质摄入量，以免诱发肝性脑病；肝癌晚期进食困难者，可遵医嘱静脉补充营养。

（二）病情观察

观察疼痛的部位、程度、性质及伴随症状；有无性格和行为的改变；呕吐物及粪便的颜色；血压和脉搏的变化。注意有无水肿或腹水，必要时记录每天的出入液量，每天测量和记录腹围、体重等情况，定期检测血清电解质。若突然发生上腹剧烈疼痛、大汗淋漓、血压下降、脉搏增快、腹肌紧张、压痛明显，应考虑癌肿结节破裂出血的可能，需立即通知医生，配合抢救。

（三）肝动脉化疗栓塞治疗(TACE)的护理

1. 术前护理 ①向病人解释治疗的目的、方法及治疗的重要性，消除病人紧张心理。②做好各种术前检查：病人出凝血时间、血常规、肝肾功能、心电图等，判断有无禁忌证。③行术前准备：碘过敏试验、备皮、术前 6 h 禁食禁水。

2. 术中护理 ①监测病人生命体征、血氧分压等变化，发现异常及时报告医生对症处理。②观察病人有无恶心、呕吐，一旦出现应帮助病人头偏向一侧，指导其深呼吸。③观察病人有无腹痛，疼痛剧烈者，遵医嘱给予对症处理。

3. 术后护理 ①术后嘱病人取平卧位休息，穿刺侧肢体伸直制动 24 h，穿刺点压迫止血 6～8 h。注意观察穿刺点有无出血，穿刺侧肢体皮肤的颜色、温度及足背动脉搏动情况，有无麻木等。②观察并记录生命体征。多数病人术后 4～8 h 体温升高，持续 1 周左右，应采取降温措施，避免机体大量消耗。③观察有无腹痛、恶心、呕吐等并发症。术后禁食 2～3 天，进食初期以流质饮食为主并少量多餐。④准确记录出入液量，注意观察有无肝性脑病的前驱症状。

（四）心理护理

肝癌的确诊，无论对病人还是家属都是沉重的打击。护士应尊重、理解、同情病人，鼓励病人树立战胜疾病的信心。护士应耐心介绍有关肝癌治疗的各种方法，为病人提供疾病治疗的相关信息。同时护士应给病人家属以心理支持和具体指导，取得家属的配合，提高家庭的应对能力。对存在严重心理障碍的病人请心理医生进行治疗，加强监控，避免发生意外事件。

(五) 健康指导

1. 疾病知识指导 向病人及家属介绍疾病基本知识。指导病人生活起居有规律,劳逸结合,保证足够的休息和睡眠,注意情绪的调节和稳定。教会病人早期识别病情变化,出现相关症状或先兆时及时就诊。对怀疑肝癌的高危人群应定期复诊。

2. 饮食指导 向病人及家属说明饮食治疗的意义、原则和方法,强调饮食的重要性,帮助制订切实可行的饮食计划。养成良好的饮食卫生习惯,戒烟酒,预防粮食霉变,改进饮用水质,减少对各种有害物质的接触。

3. 用药指导 详细介绍所用药物的名称、剂量、给药方法、时间及药物的疗效和副作用等,教育病人应遵医嘱用药,避免滥用对肝脏有损害的药物,以免加重肝脏的负担和肝功能损害。

【护理评价】

(1) 病人疼痛是否减轻或缓解。

(2) 病人能否主动进食营养均衡的食物,营养状况是否得到改善,体重是否不再下降。

(3) 病人是否发生出血、肝性脑病、膈下积液等并发症;或发生后能否及时发现和处理。

(4) 病人是否发生感染;或发生后能否及时发现和处理。

(5) 病人情绪是否稳定,病人能否采取积极的心态面对疾病。

(滕敬华)

第六节 肝性脑病病人的护理

肝性脑病(hepatic encephalopathy,HE)过去称为肝性昏迷(hepatic coma),指严重肝病引起的、以代谢紊乱为基础的中枢神经系统功能失调的综合征,其主要临床表现是意识障碍、行为失常和昏迷。门体分流性脑病(portal-systemic encephalopathy,PSE)强调门静脉高压,肝门静脉与腔静脉间有侧支循环存在,从而使大量门静脉血绕过肝脏流入体循环,是肝性脑病发生的主要机制。轻微肝性脑病是指对于有严重肝病、尚无明显肝性脑病的临床表现,而用精细的智力测验或电生理检测可发现异常情况者,是肝性脑病发病过程中的一个阶段。

【护理评估】

(一) 病因与发病机制

1. 病因及诱因 导致肝性脑病的肝病可为肝硬化、暴发性肝功能衰竭、重症肝炎、原发性肝癌、严重胆道感染及妊娠期急性脂肪肝。各型肝硬化及门体分流手术后是引起肝性脑病最常见的原因,特别是肝炎后肝硬化最多见。

肝性脑病特别是门体分流性脑病常有明显的诱发因素,常见的有上消化道出血、高蛋白饮食、镇静药和麻醉药、大量排钾利尿(低钾性碱中毒)和放腹水、便秘、缺氧、感染,其他如低血糖、手术、尿毒症、分娩等也可诱发肝性脑病。

2. 发病机制 肝性脑病的发病机制目前尚未完全明确,但普遍认为其病理生理基础是肝功能衰竭和门静脉之间有手术分流或自然形成的侧支循环。由于肝功能减退,解毒作用降低,来自胃肠道的许多毒性物质未被肝脏解毒和清除,直接经侧支循环,透过血-脑屏障至脑部,引起大脑功能紊乱。关于肝性脑病的发病机制目前主要有以下假说。

(1) 氨中毒学说:氨代谢紊乱引起是肝性脑病特别是门体分流性脑病的重要发病机制。血氨主要来自肠道。正常情况下肝脏合成的尿素有15%经肠黏膜分泌入肠腔,在肠道细菌产生的尿素酶的作用下,将尿素水解成为CO_2和NH_3,这一部分氨约占肠道产氨总量的90%。小部分是食物中的蛋白质被肠道细菌的氨基酸氧化酶分解产生。氨在肠道的吸收主要以非离子型氨(NH_3)弥散进入肠黏膜,其吸收率比离子型氨(NH_4^+)高得多。游离的NH_3有毒性,且能透过血-脑屏障。NH_3与NH_4^+的相互转化受pH值梯度改变的影响。当结肠内 pH>6 时，NH_3大量弥散入血；pH<6 时，则 NH_3从血液转至肠腔，随粪排出。当肝功能衰竭时，肝将氨转化为尿素的能力减退或消失，如果存在门体分流，氨还可绕过肝直接进入体循环，并透过血-脑屏障进入中枢神经系统，干扰三羧酸循环，使脑细胞的能量供应不足，引起脑功能紊乱。

(2) 假性神经递质学说：神经冲动的传导是通过递质来完成的。兴奋性神经递质有儿茶酚胺中的多巴胺和去甲肾上腺素、乙酰胆碱等，抑制性神经递质有 5-羟色胺、γ-氨基丁酸等。食物中的芳香族氨基酸如酪氨酸、苯丙氨酸等经肠菌脱羧酶的作用分别转变为酪胺和苯乙胺，正常时这两种胺在肝内分解清除。肝功能衰竭时，清除发生障碍，此两种胺可进入脑组织，在脑内经 β-羟化酶的作用分别形成 β-羟酪胺和苯乙醇乙胺，后两者的化学结构与正常神经递质去甲肾上腺素相似，但不能传递神经冲动或作用很弱，因此称为假性神经递质。当假性神经递质被脑细胞摄取并取代了突触中的正常递质，则神经传导发生障碍，兴奋冲动不能正常地传至大脑皮层而产生异常抑制，出现意识障碍。

(3) γ-氨基丁酸/苯二氮䓬(GABA/BZ)复合体学说：GABA 是哺乳动物大脑的主要抑制性神经递质，由肠道细菌产生，在门体分流和肝功能衰竭时，可绕过肝进入体循环。近年在暴发性肝功能衰竭和肝性脑病的动物模型中发现 GABA 血浓度增高，血-脑屏障的通透性也增高，大脑突触后神经元的 GABA 受体显著增多。这种受体不仅能与 GABA 结合，在受体表面的不同部位也能与巴比妥类和苯二氮䓬(BZ)类药物结合，故称为 GABA/BZ 复合体。GABA 或上述的其他两种的任何一种与受体结合后，都能促进氯离子进入突触后神经元，并引起神经传导抑制。

(4) 氨基酸代谢不平衡学说：肝硬化失代偿病人血浆芳香族氨基酸(如苯丙氨酸、酪氨酸、色氨酸)增多而支链氨基酸(如亮氨酸、异亮氨酸)减少。芳香族氨基酸在肝内分解代谢，肝功能衰竭时分解减少，故血浓度增高；支链氨基酸主要在骨骼肌分解，胰岛素有促使这类氨基酸进入肌肉的作用，肝功能衰竭时胰岛素灭活减少，促使大量支链氨基酸进入骨骼肌而血中浓度降低。此两组氨基酸是在竞争排斥中进入大脑的。进入脑内的苯丙氨酸和酪氨酸在脑内衍化为假神经递质并取代兴奋性神经递质，造成大脑的抑制。肝硬化病人血中色氨酸增多，进入脑内后色氨酸可衍生为 5-羟色胺，是中枢神经某些神经元的抑制性递质，有拮抗多巴胺、去甲肾上腺素的兴奋作用。

(二) 身体状况

肝性脑病的临床表现因原有肝病的性质、肝细胞损害的轻重缓急以及诱因的不同而很不一致，多数起病缓慢。根据意识障碍程度、神经系统表现和脑电图改变，将肝性脑病分为四期。

Ⅰ期(前驱期)：轻度性格改变和行为失常为突出表现，如欣快激动或淡漠少言，衣冠不整或随地便溺。应答尚准确，但吐词不清且较缓慢，可有扑翼样震颤。脑电图多正常。

Ⅱ期(昏迷前期)：以意识错乱、睡眠障碍、行为失常为主。前一期的症状加重，定向力和理解力均较差，对时间、地点、人物的概念混乱，不能完成简单的计算和智力构图。多有睡眠倒错，甚至有幻觉、恐惧、狂躁等精神异常表现。此期病人有腱反射亢进、肌张力增高、踝痉挛及 Babinski(巴彬斯基)征阳性等，扑翼样震颤存在，脑电图有特征性异常。

Ⅲ期(昏睡期)：以昏睡和精神错乱为主。各种神经体征持续或加重，大部分时间呈昏睡状态，但可以唤醒。醒时尚可应答问话，但常有神志不清和幻觉。扑翼样震颤仍可引出。肌张力增强，四肢被动运动常有抵抗力。锥体束征常呈阳性，脑电图有异常波形。

Ⅳ期(昏迷期)：神志完全丧失，不能唤醒。浅昏迷时，对疼痛刺激和不适体位尚有反应，腱反射和肌张力仍亢进，扑翼样震颤无法引出。深昏迷时，各种反射消失，肌张力降低，瞳孔常散大，脑电图明显异常。

以上各期的分界不很清楚，前后期临床可有重叠。肝功能损害严重的肝性脑病病人有明显黄疸、出血倾向、肝臭，易并发各种感染、脑水肿和肝肾综合征等，临床表现更加复杂。

(三) 辅助检查

1. 血氨 急性肝性脑病病人血氨可以正常，慢性肝性脑病尤其是门体分流性脑病病人多有血氨升高。

2. 脑电图检查 节律变慢。Ⅱ～Ⅲ期病人表现为 δ 波或三相波，每秒 4～7 次；昏迷时表现为高波幅的 δ 波，每秒少于 4 次。

3. 心理智能测试 对轻微型肝性脑病的诊断有重要帮助。目前该测试方法有多种，推荐使用数字连接试验、轨迹描绘试验、构建能力测试、数字符号试验等。这些检测方法与受教育程度的相关性小，操作非常简单方便。

4. 诱发电位 大脑皮质或皮质下层接收到由各种感觉器官受刺激的信息后所产生的电位，其有别于脑电图所记录的大脑自发性电活动。可用于轻微肝性脑病的诊断和研究。

（四）治疗要点

本病尚无特效疗法，常采用综合治疗措施。去除肝性脑病发作的诱因、保护肝脏功能避免进一步损伤、治疗氨中毒及调节神经递质是目前治疗肝性脑病的主要措施。

1. 一般治疗 避免使用镇静药及损伤肝功能的药物，纠正电解质和酸碱平衡紊乱，防止和控制感染，避免大量放腹水等，避免诱发和加重肝性脑病。

2. 对症治疗 纠正水、电解质和酸碱失衡，保护脑细胞功能，防治脑水肿。

3. 减少肠内毒物的生成和吸收

(1) 饮食：开始数日内禁食蛋白质。食物以碳水化合物为主，每日供给热量 5.0～6.7 kJ 和足量维生素。神志清楚后，可逐渐增加蛋白质饮食。

(2) 灌肠或导泻：清除肠内积食、积血或其他含氮物。可用生理盐水或弱酸性溶液灌肠，或口服 33% 硫酸镁导泻；也可口服乳果糖，剂量为 30～60 g/d，分 3 次口服，从小剂量开始，以调节到每日排便 2～3 次，粪 pH 5～6 为宜。对急性门体分流性脑病昏迷者以 66.7%乳果糖 500 mL 灌肠作为首选治疗。

(3) 抑制肠道细菌生长：口服新霉素 2～4 g/d；或甲硝唑 0.2 g，每天 4 次；也可选服巴龙霉素、去甲万古霉素、利福昔明。

4. 促进有毒物质的代谢清除，纠正氨基酸代谢紊乱

(1) 降氨药物：谷氨酸钾和谷氨酸钠或精氨酸等，促进尿素合成而降低血氨；苯乙酸、鸟氨酸、门冬氨酸亦有显著降氨作用。

(2) 纠正氨基酸代谢紊乱药物：支链氨基酸制剂是一种以亮氨酸、异亮氨酸、缬氨酸等为主的复合氨基酸。可以竞争性抑制芳香族氨基酸进入大脑，减少假神经递质的形成。

5. 调节神经递质 氟马西尼是 BZ 受体拮抗剂，可以拮抗内源性苯二氮䓬所致的神经抑制。对部分Ⅲ～Ⅳ期病人具有促醒作用。

6. 人工肝 用活性炭、树脂等进行血液灌流可清除血氨，对于肝性脑病有一定疗效。

7. 肝移植 治疗各种终末期肝病的有效方法，严重肝性脑病在肝移植术后能得到显著的改善。

【主要护理诊断/问题】

(1) 意识障碍　与血氨增高，干扰脑细胞能量代谢和神经传导有关。

(2) 有受伤的危险　与肝性脑病导致精神异常、烦躁不安有关。

(3) 营养失调：低于机体需要量　与肝功能减退、消化吸收障碍、限制蛋白质摄入有关。

(4) 有感染的危险　与长期卧床、营养失调、抵抗力下降有关。

(5) 知识缺乏：缺乏防止肝性脑病的相关知识。

【护理措施】

（一）一般护理

1. 休息与活动 尽量安排专人护理，病人以卧床休息为主。对躁动不安者应注意保护，使用床栏，必要时使用约束带，防止坠床和自伤，经常修剪指甲，防止抓伤。

2. 饮食护理 肝性脑病病人往往食欲不振，或已处于昏迷状态，不能进食，需要积极给予营养支持。发病开始数日内要禁食蛋白质，供给足够的热量(1200～1600 kcal)和维生素，热量以碳水化合物为主，可口服蜂蜜、面条、稀饭、果汁等。不能进食者可予鼻饲。神志清楚后可逐渐给予蛋白饮食，蛋白种类以植物蛋白为主，20 g/d，每 3～5 天可增加 10 g，直至其最大耐受量，通常为 40～60 g/d 或 1 g/(kg·d)。保持水、电解质和酸碱平衡，每日入液量控制在 2500 mL 内，肝硬化腹水病人入液量为尿量加 1000 mL。脂肪能延缓胃的排空，应少食。

（二）病情观察

密切注意肝性脑病的早期征象，如病人有无欣快激动或寡言不语、衣冠不整、随地大小便等症状；观察病人思维及认知行为的改变，如病人有无计算力减退、言语不清、理解力和（或）记忆力减退等症状；注意识别意识障碍的程度及有无扑翼样震颤。监测并记录病人的血压、脉搏、呼吸、体温及瞳孔的变化，定期复查血氨、电解质及肝肾功能，如有异常及时协助医生进行处理。

（三）用药护理

（1）长期服用新霉素的病人可出现听力或肾功能损害，故服用新霉素不宜超过一个月，用药期间应监测听力和肾功能。

（2）应用精氨酸时，滴数不宜过快，否则可引起面色潮红、流涎、呕吐等反应。

（3）应用谷氨酸钾和谷氨酸钠时，其比例应根据血清钾、钠浓度和病情而定。病人尿少时慎用钾剂，明显腹水和水肿时慎用钠剂。

（4）大量输注葡萄糖时，需警惕低钾血症、心力衰竭和脑水肿。

（5）乳果糖因在肠内产气较多，可引起腹胀、腹痛、恶心、呕吐及电解质紊乱等反应，应从小剂量开始应用。

（四）心理护理

（1）关心、理解病人，在病人意识清楚时向其讲解出现精神、意识错乱的原因，安慰病人，尊重其人格，以理解的态度对待病人的某些不正常的行为，避免嘲笑。向其同室病友、家属等做好解释工作，使其了解这是疾病的表现，让他们友善对待病人。

（2）与照顾者建立良好关系，了解他们的基本情况，提供疾病相关知识，共同制订照顾计划。尽可能地为照顾者提供帮助，减轻其经济负担和精神压力。

（五）昏迷病人的护理

病人取仰卧位，头偏向一侧，以保持呼吸道通畅。必要时可做气管切开以排痰，给予氧气吸入。保持皮肤、口腔清洁，防止感染，定时协助病人翻身，防止压疮。对眼睑闭合不全、角膜外露的病人可用生理盐水纱布覆盖眼部。定时为病人进行肢体被动运动，防止深静脉血栓形成及肌肉萎缩。

（六）健康指导

1. 疾病知识指导 让病人及家属了解肝脏疾病及肝性脑病的有关知识，熟悉易导致肝性脑病的诱发因素，指导病人尽可能避免各种诱发因素，如戒烟酒、合理安排饮食、保持大便通畅、避免各种感染等。

2. 用药指导 指导病人按医嘱正确、及时、规范用药，了解药物疗效及不良反应，定期随访复诊。避免滥用损害肝脏的药物。

3. 对家庭照顾者的指导 教会家属观察肝性脑病的早期征象，以便及时发现病情变化，及时就诊。指导家属给予病人精神支持及各方面的照顾，鼓励病人树立战胜疾病的信心，保持情绪乐观，积极配合治疗。

（滕敬华）

第七节 急性胰腺炎病人的护理

胡先生，36 岁，大量饮酒后出现左中上腹部持续性钝痛向左腰部放射 6 h，伴恶心、呕吐，吐出食物和胆汁，呕吐后腹痛不减轻，无腹泻。查体：体温 38 ℃，脉搏 80 次/分，呼吸 18 次/分，血压 100/70 mmHg，神志清楚，腹部膨隆，未见胃肠型及蠕动波，右上腹及剑突下压痛，以剑突下为甚，有反跳痛，肝脾肋下未扪

及,肝肾区无叩痛,移动性浊音阴性,肠鸣音减弱。实验室检查:血清淀粉酶 900 U/L,白细胞计数 20×10^9/L。

1. 根据以上资料,按轻重缓急列出主要的护理诊断。

2. 针对首优问题制订护理措施。

急性胰腺炎(acute pancreatitis)是多种病因导致胰酶在胰腺内被激活后引起胰腺组织自身消化、水肿、出血甚至坏死的炎症反应。临床上主要表现为急性上腹痛、恶心、呕吐、发热、血和尿淀粉酶增高。本病可见于任何年龄,但以青壮年居多。病变程度轻重不等,轻者以胰腺水肿为主,较多见,病情常呈自限性,预后良好,称为轻症急性胰腺炎。少数发生胰腺出血坏死,常继发感染、腹膜炎和休克等多种并发症,病死率高,称为重症急性胰腺炎。

【护理评估】

(一) 病因与发病机制

1. 病因 引起急性胰腺炎的病因较多,我国常见病因以胆道疾病为主,西方国家则以大量饮酒较多见。

(1) 胆道疾病:急性胰腺炎约 50%由胆石症、胆道感染或胆道蛔虫病等引起,其中以胆石症最为常见。

(2) 胰管阻塞:胰管结石或蛔虫、胰管狭窄、肿瘤等均可引起胰管阻塞,当胰液分泌旺盛时胰管内压增高,使胰管小分支和胰腺泡破裂,胰液与消化酶外溢至间质引起急性胰腺炎。

(3) 酗酒和暴饮暴食:大量饮酒和暴饮暴食均可使胰液分泌增加,并刺激 Oddi 括约肌痉挛、十二指肠乳头水肿,使胰管内压力增高,胰液排出受阻,引起急性胰腺炎。

(4) 其他:手术创伤如肝、胃手术误伤胰腺;内分泌与代谢障碍如甲状旁腺肿瘤;某些药物如硫唑嘌呤、噻嗪类利尿剂和糖皮质激素等;某些病毒感染如急性流行性腮腺炎及妊娠等均可引发胰腺炎。

2. 发病机制 在正常情况下,胰腺分泌的消化酶以酶原形式存在,当胰液进入十二指肠后,在肠激酶作用下,胰蛋白酶原首先被激活为有活性的胰蛋白酶,随之各种胰消化酶原被胰蛋白酶激活为有生物活性的消化酶,对食物进行消化。

在各种致病因素的作用下,各种消化酶原提前被激活并外溢至间质引起胰腺的自身消化,造成胰腺实质及邻近组织的病变,细胞的损伤和坏死又促使消化酶释出,形成恶性循环。近年来的研究证实,胰腺组织损伤过程中产生的一系列炎症介质,如氧自由基、血小板活化因子、前列腺素、白细胞三烯等及血管活性物质如一氧化氮(NO)、血栓素(TXA2)等还导致胰腺血液循环障碍,并可通过血液循环和淋巴管途径输送到全身,引起多脏器损害,导致急性胰腺炎多种并发症的发生。

3. 病理改变 急性水肿型约占 90%,大体上见胰腺肿大、水肿、分叶模糊、质脆,病变累及部分或整个胰腺,胰腺周围有少量脂肪坏死,组织学检查无明显胰实质坏死和出血。急性坏死型大体上表现为胰腺呈红褐色或灰褐色,并有新鲜出血区,分叶结构消失。有较大范围的脂肪坏死灶,散落在胰腺及胰腺周围组织,病程较长者可并发脓肿、假性囊肿或瘘管形成。

(二) 身体状况

急性胰腺炎的临床表现和病情轻重取决于病因、病理类型和诊治是否及时等因素。

1. 症状

(1) 腹痛:本病的主要表现和首发症状,常在暴饮暴食和酗酒后突然发生。疼痛剧烈而持续,呈钝痛、刀割样痛、钻痛或绞痛,可有阵发性加剧。疼痛部位多在中上腹,可向腰背部呈带状放射,取弯腰抱膝位可减轻疼痛。一般胃肠解痉药无效,进食可加剧。水肿型腹痛 3~5 天即缓解。坏死型腹痛剧烈且持续时间较长。

(2) 恶心、呕吐及腹胀:多在起病后出现,有时较频繁,呕吐物为胃内容物和胆汁,呕吐后腹痛并不减轻。同时伴有腹胀,甚至出现麻痹性肠梗阻。

(3) 发热:多数病人有中度以上发热,持续 3~5 天。若持续发热 1 周以上不退或逐渐升高、白细胞升高者应怀疑有胰腺脓肿或胆道等继发感染。

(4) 低血压或休克:重症急性胰腺炎常发生。病人烦躁不安,皮肤苍白、湿冷等,极少数病人可突然发生休克,甚至猝死。

(5) 水、电解质、酸碱平衡及代谢紊乱:大部分病人有不同程度的脱水、低血钾、呕吐频繁,可有代谢性碱中毒。重症者有明显脱水与代谢性酸中毒,伴血钙、血钾、血镁降低,部分伴血糖增高。

2. 体征

(1) 急性水肿型胰腺炎　腹部体征较轻,多有上腹压痛,肠鸣音减少,但无肌紧张和反跳痛。

(2) 急性出血坏死型胰腺炎　可出现急性腹膜炎体征,伴麻痹性肠梗阻时有明显腹胀,肠鸣音减弱或消失。可出现腹水,腹水量较多时移动性浊音阳性。并发脓肿时可扪及明显压痛的肿块。少数病人因胰酶、坏死组织及出血沿腹膜间隙与肌层渗入腹壁下,致两侧胁腹部皮肤呈暗灰蓝色,称 Grey-Turner 征;致脐周围皮肤青紫,称 Cullen 征。

3. 并发症　主要见于重症急性胰腺炎,局部并发症有胰腺脓肿和假性囊肿。全身并发症如急性呼吸窘迫综合征、急性肾功能衰竭、心力衰竭与心律失常、胰性脑病、消化道出血、高血糖等。

(三) 心理、社会状况

急性胰腺炎病人起病急、症状重,尤其是重症胰腺炎病人,并发症多、病程长、医疗费用高,病人可出现焦虑、恐惧等不良的心理。因此,应评估病人对疾病知识的了解程度以及有无焦虑、恐惧等心理。评估家属对疾病的应对能力及家庭支持系统。

(四) 辅助检查

1. 血、尿淀粉酶测定　血清淀粉酶为早期诊断本病的敏感指标,在起病后 6～12 h 开始升高,48 h 开始下降,持续 3～5 天。血清淀粉酶超过正常值 3 倍可确诊为本病,但升高的程度与病情的严重性无相关性。尿淀粉酶升高较晚,在发病后 12～14 h 开始升高,下降缓慢,持续 1～2 周,且受尿量的影响,故敏感性不如血清淀粉酶,适合就诊较晚病例的诊断。

2. 血清脂肪酶测定　常在起病后 24～72 h 开始上升,持续 7～10 天,对病后就诊较晚的急性胰腺炎病人有诊断价值,且特异性也较高。

3. 血清正铁血白蛋白　对水肿型和出血坏死型胰腺炎有鉴别价值,前者为阴性,后者起病 72 h 内阳性。但肝脾破裂、异位妊娠破裂、出血坏死性肠炎等也出现阳性。

4. 其他检查　多有白细胞总数和中性粒细胞增多,可有核左移现象;可有血糖升高,多为暂时性;血清钙常下降,并与病情严重程度呈正相关,若低于 1.5 mmol/L 提示预后不良。

5. 影像学检查　腹部 X 线平片可见"哨兵袢"和"结肠切割征",为胰腺炎的间接指征,并可发现肠麻痹或麻痹性肠梗阻征;腹部 B 超和 CT 显像可见胰腺弥漫增大,其轮廓与周围边界模糊不清,坏死区成低回声或低密度图像。

(五) 治疗要点

治疗原则为减轻腹痛、减少胰液分泌、防治并发症。大多数病人属于轻症急性胰腺炎,经 3～5 天积极治疗多可治愈。重症急性胰腺炎因常继发多种并发症,病死率高,必须采取综合性措施,积极抢救治疗。

1. 轻症急性胰腺炎的治疗措施

(1) 禁食及胃肠减压:多数病人需要禁食、禁水及胃肠减压 3～5 天,目的是减少胃酸分泌,减少胰液分泌,减轻腹痛与腹胀症状。

(2) 静脉输液:积极补足血容量,维持水、电解质和酸碱平衡。

(3) 止痛:可用阿托品或 654-2 肌内注射,腹痛剧烈者可予哌替啶 50～100 mg 肌内注射。

(4) 抗感染:我国急性胰腺炎发生常与胆道疾病有关,故应酌情使用抗生素,以防感染。

(5) 抑酸治疗:减少胃酸分泌,从而减少对胰液分泌的刺激。常用 H_2受体拮抗剂或质子泵抑制剂如西咪替丁、奥美拉唑等。

2. 重症急性胰腺炎的治疗措施　除上述治疗措施外,还需采取以下治疗措施。

(1) 监护:如有条件应转入重症监护病房(ICU)进行病情监护。

(2) 抗休克及纠正水、电解质平衡紊乱:积极补充液体及电解质,维持有效循环血容量。重症病人应给予白蛋白、鲜血或血浆代用品,休克者在扩容的基础上用血管活性药,注意纠正酸碱失衡。

(3) 营养支持:早期一般采用全胃肠外营养(TPN),如无肠梗阻,应尽早进行空肠插管,过渡到肠内营养(EN),以增强肠道黏膜屏障。

(4) 减少胰液分泌:生长抑素具有抑制胰液和胰酶分泌,抑制胰酶合成的作用。生长抑素的类似物奥曲肽,疗程3~7天。

(5) 抑制胰酶活性:仅用于重症急性胰腺炎的早期,常用药物有抑肽酶、加贝酯。

3. 内镜下Oddi括约肌切开术(EST) 适用于胆源性胰腺炎合并胆道梗阻或胆道感染者,行Oddi括约肌切开术及(或)放置鼻胆管引流。

4. 外科治疗 ①腹腔灌洗:通过腹腔灌洗可清除腹腔内细菌、内毒素、胰酶、炎性因子等,减少这些物质对全身脏器的损害。②手术治疗:对于急性出血坏死型胰腺炎经内科治疗无效或出现胰腺脓肿、假性囊肿等并发症时,需行外科手术治疗。

【主要的护理诊断/问题】

(1) 疼痛:腹痛 与胰腺及其周围组织炎症、水肿或出血坏死有关。

(2) 有体液不足的危险 与呕吐、禁食、胰液渗出、出血有关。

(3) 体温过高 与胰腺炎症、坏死和继发感染有关。

(4) 潜在并发症:急性肾功能衰竭、心功能不全、DIC、败血症、急性呼吸窘迫综合征等。

【护理目标】

疼痛较前减轻或缓解;体液摄入充足,未出现脱水、休克表现;体温恢复正常或发热时得到及时治疗及护理;未发生并发症或出现并发症时得到及时治疗及护理。

【护理措施】

(一) 一般护理

1. 休息与活动 病人应绝对卧床休息,保证睡眠,有利于减轻胰腺的负担,降低机体代谢率,增加脏器血流量,促进组织修复和体力恢复。腹痛时协助病人取弯腰、前倾坐位或屈膝侧卧位,以减轻疼痛。因剧痛辗转不安者应采取防护措施,防止坠床等意外发生。周围不要存放危险物品,以确保安全。

2. 饮食护理 轻症急性胰腺炎病人需禁食3~5天,重症急性胰腺炎病人禁食时间更长,明显腹胀者需行胃肠减压。做好口腔护理,保证病人口腔清洁、舒适。病人口渴时可湿润口唇,以减轻不适。及时补充水分和电解质,保证有效血容量。早期一般给予TPN,如无梗阻,宜早期行空肠插管,过渡到肠内营养(EN)。当疼痛减轻、发热减退、白细胞计数和血、尿淀粉酶降至正常后,即可先给予少量无脂流质饮食,再逐步过渡至正常饮食。

(二) 病情观察

(1) 严密监测病人生命体征,定时测量体温、血压、脉搏、呼吸、血氧饱和度。注意观察有无低血容量的表现如尿量减少、脉搏细速等;有无急性呼吸窘迫综合征的表现如呼吸窘迫、发绀、血氧饱和度下降;有无继发感染的表现如发热等。

(2) 观察腹痛性质、程度及持续时间,发现异常及时处理。观察呕吐物的量及性质。行胃肠减压者,观察和记录引流量及性质。观察病人皮肤黏膜的色泽和弹性有无改变,判断失水程度,准确记录24 h出入液量,作为补液的依据。

(3) 定时留取标本,监测血、尿淀粉酶及血清电解质的变化,做好动脉血气分析的测定。

(三) 用药护理

腹痛剧烈时可遵医嘱给予镇痛药,如哌替啶、阿托品、654-2,但是哌替啶反复使用易成瘾。禁用吗啡,以防引起Oddi括约肌痉挛,加重病情。大量输液时,注意观察用药效果,防止输液过快导致急性左心衰竭。

(四) 维持有效血容量,防止低血容量性休克

1. 维持有效血容量 禁食病人每天的液体量常需达到3000 mL以上,故应迅速建立有效静脉通道输入液体和电解质,以维持有效循环血容量。注意根据病人脱水程度、年龄和心肺功能调节输液速度,及时补充液体和电解质,纠正酸碱平衡失调。

2. 防止低血容量性休克 密切监测病人神志、血压和尿量的变化，如出现神志改变、血压下降、尿量减少、皮肤黏膜苍白、冷汗等低血容量性休克的表现，应积极配合医生进行抢救。①迅速准备好抢救用物如静脉切开包、人工呼吸机、气管切开包等。②协助病人取平卧位，注意保暖，给予氧气吸入。③尽快建立静脉通道，必要时静脉切开，按医嘱输入液体、血浆或全血，补充血容量。根据血压调整给药速度，必要时测定中心静脉压，以决定输液量和速度。④如循环衰竭持续存在，按医嘱给予升压药。

（五）并发症护理

1. 胰腺脓肿和假性囊肿 表现为高热、腹痛、上腹肿块和中毒症状或压迫邻近组织引起相应症状。可选择手术引流、经皮穿刺引流或内镜治疗。

2. 急性呼吸窘迫综合征 即突然发作、进行性呼吸窘迫、发绀等，常规氧疗不能缓解应立即给予气管插管或气管切开，使用呼吸机辅助呼吸，同时做好气道管理。

3. 急性肾功能衰竭 表现为少尿、蛋白尿和进行性血尿素氮、肌酐增高等，应详细监测每小时尿量、尿比重及 24 h 出入液量，遵医嘱静脉注射碳酸氢钠，使用利尿剂，必要时行血液透析。

（六）心理护理

护士应详细向病人及家属介绍疾病相关知识，消除病人的疑虑，减轻焦虑、恐惧等不良心理。经常巡视病人，了解其需要，及时处理，减轻病人痛苦。帮助病人树立战胜疾病的信心，增强病人自我照顾的能力。给予家属力所能及的帮助，减轻其精神压力及经济负担。

（七）健康指导

1. 疾病相关知识指导 向病人及家属介绍本病的主要诱发因素、疾病发生发展的过程、预后及并发症知识，教育病人积极治疗胆道疾病，注意防治胆道蛔虫病，避免此病复发。

2. 生活指导 指导病人及家属掌握饮食卫生知识，养成规律进食习惯，避免暴饮暴食，避免刺激性强、产气多、高脂肪和高蛋白、辛辣食物，戒烟酒。

3. 定期复查 帮助病人及家属认识定期复查的重要意义，教会病人早期识别病情变化，熟知并发症的诱因和基本表现，如出现腹痛、腹胀、恶心等相关症状或先兆时及时就诊。

【护理评价】

病人疼痛是否较前减轻或缓解；体液摄入是否充足，是否发生脱水、休克等症状；体温是否恢复正常或发热时是否得到及时治疗及护理；是否发生并发症或出现并发症时是否得到及时治疗及护理。

（滕敬华）

第八节　上消化道出血病人的护理

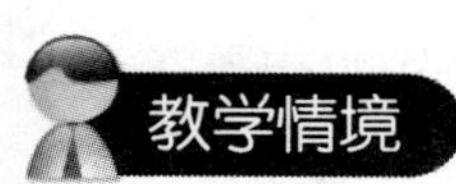

黄先生，36 岁，反复发作上腹节律性疼痛 6 年。今晨连续呕血 3 次，总量约 1200 mL，呕吐物初为咖啡色，后为鲜红色，有稀黑便、头晕、心慌。既往有消化性溃疡病史。查体：体温 36 ℃，脉搏 110 次/分，呼吸 22 次/分，血压 80/50 mmHg，神志清楚，贫血貌，睑结膜苍白，心肺无阳性体征。神经系统检查未见异常。血常规示：白细胞 3.43×10^9/L，红细胞 3.92×10^{12}/L，血红蛋白 89 g/L。

1. 根据以上资料，按轻重缓急列出主要的护理诊断。
2. 针对首优问题制订护理措施。

上消化道出血（upper gastrointestinal hemorrhage）是指屈氏韧带以上的消化道，包括食管、胃、十二指肠或胆胰等病变引起的出血，以及胃空肠吻合术后的空肠病变出血。上消化道大量出血是指在数小时内失血量超出 1000 mL 或循环血容量的 20%，其临床主要表现为呕血和（或）黑便，常伴有血容量减少引起的急性周围循环衰竭,严重者导致失血性休克,是常见的临床急症。

【护理评估】

(一)病因与发病机制

上消化道疾病及全身性疾病均可引起上消化道出血。临床上最常见的病因是消化性溃疡、食管胃底静脉曲张破裂、急性糜烂出血性胃炎和胃癌。

1. 上消化道疾病

(1) 食管疾病:食管炎、食管癌、食管的物化因素损伤、食管溃疡、食管黏膜撕裂等。

(2) 胃、十二指肠疾病:消化性溃疡、胃泌素瘤、急性糜烂出血性胃炎、胃癌、胃血管异常、胃黏膜脱垂、急性胃扩张、胃扭转、膈裂孔疝、十二指肠憩室炎、急性糜烂性十二指肠炎、胃手术后病变等。

2. 门静脉高压 肝硬化、门静脉炎、门静脉血栓、门静脉阻塞综合征引起的食管胃底静脉曲张破裂或门脉高压性胃病出血等。

3. 上消化道邻近器官或组织的疾病 胆管或胆囊结石、胆道出血、胆道蛔虫病、胆囊或胆管癌、肝癌、肝脓肿或肝动脉瘤破裂、胰腺癌、急性胰腺炎并发脓肿破溃等。

4. 全身性疾病 败血症、钩端螺旋体病、出血热、白血病、血友病、血小板减少性紫癜、尿毒症等。

(二)身体状况

临床表现 上消化道出血的临床表现主要取决于出血部位、性质、出血量及出血速度。

(1) 呕血与黑便:上消化道出血的特征性表现。上消化道大量出血之后,均有黑便。出血部位在幽门以上者常伴有呕血。若出血量较少、速度慢可无呕血。相反,幽门以下部位出血,若出血量大、速度快,可因血液反流入胃腔引起恶心、呕吐而表现为呕血。呕血、黑便的颜色视出血量的多少、在体内停留时间及出血的部位而不同。出血量多、在胃内停留时间短、出血位于食管则呕血呈鲜红色或暗红色;当出血量较少或在胃内停留时间长,呕血可呈咖啡渣样,为棕褐色。若出血量小、速度慢,血液在肠道内停留时间较长,黑便呈柏油样,黏稠而发亮;当出血量大,血液在肠内推进快,粪便可呈暗红甚至鲜红色。

(2) 失血性周围循环衰竭:上消化道大量出血时,由于循环血容量迅速减少而导致周围循环衰竭,其严重程度因出血量大小、出血速度及病人出血前身体状况不同而不同。当出血量占循环血容量 10%以下时,病人一般无明显临床表现;出血量占循环血容量 10%~20%时,可有头晕、无力等症状,多无血压、脉搏等变化;出血量达循环血容量的 20%以上时,则有冷汗、四肢厥冷、心慌、脉搏增快等急性失血症状;若出血量在循环血容量的 30%以上,则有神志不清、面色苍白、心率加快、脉搏细弱、血压下降、呼吸急促等急性周围循环衰竭的表现。严重者呈休克状态。

(3) 贫血:大量出血可致贫血,多为正细胞正色素性贫血;慢性失血则呈小细胞低色素性贫血。但在出血的早期,血红蛋白浓度、红细胞计数与血细胞比容可无明显变化,出血后 3~4 h 组织液渗入血管内,使血液稀释出现贫血,出血后 24~72 h 血液稀释到最大限度。

(4) 发热:上消化道大量出血后,多数病人在 24 h 内出现低热,持续 3~5 天后降至正常。引起发热的原因尚不清楚,可能与周围循环衰竭,导致体温调节中枢的功能障碍等因素有关。

(5) 氮质血症:上消化道大量出血后,由于大量血液蛋白质的消化产物在肠道被吸收,血中尿素氮浓度可暂时增高,称为肠源性氮质血症。通常于出血后数小时血尿素氮开始上升,24~48 h 可达高峰,3~4 天后降至正常。若无活动性出血的证据,且血容量已基本补足而尿量仍少,血尿素氮不能降至正常,则应考虑是否因严重而持久的休克造成急性肾功能衰竭,或失血加重了原有肾病的肾损害而发生肾功能衰竭。

(三)心理、社会状况

上消化道出血病情急、变化快,严重者可危及生命,病人常出现烦躁不安、紧张恐惧等不良情绪。因此,应评估病人对疾病知识的了解程度,有无烦躁不安、紧张恐惧等不良情绪。评估家属对疾病的认知程度、家庭经济状况及应对能力。

(四)辅助检查

1. 实验室检查 测定红细胞、白细胞、血小板计数及血红蛋白浓度、网织红细胞计数、血电解质、肝功能及肾功能、大便潜血等，了解贫血及肝肾功能情况。

2. 内镜检查　胃镜检查是目前确诊上消化道出血病因的首选检查方法。通过胃镜检查可判断出血病变的部位、病因及出血情况。出血后 24～48 h 内行急诊胃镜检查，可提高出血病因诊断的准确性，还可根据病变的特征判断是否有继续出血或估计再出血的危险性，并同时进行内镜止血治疗。

3. X线钡餐检查　适用于有胃镜检查禁忌证或不愿进行胃镜检查者。对经胃镜检查出血原因未明，疑病变在十二指肠降段以下小肠段者，有特殊诊断价值。检查一般在出血停止数天后进行。

4. 其他检查　放射性核素扫描或选择性腹腔动脉造影必须在活动性出血时进行，主要用于内镜检查（特别是急诊内镜检查）和X线钡剂造影不能确定出血来源的不明原因出血。

（五）治疗要点

上消化道大量出血为临床急症，病情危重，可危及生命，应迅速补充血容量，预防和治疗失血性休克，保持水、电解质平衡，止血治疗，同时积极进行病因的诊断和治疗。

1. 一般治疗　卧床休息，头偏向一侧，保持呼吸道通畅，给予氧气吸入。出血期间禁食。严密监测病人生命体征、神志及尿量变化，必要时行中心静脉压测定。

2. 积极补充血容量　可先输平衡液或葡萄糖盐水、右旋糖酐或其他血浆代用品。治疗急性失血性周围循环衰竭的关键是输血，一般输浓缩红细胞，严重活动性大出血可输全血。紧急输血指征：①失血性休克。②改变体位出现晕厥、血压下降和心率加快。③血红蛋白低于 70 g/L 或血细胞比容低于 25%。输血量根据病人周围循环动力学及贫血改善情况而定。

3. 止血措施

1）食管胃底静脉曲张破裂大出血：本病出血量大、出血速度快、再出血率及死亡率高，需采取特殊止血措施。

（1）药物止血：①血管加压素：通过对内脏血管的收缩作用，减少门静脉血流量，降低门静脉压力。②三甘氨酰赖氨酸加压素：该药止血效果好、不良反应少、使用方便。③生长抑素及其拟似物：可明显减少门静脉及其侧支循环血流量，止血效果肯定，已成为治疗食管胃底静脉曲张出血的最常用药物。

（2）气囊压迫止血：经鼻腔或口插入三腔二囊管，注气入胃气囊（囊内压 50～70 mmHg），向外加压牵引，用以压迫胃底；若未能止血，再注气入食管气囊（囊内压为 35～45 mmHg），压迫食管曲张静脉。气囊压迫止血效果肯定，但是病人痛苦、并发症多（如吸入性肺炎、窒息、食管炎、心律失常等）。由于不能长期压迫，停用后早期再出血率高。目前已不推荐气囊压迫作为首选止血措施，其应用宜限于药物不能控制出血时作为暂时止血用，以争取时间准备其他更有效的治疗措施。

（3）内镜治疗：一般经药物治疗（必要时加气囊压迫）大出血基本控制，病人基本情况稳定，在进行急诊内镜检查同时进行治疗。内镜直视下注射硬化剂或组织黏合剂至曲张的静脉，或用皮圈套扎曲张静脉，不但能达到止血目的，而且可有效防止早期再出血，是目前治疗食管胃底静脉曲张破裂出血的重要手段。

（4）外科手术或经颈静脉肝内门体静脉分流术：在大量出血内科治疗无效时，应考虑行外科手术或经颈静脉肝内门体静脉分流术治疗。

2）非曲张静脉上消化道大出血：除食管胃底静脉曲张破裂出血之外的其他病因引起的上消化道大出血，称为非曲张静脉上消化道大出血，以消化性溃疡所致出血最常见。止血措施主要有如下几点。

（1）抑制胃酸分泌的药物：常给予 H_2受体拮抗剂或质子泵抑制剂。

（2）内镜治疗：内镜止血适用于有活动性出血或暴露血管的溃疡。常用方法包括热探头止血、激光、高频电凝、微波、上止血夹、局部药物注射或局部药物喷洒等。

（3）手术治疗：内科治疗无效危及病人生命时须行手术治疗。不同病因所致的上消化道大出血的具体手术指征和手术方式各有不同。

（4）介入治疗：少数特殊情况下的严重消化道大出血，既无法进行内镜治疗，又不能耐受手术，可在选择性肠系膜动脉造影找到出血灶的同时进行血管栓塞治疗。

【主要的护理诊断/问题】

（1）体液不足　与上消化道大量出血有关。

(2) 活动无耐力　与失血性周围循环衰竭有关。

(3) 恐惧　与生命或健康受到威胁有关。

(4) 有误吸的危险　与气囊压迫使食管胃底黏膜长时间受压、气囊阻塞气道、血液或分泌物反流入气管有关。

【护理目标】

生命体征正常,出血得到有效控制,未发生休克等并发症;体力逐渐恢复,活动耐力逐渐提高;恐惧心理得到改善或消失,情绪稳定;未发生窒息或误吸,呼吸平稳。

【护理措施】

(一) 一般护理

1. 休息与活动　病室环境安静、舒适。大出血时病人应绝对卧床休息,取平卧位并将下肢稍抬高;出现休克时应注意保暖,并给予氧气吸入;呕吐时头偏向一侧,防止误吸和窒息。做好安全护理,病人常在排便时或便后起立时晕厥,故应嘱病人坐起、站起时动作缓慢,出现头晕、心慌、出汗时立即卧床;必要时由护士陪同如厕或暂时改为在床上排泄。重症病人应多巡视,并用床栏加以保护。

2. 饮食护理　急性大出血伴恶心、呕吐者应禁食。少量出血无呕吐者可进温凉、清淡流食。出血停止后逐渐改为营养丰富、易消化、无刺激性半流质饮食、软食,开始少量多餐,后改为正常饮食。食管胃底静脉曲张破裂出血者,出血期间禁食,出血停止后1～2天渐进高热量、高维生素流质饮食,限钠和蛋白质摄入,避免粗糙、坚硬、刺激性食物,应细嚼慢咽,防止损伤曲张静脉而再次出血。

(二) 病情观察

1. 基本病情观察　密切监测病人意识状态、生命体征;观察呕吐物和粪便的性质、颜色及量,准确记录出入液量;观察皮肤和甲床颜色、肢体温度、出汗情况、周围静脉特别是颈静脉充盈情况;定期监测红细胞、血红蛋白、网织红细胞计数等,了解贫血的程度、出血是否停止等;监测血清电解质和血气分析的变化,维持水、电解质和酸碱平衡。发现异常及时报告医生。

2. 出血量的估计和周围循环状态的判断

(1) 出血量的估计:粪便隐血试验阳性提示每日出血量＞5 mL,出现黑便表明每日出血量在50 mL以上。胃内储积血量在250～300 mL可引起呕血。一次出血量不超过400 mL时,可因组织液及脾脏贮血补充血容量而不出现全身症状。出血量达到400～500 mL时可出现全身症状,如头昏、心慌、乏力等。短时间内出血量超过1000 mL,可出现周围循环衰竭表现,严重者引起失血性休克。

(2) 周围循环状态的判断:周围循环衰竭的临床表现对出血量的估计有重要意义,主要是观察病人的心率和血压。可通过改变体位观察病人心率、血压的变化以及症状和体征:先平卧位测心率和血压,然后半靠卧位测心率和血压,如测得半靠卧位心率较平卧位增快10次/分以上,血压下降幅度＞15 mmHg,病人出现头晕、出汗,甚至晕厥,则表示出血量大,血容量明显不足,需紧急输血。如收缩压低于90 mmHg、心率大于120次/分,病人烦躁不安或意识不清、面色苍白、四肢湿冷,表明病人已进入休克状态,需积极抢救。

3. 出血是否停止的观察　上消化道大出血经过积极治疗,大部分可于短时间内停止出血。出现下列情况应考虑有活动性出血或再出血。

(1) 反复呕血或呕吐物由咖啡色转为暗红色甚至鲜红色。

(2) 黑便次数增多、粪质稀薄、颜色转为暗红色甚至鲜红色,伴有肠鸣音亢进。

(3) 周围循环衰竭的表现经充分补液输血而未见明显改善,或虽暂时好转而又恶化,血压波动明显,中心静脉压不稳定。

(4) 血红蛋白浓度、红细胞计数与血细胞比容继续下降,网织红细胞计数持续增高。

(5) 门静脉高压有脾大的病人,脾脏未恢复肿大。

(6) 在补液足够、尿量正常的情况下,血尿素氮持续或再次增高。

(三) 用药护理

上消化道大出血急诊抢救时,抗休克、迅速补充血容量治疗应放在所有治疗措施的首位。应遵医嘱立即配血，建立静脉通道，准确地实施输血、输液，输注速度根据病情需要而定，防止输液、输血过快、过多而引起肺水肿，必要时可根据中心静脉压调节输液量和速度。应用其他药物进行治疗时，注意其使用方法，观察药物疗效和不良反应。

（四）三（四）腔二囊管的应用与护理

三（四）腔二囊管是抢救食管胃底静脉曲张破裂出血的有效止血措施，其主要适用于药物不能控制出血时作为暂时止血用，以赢得时间去准备其他更有效的治疗措施。

（五）心理、社会状况

向病人和家属介绍疾病相关知识，指导病人卧床休息，保持情绪稳定，防止躁动不安加重出血。详细解释各项检查、治疗措施，听取和解答病人及家属的提问，消除他们的疑虑；主动关心、体贴和安慰病人，抢救工作要忙而不乱，以减轻病人的紧张情绪；经常巡视病房，大出血和有休克时专人陪伴病人，使之有一种安全感；病人呕血和黑便后要及时清除血迹和污物，以减少对病人的不良刺激。

（六）健康指导

1. 针对原发病的指导 指导病人和家属了解引起上消化道出血的原因，并针对原发病讲解相关疾病日常护理知识，预防再次出血的发生。

2. 一般知识指导 指导病人和家属在日常生活中注意以下几点：①建立良好的饮食习惯与饮食结构，进营养丰富、易消化的食物，避免过饥或暴饮暴食，避免刺激性食物和饮料。②生活起居有规律，劳逸结合，保持乐观情绪，避免长期精神紧张，过度劳累。③在医生指导下用药，以免用药不当。

3. 病情监测指导 教会病人和家属识别早期出血征象及应急措施，出现头晕、心悸等不适，或呕血、黑便时，应立即卧床休息，头偏向一侧，并及时送医院治疗。慢性病者定期复诊。

【护理评价】

病人生命体征是否正常，出血是否得到有效控制，是否发生休克等并发症；病人体力是否逐渐恢复，活动耐力是否逐渐提高；情绪是否稳定；是否发生窒息或误吸，呼吸是否平稳。

（滕敬华）

第九节 肠结核与结核性腹膜炎病人的护理

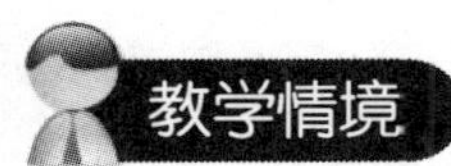

王先生，26 岁，间断发热伴腹泻 1 月余。于 1 月余前无明显诱因出现发热，体温最高达 39.1 ℃，多在午后发热，伴腹泻，大便 3～4 次/天，为黄色稀水样，无里急后重、肛门坠胀感。查体：体温 39.1 ℃，脉搏 90 次/分，呼吸 20 次/分，血压 119/68 mmHg，神志清楚，巩膜轻度黄染，心、肺未见异常，腹部稍隆起，未见胃肠型及蠕动波，腹肌韧，腹部无压痛及反跳痛，肠鸣音正常。电子肠镜：回盲末端多发溃疡。病理诊断：黏膜呈慢性炎症改变，间质淋巴组织增生。实验室检查：白细胞 6.87×10^9/L，中性粒细胞 0.49，红细胞 4.41×10^{12}/L，血红蛋白 129 g/L。

请问：1. 为进一步明确诊断，还应做哪些检查？

2. 病人存在哪些主要护理诊断/问题？

3. 应采取哪些护理措施？

一、肠结核

肠结核（intestinal tuberculosis）是由结核分枝杆菌引起的肠道慢性特异性感染。过去在我国比较常见，近年来本病已逐渐减少。但由于肺结核目前在我国仍然常见，故在临床上对本病需继续提高警惕。

【护理评估】

（一）病因及发病机制

1. 病因 肠结核主要由人型结核分枝杆菌引起，少数可感染牛型结核分枝杆菌致病。

2. 发病机制 结核分枝杆菌侵犯肠道的主要途径是经口感染。病人多有开放性肺结核或喉结核，因经常吞下含结核分枝杆菌的痰液而导致本病。经常和开放性肺结核病人密切接触，也可被感染。肠结核也可由血行播散引起，见于粟粒性结核；或由腹腔内结核病灶如女性生殖器结核直接蔓延引起。结核分枝杆菌进入肠道后，多在回盲部引起结核病变，但胃肠道其他部位亦可受累。

肠结核的发病是人体和结核分枝杆菌相互作用的结果。只有当侵入的结核分枝杆菌数量多、毒力大，并且人体免疫功能低下、肠功能紊乱引起局部抵抗力削弱时，才会发病。

3. 病理 肠结核主要位于回盲部，即回盲瓣及其相邻的回肠和结肠，其他部位依次为升结肠、空肠、横结肠、降结肠、阑尾、十二指肠和乙状结肠等处，少数见于直肠。结核分枝杆菌数量和毒力与人体对结核分枝杆菌的免疫反应程度影响本病的病理性质。按大体病理，肠结核可分为 3 型。

(1) 溃疡型肠结核：肠壁的淋巴组织充血、水肿及炎性渗出，进一步发展为干酪样坏死，随后形成溃疡。较少发生肠出血，一般不发生急性穿孔，可导致肠管变形和狭窄。

(2) 增生型肠结核：病变多位于回盲部，有大量结核肉芽肿和纤维组织增生，局部肠壁增厚、僵硬，可见瘤样肿块突入肠腔，可使肠腔变窄，引起梗阻。

(3) 混合型肠结核：兼有前两种病变者称为混合型或溃疡增生型肠结核。

（二）身体状况

1. 症状 本病常见于中青年，女性稍多于男性。大多起病缓慢，病程较长，早期症状不明显，容易被忽视。

(1) 腹痛：多位于右下腹或脐周，间歇性发作。常为痉挛性阵痛伴腹鸣，于进餐后加重，排便或肛门排气后缓解。腹痛可能与进餐引起胃肠反射或肠内容物通过炎症、狭窄肠段引起局部肠痉挛有关。

(2) 腹泻与便秘：腹泻是溃疡型肠结核的主要临床表现之一。排便次数因病变严重程度和范围而不同，轻症者每日 2～4 次，重者每日达 10 余次。粪便呈糊样或稀水样，一般不含黏液或脓血，不伴有里急后重。病程中病人可出现腹泻与便秘交替，这与病变引起的胃肠功能紊乱有关。增生型肠结核以便秘为主要表现。

(3) 全身症状和肠外结核表现：溃疡型肠结核表现为长期发热，伴有盗汗。病人倦怠、消瘦、贫血，严重时可出现维生素缺乏等营养不良的表现；同时有肠外结核特别是活动性肺结核的临床表现。增生型肠结核全身情况一般较好，无发热或有时低热。

2. 体征 病人呈慢性病容、消瘦、乏力、贫血。增生型肠结核腹部可扪及肿块，常位于右下腹，较固定，质地中等，伴有轻中度压痛。溃疡型肠结核并发局限性腹膜炎、病变肠段和周围组织粘连、或同时有肠系膜淋巴结结核，腹部也可出现肿块。

3. 并发症 见于晚期病人，以肠梗阻多见，肠出血较少见，偶有急性肠穿孔。可因合并结核性腹膜炎而出现相关临床表现。

（三）心理、社会状况

由于肠结核是慢性病，病情复杂多变，且久治不愈，病人常出现抑郁、焦虑、愤怒等不良情绪。长期治疗使家庭经济负担沉重，病人和家属可出现厌倦、失望等消极心理。

（四）辅助检查

1. 实验室检查 可有贫血，白细胞计数一般无异常，血沉多明显增快。溃疡型肠结核的粪便多为糊样，一般无肉眼黏液和脓血，但显微镜下可见少量脓细胞与红细胞，隐血试验阳性。结核菌素试验呈强阳性有助于本病诊断。

2. X 线检查 X 线胃肠钡剂造影对肠结核的诊断具有重要意义。对溃疡型肠结核，钡剂于病变肠段呈现激惹征象，亦可见肠段缩短变形、肠腔狭窄、回肠盲肠正常角度消失。

3. 结肠镜检查 结肠镜可直接观察全结肠和回肠末段发现病变，对本病诊断有重要意义。内镜下见病变肠黏膜充血、水肿,溃疡形成,伴有大小及形态各异的炎症息肉、肠腔变窄等。镜下取活体组织送病理检查可确诊本病。

(五) 治疗要点

肠结核的治疗目的是消除症状、改善全身情况、促进病灶愈合及防治并发症。因为肠结核早期病变是可逆的,因此强调早期治疗。

(1) 抗结核化学药物治疗:本病治疗的关键,具体方法见"肺结核病人的护理"。

(2) 对症治疗:腹痛可用阿托品或其他抗胆碱能药物。严重腹泻或摄入不足者应注意纠正水、电解质与酸碱平衡紊乱。对不完全性肠梗阻病人,应给予胃肠减压。

(3) 手术治疗:当出现完全性肠梗阻、急性肠穿孔、慢性肠穿孔瘘管形成经内科治疗而未能闭合、肠道大量出血经积极抢救不能有效止血等并发症时,可行手术治疗。诊断困难者也可行剖腹探查。

二、结核性腹膜炎

结核性腹膜炎(tuberculous peritonitis)是由结核分枝杆菌引起的慢性弥漫性腹膜感染。本病可见于任何年龄,以中青年多见,女性较多见,男女之比约为1∶2。

【护理评估】

(一) 病因与发病机制

1. 病因 本病由结核分枝杆菌感染腹膜引起,多继发于肺结核或体内其他部位结核病。

2. 发病机制 结核分枝杆菌感染腹膜的途径以腹腔内的结核病灶直接蔓延为主,其中常见的原发病灶为肠系膜淋巴结结核、肠结核、输卵管结核等。少数病人由血行播散引起,如活动性肺结核、骨、关节、睾丸结核,并可伴结核性脑膜炎、结核性多浆膜炎等。

3. 病理 根据病理解剖特点,本病可分为渗出、粘连、干酪三型,前两型较多见。在疾病发展的过程中,上述两种或三种类型的病变可并存,称为混合型。

(1) 渗出型:腹膜充血、水肿,表面覆有纤维蛋白渗出物,有黄白色或灰白色细小结节,可融合成较大的结节或斑块。腹腔内有浆液纤维蛋白渗出物积聚,有少量至中等量腹水。

(2) 粘连型:有大量纤维组织增生,腹膜及肠系膜明显增厚。肠袢相互粘连,并和其他脏器缠结在一起,常发生肠梗阻。大网膜增厚变硬,蜷缩成团块。

(3) 干酪型:以干酪样坏死病变为主,肠管、大网膜、肠系膜或腹腔内其他脏器之间相互粘连,分隔成许多小房,形成结核性脓肿。

(二) 身体状况

1. 症状 因病理类型及机体反应性不同临床表现各异。多数起病缓慢,早期症状较轻。少数起病急骤,以急性腹痛或高热为主要表现。极少数病人起病隐匿。

(1) 结核毒血症:主要是发热与盗汗。以低热与中等热为最多见,约1/3病人有弛张热,少数可呈稽留热。高热伴有明显毒血症者,主要见于渗出型、干酪型,或见于伴有粟粒型肺结核、干酪性肺炎等严重结核病的病人。

(2) 消化道症状:主要表现为腹痛、腹泻与便秘、腹胀。早期腹痛不明显,以后可出现持续性隐痛或钝痛。疼痛多位于脐周、下腹,有时在全腹。如腹痛呈阵发性绞痛,应注意并发不完全性肠梗阻。肠结核急性穿孔、肠系膜淋巴结结核或腹腔内其他结核的干酪样坏死病灶破溃可表现为急腹症。腹泻较常见,一般3～4次/天,粪便呈糊状,也可见腹泻和便秘交替。多数病人可出现不同程度的腹胀,多为肠道功能紊乱导致。

2. 体征 慢性病容,消瘦、贫血、水肿、舌炎、口角炎等。腹部触诊有腹壁柔韧感,是结核性腹膜炎的常见体征。多数病人有腹部轻微压痛,少数压痛明显,且有反跳痛,常见于干酪型结核性腹膜炎。有少量至中量腹水,腹水超过1000 mL时可出现移动性浊音。粘连型或干酪型结核性腹膜炎可见腹部肿块,常位于脐周,也可位于其他部位,其大小不一,边缘不整,表面不平,有时呈结节感,活动度小。

3. 并发症 以肠梗阻为常见,多发生于粘连型。肠瘘一般多见于干酪型,可同时伴有腹腔脓肿形成。

（三）心理、社会状况

结核性腹膜炎是慢性消耗性疾病，治疗时间长、恢复慢，病人常出现思想负担沉重、意志消沉等不良情绪。因此，应重点评估病人及家属对疾病知识的了解程度、心理状况及家庭经济状况等。

（四）辅助检查

1. 血象、血沉与结核菌素试验 多有轻度至中度贫血，为正细胞正色素性贫血。干酪型或有腹腔结核病灶急性扩散时，白细胞计数可增高。活动期血沉增快，结核菌素试验呈强阳性有助本病诊断。

2. 腹水检查 腹水为草黄色渗出液，少数为淡血色，偶见乳糜性，比重一般超过1.018，蛋白质含量在30 g/L以上，白细胞计数超过500×10^6/L，以淋巴细胞为主。腹水腺苷脱氨酶活性常增高，有一定特异性。

3. 超声检查 B型超声检查可发现少量腹水，也可在B型超声下穿刺抽腹水，对腹部包块性质鉴别有一定帮助。

4. X线检查 腹部X线平片检查有时可见到钙化影，提示钙化的肠系膜淋巴结结核。X线胃肠钡餐检查可发现肠粘连、肠瘘、肠结核、肠腔外肿块等征象，对本病诊断有辅助意义。

5. 腹腔镜检查 活组织检查有确诊价值。适用于有游离腹水的病人，可窥见腹膜、网膜、内脏表面情况。腹膜有广泛粘连者禁忌此检查。

（五）治疗要点

本病治疗的关键是及早给予抗结核药物治疗，以达到早日康复、避免复发和防止并发症的目的。

1. 抗结核化学药物治疗 必须强调全程、规则治疗。对粘连型或干酪型病人，药物不易进入病灶达到治疗目的，必要时需加强抗结核化疗的联合应用及适当延长抗结核的疗程。

2. 腹腔穿刺放液治疗 如有大量腹水，可适当放腹水以减轻症状。

3. 手术治疗 经内科治疗而未见好转者，如并发完全性或不完全性肠梗阻、急性肠穿孔、腹腔脓肿、肠瘘等可行外科手术治疗。诊断有困难，与急腹症不能鉴别时，也可行剖腹探查。

三、肠结核和结核性腹膜炎病人的护理

【主要的护理诊断/问题】

(1) 疼痛：腹痛　与结核分枝杆菌侵犯肠道、肠梗阻或肠结核急性穿孔有关。

(2) 腹泻　与结核导致肠道功能紊乱有关。

(3) 营养失调：低于机体需要量　与结核分枝杆菌毒素作用、消化吸收功能障碍有关。

(4) 体温过高　与结核毒血症有关。

(5) 潜在并发症：肠梗阻、肠瘘、肠穿孔、腹腔脓肿。

【护理措施】

（一）一般护理

1. 休息与活动 活动性结核、严重腹泻者应卧床休息，减少消耗，减轻腹痛。病情稳定后可逐渐增加活动，劳逸结合，避免劳累，避免重体力劳动。

2. 饮食护理 结核病是一种慢性消耗性疾病，只有保证营养的供给，提高机体抵抗力，才能促进疾病的痊愈。应给予高热量、高蛋白、高维生素、易消化的食物。腹泻明显的病人应少食乳制品、富含脂肪的食物和粗纤维食物，以免加重腹泻。肠梗阻的病人应禁食，并给予静脉营养。严重营养不良者应进行静脉营养治疗，以满足机体代谢需要。定期监测病人营养状况，了解营养改善状况，确实保证营养的供给。

（二）病情观察

严密观察腹痛的性质、部位、程度及伴随症状，正确评估病程进展状况。如病人突然疼痛加重，压痛明显，或出现便血等应及时报告医生并采取积极抢救措施。观察排便情况、生命体征变化，记录24 h出入液量。定期监测血常规、血清电解质、体重等。

（三）用药护理

告知病人及家属抗结核化学药物治疗的目的与原则，指导病人遵医嘱正确服药，观察药物的疗效、副作用，发现异常及时报告医生处理，定期复查肝肾功能等。

（四）心理护理

由于结核毒血症状，以及腹痛、腹泻等不适，加之病程长，需长期服药，病人易产生各种不良情绪。护理人员应多与病人交谈，介绍有关肠结核和结核性腹膜炎的相关知识，说明只要早期、合理、足量应用抗结核药物，症状可以逐渐缓解和治愈。指导病人掌握放松的技巧，改变生活方式，保持轻松愉快的心情，以缓解紧张、焦虑情绪。

（五）健康指导

1. 疾病知识指导 向病人及家属介绍疾病相关知识，讲解有关消毒、隔离等知识，指导病人注意个人卫生，提倡用公筷进餐及分餐制，牛奶应消毒后饮用，对结核病人的粪便要消毒处理等。

2. 生活指导 指导病人加强身体锻炼、合理营养、生活规律、劳逸结合、保持良好心态，以增强抵抗力。宜食用高热量、高蛋白、高维生素食物；高热期间食用流质或半流质易消化的清淡饮食；肝功能异常或消化功能差的病人食用低脂、含优质蛋白、清淡的食物。

3. 用药指导 指导病人坚持按医嘱服药，不要自行停药，同时注意观察药物的疗效及不良反应，如恶心、呕吐等胃肠道反应以及肝肾功能损害等。定期复查，及时了解病情变化，以利于治疗方案的调整。

（滕敬华）

第十节 溃疡性结肠炎病人的护理

溃疡性结肠炎（ulcerative colitis，UC）是一种病因尚不十分清楚的直肠和结肠慢性非特异性炎症性疾病。病变主要限于大肠黏膜与黏膜下层。临床表现为腹泻、黏液脓血便和腹痛。病情轻重不一，呈反复发作的慢性病程。本病多见于20～40岁，亦可见于儿童或老年人。男女发病率无明显差别。

【护理评估】

（一）病因与发病机制

溃疡性结肠炎的病因和发病机制至今尚未完全明确，目前认为本病的发生可能与环境、遗传、感染及免疫因素等相互作用有关。环境因素作用于遗传易感者，在肠道菌丛的参与下，启动了肠道免疫及非免疫系统，最终导致免疫反应和炎症过程。可能由于抗原的持续刺激或（及）免疫调节紊乱，这种免疫炎症反应表现为过度亢进和难于自限。

病变位于大肠，呈连续性弥漫性分布。范围多自肛端直肠开始，逆行向近端发展，甚至累及全结肠及末段回肠。活动期黏膜呈弥漫性炎症反应。肉眼见黏膜弥漫性充血、水肿，表面呈细颗粒状，脆性增加、出血、糜烂及溃疡。病变一般限于黏膜与黏膜下层，很少深入肌层，少数暴发型或重症病人病变涉及结肠全层。由于溃疡愈合、瘢痕形成、黏膜肌层及肌层肥厚，使结肠变形缩短、结肠袋消失，甚至肠腔缩窄。少数病人发生结肠癌变。

（二）身体状况

1. 症状 多数起病缓慢，少数急性起病，偶见急性暴发起病。病程长，呈慢性经过，常有发作期与缓解期交替，少数症状持续存在并逐渐加重。部分病人在发作间歇期可因饮食失调、精神刺激、劳累、感染等诱因诱发或加重症状。

（1）消化系统表现：①腹泻和黏液脓血便：黏液脓血便是本病活动期的重要表现。粪便中的黏液脓血为炎症渗出、黏膜糜烂及溃疡所致。大便次数及便血的程度反映病情轻重，轻者排便2～4次/天，粪便呈糊状，便血轻或无；重者可达10次/天以上，粪便呈稀水样，大量脓血，甚至大量便血。病变限于直肠或乙

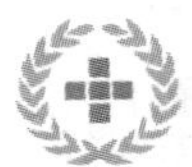

状结肠病人,除有便频、便血外,偶有便秘,这是因为病变引起直肠排空功能障碍所致。②腹痛:活动期有轻度至中度腹痛,为左下腹或下腹的阵痛,可涉及全腹。有疼痛—便意—便后缓解的规律,多伴有里急后重,为直肠炎症刺激所致。若并发中毒性巨结肠或腹膜炎,则可出现持续性剧烈腹痛。③其他症状:可有腹胀,严重病人有食欲不振、恶心、呕吐等。

(2) 全身表现:中、重度病人活动期常有低度至中度发热,高热多提示有并发症或见于急性暴发型。重度或病情持续活动可出现衰弱、贫血、消瘦、低蛋白血症、水与电解质平衡紊乱等表现。

(3) 肠外表现:本病可伴有各种肠外表现,包括复发性口腔溃疡、外周关节炎、结节性红斑、虹膜睫状体炎、坏疽性脓皮病、前葡萄膜炎等,这些肠外表现在结肠炎被控制或结肠切除后可以缓解或恢复。

2. 体征 呈慢性病容,可呈消瘦贫血貌,左下腹轻压痛,有时可触及痉挛的降结肠或乙状结肠。重度和暴发型病人常多有明显压痛和鼓肠。若有腹肌紧张、反跳痛、肠鸣音减弱应注意中毒性巨结肠或肠穿孔等并发症。

3. 临床分型 本病根据病程、程度、范围及病期进行综合分型。

(1) 按病程经过分型:①初发型:无既往史的首次发作。②慢性复发型:发作期与缓解期交替。③慢性持续型:病变范围广,症状持续半年以上。④急性暴发型:急性起病,病情严重,全身毒血症状明显,可伴中毒性巨结肠、肠穿孔、败血症等并发症。上述各型可相互转化。

(2) 按病情程度分型:①轻度:腹泻<4 次/天,无便血或少量便血,无发热、脉速,无贫血或轻度贫血,血沉正常。②重度:腹泻频繁并有明显黏液脓血便,体温>37.5 ℃,脉搏>90 次/分,血沉>30 mm/h,血红蛋白<100 g/L。③中度:介于轻度与重度之间。

(3) 按病变范围分型:分直肠炎、直肠乙状结肠炎、左半结肠炎、广泛性或全结肠炎。

(4) 按病期分型:分为活动期和缓解期。

4. 并发症 可并发中毒性巨结肠、直肠结肠癌变、出血、肠穿孔、肠梗阻等。

(三) 心理、社会状况

溃疡性结肠炎病程长,易反复发作,进行性加重,经济负担重,病人及家属易产生心理负担。护理人员应评估病人及家属对疾病知识的了解程度,是否存在焦虑、恐惧心理,评估家属对病人的支持程度及家庭应对能力。

(四) 辅助检查

1. 血液检查 血红蛋白多正常或轻度下降,活动期白细胞计数增高。血沉加快和 C 反应蛋白增高是活动期的标志。严重病人血清白蛋白下降。

2. 粪便检查 粪便常规检查肉眼可见黏液脓血,显微镜检可见红细胞和脓细胞,急性发作期可见巨噬细胞。

3. 自身抗体检测 血中外周型抗中性粒细胞胞浆抗体和抗酿酒酵母抗体分别为溃疡性结肠炎和克罗恩病的相对特异性抗体,检测这两种抗体有助于溃疡性结肠炎和克罗恩病的诊断和鉴别诊断。

4. 结肠镜检查加黏膜活检 本病诊断的最重要手段之一。做全结肠及回肠末段检查,直接观察肠黏膜变化,确定病变范围,并取活组织检查。

5. X 线钡剂灌肠检查 可见黏膜粗乱和(或)颗粒样改变;多发性浅溃疡表现;炎症性息肉;肠管缩短,结肠袋消失,肠壁变硬,可呈铅管状。

(五) 治疗要点

治疗目的是控制急性发作,缓解病情,减少复发,防治并发症。

1. 氨基水杨酸制剂 柳氮磺胺吡啶(SASP)是治疗本病的最常用药物,适用于轻、中度病人或重度经糖皮质激素治疗已有缓解者。病情完全缓解后仍要继续用药长期维持治疗。

2. 糖皮质激素 对急性发作期有较好疗效。适用于对氨基水杨酸制剂疗效不佳的轻、中度病人,特别适用于重度病人及急性暴发型病人。

3. 免疫抑制剂 硫唑嘌呤或巯嘌呤可试用于对激素治疗效果不佳或对激素依赖的慢性持续型病例,加用这类药物后可逐渐减少激素用量甚至停用。

4. 对症治疗 腹痛、腹泻要权衡利弊，使用抗胆碱能药物或止泻药如地芬诺酯（苯乙哌啶）或洛哌丁胺宜慎重，重度病人应禁用，因有诱发中毒性巨结肠的危险。

5. 手术治疗 并发大出血、肠穿孔、结肠癌、中毒性巨结肠经积极内科治疗无效且伴严重毒血症状者可行手术治疗。

【主要的护理诊断/问题】

（1）腹泻 与炎症导致大肠黏膜对水钠吸收障碍以及结肠运动功能失常有关。

（2）疼痛：腹痛 与肠黏膜炎症、溃疡有关。

（3）营养失调：低于机体需要量 与长期腹泻及肠道吸收功能下降有关。

（4）皮肤完整性受损 与频繁腹泻刺激肛周皮肤有关。

（5）潜在并发症：中毒性巨结肠、直肠结肠癌变、肠梗阻、肠穿孔、大出血。

【护理措施】

（一）一般护理

1. 休息与活动 急性发作期和重度病人要卧床休息，以减少胃肠蠕动，减轻腹痛。轻度病人生活要有规律，劳逸结合，可适当参加轻体力劳动。

2. 饮食护理 病情严重者应禁食，给予完全胃肠外营养治疗，使肠道得以休息，减轻炎症反应。活动期给予流质或半流质饮食，待病情好转后改为营养丰富、少渣饮食。缓解期进食质软、易消化、少纤维素、富含营养并有足够热量的食物，减轻对肠黏膜的刺激并保证足够的热量，维持机体所需。避免进食生冷刺激性食物、多纤维食物、水果等，忌食牛乳和乳制品。

（二）病情观察

观察腹泻的次数、性质和量，腹泻伴随症状如发热、腹痛等，监测粪便检查结果。观察腹痛的性质、部位、持续时间，如腹痛性质突然改变，应警惕是否发生肠梗阻、肠穿孔、中毒性巨结肠、大出血等并发症。观察病人生命体征、皮肤弹性变化及其他脱水征，准确记录 24 h 出入液量。观察病人进食情况，定期监测体重、血红蛋白、血清电解质及白蛋白变化，了解病人营养状况。

（三）用药护理

SASP、糖皮质激素、免疫抑制剂是溃疡性结肠炎治疗的主要措施。药物治疗期间，要注意观察药物的疗效及不良反应。长期服用 SASP 可引起恶心、呕吐、食欲减退、头痛、药疹、药物热、白细胞减少等不良反应，应指导病人餐后服药，服药期间应定期检查血象。服用糖皮质激素应注意激素不良反应，不可随意停药，防止反跳现象，指导病人饭后半小时服药，以免诱发或加重消化性溃疡，必要时遵医嘱给予保护胃黏膜的药物。服用免疫抑制剂可出现白细胞减少等骨髓抑制表现，应注意监测白细胞计数。

（四）皮肤护理

保持病人清洁，生活不能自理伴高热的病人注意皮肤的护理，避免压疮的发生。腹泻严重者注意肛周皮肤的护理，可于便后用温水清洗，软毛巾蘸干。肛周有发红者可用鞣酸软膏涂抹，烤灯局部照射 15～20 min，2～3 次/天。连续便血和腹泻时要特别注意预防感染，便后温水坐浴或肛门热敷，改善局部循环，并局部涂擦抗生素软膏。

（五）心理护理

向病人及家属介绍疾病相关知识，告知其不良情绪可影响疾病的病情，指导病人正确认识疾病，保持情绪稳定，树立战胜疾病的信心。详细向病人讲解治疗、检查的相关事项，消除病人的焦虑、恐惧；耐心倾听病人倾诉，安慰病人，给予必要的心理疏导及支持。

（六）健康指导

1. 疾病知识指导 由于本病病因不明、反复发作、病程长，易导致病人产生自卑、焦虑、恐惧心理，应鼓励病人保持良好的心理状态，积极乐观面对疾病。指导病人合理作息，劳逸结合，养成良好的生活习惯。避免复发的诱因，如精神刺激、饮食失调、过度劳累、擅自停药或更改药物等。

2. 饮食与用药指导 指导病人合理选择饮食，避免粗纤维、多渣及辛辣、生冷、刺激性饮食，少食或不食牛奶或乳制品，减少肠道刺激。遵医嘱正规服药，不可随意更换药物或停药，注意观察药物疗效及不良反应。

3. 病情监测 遵医嘱定期复诊。如腹泻、腹痛、食欲减退加剧，应立即就诊。

(滕敬华)

第十一节 消化系统疾病常见诊疗技术及护理

一、腹腔穿刺术

腹腔穿刺术是借助穿刺针直接从腹前壁刺入腹膜腔的一项诊疗技术。

【目的】

常用于检查腹水性质，协助确定病因，或行腹腔内给药。大量腹水致呼吸困难或腹部胀痛时，可穿刺放液，减轻症状。

【适应证】

抽液检查，协助诊断；大量腹水适量放液治疗；腹腔内注射药物；施行腹水回输术治疗；人工气腹，协助X线诊断或治疗；诊断性或治疗性腹腔灌洗。

【禁忌证】

腹膜广泛粘连；肝性脑病先兆；包虫病；巨大卵巢囊肿；大量腹水伴电解质紊乱；精神异常或不能配合；妊娠者。

【操作前护理】

1. 病人准备

(1) 向病人详细讲解检查目的、方法、注意事项，解除其顾虑，取得配合。

(2) 嘱病人排空膀胱，以免损伤膀胱；测量腹围、脉搏、血压等，动态掌握病情变化；做麻醉药物敏感试验。

(3) 用屏风遮挡病人。

2. 环境准备 检查室清洁、安静、温度适宜。

3. 用物准备 无菌腹腔穿刺包1个(诊断性穿刺只需无菌注射器及针头，腹水回输术需另备有关器械)、消毒用品、无菌手套、多头腹带、胶布、2%利多卡因或1%普鲁卡因、食管、塑料垫布、大量放液用胶管、米尺、量杯、盛液桶、螺旋夹等。

【操作过程】

1. 安置体位 核对病人信息，安置病人坐在靠椅上，或取平卧位、半卧位、稍左侧卧位。

2. 选择适宜穿刺点 一般选左下腹部脐与髂前上棘连线中外1/3交点处；也可取脐与耻骨联合线中点上1.5 cm处；或取侧卧位脐水平线与腋前线或腋中线的交点，此穿刺点常用于诊断性穿刺。对少量积液或包裹性腹水，需经B超检查定位穿刺。

3. 穿刺消毒、麻醉 术者戴无菌手套及铺消毒洞巾，麻醉药物敏感试验阴性，用2%利多卡因或1%普鲁卡因3～5 mL自皮肤至腹膜壁层逐层做局部浸润麻醉。

4. 协助穿刺、放液 术者左手固定穿刺部位皮肤，右手持针经麻醉处垂直刺入腹壁，然后均匀用力徐徐推进，待感针尖抵抗突然消失时，提示针尖已穿过腹壁膜层，即可抽取腹水。如为腹腔内注射药物，抽到腹水后即可将药物注入腹腔；如为诊断性穿刺，可用20 mL或50 mL无菌注射器和7号针头进行穿刺，抽取20 mL腹水置消毒试管送检。放腹水速度不宜过快，量不宜过大。初次放腹水者，一般不要超过3000 mL，并在2 h以上的时间内缓慢放出；再次放液时可适当增加，一般控制在4000～6000 mL。过多放液可诱发肝性脑病和电解质紊乱。在放腹水过程中如出现流出不畅，可将穿刺针稍做移动或变换体位。大量放腹水，当腹水不断流出时，应将预先绑在腹部的多头腹带逐渐收紧，以防腹压骤然下降，内脏血管扩张而发生血压下降甚至休克等现象。

5. 包扎、固定 放液结束后拔出穿刺针，在穿刺部位盖上无菌纱巾，压迫数分钟用胶布固定，并用多头绷带将腹部包扎。

【操作后护理】

(1) 嘱病人平卧休息 8～12 h，使穿刺针孔位于上方，以免腹水继续渗漏。

(2) 术后发现穿刺点继续有腹水渗漏时，可用蝶形胶布或火棉胶粘贴，并常更换敷料，防止伤口感染。

(3) 术后仍应测量腹围及复查腹部体征，观察并记录血压、脉搏、神志、尿量等情况。

【注意事项】

(1) 严格遵守无菌操作规程，防止腹腔感染。

(2) 术中应密切观察病人的反应，如出现头晕、恶心、心悸、气促、脉搏增快、面色苍白等，应立即终止操作，并做适当处理。

(3) 不宜过快，一次放液量不宜过多，一般控制在 3000 mL 内，以免过量放液诱发肝性脑病和电解质紊乱，但在输注大量白蛋白的基础上，也可大量放液。

(4) 在放腹水过程中如出现流出不畅，可将穿刺针稍做移动或变换体位。

(5) 若向腹腔内注气，注气量一次不超过 1500 mL。

（吴春凤）

二、三腔二囊管压迫止血术

三腔二囊管压迫止血术是治疗食管胃底静脉曲张破裂出血的方法之一。其基本结构是一个胃管带有一个食管气囊及一个胃气囊，利用气体压力，直接压迫食管下段、胃底静脉，达到压迫止血的目的。

【适应证】

食管胃底静脉曲张破裂出血的病人。

【禁忌证】

冠心病、高血压及心功能不全者慎用。

【操作前护理】

1. 操作者准备 核对病人信息，规范着装，洗手，戴口罩。

2. 用物准备 治疗盘、治疗碗、血管钳、镊子、血压计、听诊器、50 mL 注射器、弹簧夹 1～3 个、纱布、胶布、棉签、手套、石蜡油、弯盘、牵引架、滑轮、0.5 kg 沙袋（或盐水瓶）、蜡绳、手电筒、剪刀、三腔二囊管等。

3. 病人准备 向病人及家属说明使用三腔二囊管的目的及术中配合事项，并给病人做深呼吸及吞咽示范动作，消除紧张情绪，取得合作；家属签字同意；排大小便；烦躁不安者可先肌内注射异丙嗪 25 mg 或安定 10 mg。病房应安静、清洁。

【操作过程】

(1) 置管前先检查三腔管是否通畅，气囊是否漏气，试测气囊的注气量及达到的压力，一般胃气囊需注气 300 mL，食管气囊需注气 100～200 mL。

(2) 协助病人取平卧位或半卧位，选择一侧鼻腔，用棉签清洁鼻腔。戴手套抽尽气囊内空气，将少许石蜡油倒在纱布上润滑三腔管前端及气囊外面，由鼻腔徐徐插入，至咽部嘱病人做吞咽动作和深呼吸，深度为 50～65 cm 时，用 20 mL 注射器抽吸胃减压管，吸出胃内容物，表示管端确已入胃。让病人取侧卧位，以利于口腔分泌物流出。

(3) 用 50 mL 注射器分别向胃气囊注气 200～300 mL，压力维持在 40～45 mmHg，将血管钳夹住胃气囊外口，然后将该管末端反折以弹簧夹夹紧，防止气体漏出。将蜡绳结扎在三腔管尾端前 10～25 cm 处，将三腔管向外牵拉至感到有中等阻力，表示胃气囊已压在胃底贲门部，然后用宽胶布将其固定在面颊部。

(4) 用 0.5 kg 沙袋（或盐水瓶）通过滑轮牵引三腔管，并固定于牵引架上，抬高床脚，使牵引角度为

40°左右,牵引物离地面约 30 cm。

(5) 若仍有出血,再向食管气囊充气 100～150 mL,压力维持在 30～40 mmHg,以压迫食管静脉,同样将该管末端反折夹紧。

(6) 用注射器抽出全部胃内容物,记录插管时间。定时抽吸胃内容物,观察抽出液的颜色变化,以了解出血情况。定时测两气囊压力,保持胃气囊内压于 5.33～6.67 kPa(40～50 mmHg),食管气囊内压在 4.00～5.33 kPa(30～40 mmHg),如压力下降应适当充气维持。

【操作后护理】

(1) 严密观察病人的意识、体温、脉搏、呼吸、血压、尿量、胃肠减压液、呕吐物及大便的颜色、量、性质等,以判断有无继续出血,准确记录 24 h 出入液量,并做好记录。

(2) 管道观察与护理:密切观察牵引是否有效,三腔二囊管有无脱落,保证位置正确,固定妥当。①定时检查压力,每 2～3 h 检查气囊内压力一次,如压力不足应及时注气增压。观察病人呼吸情况,防止胃气囊充气不足或破裂时,食管气囊和胃气囊上移,阻塞于喉部引起窒息。②定时放气,放气前先口服石蜡油 15～20 mL,以防胃底黏膜与气囊粘连或坏死。每 8～12 h 食管气囊放气并放松牵引一次,同时将三腔管再稍深入,使胃气囊与胃底黏膜分离。放气时间通常为 30 min,30 min 后再将气囊充气加压。③置管时间不宜持续超过 3 天,继续出血者可适当延长。④拔管指征:出血停止 24 h 后,取下牵引物并将食管气囊和胃气囊放气,继续留置于胃内观察 24 h,如未再出血,可嘱病人口服石蜡油 15～20 mL,然后抽尽双囊气体,缓缓将三腔管拔出。

(3) 保持鼻腔黏膜清洁湿润,及时清除分泌物及结痂,将石蜡油滴入插管的鼻腔内,2～3 次/天,以减少导管对鼻黏膜的刺激,同时做好口腔护理。保持床单位清洁、干燥,保持皮肤清洁、干净。

(4) 三腔二囊管压迫止血在应用过程中可能会出现相关并发症,如胃底、食管及鼻黏膜发生溃疡,频繁过早搏动,吸入性肺炎及窒息等。因此,应加强巡视,插管后严密观察病人的病情,积极做好并发症的预防及护理。

(5) 做好病人的心理护理:插管前认真做好病人及家属的解释工作,消除病人的恐惧、紧张心理,使其能配合治疗。插管过程中及插管后密切注意病人的心理变化,安慰病人,耐心倾听病人感受,及时满足病人需求。

【注意事项】

(1) 使用三腔二囊管前应该检查管和气囊的质量。橡胶老化或气囊充盈后囊壁不均匀者不宜使用。

(2) 为防止三腔管被牵拉出来,必须先向胃气囊内充气,再向食管气囊充气。充气量太少达不到止血目的;充气量过多,食管易发生压迫性溃疡。注气应从胃气囊开始,再充食管气囊,放气顺序相反。

(3) 为了避免食管与胃底发生压迫性溃疡,食管气囊每 8～12 h 放气一次,同时将三腔管向内送入少许。若出血不止,30 min 后仍按上法充气压迫。

(4) 观察气囊有无漏气,每隔 2～3 h 测食管气囊压力一次。

(5) 气囊压迫期间,须密切观察病人脉搏、呼吸、血压、心率及病情变化,加强基础护理,注意防止并发症的发生。

(滕敬华)

三、纤维胃、十二指肠镜检查术

纤维胃、十二指肠镜检查术是应用最广、进展最快的内镜检查,亦称胃镜检查。通过此检查可直接观察胃及十二指肠溃疡或肿瘤等的大小、部位及范围,并可行组织学或细胞检查。

【适应证】

适应证比较广泛,一般来说所有诊断不明的胃、十二指肠疾病,均可行此项检查。主要适应证如下。

(1) 有明显消化道症状,但原因不明者。

(2) 上消化道出血需查明原因者。

(3) 疑有上消化道肿瘤者。

(4) 需要随访观察的病变,如消化性溃疡、萎缩性胃炎、胃手术后等。

(5) 需做内镜治疗者,如摘取异物、急性上消化道出血的止血等。

【禁忌证】

(1) 严重心、肺疾病,如严重心律失常、心力衰竭、呼吸功能不全及哮喘发作等。

(2) 各种原因所致休克、昏迷、癫痫发作等危重状态。

(3) 急性食管、胃、十二指肠穿孔,腐蚀性食管炎的急性期。

(4) 神志不清、精神失常不能配合检查者。

(5) 严重咽喉部疾病、主动脉瘤及严重的颈胸段脊柱畸形等。

【操作前护理】

1. 病人准备

(1) 向病人仔细介绍检查的目的、方法、如何配合及可能出现的问题,使病人消除紧张情绪,主动配合检查。

(2) 仔细询问病史和体格检查,以排除检查禁忌证。

(3) 检查前禁食 8 h,估计有胃排空延缓者需禁食更长时间,有幽门梗阻者需先洗胃再检查。

(4) 如病人过分紧张,可遵医嘱给予地西泮 5～10 mg 肌内注射或静脉注射。

2. 用物准备 ①纤维胃、十二指肠镜检查仪器 1 套;②喉头麻醉喷雾器、无菌注射器及针头;③2%利多卡因、地西泮、肾上腺素等药物;④其他用物如无菌手套、弯盘、牙垫、润滑剂、乙醇棉球、纱布、甲醛固定液标本瓶等。

【操作过程】

(1) 检查前 5～10 min 用 2%利多卡因喷雾咽部 2～3 次,或吞服 1%丁卡因糊剂 10 mL,后者兼具麻醉及润滑作用。

(2) 协助病人取左侧卧位,头稍后仰,与肩同高,松开领口及腰带。病人口边置弯盘,嘱病人咬紧牙垫。

(3) 胃镜插入的方法有单人法和双人法。①单人法:术者面对病人,左手持操作部,右手执镜端约 20 cm处,直视下经咬口插入口腔,缓缓沿舌背、咽后壁向下推进至环状软骨水平时,可见食管上口,并将胃镜轻轻插入。②双人法:助手站立于术者右后方,右手持操作部,左手托住镜身。术者右手执镜端约 20 cm 处,左手食指、中指夹住镜端,右手顺前方插入,当进镜前端达环状软骨水平时,嘱病人做吞咽动作,即可通过环咽肌进入食管。当胃镜进入胃腔内时,要适量注气,使胃腔张开至视野清晰为止。

(4) 插镜过程中,护士应密切观察病人的反应,保持病人头部位置不动。当胃镜插入 15 cm 到达咽喉部时,如病人出现恶心不适,护士应嘱病人深呼吸、肌肉放松,如恶心较重可能是麻醉不足,应重新麻醉。检查过程中应随时观察病人面色、脉搏、呼吸等的改变,出现异常时立即停止检查并作相应处理。

(5) 配合医生处理插镜中可能遇到的问题。①如将镜送入气管,术者可看到环形气管壁,病人有明显呛咳,应立即将内镜退出,重新进镜。②如镜头在咽喉部打弯,病人会出现明显疼痛不适,术者可看到镜身,应把角度钮放松,慢慢将内镜退出再重新插入。③插镜困难的原因可能是未对准食管入口或食管入口处的环咽肌痉挛等,应查明原因,切不可用力,必要时在镇静药物的辅助下再次试插。④当镜面被黏液血迹、食物遮挡时,应注水冲洗。

(6) 镜端进入十二指肠后,在退镜同时逐段仔细观察胃肠腔的形态,胃肠壁及皱襞情况,黏膜、黏膜下血管、分泌物以及胃蠕动情况。对可疑病变部位摄像、取活组织、刷取细胞涂片及抽取胃液检查,以协助诊断。

(7) 检查完毕退出胃镜时尽量抽气,防止腹胀,并手持纱布将镜身外黏附的黏液、血迹擦净。

【操作后护理】

(1) 术后因病人咽喉部麻醉作用尚未消退,嘱其不要吞咽唾液,以免呛咳。麻醉作用消失后,可先饮少量水,如无呛咳可进食。当日饮食以流质、半流质为宜,行活检的病人应进温凉的饮食。

(2) 检查后少数病人出现咽痛、咽喉部异物感,嘱病人不要用力咳嗽,以免损伤咽喉部黏膜。若病人出现腹痛、腹胀,可进行按摩,促进排气。检查后数日内应密切观察病人有无消化道穿孔、出血、感染等并发症,一旦发现及时协助医生处理。

(3) 对内镜及有关器械彻底清洁、消毒,妥善保管,避免交叉感染。

【注意事项】

(1) 严格执行无菌操作规程,预防感染。

(2) 插镜前要检查所用仪器光源,保证检查过程不发生故障。受检查者卧位或坐位,经口或鼻插入。

(吴春凤)

四、纤维结肠镜检查术

纤维结肠镜检查术主要是进行大肠检查,全结肠镜亦可进行部分回肠检查。

【适应证】

原因不明的便血;原因不明的慢性腹泻或长期性便秘;腹部肿物,特别是下腹部肿物需要进一步明确诊断者;X 线钡灌肠怀疑有结肠病变;结肠、直肠手术后的随诊复查;需进行结肠镜下治疗(如息肉切除等);消瘦;贫血。

【禁忌证】

腹膜炎,肠穿孔,腹腔内广泛粘连者;癌肿晚期伴有腹腔内广泛转移者;细菌性痢疾活动期;直肠、肛管、肛门周围的急性炎性病变;有严重的心、脑血管病;由于其他原因引起的上消化道出血。

【操作前护理】

1. 病人准备

(1) 向病人详细讲解检查的目的、方法、注意事项,解除其顾虑,取得配合。

(2) 检查前查肝功能、乙型肝炎表面抗原。

(3) 检查前 2～3 天进少渣、半流食饮食,检查当日禁食,术前 2 h 做清洁灌肠,术前半小时给予镇静剂和抗胆碱能的药物,如肌内注射阿托品 1 mg 或安定 5～10 mg。

(4) 肠道准备:结肠要清洁。术前临睡前服蓖麻油 30 mL,检查前 2～3 h 用温水或生理盐水灌肠 2～3 次,至排液清亮为止;或番泻叶 20～30 g 检查前一天泡水喝;或 20%甘露醇 250 mL 检查前 3 h 服,半小时后饮糖盐水 500～1000 mL(白糖 50 g、食盐 5 g 加水 500 mL),后两种方法简便,不须再灌肠,但甘露醇在肠道被细菌分解产生氢气,不适于高频电凝切除治疗的肠道准备。检查时结肠要适当充气。

2. 环境准备 检查室清洁、安静、温度适宜。

3. 用物准备 纤维结肠镜、急救药品和器械。使用前检查肠镜的性能。

【操作过程】

1. 体位 病人换上清洁裤,取左侧屈膝卧位,嘱病人尽量在检查中保持身体不要摆动。

2. 协助进镜、协助镜检 术者做直肠指检,了解有无肿瘤、狭窄、痔疮等,并扩张肛门。助手将涂以润滑油的肠镜插入肛门内 10～15 cm,此后按术者口令,遵照循腔进镜、少注气、细找腔、去弯取直等原则逐渐缓慢插入肠镜。根据内镜观察到的情况可摄像、取活组织行细胞学等检查。检查过程中护理人员密切观察病人反应,如出现腹胀不适,可嘱其缓慢深呼吸;如面色、表情、呼吸、脉搏等异常应随时停止插镜,同时建立静脉通道以备抢救。

3. 退镜观察 检查结束退镜时,再次观察病变部位情况,慢慢退镜,尽量抽气以减轻腹胀。

【操作后护理】

(1) 做好肛门清洁护理。

(2) 进少渣饮食 3 天,注意观察粪便颜色,必要时连续 3 次粪便潜血试验,以了解有无活动性出血。

(3) 密切观察生命体征,如有剧烈腹痛、腹胀、面色苍白、血压下降、脉率及心率加快等表现时提示肠穿孔,大便次数较多时提示肠出血。应及时报告医生,采取抢救措施。

(4) 注意病人有无剧烈腹痛及血便。

【注意事项】

(1) 进镜一定要在直视下进行。

(2) 少注气,因注气过多会引起腹胀、腹痛。

(3) 退镜时要慢,边退镜边应仔细地观看上、下、左、右四壁,发现问题应该记清楚病变性质、范围及部位,可先摄影,而后取活体组织标本检查,在完成活检和涂片检查后,应仔细观察病灶,确定无出血时再缓慢退镜。

(4) 做完纤维结肠镜检查后,最好在休息处休息半小时左右,等心情平静后再离开。

(吴春凤)

五、肝穿刺活组织检查术

肝穿刺活组织检查术简称肝活检(liver biopsy),是指用肝穿刺针吸取肝脏组织进行病理学检查以明确肝脏疾病诊断,了解肝病演变过程,观察疗效及预后的一种操作技术,临床上已广泛应用于肝炎、脂肪肝、肝癌等疾病的鉴别与诊断。

【适应证】

(1) 原因不明的肝大、肝功能异常者。

(2) 原因不明的黄疸及门静脉高压者。

(3) 协助明确肝病诊断,了解治疗效果以及判断预后。

【禁忌证】

(1) 全身情况衰竭者。

(2) 严重贫血,有出血倾向者。

(3) 重度黄疸、腹水、肝功能严重障碍者。

(4) 肝包虫病、肝血管瘤、肝周围化脓性感染者。

(5) 精神障碍等不能合作者。

【操作前护理】

1. 操作者准备　核对病人信息,规范着装,洗手,戴口罩。

2. 用物准备　常规消毒治疗盘1套、无菌肝脏穿刺包、无菌手套、无菌纱布和胶布、消毒棉签、2%利多卡因注射液或1%普鲁卡因(需做皮试)、5%碘伏、75%乙醇、治疗盘、多头腹带、小沙袋、标本瓶、无菌生理盐水、甲紫(龙胆紫)溶液等。

3. 病人准备　①向病人及其家属解释穿刺的目的、方法及注意事项,取得其同意及配合,并签署手术同意书,评估穿刺部位的皮肤情况。②检查肝功能、血小板计数、出凝血时间、凝血酶原时间,验血型、备血交叉。③测量血压、脉搏并进行胸部X线检查,观察有无肺气肿、胸膜肥厚。④情绪过于紧张者在术前1 h可给予地西泮5 mg口服,术前禁食8~12 h。

【操作过程】

(1) 病人取仰卧位,稍向左倾,身体右侧靠近床缘,背部可垫一软枕,将右手置于枕后。

(2) 确定穿刺部位:一般穿刺取右侧腋中线第8、9肋间及肝实音处穿刺。怀疑肝癌者,宜选择较突出的结节处在超声定位下穿刺。

(3) 常规消毒皮肤,铺洞巾,戴无菌手套,用2%利多卡因由皮肤至肝被膜逐层进行局部浸润麻醉。

(4) 备好快速穿刺套针(针长7.0 cm、针径1.2 cm或1.6 cm),套针内装有长2~3 cm钢针芯活塞,空气和水可通过,但可阻止吸进套针内的肝组织进入注射器。术者用橡皮管连接10 mL注射器及肝穿刺针,检查各部是否衔接严密,确实不漏气时,吸无菌生理盐水3~5 mL,排净注射器内的气体。用穿刺锥在穿刺点皮肤上刺孔,再用肝穿刺针由刺孔沿肋骨上缘与胸壁呈垂直方向刺入0.5~1.0 cm,然后将注射器内无菌生理盐水注入0.5~1.0 mL,以冲出针腔内可能存留的皮肤及皮下组织,以免针头堵塞。抽吸针栓至注射器5~6 mL刻度处,造成并保持针内负压,直至手术结束。同时嘱病人先深吸气,然后于深呼气末屏气片刻。在病人屏气开始时,将穿刺针与皮肤垂直,迅速刺入肝脏组织,并立即拔出,绝对不能搅动穿刺针,穿刺深度一般为4~6 cm,总穿刺深度不超过6 cm。拔出肝穿针后立即以无菌纱布覆盖并按压穿刺部位5~10 min,再用胶布固定,置沙袋加压4 h,缚紧腹带12 h。

(5) 术中密切观察病人的生命体征及面色,穿刺过程中若发现病人出现头晕、心悸、冷汗、面色苍白、脉细、四肢发凉,应立即停止穿刺,使病人平卧,并及时处理,防止休克。

(6) 用生理盐水从套针内冲出取得的肝组织注入标本瓶内固定并及时送检。

(7) 穿刺完毕,安置好病人,清理用物。

【操作后护理】

(1) 术后嘱病人卧床休息 24 h。

(2) 穿刺后密切监测病人血压、呼吸、脉搏情况,术后 4 h 内每 15~30 min 测量一次,若有异常,立即通知医生紧急处理。

(3) 密切观察穿刺部位有无渗血、渗液、红肿、疼痛。无出血可在术后 4 h 去除沙袋。若为一般疼痛,可给予止痛剂对症处理,若为气胸、胸膜休克或腹膜炎者应及时处理。

【注意事项】

(1) 严格遵守无菌操作原则,防止感染。

(2) 一定要在病人暂停呼吸的情况下进行穿刺或拔针,若穿刺不成功,可重复穿刺,但不宜超过三次。

(3) 穿刺过程中,若病人发生病情变化应及时对症处理,必要时停止穿刺。

(滕敬华)

能力检测

A_1 型题

1. 幽门梗阻所致呕吐常发生在(　　)。

A. 进食后不久　B. 每日起床时　C. 进食 6~12 h 后　D. 体位改变后　E. 洗胃后

2. 腹泻病人应选择(　　)。

A. 少渣饮食　B. 高脂肪饮食　C. 高纤维饮食　D. 低盐饮食　E. 高糖饮食

3. 呕吐物含有酸性宿食多见于(　　)。

A. 胃癌　B. 幽门梗阻　C. 肠梗阻　D. 食物中毒　E. 急性胃炎

4. 出现呕血提示胃内积血至少超过(　　)。

A. 100 mL　B. 250 mL　C. 300 mL　D. 450 mL　E. 500 mL

5. 慢性胃炎最主要的病因是(　　)。

A. 幽门螺杆菌感染　B. 长期饮茶　C. 营养不良　D. 自身免疫反应　E. 食用过冷食物

6. 下列对慢性胃炎病人的饮食指导,不恰当的是(　　)。

A. 戒烟　B. 戒酒　C. 常规使用抗生素　D. 避免服用刺激胃黏膜的药物　E. 注意饮食卫生

7. 胃溃疡病人上腹痛的典型节律性是(　　)。

A. 疼痛—进食—疼痛　B. 进食—疼痛—缓解　C. 缓解—疼痛—进食　D. 进食—缓解—疼痛　E. 疼痛—进食—缓解

8. 十二指肠溃疡病人上腹痛的典型节律性是(　　)。

A. 疼痛—进食—疼痛　B. 进食—疼痛—缓解　C. 缓解—疼痛—进食　D. 进食—缓解—疼痛　E. 疼痛—进食—缓解

9. 结核性腹膜炎的主要并发症是(　　)。

A. 腹腔脓肿　B. 肠出血　C. 肠穿孔　D. 肠梗阻　E. 肠结核

10. 原发性肝癌肝内转移最常见的途径是(　　)。

A. 肝动脉　B. 肝静脉　C. 淋巴结　D. 肝内胆管　E. 肝门静脉

11. 下列因素与原发性肝癌的发病关系最大的是(　　)。

A. 病毒性肝炎　B. 肝硬化　C. 黄曲霉素　D. 饮用水污染　E. 肝血管瘤

12. 下列哪项不是肝性脑病的诱因?(　　)

A. 大量利尿　B. 肥皂水灌肠　C. 消化道出血　D. 呼吸道感染　E. HBV 大量复制

13. 肝性脑病病人不应给予的治疗是(　　)。

A. 肥皂水灌肠　B. 静脉注射葡萄糖

C. 给予谷氨酸钾或谷氨酸钠　D. 静脉滴注精氨酸

E. 鼻饲 50%硫酸镁

14. 我国胰腺炎最常见的病因是(　　)。

A. 暴饮暴食　B. 酗酒　C. 胆道结石　D. 细菌感染　E. Oddi 括约肌痉挛

15. 急性胰腺炎的首发症状是(　　)。

A. 恶心　B. 腹痛　C. 发热　D. 呕吐　E. 休克

16. 引起上消化道出血的病变部位是(　　)。

A. 幽门以上部位　B. 十二指肠以上部位　C. 屈氏韧带以上部位

D. 屈氏韧带以下部位　E. 空肠以上部位

17. 上消化道出血的特征性表现为(　　)。

A. 呕血及黑便　B. 贫血　C. 失血性周围循环衰竭

D. 发热　E. 氮质血症

18. 明确上消化道出血病因,首选的检查是(　　)。

A. X 线钡餐检查　B. 胃镜检查　C. 放射性核素检查

D. B 超检查　E. 选择性腹腔动脉造影

A_2 型题

19. 男,45 岁,近 3 年来反复上腹部胀痛、反酸嗳气、食欲不振,诊断为慢性胃炎,其健康指导不正确的是(　　)。

A. 戒烟、酒　B. 养成细嚼慢咽的饮食习惯　C. 定期门诊复查

D. 腹痛时口服阿司匹林　E. 避免过冷、过热和辛辣刺激性食物

20. 病人,女,42 岁,近日来无规律性上腹隐痛,食欲减退,餐后饱胀、反酸等,考虑慢性胃炎,须做哪项检查可以确诊?(　　)

A. 幽门螺杆菌培养　B. 血常规检查　C. 肝功能检查

D. CT　E. 胃镜及胃黏膜活组织检查

21. 男,45 岁,患十二指肠球部溃疡 5 年,近日原疼痛节律消失,变为持续上腹痛,伴频繁呕吐隔宿酸性食物。最可能的并发症是(　　)。

A. 上消化道出血　B. 溃疡穿孔　C. 幽门梗阻　D. 溃疡癌变　E. 复合性溃疡

22. 男,50 岁,5 年前胃镜检查发现胃溃疡,近 2 个月来上腹痛发作且无节律性。内科正规治疗后,大便隐血试验连续 4 次阳性。首先考虑(　　)。

A. 胃溃疡活动期　B. 胃溃疡大出血　C. 胃溃疡幽门梗阻

D. 胃溃疡慢性穿孔　E. 胃溃疡癌变

23. 王先生,42 岁,持续上腹痛 6 h,门诊急查血尿淀粉酶升高,上腹部 CT 示:急性胰腺炎可能性大。门诊以急性胰腺炎收入我科,下列处理措施中不恰当的是(　　)。

A. 指导病人禁食、禁水,行胃肠减压　B. 奥美拉唑抑酸治疗

C. 左氧氟沙星抗感染治疗　D. 给予吗啡止痛治疗

E. 给予生长抑素静脉泵入

24. 张先生,53 岁,肝硬化病史 6 年,近日出现腹痛、腹胀和低热,表情淡漠,嗜睡,诊断考虑为肝性脑

病。对诊断最有价值的辅助检查是(　　)。

A. 血气分析　B. 腹部 CT　C. 肾功能检查　D. 肝功能检查　E. 血氨检查

25. 李女士,36 岁,既往因急性胰腺炎先后入住我科 3 次,今晨正常进食后出现腹痛,疼痛持续不缓解,为求进一步诊治入住我科,入科后为确诊疾病应完善哪些检查?(　　)

A. 胸腹联透　B. 胃镜检查　C. 急查血尿淀粉酶

D. 肠镜检查　E. 红细胞计数、血红蛋白继续下降

26. 黄先生,36 岁,消化性溃疡病史 10 年,昨晚在单位加班,今上午突然呕血约 800 mL。判断出血已停止的指标是(　　)。

A. 输血后血压、脉搏恢复正常　B. 胃管抽出物有较多新鲜血

C. 中心静脉压不稳定　D. 血尿素氮持续升高

E. 红细胞计数、血红蛋白继续下降

27. 女,28 岁,腹胀、腹痛 2 个月,近 1 个月来出现便秘,伴发热、乏力及盗汗。查体:右下腹轻压痛,移动性浊音(+),腹水化验为渗出性改变,PPD 强阳性。目前主要诊断考虑是(　　)。

A. 肠结核　B. 结核性腹膜炎　C. 肝硬化腹水

D. 卵巢囊肿　E. 腹膜癌

28. 病人,女,25 岁,近 2 年出现左上腹痛,常在进食后疼痛,胃肠钡餐检查未发现明显异常,体检仅上腹压痛。该病人最有可能患的是(　　)。

A. 慢性胃炎　B. 胃癌　C. 胃溃疡　D. 肠梗阻　E. 十二指肠溃疡

29. 病人,女,45 岁,肝硬化病史 5 年。2 天前因腹水入院治疗,昨日大量利尿放腹水后出现肝性脑病。该病人出现肝性脑病最主要的诱因是(　　)。

A. 感染　B. 上消化道出血　C. 大量放腹水

D. 使用降氨药物　E. 高蛋白饮食

30. 病人,男,50 岁,患肝硬化 2 年。因上消化道大出血后并发肝性脑病入院,入院后 3 天未解大便。应首选的措施是(　　)。

A. 肥皂水灌肠　B. 给开塞露　C. 生理盐水灌肠

D. 口服番泻叶　E. 清水灌肠

31. 病人,男,50 岁。平常嗜烟酒,有胆道结石病史。昨晚饮酒后和暴食后出现左上腹疼痛。最可能的疾病是(　　)。

A. 胆囊穿孔　B. 胆道阻塞　C. 肝硬化　D. 急性胰腺炎　E. 原发性肝癌

32. 病人,女,50 岁。有肝硬化病史 10 余年。其饮食护理正确的是(　　)。

A. 低蛋白饮食　B. 高蛋白饮食如肉类、油炸食品

C. 低热量饮食　D. 高热量、高蛋白、清淡、易消化为宜

E. 多食粗纤维食品,以利大便通畅

33. 病人,男,45 岁。有肝硬化病史 10 余年。此次因腹胀、尿少入院,查体:腹部高度膨隆。B 超示肝硬化大量腹水。为该病人取半卧位的原因是(　　)。

A. 有利于腹水消退　B. 增加回心血量　C. 减轻心脏负担

D. 降低腹内压　E. 减轻呼吸困难

34. 男,48 岁。患原发性肝癌,突然右上腹剧痛,其后血压下降。最可能的病情是肝癌(　　)。

A. 脑转移　B. 癌结节破裂　C. 并发肝性脑病

D. 并发败血症　E. 并发上消化道大出血

35. 男,36 岁,右上腹隐痛、腹胀、消瘦、低热 4 个月。有慢性乙型肝炎病史 11 年。体检:巩膜无黄疸,肝肋下 4 cm,表面有结节感、质地硬。应考虑以下哪个疾病?(　　)

A. 慢性乙型肝炎活动期　B. 肝炎后肝硬化　C. 原发性肝癌

D. 肝脓肿　E. 肝结核

36. 王女士,42 岁,胃溃疡并发幽门梗阻,欲行胃十二指肠镜检查,首先做的准备是(　　)

A. 洗胃　B. 向胃内注空气
C. 行胃肠减压,抽尽胃内容物　D. 手术切除梗阻部位
E. 肌内注射阿托品

37. 病人,男,40 岁。间断发作下腹部疼痛伴腹泻近 4 年,每天排便 4～5 次,常有里急后重感,且排便后疼痛能缓解。进一步确诊有重要价值的检查是(　　)。
A. 血液检查　B. X 线钡剂灌肠　C. 大便隐血试验
D. 结肠镜检查　E. 药物治疗

38. 护士查房时观察到某急性胰腺炎病人偶有阵发性的肌肉抽搐,最可能的原因是(　　)。
A. 疼痛反应　B. 精神高度紧张导致　C. 营养失调导致
D. 低钙反应　E. 使用哌替啶后的正常反应

39. 病人,女,33 岁,患溃疡性结肠炎 4 年。该病最典型的粪便特点是(　　)。
A. 柏油样便　B. 暗红色便　C. 黏液脓血便
D. 陶土色便　E. 果酱样便

40. 某 70 岁社区居民主诉经常发生便秘。社区护士对其进行的健康指导中,不妥的是(　　)。
A. “您应该制订一个有规律的活动计划,增加活动量”
B.“每天多吃一点粗纤维的食物,像麦片、芹菜等”
C. “每天排便要有规律,在一段固定时间内排便”
D. “经常做腹部环形按摩,促进肠蠕动”
E. “您应当常备开塞露,排便不畅时随时使用”

41. 病人,女,46 岁,因溃疡性结肠炎入院。病人诉每天腹泻 4～5 次,有少量脓血便。针对该病人的饮食护理正确的是(　　)。
A. 给予易消化、富含纤维素饮食　B. 低蛋白饮食
C. 进食无渣流质或半流质饮食　D. 多食新鲜水果
E. 多吃蔬菜

42. 病人,男,40 岁。患消化性溃疡,指导其服用铝碳酸镁片的正确方法是(　　)。
A. 温水吞服　B. 咀嚼后服用　C. 餐后 2 h 服用
D. 餐前服用　E. 餐中服用

43. 病人,男,40 岁。胃溃疡 5 年,规律用药但依然反复发作。护士在收集资料时发现病人饮食极不规律,常暴饮暴食,每日饮酒量约 500 mL。在进行健康指导时应着重给病人讲解的是(　　)。
A. 药物的不良反应　B. 胃溃疡的并发症　C. 合理饮食的重要性
D. 胃溃疡的发病机制　E. 保持情绪稳定的重要性

A_3/A_4 型题

(44～48 题共用题干)

病人,男,57 岁,发现肝硬化病史 6 年,2 天前与朋友聚餐时出现呕血,鲜红色,量约 1000 mL,病人出现头晕、心慌、出冷汗。经输血、补液和应用止血药物治疗后病情好转,血压和心率恢复正常。1 天前出现睡眠障碍,行为异常。化验检查:血氨 130 μg/dL,血糖 5.6 mmol/L,尿素氮 7.2 mmol/L。

44. 病人最可能的诊断是(　　)。
A. 尿毒症　B. 乙型肝炎　C. 糖尿病酮症酸中毒
D. 肝性脑病　E. 脑血管意外

45. 消化道出血的原因可能是(　　)。
A. 胃癌　B. 胃溃疡　C. 十二指肠溃疡
D. 食管静脉曲张破裂　E. 急性胃黏膜病变

46. 首先考虑的治疗方案是(　　)。
A. 抗生素治疗　B. 应用降氨药物　C. 胰岛素治疗
D. 血液透析治疗　E. 应用镇静药

47. 上消化道出血诱发肝性脑病的主要机制是(　　)。
A. 引起失血性休克　　B. 肠道细菌作用下产氨　　C. 脑组织缺血缺氧
D. 血液苯乙胺和酪胺增加　　E. 破坏血-脑屏障

48. 病人目前存在的主要护理诊断/问题是(　　)。
A. 意识障碍　　B. 营养失调　　C. 有受伤的危险
D. 有感染的危险　　E. 以上都有

(49～51 题共用题干)

刘先生,38 岁。消化性溃疡病史 10 年,近 1 周来出现腹痛、腹胀,且逐渐加重,频繁呕吐,呕吐物为酸腐的宿食,呕吐后腹痛暂缓解。

49. 该病人最可能的临床诊断是(　　)。
A. 慢性胃炎　　B. 胃溃疡活动期　　C. 十二指肠溃疡活动期
D. 消化性溃疡并发幽门梗阻　　E. 消化性溃疡并发癌变

50. 对该病人的护理措施不正确的是(　　)。
A. 观察疼痛的性质　　B. 指导病人进食清淡、易消化的饮食
C. 做好呕吐物的观察与处理　　D. 行胃肠减压
E. 做好解痉药和抗生素的用药护理

51. 为明确诊断,首先应采取的检查是(　　)。
A. X 线钡餐检查　　B. 胃液分析　　C. 幽门螺杆菌检测
D. 胆囊造影　　E. 胃镜检查

(52～53 题共用题干)

王先生,32 岁,既往健康,无消化道疾病病史。昨晚曾与朋友大量饮酒,今晨起上腹部疼痛不适,黑便 2 次,呕吐 1 次,呕吐物中有少量咖啡色物。

52. 该病人最可能的临床诊断为(　　)。
A. 急性糜烂出血性胃炎　　B. 消化性溃疡　　C. 慢性浅表性胃炎
D. 慢性萎缩性胃炎　　E. 胃癌

53. 为进一步明确诊断拟进行胃镜检查,检查时间最好在(　　)。
A. 出血后 12 h 内　　B. 出血后 24～48 h 内
C. 出血停止后 24～48 h 内　　D. 出血后 48～72 h 内
E. 出血停止后 72 h 以内

第四章

呼吸系统疾病病人的护理

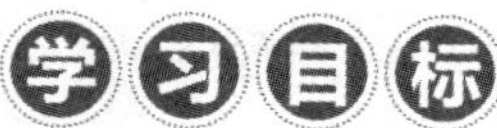

1. 掌握呼吸系统常见疾病的临床表现、护理措施。
2. 熟悉呼吸系统疾病病人主要的护理诊断/问题。
3. 了解呼吸系统常见疾病的病因、发病机制、辅助检查及治疗要点。
4. 能运用护理程序为病人进行护理评估，实施整体护理。
5. 能够独立进行呼吸系统常用护理技术操作。

第一节 概 述

呼吸系统疾病是严重危害人民健康的常见病、多发病，已经构成影响公共健康的重大问题。据2009年中国卫生部全国居民死因调查结果表明，呼吸系统疾病(不包括肺癌、慢性肺源性心脏病和肺结核)在城市的死亡原因中占第四位(10.54%)，在农村占第四位(14.96%)。由于大气污染、吸烟、人口老龄化等因素的影响，使支气管哮喘的发病率明显增加，肺癌发病的年递增率居各种恶性肿瘤之首，慢性阻塞性肺疾病居高不下，肺结核在我国仍属于高发传染病。因此，呼吸系统疾病的防治与护理十分重要。

一、呼吸系统的解剖结构和生理功能

呼吸系统主要由呼吸道、肺和胸膜组成。

(一) 呼吸道

呼吸道以环状软骨为界，分为上、下呼吸道，是气体进出肺的通道，是维持呼吸功能的必要条件。上呼吸道由鼻、咽、喉组成。鼻既是气体通道，又是嗅觉器官，对吸入气体有过滤、保湿、加温作用；咽是呼吸系统和消化系统的共同通道；喉是发音的主要器官，可随吞咽或发音上下移动。吞咽时，喉上移，会厌封闭喉口，可阻止食物进入喉腔和下呼吸道。下呼吸道由气管、支气管组成。气管在隆突处(位于胸骨角)分为左、右两主支气管，在肺门处分为肺叶支气管，进入肺叶。右支气管较左支气管粗、短而陡直，左支气管相对较细长、且趋于水平，故异物吸入更易进入右肺。从气管到呼吸性细支气管，分支数目逐渐增加。临床上通常将管径小于2 mm的细支气管称为小气道，由于小气道管壁无软骨支持，气流速度慢，易阻塞，故是呼吸系统患病的常见部位。

(二) 肺和胸膜

1. 肺 肺位于胸腔内纵隔的两侧，分左肺和右肺，是容纳气体并进行气体交换的器官。左肺被斜裂分为上、下两叶，右肺被斜裂和水平裂分为上、中、下三叶，肺表面被胸膜覆盖。肺泡是进行气体交换的场所，相邻肺泡之间的薄层结缔组织称为肺泡隔，内含丰富的毛细血管网，有利于气体交换。肺由双重循环提供血液，一为肺循环，全身各器官回心静脉血均流经肺循环，在肺内进行气体交换，由肺动脉干及其分支、毛细血管和静脉组成；另一为支气管循环，包括支气管动脉和静脉，是气道、肺和胸膜的营养血管。

2. 胸膜 胸膜分为脏胸膜和壁胸膜，脏胸膜紧贴在肺表面，壁胸膜衬于胸壁内表面。脏、壁胸膜在肺

根处相互移行，构成潜在的密闭腔隙，称为胸膜腔。正常胸膜腔内为负压，腔内无气体，仅有少量浆液起润滑作用。由于壁胸膜有感觉神经分布，当病变累及胸膜时可引起胸痛，严重者可影响呼吸运动。

（三）呼吸系统的防御、免疫功能

呼吸系统具有防止有害物质入侵的防御功能。①上呼吸道的加温、湿化和过滤作用，调节和净化吸入的空气；②呼吸道黏膜和黏液纤毛运载系统，参与净化空气和清除异物；③咳嗽反射、打喷嚏和支气管收缩等反射性防御功能可避免吸入异物；④肺泡巨噬细胞的防御力量，对各种吸入性尘粒、微生物等有吞噬或中和解毒作用；⑤呼吸道分泌物中含有免疫球蛋白 IgA、IgM 以及溶菌酶等抗病原物质，具有局部防御作用。当各种原因引起防御功能减弱或外界的刺激过度时，均可导致呼吸系统损伤和病变。

二、呼吸系统疾病常见的症状和体征

呼吸系统疾病常见的症状和体征有咳嗽与咳痰、咯血、肺源性呼吸困难等。

（一）咳嗽与咳痰

咳嗽(cough)是呼吸道黏膜或延髓咳嗽中枢受刺激引起的一种防御性反射性动作，借以清除呼吸道分泌物和异物。咳痰(expectoration)是指借助于支气管黏膜上皮细胞的纤毛运动、支气管平滑肌的收缩及咳嗽反射将呼吸道分泌物或肺泡的渗出液排出体外。咳嗽伴有痰液称为湿性咳嗽，咳嗽无痰或痰量很少称为干性咳嗽。剧烈、频繁而持久的咳嗽可使肺泡内压力升高，并加重呼吸和循环的负担，对机体极为不利，还可诱发气胸、脑出血等。

【护理评估】

1. 常见病因

(1) 呼吸道和肺部疾病：包括呼吸道和肺部炎症、过敏、异物、肿瘤、理化因素刺激等，如支气管炎、肺炎、支气管哮喘、肺癌等。

(2) 胸膜疾病：各种胸膜炎、胸膜肿瘤或胸膜受到刺激可引起咳嗽，如胸膜炎、自发性气胸等。

(3) 心血管疾病：各种原因导致的左心衰竭引起肺淤血、肺水肿等。

(4) 其他：如脑炎、脑膜炎、胃食管反流性疾病等也可引起咳嗽。

2. 身体状况　监测病人生命体征、意识状态，有无急性病容、水肿、发绀和杵状指(趾)，有无桶状胸，气管是否居中，语颤是否改变，胸部叩诊音，有无干、湿啰音，有无异常呼吸音等。

3. 心理、社会状况　病人长期反复咳嗽，常感到焦虑、抑郁，伴有呼吸困难时更为明显。频繁而剧烈的咳嗽，影响睡眠导致疲乏、烦躁、注意力不集中等。

4. 辅助检查　痰液涂片或染色检查，血常规，痰培养或血培养及药物敏感试验，胸部 X 线检查，纤维支气管镜检查，肺功能检查，血气分析，超声心动图等。

【主要护理诊断/问题】

(1) 清理呼吸道无效　与痰多、痰黏稠有关。

(2) 有窒息的危险　与痰多、咳嗽无力或意识障碍等有关。

【护理目标】

病人能进行有效咳嗽，痰液易咳出；保持呼吸道通畅。

【护理措施】

1. 一般护理

(1) 改善环境：室内空气流通，维持适宜的室温(18～20 ℃)与湿度(50%～60%)。避免到空气污染的公共场所，减少烟雾与尘埃等的不良刺激。注意保暖，避免受凉。

(2) 饮食护理：给予高蛋白、高维生素、足够热量的饮食，避免油腻、辛辣刺激性食物。若病情允许，保证饮水量>1500 mL/d，以利于痰液稀释，促进痰液排出。

2. 病情观察　观察咳嗽、咳痰情况，记录痰液的量、颜色、性质；有无胸痛、咯血、发热等伴随症状；对意识障碍、年老体弱、痰量较多且无力咳嗽者，警惕窒息的危险。一旦出现烦躁不安、意识不清、呼吸急促、面色苍白或发绀、喉部明显痰鸣音，应立即通知医生，积极配合抢救。

3. 促进有效排痰

(1) 指导有效咳嗽:有效咳嗽能帮助病人排出气道内的分泌物,使呼吸道保持通畅。病人可采取坐位或立位,缓慢深吸气后屏气几秒钟,然后用力咳嗽,咳嗽时收缩腹肌,或用自己的手按压上腹部帮助咳嗽。咳嗽后,缩唇呼气,缓慢将余气排出。上述动作可重复2～3次。

(2) 湿化气道:适用于痰液黏稠不易咳出者。主要方法有雾化吸入法、环甲膜穿刺、气管内滴液等。临床常用雾化吸入法,包括超声雾化吸入法和蒸汽吸入法,常用湿化剂有蒸馏水、生理盐水、低渗盐水等,也可在湿化剂中加入支气管扩张药、抗生素、痰溶解剂、糖皮质激素等,可起到消炎、祛痰、平喘的作用。湿化气道时应注意以下几点。①体位:雾化吸入时取坐位、半坐位或侧卧位,尽量避免仰卧位,必须仰卧位时需将床头抬高30°。治疗前先将痰液咳出以免妨碍雾滴吸入。治疗时指导病人进行慢而深的吸气,吸气末稍停片刻,以使雾滴吸入更深。②湿化温度适中:控制湿化温度在35～37 ℃。温度过高可灼伤呼吸道,温度过低可刺激呼吸道使气道平滑肌痉挛,导致憋气、呼吸困难加重。③避免过度湿化:一般雾化吸入的时间以10～20 min为宜,过度湿化可引起黏膜水肿、气道狭窄、气道阻力增加,甚至诱发支气管痉挛。④防止感染:定期消毒湿化装置,严格执行无菌操作。⑤防止窒息:干稠的分泌物湿化后膨胀易阻塞支气管,应帮助病人翻身、拍背,及时排痰。⑥遵医嘱用药:有严重肝脏疾病和凝血功能异常者禁用糜蛋白酶;有严重呼吸功能不全和哮喘的病人,慎用乙酰半胱氨酸;雾化吸入的抗生素需尽可能与全身用药一致。

(3) 胸壁震荡和叩击:适用于久病体弱、长期卧床、无力排痰的病人。肺水肿、肋骨骨折、咯血、低血压的病人,禁做胸壁震荡和叩击。①胸壁震荡的方法:操作者双手掌重叠置于欲引流部位,肘部伸直。嘱病人做深而慢的呼吸,操作者手掌随病人深吸气胸廓扩张慢慢抬起,但不能离开胸壁;随病人呼气时加压并加以震荡,5～7次,每一部位可重复3～4个呼吸周期。②胸部叩击的方法:操作者手指并拢、手掌弯成杯状,以手腕的力量叩击病人胸部,从下到上,从外到内,迅速而有节奏地进行叩击,边叩边鼓励病人咳嗽,以促进痰液排出。每侧肺叶反复叩击1～3 min。③注意事项:胸部叩击时应注意避开乳房、心脏和骨性隆起;每次叩击和震荡操作时间以5～15 min为宜,叩击力量适中;可选在餐后2 h至餐前30 min完成;操作时注意观察病人的反应,如出现不适立即停止。操作后协助病人做好口腔护理,观察痰液颜色、量,听诊肺部啰音和呼吸音变化。

(4) 体位引流:又称重力引流,是利用重力作用使肺、支气管内的分泌物排出体外。适用于肺脓肿、支气管扩张症等有大量痰液而排出不畅时。根据不同病变部位采取不同体位,以患处在高位、引流支气管开口向下为原则。对痰液黏稠者,引流前可行痰液湿化的治疗,利于痰液排出。体位引流宜在餐前进行,2～3次/天,每次时间以15～20 min为宜。引流中鼓励并指导病人进行有效咳嗽,可同时辅以胸部叩击,以提高引流效果。引流中密切观察病人的反应,如出现咯血、呼吸困难、头痛、心悸、发绀等不适,应立即停止引流。严重高血压、心功能不全、呼吸功能不全、近1～2周内有大量咯血史、年老体弱不能耐受的病人,禁用此方法。

(5) 机械吸痰:适用于痰液量多黏稠无力咳出、意识障碍者。可经病人的口、鼻、气管插管或气管切开处进行负压吸痰。吸痰时负压不宜过大,抽吸压力要适当,吸痰管前端可用生理盐水湿润,插入深度以15～20 cm为宜。每次抽吸时间不宜超过15 s,两次间隔时间大于3 min。吸痰前、中、后应适当提高吸入氧浓度,密切观察血氧饱和度,若低于85%立即停止吸痰操作。注意无菌操作,防止感染。操作时密切观察病人反应,观察痰液性质。

4. 药物护理 遵医嘱使用抗生素、止咳、祛痰等药物,掌握药物的副作用和疗效,告诉病人不滥用药物。

5. 心理护理 耐心与病人及其家属解释病情,使之了解咳嗽、咳痰的相关知识,增强病人战胜疾病的信心,避免焦虑等不良情绪。教会病人进行有效咳嗽,掌握雾化吸入、体位引流等操作技巧。教育家属给病人以心理支持,鼓励病人从事一些力所能及的劳动或社会活动。

【护理评价】

病人情绪平稳,能进行有效咳嗽,掌握胸部叩击、胸部震荡等操作技巧,保持呼吸道通畅,生命体征平稳,无窒息征象。

(二) 咯血

咯血(hemoptysis)是指喉及喉以下的呼吸道或肺组织出血,血液随咳嗽动作由口腔排出。咯血为呼吸内科常见急症之一，骤发大量的咯血可导致呼吸道内血块阻塞、窒息。咯血因经口腔排出，必须与口腔、鼻、咽部的出血和消化道的出血(呕血)相鉴别(表 4-1)。

表 4-1　咯血与呕血的鉴别

项　目	咯　血	呕　血
病因	肺结核、支气管扩张症、肺癌、二尖瓣狭窄等	消化性溃疡、肝硬化、胃癌等
出血前症状	喉部痒感、胸闷、咳嗽等	上腹部不适、恶心、呕吐等
出血方式	咯出	呕出，可为喷射状
出血颜色	鲜红色	黑褐色，呈咖啡渣样或暗红色血块，量大可为鲜红色
血中混有物	痰、泡沫	食物残渣、胃液
酸碱反应	碱性	酸性
黑便	无，若血液咽下可有	有，呕血停止后仍持续数天
出血后痰性状	痰中带血	无痰

【护理评估】

1. 常见病因

(1) 支气管、肺部疾病：如慢性支气管炎、支气管扩张症、支气管肺癌、肺结核、肺炎、肺脓肿等。

(2) 心血管疾病：如风湿性心脏病二尖瓣狭窄、急性肺水肿、肺梗死、房间隔缺损、动脉导管未闭等。

(3) 其他：如白血病、再生障碍性贫血、血友病、流行性出血热、钩端螺旋体病等。

2. 身体状况　①判断咯血量：一般认为 24 h 咯血量在 100 mL 以内为小量，100～500 mL 为中量咯血，500 mL 以上或一次咯血量超过 300 mL 为大量。②窒息：大咯血时病人出现情绪紧张、面色灰暗、胸闷气促、咯血不畅，为窒息先兆，应引起警惕。如病人出现呼吸极度困难、喘憋、表情恐怖、张口瞠目、双手乱抓、大汗淋漓、唇指端发绀、大小便失禁、意识丧失等提示血块阻塞气道而发生窒息，应紧急处理。

3. 心理、社会状况　评估病人咯血时情绪是否平稳，对疾病持有何种心态，家属对病人病情的看法，给予病人的心理支持程度如何。

4. 辅助检查　X 线胸片、CT 检查、动脉血气分析、支气管镜检查、血常规等有助于判断病情。

【主要护理诊断/问题】

(1) 有窒息的危险　与大咯血时血液不能及时排出有关。

(2) 焦虑或恐惧　与反复咯血有关。

【护理目标】

咯血时无窒息发生，情绪平稳。

【护理措施】

1. 一般护理

(1) 休息与活动：咯血频繁发生时，应减少活动量。一般静卧休息能使小量咯血自行停止，大量咯血时应绝对卧床休息，保持病室安静，避免不必要的搬动。协助病人取适当体位，如肺结核病人应取患侧卧位，以防止病灶向健侧扩散；非结核咯血应取健侧卧位或平卧位，头应偏向一侧，以利血液引流、排出。若出现窒息征象，应立即采取头低脚高位，并轻叩病人背部，帮助病人咳出血块，必要时行气管插管或气管切开的准备。

(2) 饮食护理：大咯血者暂禁食，小量咯血者可进食少量温凉、流质饮食。多饮水、多食富含纤维素的食物，以保持大便通畅，防止再次咯血。

2. 病情观察　监测生命体征，咯血的颜色、量、出血速度，密切观察病人的表情、意识状态及有无窒息发生。

3. 用药护理　中等量以上咯血者需按医嘱应用药物止血，常用垂体后叶素。有高血压、冠心病、妊娠和心力衰竭者禁用。使用过程中应密切观察病人有无恶心、便意、心悸、面色苍白等不良反应。对烦躁不安者，可适当选用镇静剂，如地西泮 5～10 mg 肌内注射，禁用吗啡、哌替啶，以免抑制呼吸。大咯血伴剧烈咳嗽时常用可待因口服或皮下注射，年老体弱、肺功能不全者慎用，以免抑制咳嗽反射和呼吸中枢，使血块不能咳出引起窒息。

4. 窒息抢救护理 大咯血有窒息征兆时，立即取头低脚高位，并同时轻拍背部，以迅速排出积血。如病人不能缓解，应尽快用吸引器吸出积血，如仍不能缓解，给予气管插管，必要时给予气管切开。当血块清除后，病人常能恢复自主呼吸，如仍旧未能恢复，可进行人工呼吸，给高流量吸氧或遵医嘱应用呼吸中枢兴奋剂，同时密切监测病情变化。

5. 心理护理 多陪伴病人，耐心解释，告诉病人咯血经药物治疗后可以控制，以减轻病人恐惧心理，稳定情绪。指导病人有血时要轻轻咯出，不要屏气，也勿用力咳嗽。

【护理评价】

病人咯血停止，无窒息发生。

（三）肺源性呼吸困难

呼吸困难(dyspnea)是指病人主观感觉空气不足、呼吸费力，客观上出现呼吸频率、节律和幅度异常，严重者出现鼻翼扇动，张口或端坐呼吸，口唇发绀。肺源性呼吸困难(pulmonary dyspnea)是由于呼吸系统疾病引起的肺通气功能、换气功能障碍，导致缺氧和(或)二氧化碳潴留(CO_2潴留)所致。

【护理评估】

1. 常见病因

(1) 支气管、肺部疾病：常见慢性支气管炎、阻塞性肺气肿、支气管哮喘、肺炎、肺结核、肺癌、尘肺、气管异物、肺不张、广泛肺纤维化等。

(2) 胸膜疾病：见于胸膜炎、胸水、气胸、胸膜肥厚粘连、胸膜肿瘤等。

2. 身体状况

(1) 肺源性呼吸困难分类：按临床表现的特点及病因可分为 3 种类型。①吸气性呼吸困难：常因上呼吸道、气管、大支气管的炎症，异物或肿瘤等引起呼吸道狭窄、梗阻所致，特点为吸气明显困难，吸气时间延长伴干咳或高调的吸气性喘鸣音，严重时出现“三凹征”，即胸骨上窝、锁骨上窝和肋间隙在吸气时明显下陷。②呼气性呼吸困难：因肺组织弹性减弱、小支气管痉挛或狭窄所致，特点为呼气费力、呼气时间延长，常伴有哮鸣音。见于支气管哮喘、阻塞性肺气肿和慢性支气管炎(喘息型)。③混合性呼吸困难：由于广泛性肺部病变或肺组织受压使呼吸面积减少所致。特点为吸气和呼气均费力，呼吸浅而快，可伴有呼吸音异常及病理性呼吸音。见于重症肺炎、重症肺结核、大面积肺不张、广泛肺纤维化、大量胸水、气胸等。

(2) 呼吸困难发生的缓急和持续时间：如突然发生严重的呼吸困难很可能是支气管哮喘、气胸、气管异物、急性肺水肿；数天或数周出现的呼吸困难常与胸水、心力衰竭有关；呼吸困难时间超过数月或数年，常与慢性阻塞性肺疾病、肺动脉高压等有关。

(3) 伴随症状：呼吸困难伴胸痛，常见于大叶性肺炎、急性渗出性胸膜炎、气胸、急性心肌梗死等。呼吸困难伴发热，最常见于呼吸道感染性疾病；呼吸困难伴严重发绀和大汗淋漓、四肢厥冷、脉搏细速、血压下降等，为病情严重的表现。

3. 心理、社会状况 轻度呼吸困难病人常有疲乏、焦虑、紧张等现象，中、重度呼吸困难病人常因缺氧、二氧化碳潴留，易引起头痛、烦躁、失眠，甚至产生恐惧心理。

4. 辅助检查 血气分析有助于测定低氧血症和二氧化碳潴留；胸部影像学检查可判断病变部位、性质、程度；痰液和血常规检查可以帮助判断有无感染；肺功能检查可以了解有无小气道阻塞。

【主要护理诊断/问题】

(1) 气体交换受损 与呼吸道痉挛、呼吸面积减少、换气功能障碍有关。

(2) 活动无耐力 与供氧不足有关。

【护理目标】

保持呼吸道通畅；呼吸困难减轻或消失；活动耐力提高。

【护理措施】

1. 一般护理

(1) 休息与活动：提供安静、舒适的环境，保持空气清新，注意保暖。严重呼吸困难病人应尽量减少活动和不必要的谈话，以减少耗氧量。可采取半卧位或坐位，利于呼吸运动，必要时在床上置一小桌，方便病人伏桌休息。

(2) 饮食护理:保证每日摄入足够的热量,进食高维生素、易消化食物。避免进食刺激性食物、易产气的饮食(如土豆、蚕豆等),少量多餐,防止腹胀影响呼吸。对张口呼吸、痰液黏稠者,补充足够水分,并做好口腔护理。

2. 病情观察 监测呼吸频率、节律和深度变化。对严重呼吸困难病人,注意观察生命体征和血气分析结果,以便及时发现异常情况。

3. 用药护理 遵医嘱给予支气管扩张药、抗菌药物、祛痰剂、呼吸兴奋剂等,注意观察药物的疗效和副作用。

4. 氧疗的护理 合理的氧疗是纠正缺氧、缓解呼吸困难最有效的治疗方法,能提高动脉血氧分压,改善机体运动耐力。根据病情和血气分析结果选用不同的给氧浓度及给氧方法。严重缺氧而无二氧化碳潴留者,一般可用面罩给氧;缺氧而伴有二氧化碳潴留者,可用鼻导管或鼻塞法给氧。吸入的氧气需湿化,以免干燥的氧气对呼吸道刺激及气道黏液栓形成。氧疗过程中,应观察病人反应,同时监测动脉血气分析结果,调整吸氧浓度和流量。

5. 心理护理 耐心倾听病人陈述,鼓励病人保持乐观心态,解释病情,熟悉加重病情的因素,能主动避免。当病人因极度呼吸困难引起烦躁不安、恐惧、濒死感时,在及时处理的同时给予心理安慰,使病人保持安静。

【护理评价】

病人呼吸频率、节律和幅度趋于正常,呼吸平稳,睡眠质量较前提高,精神状态较好,能参与日常各种生活活动,活动耐力有所提高。

(唐　前)

第二节　急性呼吸道感染病人的护理

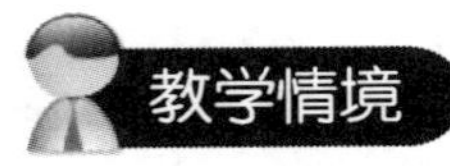

赵先生,23 岁。因咽痛 3 天,发热 2 天来院就诊。3 天前因淋雨后出现咽痛不适,当时未进行治疗,随后出现发热,体温达 39.5 ℃,伴阵发性咳嗽,无痰。身体评估:神志清楚,面色发红。体温 38.8 ℃,脉搏 92 次/分,双侧扁桃体Ⅱ度肿大,其上未见脓性分泌物。双肺呼吸音清晰,未闻及干、湿啰音。心率 92 次/分,律齐,未闻及杂音。腹部检查未见异常。辅助检查:血常规白细胞计数 12.3×10^9/L,中性粒细胞0.90。胸片未见明显异常。

请问:1. 病人存在哪些护理诊断/问题?

2. 应采取哪些护理措施?

急性呼吸道感染(acute respiratory infection)包括急性上呼吸道感染和急性气管-支气管炎。急性上呼吸道感染(简称上感)是鼻腔、咽、喉部急性炎症的总称,是呼吸道最常见的传染病,可发生在任何年龄,一般病情较轻,预后较好,但发病率高,部分病人可伴有严重并发症。急性气管-支气管炎是由感染或非感染因素(如物理、化学刺激)引起的气管-支气管黏膜的急性炎症,本病全年皆可发病,但冬春季及气候突变时多发。

【护理评估】

(一) 病因和发病机制

1. 急性上呼吸道感染 有 70%～80%由病毒引起,主要有流感病毒(甲、乙、丙型)、副流感病毒、呼吸道合胞病毒、腺病毒、鼻病毒、埃可病毒、柯萨奇病毒等。细菌感染可直接发生或继病毒感染之后发生,以口腔定植菌、溶血性链球菌多见,其次为流感嗜血杆菌、肺炎链球菌和葡萄球菌等,偶见革兰阴性杆菌。当在受凉、淋雨、过度劳累等导致全身或呼吸道局部防御功能降低时，原已存在于上呼吸道或从外界侵入的病毒或细菌迅速繁殖，引起本病。老幼体弱、患有慢性呼吸道疾病者，更易诱发。人体感染后产生的免疫力较弱而短暂，无交叉免疫，故可反复发病。

2. 急性气管-支气管炎 ①感染：导致本病的主要原因为上呼吸道感染的蔓延，感染可由病毒或细菌引起。②物理、化学性刺激：过冷空气、粉尘、刺激性气体或烟雾的吸入使气管-支气管黏膜受到刺激引起急性损伤和炎症反应。③过敏反应：吸入花粉、真菌孢子等过敏原，或对细菌蛋白质过敏，均可引起气管-支气管急性炎症。

（二）身体状况

1. 急性上呼吸道感染 病因不同，临床表现可有不同的类型。

(1) 普通感冒：俗称“伤风”，又称急性鼻炎或上呼吸道卡他，最常见的病原体是鼻病毒。起病较急，以鼻咽部卡他症状为主要表现，初期有咳嗽、咽干、咽痒或灼热感，继而出现打喷嚏、鼻塞、流清水样鼻涕，2～3天后鼻涕变稠，常伴咽痛、流泪、声嘶、呼吸不畅等，可有全身不适、不发热或有低热、轻度畏寒、头痛等。体检可见鼻腔黏膜充血、水肿、有分泌物，咽部轻度充血。本病常能自限，若无并发症，一般5～7天痊愈。

(2) 急性病毒性咽炎和喉炎：急性病毒性咽炎临床特征为咽部发痒和灼热感，咽痛不明显，当吞咽疼痛时，常提示有链球菌感染。急性病毒性喉炎表现为声嘶、讲话困难，常伴有发热、咽痛或咳嗽，咳嗽时咽痛加重。体检可见咽、喉部明显充血、水肿，颌下淋巴结肿大且触痛。

(3) 急性疱疹性咽峡炎：多为柯萨奇病毒A引起，夏季多发。临床表现为明显咽痛、发热。体检可见咽部充血，软腭、腭垂、咽及扁桃体表面有灰白色疱疹和浅表溃疡，周围伴红晕。病程约1周，多见于儿童，成年人偶见。

(4) 急性咽结膜热：主要由柯萨奇病毒、腺病毒等引起。常发生于夏季，儿童多见，多由游泳传播。临床表现为发热、咽痛、畏光、流泪、咽及结膜明显充血。病程4～6天。

(5) 细菌性咽扁桃体炎：多由溶血性链球菌感染引起，其次为流感嗜血杆菌、肺炎链球菌、葡萄球菌等。常起病迅速，畏寒，发热，体温可达39 ℃以上，咽痛明显。体检可见咽部明显充血，扁桃体充血、肿大，表面有黄色脓性分泌物，颌下淋巴结肿大、压痛。

少数急性上感病人可并发急性鼻窦炎、中耳炎、气管-支气管炎、病毒性心肌炎、急性肾小球肾炎、风湿热等。

2. 急性气管-支气管炎 起病较急，部分病人可出现全身症状，可有头痛、发热等，体温多在38 ℃左右，多于3～5天降至正常。咳嗽、咳痰为最主要的症状，初为干咳或少量黏液痰，随后痰量增多，咳嗽加剧，偶有痰中带血。伴支气管痉挛时，可有胸闷、气促。体检可无明显阳性体征，也可在两肺听到散在干、湿啰音，部位不固定，咳嗽后可减少或消失。咳嗽、咳痰可延续2～3周，如迁延不愈，可演变为慢性支气管炎。

（三）辅助检查

1. 血常规检查 病毒感染时白细胞正常或偏低，淋巴细胞比例增多；细菌感染时白细胞总数常增多，中性粒细胞增多。

2. 病原学检查 细菌培养可判断细菌类型并做药物敏感试验以指导临床用药。因病毒类型繁多，且对治疗无明显帮助，一般无需明确病原学检查。

3. 胸部X线检查 多正常。

（四）治疗要点

1. 针对病原治疗 病毒感染者，给予抗病毒治疗，如利巴韦林、奥司他韦、金刚烷胺等；细菌感染者给予抗生素治疗，如大环内酯类、青霉素类、头孢菌素类、喹诺酮类药物。

2. 对症治疗 干咳者可用右美沙芬、喷托维林等镇咳药物；痰多不易咳出者选用盐酸氨溴索、溴己新或雾化祛痰；气喘者可用氨茶碱等平喘药；发热时可用解热镇痛剂，金嗓子喉宝、西瓜霜润喉片等可减轻咽痛不适。

【主要护理诊断/问题】

(1) 清理呼吸道无效 与呼吸道感染、痰液黏稠有关。

(2) 体温过高　与呼吸道感染有关。

(3) 潜在并发症:鼻窦炎、中耳炎、心肌炎、肾炎。

【护理措施】

(一) 一般护理

病情较重或年老体弱者应卧床休息,室内保持空气流通,注意保暖,防止受凉。注意呼吸道隔离,嘱病人避免到人多的地方,必要时戴口罩,当咳嗽、打喷嚏时应以纸巾捂住,避免传染给他人。鼓励病人多饮水,给予清淡、易消化、营养丰富的食物,避免辛辣刺激性食物,戒烟。

(二) 病情观察

观察咽痛、流涕、流泪情况,咳嗽咳痰的性质、程度及痰量的改变。高热者每 4 h 测体温、脉搏、呼吸 1 次,及时记录。若出现发热、头痛剧烈伴脓涕、鼻窦压痛等提示鼻窦炎;出现耳痛、耳鸣、听力减退或外耳道流脓等提示中耳炎;恢复期出现胸闷、心悸伴心电图改变提示心肌炎;眼睑水肿、腰酸、尿异常等提示肾小球肾炎,应及时报告医生。

(三) 用药护理

向病人介绍药物的名称、作用、用法及不良反应,不可滥用药物。应用抗生素时,注意有无皮疹等过敏现象,如使用解热镇痛药,需注意出汗情况,避免大量出汗引起虚脱。

(四) 对症护理

体温超过 39 ℃时进行物理降温,如温水擦浴、乙醇擦浴或冰袋置大血管处等,必要时遵医嘱用药物降温。出汗后应及时擦干汗液,更换衣服和被褥,保持皮肤的清洁、干燥。寒战者注意保暖。痰多且黏稠时,嘱病人多饮水,或遵医嘱雾化吸入,以稀释痰液,利于排痰。

(五) 心理护理

病情一般较轻,病人没有心理负担。如有并发症,易引起紧张不安、焦虑等,应安慰病人,并鼓励病人积极治疗,争取早日康复。

(六) 健康指导

1. 知识指导　向病人和家属介绍疾病发生发展过程及可能带来的后果,介绍本病防治知识。注意保暖防寒,疾病流行期间避免到人群聚集的地方,必要时需戴口罩进行防护。

2. 生活指导　生活要有规律,保证充足睡眠。保持房间空气流通,温、湿度适宜。加强营养及耐寒锻炼,增强体质,提高机体免疫力。

(唐　前)

第三节　肺炎病人的护理

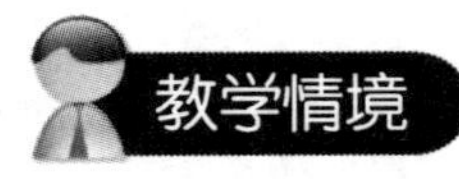

李先生,32 岁。2 天前因受凉出现寒战、发热、头痛。自服“感冒药”后,未见明显好转。今日仍感头痛、发热,伴有咳嗽、咳痰,痰呈铁锈色,右侧胸痛。体检:体温 38.8 ℃,脉搏 98 次/分,呼吸 21 次/分,血压 105/70 mmHg。神志清楚,右侧肺部可闻及管状呼吸音,叩诊稍浊,语颤增强,呼吸音粗糙,未闻及湿啰音。心律齐,心浊音界不大,未闻及杂音。腹部检查阴性。血常规白细胞计数 16×10^9/L,中性粒细胞 0.88,胸片提示右下肺大片炎性浸润阴影。

1. 请写出主要护理诊断/问题。

2. 应采取哪些护理措施?

肺炎(pneumonia)指由病原微生物、理化因素、免疫损伤、过敏及药物等引起的终末气道、肺泡和肺间质的急性渗出性炎症,以细菌感染最多见。肺炎是呼吸系统的常见病,在我国发病率、病死率较高,老年人或免疫功能低下者并发肺炎时死亡率更高。肺炎发病率、病死率高可能与人口老龄化、吸烟、环境污染、病原体变迁、医院获得性肺炎发病率增高、不合理应用抗生素引起细菌耐药性增高和部分人群贫困化加剧等因素有关。

【分类】

可按病因、解剖和患病环境加以分类。

(一) 病因分类

1. 细菌性肺炎 最常见的肺炎。如肺炎链球菌、金黄色葡萄球菌、溶血性链球菌、肺炎克雷白杆菌、大肠杆菌、流感嗜血杆菌等。

2. 病毒性肺炎 如呼吸道合胞病毒、流感病毒、腺病毒、冠状病毒、巨细胞病毒等。

3. 非典型病原体所致肺炎 如军团菌、支原体、衣原体等。

4. 真菌性肺炎 如白色念珠菌、曲霉菌、隐球菌、肺孢子菌等。

5. 其他病原体所致肺炎 如立克次体、弓形体、寄生虫等。

6. 理化因素所致的肺炎 如放射性损伤引起的放射性肺炎、接触过敏原所致的过敏性肺炎、吸入刺激性气体或液体引起的化学性肺炎等。

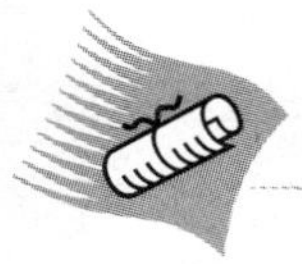

知识链接

传染性非典型肺炎

传染性非典型肺炎是由新型冠状病毒(SARS 相关冠状病毒)引起的呼吸系统传染性疾病,是一种新的特殊肺炎。2003 年 3 月世界卫生组织(WHO)将其命名为严重急性呼吸综合征(severe acute respiratory syndrome,SARS)。主要通过短距离飞沫、接触病人呼吸道分泌物及密切接触传播,以发热、头痛、肌肉酸痛、乏力、干咳少痰等为特征,严重者出现呼吸窘迫。本病传染性强,在家庭和医院有显著的聚集现象。2002 年 11 月在我国广东省首先发生并迅速形成流行态势。据世界卫生组织 2003 年 8 月 15 日公布的统计数字,截至 8 月 7 日,全球累计非典病例 8422 例,涉及 32 个国家和地区。自 2003 年 7 月 13 日美国发现最后一例疑似病例之后,没有新发病例及疑似病例。全球因非典死亡人数为 919 人,病死率近 11%。

(二) 解剖部位分类

1. 大叶性(肺泡性)肺炎 病原体首先在肺泡引起炎症,继而通过肺泡间孔向其他肺泡蔓延,以致部分或整个肺段、肺叶发生炎性改变。典型病例表现为肺实质炎症,而支气管一般未被累及。致病菌多为肺炎链球菌。

2. 小叶性(支气管性)肺炎 病原体经支气管入侵,引起细支气管、终末细支气管和肺泡的炎症。常继发于其他疾病,如支气管炎、支气管扩张症、上呼吸道病毒感染以及长期卧床的重危病人。无实变体征,肺下叶常受累。其病原体有肺炎链球菌、葡萄球菌、病毒、肺炎支原体和军团菌等。

3. 间质性肺炎 以肺间质炎症为主,病变累及支气管壁及其周围组织,有肺泡壁增生及间质水肿。由于病变在肺间质,故呼吸道症状轻,异常体征不多。可由细菌、支原体、衣原体、病毒等引起。

(三) 患病环境分类

1. 社区获得性肺炎 在医院外获得的感染引起的肺炎,包括具有明确潜伏期的肺炎病人在潜伏期间入院,而后出现症状的肺炎。常见的病原体为肺炎链球菌、流感嗜血杆菌、金黄色葡萄球菌、军团菌、支原体、衣原体、病毒等,以肺炎链球菌最常见。

2. 医院获得性肺炎 病人在入院时不存在炎症，也不处于感染潜伏期，而在入院 48 h 后在医院内发生的肺炎。革兰阴性杆菌感染所占比例高，常为混合感染，耐药菌株多，病死率较高。无感染高危因素病人的常见病原体依次为肺炎链球菌、流感嗜血杆菌、金黄色葡萄球菌、大肠杆菌、肺炎克雷白杆菌等；有感染高危因素病人的常见病原体依次为铜绿假单胞菌、大肠杆菌、肺炎克雷白杆菌等，金黄色葡萄球菌的感染有明显增加的趋势。

常见肺炎的症状、体征、X 线征象和抗生素的选用，见表 4-2。

表 4-2 常见肺炎的症状、体征、X 线征象和抗生素的选用

致病菌	症状与体征	X 线征象	首选抗生素	其他抗生素
肺炎链球菌	起病急、寒战、高热、铁锈色痰、胸痛、肺实变	肺叶或肺段实变，无空洞	青霉素 G	红霉素、林可霉素、一代头孢、喹诺酮类
葡萄球菌	起病急、寒战、高热、脓血痰、毒血症明显	肺叶或小叶浸润，早期空洞、脓胸	耐酶青霉素加氨基糖苷类	青霉素 G、头孢菌素类、克林霉素、红霉素
肺炎克雷白杆菌	起病急、寒战、高热、全身衰竭、痰稠可呈砖红色胶冻状	肺小叶实变、蜂窝状脓肿、叶间隙下坠	氨基糖苷类加半合成广谱青霉素	头孢菌素类、喹诺酮类
铜绿假单胞菌	毒血症明显、脓痰可呈蓝绿色	弥漫性支气管肺炎、早期肺脓肿	氨基糖苷类加半合成广谱青霉素	头孢菌素类、喹诺酮类
大肠杆菌	原有慢性病、发热、脓痰、呼吸困难	支气管肺炎、脓胸	氨基糖苷类加半合成广谱青霉素	头孢菌素类、喹诺酮类、多黏菌素
流感嗜血杆菌	高热、呼吸困难、呼吸衰竭	支气管肺炎、肺叶实变、无空洞	氨苄西林	头孢菌素类、阿莫西林、阿奇霉素
军团菌	高热、肌痛、相对缓脉	下叶斑片状浸润、进展迅速、无空洞	红霉素	利福平、大环内酯类、磺胺类、多西环素
厌氧菌	吸入感染、高热、痰臭、毒血症明显	支气管肺炎、脓胸、脓气胸、多发性肺脓肿	青霉素 G 加甲硝唑	克林霉素、替硝唑、头孢菌素类、喹诺酮类
支原体	起病缓、可流行、发热、乏力、肌痛	下叶间质性、支气管肺炎、3～4 周自行消散	红霉素	大环内酯类、喹诺酮类
念珠菌、曲菌	久用广谱抗生素或免疫抑制剂、起病缓、痰黏	两肺中下野纹理加深、空洞内可有曲菌球	氟康唑、两性霉素 B	氟胞嘧啶、酮康唑

【病因与发病机制】

肺炎可由多种病原微生物(细菌、非典型病原体、病毒、真菌、立克次体、寄生虫等)引起，也可由于理化因素、免疫损伤、过敏及药物所致。其中细菌感染引起的肺炎最为常见，占 80%左右。

正常呼吸道免疫防御机制(支气管内黏液-纤毛系统、肺泡巨噬细胞等)使气管隆突以下的呼吸道保持无菌。若病原体数量多、毒力强，宿主抵抗力低，即可发生肺炎。病原体侵入下呼吸道引起肺炎的途径：①空气吸入。②血行播散。③邻近感染部位蔓延。④误吸上呼吸道定植菌、胃肠道定植菌。⑤通过人工气道吸入环境中致病菌等。病原体到达下呼吸道后，滋生繁殖引起肺泡毛细血管充血、水肿，肺泡内纤维蛋白渗出及细胞浸润。金黄色葡萄球菌、铜绿假单胞菌和肺炎克雷白杆菌等可引起肺组织的坏死、形成空洞，其余肺炎愈合后多不遗留瘢痕，肺的结构功能不受影响。

肺炎球菌肺炎病人的护理

近年来，由于抗生素的广泛应用，肺部感染的致病菌及其毒性发生了显著变化，金黄色葡萄球菌和革兰阴性杆菌肺炎比例增高，但仍以肺炎球菌为主，整叶实变已少见。本节仅叙述最常见的肺炎球菌肺炎病人的护理。

【护理评估】

（一）病因与发病机制

1. 病因 肺炎链球菌或称肺炎球菌，为革兰染色阳性球菌，呈双排列或短链排列，有荚膜。根据菌体荚膜多糖体的抗原性，肺炎链球菌可分86个血清型，以第3型毒力最强。

2. 发病机制 肺炎链球菌为上呼吸道正常菌群。当机体免疫力下降时，有毒力的肺炎链球菌侵入人体而致病，其致病力为菌体外荚膜对组织的侵袭作用。首先引起肺泡壁水肿，出现白细胞与红细胞的渗出，细菌随渗出液经肺泡间孔向肺的中央部分扩展，甚至累及几个肺段或整个肺叶。因病变开始于肺的外周，故叶间分界清楚，且容易累及胸膜。少数病人可发生菌血症或感染性休克，老年人及婴幼儿的病情尤为严重。肺炎链球菌不产生毒素，不引起组织坏死和空洞形成，炎症消散后肺组织结构多无破坏，不留纤维瘢痕。典型肺炎球菌肺炎的病理变化为充血期、红色肝变期、灰色肝变期和消散期4个过程。

（二）身体状况

1. 症状 多数病人发病前有受凉、淋雨、酗酒、劳累、吸入有害气体、全身麻醉等诱因，大部分病人有上呼吸道感染的前驱症状。冬季和初春多见，发病对象多为原来健康的青壮年或老年与婴幼儿，男性较多见。

(1) 全身症状：起病急骤，突然出现寒战、高热，体温可达39 ℃以上，呈稽留热，常伴有全身酸痛、疲乏无力等症状。部分病人可出现恶心、呕吐、腹胀、腹泻等消化道症状。若感染严重可出现神志模糊、嗜睡、谵妄，甚至昏迷、血压下降等。

(2) 呼吸系统症状：主要为咳嗽、咳痰和胸痛。初期可为干咳或伴有少量黏液痰，2～3天后可出现铁锈色痰，4～5天转为黏液脓性痰，后期出现稀薄淡黄色痰。胸膜受累时可有胸痛，常为刺痛，咳嗽或深呼吸时加剧，患侧卧位时减轻。

2. 体征 病人呈急性病容，口周可出现疱疹，病变严重可有发绀、呼吸困难表现。肺实变时叩诊呈浊音或实音，呼吸音减弱，语颤增强，听诊可闻及支气管呼吸音。病变累及胸膜时可有胸膜摩擦音，消散期可出现湿啰音，严重感染可伴发休克征象。

3. 并发症 近年来因抗生素广泛应用，并发症已经少见。

(1) 感染性休克：肺炎出现感染性休克时称休克型肺炎或中毒性肺炎。此时肺炎典型症状并不突出，主要表现为意识模糊或昏迷、烦躁；血压降至80/50 mmHg以下；心动过速、脉搏细弱；体温不升或过高；面色苍白、四肢厥冷、冷汗、发绀、少尿或无尿等；白细胞过高（大于30×10^9/L）或过低（小于4×10^9/L）。

(2) 渗出性胸膜炎、中毒性心肌炎、中毒性脑病、成人急性呼吸窘迫综合征等。

（三）心理、社会状况

因起病急骤、病情进展快，病人及家属无心理准备，加之胸痛、气促等影响休息与活动，故易引起焦虑、烦躁不安等情绪。当病情严重时，容易导致病人紧张或恐惧心理。

（四）辅助检查

1. 血常规 白细胞计数增高，可达$(10\sim30)\times10^9$/L，中性粒细胞高达0.80以上，可有中毒颗粒和核左移。年老体弱、免疫功能低下者白细胞计数可不增高，中性粒细胞比例仍增高。

2. 痰液检查 痰涂片或痰培养，可确定病原体。

3. 胸部X线检查 诊断的主要依据。早期仅见肺纹理增粗或病变的肺段、肺叶稍模糊。随病变进展，可见大片炎性浸润阴影或实变影，消散期随炎性浸润的逐渐吸收可呈现“假空洞”征。多数病例3～4周后可完全吸收。

4. 血气分析和生化检查 可有低氧血症、呼吸性碱中毒、代谢性酸中毒等。

（五）诊断要点

凡急性起病，畏寒、发热伴胸痛、呼吸困难和咳嗽都应怀疑肺炎球菌肺炎。根据病史、临床表现及胸部X线改变，痰液检查到病原体等可做出诊断。

（六）治疗要点

1. 一般支持和对症治疗 严密观察体温、脉搏、呼吸和血压的变化，早期应卧床休息，多饮水，必要时静脉补液。高热病人以物理降温为主。呼吸困难及发绀明显者给予氧疗。剧烈胸痛时，可适当给予镇痛药。刺激性干咳者可给可待因口服，痰量较多的给祛痰剂，如盐酸氨溴索、氯化铵等。烦躁不安、谵妄者可用地西泮肌内注射或水合氯醛灌肠。

2. 抗菌药物治疗 一经诊断立即行抗菌药物治疗，不必等待细菌培养结果。首选青霉素G，轻症可肌内注射，重症宜静脉用药。若抗生素有效，用药后24～72 h体温即可恢复正常，抗菌药物疗程一般为7天，或在退热后3天改为口服用药，维持数天。对青霉素过敏或耐青霉素者，可用喹诺酮类、头孢菌素类、林可霉素、红霉素等药物。

3. 并发症治疗 如脓胸、心包炎等给予相应治疗，有感染性休克者抗休克治疗。

【主要护理诊断/问题】

(1) 体温过高　与致病菌引起的肺部感染有关。

(2) 清理呼吸道无效　与肺部炎症、痰液黏稠、咳嗽无力有关。

(3) 气体交换受损　与肺部感染、痰液黏稠引起呼吸道不通畅、呼吸面积减少有关。

(4) 疼痛：胸痛　与肺部炎症累积胸膜有关。

(5) 知识缺乏：缺乏疾病发生、发展及防治等知识。

(6) 潜在并发症：感染性休克。

【护理目标】

体温下降至正常；呼吸道保持通畅，能有效排出痰液；呼吸困难、发绀减轻或消失，低氧血症得以纠正；胸痛减轻或消失；了解疾病的发生与发展，能有效预防。

【护理措施】

（一）一般护理

1. 休息与活动 急性期应卧床休息，安置病人于舒适体位。室内空气清新，温、湿度适宜，限制探视。集中安排治疗和护理活动，保证病人有足够的休息，减少耗氧量，缓解头痛、肌肉酸痛、胸痛等症状。

2. 饮食 给予高热量、高蛋白、高维生素、易消化流质或半流质饮食，少食多餐。多饮水(1500～2000 mL/d)，必要时遵医嘱静脉补液，以维持水、电解质平衡。老年人或有心脏疾病者应控制补液速度，以防急性肺水肿。

（二）病情观察

监测生命体征、意识状态和尿量变化，准确记录24 h出入液量。注意观察病人咳嗽和排痰情况、呼吸困难程度、有无感染性休克等并发症表现。若有异常，应及时报告医生并做出相应处理。

（三）用药护理

遵医嘱给予抗生素治疗，需行皮试的必须先行皮试，皮试阴性的病人方能使用。治疗过程中，密切观察病人反应，如出现皮疹、呼吸困难等现象，可能为过敏现象，应立即停止输液，及时报告医生。抗生素单独应用，最好不混合使用。现配现用，不可配制后放置过长时间。密切观察病人治疗后的反应，体温是否下降，咳嗽、咳痰情况是否好转，胸痛是否好转等。

（四）对症护理

1. 保持呼吸道通畅 指导病人有效咳嗽，对痰液黏稠不易咳出或排痰无力者，可协助拍背、体位引流、雾化吸入等促进排痰。

2. 缓解胸痛 维持病人舒适的体位，可采取患侧卧位，在咳嗽时可用枕头等物夹紧胸部，以降低胸廓活动度。胸痛剧烈者遵医嘱应用镇痛、止咳药，以缓解疼痛和改善肺通气。

3. 吸氧 可提高血氧饱和度，改善呼吸困难症状。注意观察病人呼吸频率、节律、深度的变化，并给予血氧饱和度监测。

（五）感染性休克的护理

1. 体位、氧疗 绝对卧床，去枕平卧，头部抬高15°，注意保暖(忌用热水袋)，尽量减少搬动。鼻导管吸氧,氧流量为 4～6 L/min,维持动脉氧分压在 60 mmHg 以上。

2. 补充血容量,纠正酸中毒 迅速建立两条静脉通道,遵医嘱补充液体,维持有效血容量,降低血液的黏稠度,防止弥散性血管内凝血的发生。补液速度不宜过快,随时观察病人血压、尿量、呼吸、脉搏等,监测中心静脉压。遵医嘱静脉滴注 5%碳酸氢钠,监测酸碱状况和电解质情况。

3. 应用血管活性药物的护理 应用血管活性药物时,应注意防止药物渗出血管外引起局部组织坏死和影响疗效。同时应密切监测血压,维持收缩压在 90～100 mmHg,保证重要器官的血液供应。

4. 观察病情 密切观察并记录病人的生命体征、意识状态、尿量等,及时判断病情演变。如病人神志逐渐清醒、皮肤红润温暖、脉搏有力、呼吸平稳、血压回升、尿量增多,提示休克纠正。

(六) 心理护理

主动跟病人交流,多陪伴、安慰病人,稳定病人的情绪。耐心讲解疾病的发生、发展过程,告知病人肺炎治疗的方法和预后,解释说明各项操作的过程和目的,鼓励病人树立战胜疾病的信心。

(七) 健康指导

1. 疾病知识指导 指导病人及家属了解肺炎发生的病因,避免受凉、酗酒和过度疲劳等诱因,尤其是年老体弱和糖尿病、血液病、营养不良、艾滋病等免疫功能低下者。

2. 生活指导 注意休息,劳逸结合,生活要有规律。保证营养,加强锻炼,提高抵抗力。天气变化时及时增减衣物,注意保暖,预防呼吸道感染。对于意识障碍、长期卧床者,指导家属帮助病人定时翻身、拍背,促使痰液咳出。如出现发热、咳嗽、呼吸困难等不适表现,应及时就诊。

3. 用药指导 告知病人按医嘱服药,学会观察疗效及不良反应。如有异常,及时报告医生。

【护理评价】

病人体温是否已经降至正常;能否顺利排痰;呼吸困难是否缓解;胸痛是否缓解或消失;是否了解疾病的发生与发展、防治等知识。

(唐　前)

第四节　支气管扩张症病人的护理

支气管扩张症(bronchiectasis)简称支扩,是指支气管及其周围肺组织的慢性炎症和阻塞,导致直径大于 2 mm 的中等大小的支气管管壁肌肉和弹性组织的破坏,造成管腔的慢性异常扩张和变形。主要症状为慢性咳嗽、咳大量脓痰和(或)反复咯血。多于儿童或青年期起病。近年来由于麻疹、百日咳疫苗的预防接种和抗生素的应用,本病的发病率已明显降低。

【护理评估】

(一) 病因与发病机制

1. 支气管-肺感染和阻塞 婴幼儿时期支气管、肺组织感染是支气管扩张症最常见的病因。由于婴幼儿支气管较细、支气管壁发育尚未完善,管壁薄弱,易于阻塞和遭受破坏。支气管炎、支气管肺炎引起管壁黏膜充血、水肿,使管腔狭小,分泌物易阻塞管腔,导致引流不畅而加重感染。反复感染破坏支气管管壁的各层组织,削弱管壁的支撑作用。咳嗽时管腔内压增高,加之呼吸时胸腔内压牵引,致使支气管变形扩张。感染和阻塞两者相互影响,互为因果,促使支气管扩张的发生和发展。肺结核、COPD、肺脓肿等病人若反复严重感染也可损伤支气管各层组织,导致支气管扩张。

2. 支气管先天性发育障碍和遗传因素 较少见,如肺囊性纤维化、纤毛运动障碍、先天性丙种球蛋白缺乏症等疾病所引起的支气管扩张。可能与软骨发育不全或弹性纤维不足,导致局部管壁薄弱或弹性较差所致。部分遗传性 α_1-抗胰蛋白酶缺乏者也常伴有支气管扩张。

3. 全身性疾病 已发现类风湿关节炎、系统性红斑狼疮、溃疡性结肠炎、支气管哮喘等免疫性疾病可同时伴有支气管扩张。一些不明原因的支气管扩张症,其体液免疫和(或)细胞免疫功能有不同程度的异常,提示支气管扩张可能与机体免疫功能失调有关。

(二)病理

支气管扩张常位于段或亚段的支气管,有管壁破坏和炎性改变,包括柱状、囊状和不规则扩张三种类型。受累管壁的结构包括软骨、肌肉、弹性组织被破坏,为纤维组织替代,管腔扩张。扩张的管腔内可积聚大量稠厚的脓性分泌物。支气管扩张常伴有毛细血管、支气管动脉和肺动脉终末支扩张和吻合,形成血管瘤,易致反复咯血。因左下肺叶支气管细长、与主支气管的夹角大、受心脏及大血管压迫等因素致引流不畅易发感染,故左下叶支气管扩张更多见。

(三)身体状况

1. 症状 多起病于小儿或青年,呈慢性经过。多数病人在童年期有麻疹、百日咳或支气管肺炎迁延不愈的病史。早期常无症状,随疾病发展可出现典型临床症状。

(1)慢性咳嗽、大量脓痰:咳嗽、咳痰与体位改变有关,痰量可多达 100～400 mL/d。急性感染发作时,黄绿色脓痰量增多。痰液静置后分 3 层:上层为泡沫,中层为黏液或黏液脓性,底层为坏死组织沉淀物。合并厌氧菌感染时,痰有恶臭味,常见病原体为铜绿假单胞菌、金黄色葡萄球菌、流感嗜血杆菌等。

(2)反复咯血:50%～70%的病人有不同程度的咯血史,咯血量与病情严重程度、病变范围有时不一致。少数病人仅以反复咯血为唯一症状,临床上称为“干性支气管扩张”,其病变多位于引流良好的上叶支气管,常见于结核性支气管扩张。

(3)反复肺部感染:特点是同一肺段反复发生感染并迁延不愈,源于扩张的支气管清除分泌物的功能丧失,引流差,易于反复发生感染。

(4)慢性感染中毒症状:反复感染者可出现发热、乏力、食欲减退等,病程较长者可有消瘦、贫血,儿童可影响生长发育。

2. 体征 早期或干性支气管扩张肺部可无异常体征。典型者在下胸部、背部闻及固定、持久的局限性湿啰音,有时可闻及哮鸣音。部分病人有杵状指(趾)、营养不良,出现肺炎、肺脓肿、肺气肿、肺心病等并发症时可有相应体征。

(四)辅助检查

1. 血常规检查 继发感染时,血白细胞计数和中性粒细胞增高;反复咯血者可出现红细胞和血红蛋白减少。

2. 病原学检查 痰涂片和细菌培养可发现致病菌。

3. 影像学检查

(1)胸部 X 线平片:典型者为一侧或双侧下肺纹理增粗紊乱,其中有多个不规则的蜂窝状透亮阴影或沿支气管的卷发样阴影,感染时阴影内出现小液平面。柱状支气管扩张的 X 线表现是“轨道征”,是气道壁增厚影。

(2)支气管造影:可确诊,并明确支气管扩张的部位、形态、范围和病变严重程度。

(3)胸部 CT:可显示管壁增厚的柱状扩张或成串成簇的囊性改变。高分辨率 CT(HRCT)较常规 CT 具有更高的分辨力,提高了 CT 诊断支气管扩张的敏感性,是支气管扩张的主要诊断方法,已基本上取代支气管造影。

(4)纤维支气管镜检查:可明确出血、扩张或阻塞的部位,还可进行活检、局部灌洗,进行细菌学、组织细胞学检查,有助于诊断、鉴别诊断与治疗。

(五)治疗要点

支气管扩张症的治疗原则是控制感染,保持呼吸道引流通畅,必要时手术治疗。

1. 控制感染 急性感染期的主要治疗措施。可根据痰细菌培养和药物敏感试验选择有效抗生素,如氨苄西林、阿莫西林或头孢菌素类;有铜绿假单胞菌感染时,可口服喹诺酮类,静脉给予氨基糖苷类或第三代头孢菌素;伴有厌氧菌感染时,可加用甲硝唑或替硝唑。

2. 消除痰液 控制感染和减轻全身中毒症状的关键。①祛痰药:宜在体位引流前用,常用复方甘草合剂或盐酸氨溴索、溴己新。②支气管扩张药：支气管痉挛时影响痰液排出，可口服氨茶碱，必要时加用β_2受体激动剂喷雾（吸入）。③体位引流：有利于排出积痰，若痰黏稠可事先做雾化吸入。④纤维支气管镜吸痰：若以上排痰措施仍不能有效排痰，可通过纤维支气管镜向气管内注入生理盐水冲洗，稀释痰液并吸痰，也可直接向气管内注入抗生素。

3. 手术治疗 病变范围局限、全身情况较好、经充分内科治疗仍顽固反复发作者可考虑外科手术切除病变肺组织。

4. 咯血的处理 大咯血要防止窒息。内科治疗不能控制的咯血可行支气管动脉造影，对出血的小动脉定位后注入明胶海绵或聚乙烯醇栓，或导入钢圈进行栓塞止血。

【主要护理诊断/问题】

(1) 清理呼吸道无效　与痰多黏稠、无效咳嗽有关。

(2) 有窒息的危险　与痰液潴留、大咯血有关。

(3) 营养失调：低于机体需要量　与慢性感染致机体消耗增多有关。

(4) 有感染的危险　与痰液引流不畅有关。

(5) 焦虑　与疾病迁延、反复咯血有关。

【护理措施】

（一）一般护理

1. 休息与活动 急性感染或病情严重者应卧床休息，以减少肺活动度，避免因活动诱发咯血。大咯血者应绝对卧床休息。病情缓解时逐渐增加活动量，劳逸结合，避免剧烈运动。保持室内空气流通，无异味。注意保暖，避免受凉。

2. 饮食护理 给予高蛋白、高热量、高维生素、易消化饮食，少食多餐。指导病人在咳痰后及进食前用清水或漱口剂漱口，保持口腔清洁，祛除痰臭，增进食欲。

（二）病情观察

观察痰液的量、颜色、性质、气味和黏稠度，咳嗽、咳痰与体位的关系，静置后有无分层现象，记录 24 h 痰量。注意病人有无毒血症表现，如发热、消瘦、贫血等。定期监测体温、心率、呼吸和血压，病情严重者注意病人有无缺氧情况，如气促、发绀等表现。若出现咯血，应观察咯血的颜色、性质及量，密切观察病情变化，警惕窒息的发生。

（三）用药护理

遵医嘱应用抗生素、祛痰剂、支气管扩张药，观察治疗效果及不良反应，并指导病人掌握药物的剂量、用法、疗效和不良反应。

（四）促进排痰，保持气道通畅

保证足够的水分，饮水量应在 1500～2000 mL/d，充足的水分有利于稀释痰液。根据病变部位实施体位引流，为增加引流效果，鼓励病人做深呼吸、有效咳嗽，辅以拍背，便于痰液排出。

（五）心理护理

护士应尊重、关心病人。多与病人交谈，了解其心理状态，给予心理支持。向病人介绍支气管扩张反复发作的原因及治疗进展，帮助病人树立战胜疾病的信心。病人出现咯血时，应陪伴病人，保持情绪稳定，避免因情绪波动加重出血。

（六）健康指导

1. 知识指导 帮助病人及家属了解本病的疾病知识，指导其正确认识和对待疾病。介绍防治百日咳、麻疹、支气管肺炎、肺结核等呼吸道感染的重要性，积极治疗上呼吸道慢性病灶。告知病人排痰的重要性，教会病人有效咳嗽、排痰的方法。指导家属帮助病人叩击背部、雾化吸入及体位引流。出现咯血时要保持镇静，将血咳出，不可屏气，以免导致窒息。注意保暖，预防呼吸道感染。

2. 生活指导 加强营养对机体康复有重要意义，要补充足够的营养，以增加机体抵抗力。多饮水，以利于排痰。戒烟、戒酒。鼓励病人参加体育锻炼，避免剧烈运动。建立良好的生活习惯，消除紧张心理，防止病情进一步加重。

3. 自我病情监测 指导病人和家属学会监测感染和咯血等症状，一旦病情加重，及时就诊，防止病情恶化。

（曹小川 杨慧玲）

第五节 肺脓肿病人的护理

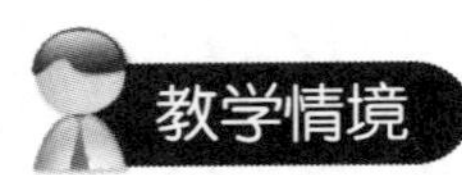

皮先生，38岁。10天前突起寒战、高热、咳嗽、咳少许黏液样痰，伴有头痛，在当地医院就诊，诊断为“肺部感染”，给予抗生素治疗，效果不佳。入院前1天，突然咳出大量黏液脓痰，并有臭味。病人曾患过右下智齿冠周炎。查体：体温38.3 ℃，脉搏90次/分，呼吸20次/分，血压130/86 mmHg。神志清楚，气管居中，右下肺叩诊呈浊音，可闻及湿啰音。心率90次/分，律齐，未闻及杂音。腹部检查未见异常。辅助检查：血常规白细胞计数18.5×10^9/L，中性粒细胞0.90。X线胸片提示右下肺大片密度增高影，其内见一3.0 cm×3.5 cm的不规则空洞，其内有液平面；CT示右下肺后基底段肺脓肿。

请问：1. 主要的护理诊断是什么？

2. 应采取哪些护理措施？

3. 如何进行健康教育？

肺脓肿(lung abscess)是由多种病原菌引起的肺组织化脓性坏死性炎症。早期为肺组织化脓性感染，继而坏死、液化形成脓肿。临床特点为高热、咳嗽、咳大量脓臭痰；X线显示肺部空洞伴液平面。多见于青壮年，男性多于女性。自抗生素广泛应用以来，发病率已明显下降，治愈率显著提高。

【护理评估】

（一）病因与发病机制

机体防御功能减退和病原菌侵入肺内是发生肺脓肿的两个基本因素。根据感染途径，肺脓肿分三种类型。

1. 吸入性肺脓肿 最多见，病原体经口、鼻、咽腔吸入致病，又称原发性肺脓肿。正常情况下，呼吸道的黏液-纤毛系统、咳嗽反射能迅速清除吸入物，但在上呼吸道感染、牙槽脓肿、化脓性扁桃体炎、鼻窦炎、过度疲劳或在熟睡、酗酒、全身麻醉及昏迷时，全身免疫力及气道防御能力下降，带菌分泌物吸入造成支气管阻塞，病原菌大量繁殖致病。病原菌为上呼吸道、口腔内的定植菌，包括需氧菌、厌氧菌和兼性厌氧菌，以厌氧菌多见。吸入性肺脓肿的发病部位与解剖结构有关，因右侧支气管较左侧陡直，故多见于右侧。

2. 继发性肺脓肿 某些细菌性肺炎，如金黄色葡萄球菌、铜绿假单胞菌和肺炎克雷白杆菌肺炎等，以及支气管肺癌、支气管扩张症、支气管囊肿、肺结核空洞等继发化脓感染导致继发性肺脓肿；支气管异物阻塞的远端常形成脓肿，多为混合性感染；肝脓肿、膈下脓肿、肾周脓肿等肺邻近器官的化脓性病变也可直接蔓延或穿破至肺形成脓肿，病原菌多为大肠杆菌、粪链球菌、阿米巴原虫等。

3. 血源性肺脓肿 发生于皮肤或组织器官的化脓性感染，如创伤、疖、痈、骨髓炎等引起败血症或脓毒血症，细菌或脓毒栓子经血液进入肺循环，造成肺小血管栓塞及肺组织的炎症、坏死形成脓肿。金黄色葡萄球菌、表皮葡萄球菌和链球菌为常见致病菌。

（二）病理

病原菌进入下呼吸道，阻塞细支气管，使远端肺小叶不张，肺泡充血，大量中性粒细胞浸润伴有周围小血管栓塞，肺组织缺血坏死，继而液化形成脓肿。脓腔如与支气管相通，脓液可经气管部分排出，形成含气液平面。经积极有效的治疗后，脓腔可缩小甚至消失，或仅剩少量纤维瘢痕。如治疗不利，或引流不畅，病变可扩大至一个肺段甚至全肺。肺脓肿如靠近肺表面，可发生局限性纤维蛋白性胸膜炎；脓肿破溃入胸膜腔则形成脓胸、脓气胸和支气管胸膜瘘。

吸入性肺脓肿多为单发，发病部位与吸入时体位有关。仰卧位吸入时，肺脓肿多发生于上叶后段及下叶背段；坐位吸入则易发生于下叶后基底段。血源性肺脓肿因肺小动脉的菌栓或脓栓引起两肺多发性病变，并常位于肺的边缘。继发性肺脓肿多发生于原发病灶处。

（三）身体状况

1. 症状

(1) 全身中毒症状：多数急性起病，吸入性肺脓肿发病前大多有口咽部感染灶，或受凉、手术、劳累等病史。病人常突感畏寒、发热，体温高达 39～40 ℃，呈弛张热，伴有乏力、食欲减退、精神不振、头痛、谵妄、意识障碍等。

(2) 呼吸系统症状：咳嗽、咳痰，初期为黏液痰或黏液脓性痰，10～14 天后脓肿破溃进入支气管而咳出大量脓性痰，痰量可达 300～500 mL/d，静置后可分成 3 层。咳出大量脓痰后，全身中毒症状可减轻。血源性肺脓肿多先有原发病灶引起的畏寒、高热等感染中毒症状，经数日至 2 周后出现咳嗽，痰量不多，极少咯血。病变累及胸膜者伴有胸痛，脓肿破溃至胸膜腔时并发脓气胸。肺脓肿治疗不恰当、迁延不愈，可转为慢性肺脓肿，表现为不规则发热、咳嗽、反复咳脓臭痰、咯血、贫血、消瘦等，持续数周到数月。

2. 体征 早期病变较小、位置较深及血源性肺脓肿多无明显肺部体征；病变范围较大、位置较浅时，可出现肺实变征，叩诊呈浊音，闻及异常支气管呼吸音；脓液排出形成空腔后，语颤增强。病变累及胸膜可出现胸膜摩擦音。形成脓气胸可出现胸水体征。

（四）辅助检查

1. 血常规检查 急性肺脓肿白细胞总数常明显增高，可达$(20\sim30)\times10^9$/L，中性粒细胞在 0.90 以上，核左移，常有中毒颗粒。慢性肺脓肿白细胞无明显改变，红细胞和血红蛋白减少。

2. 细菌学检查 痰涂片染色、痰细菌培养及药物敏感试验，有助于确定致病菌及选择有效抗生素。血源性肺脓肿血培养可发现致病菌。

3. X 线检查 不同类型、病期，支气管引流是否通畅及有无并发症，胸部 X 线都表现各异。吸入性肺脓肿脓液排出后，脓腔出现圆形透亮区和气液平面。慢性肺脓肿呈厚壁空洞，内壁不规则，周围有纤维组织增生。血源性肺脓肿在单侧或双侧肺边缘呈现多发的小片状阴影或球形病灶，可见到多发性含气液平面的小空腔。

4. 支气管镜检查 有助于发现病因，明确病原体和治疗。

（五）治疗要点

治疗原则是积极抗菌和充分脓液引流。

1. 抗生素治疗 吸入性肺脓肿多合并厌氧菌感染，首选青霉素 G。青霉素过敏者可用林可霉素、克林霉素和甲硝唑等，细菌培养和药物敏感试验结果出来后，可根据结果选用敏感抗生素。血源性肺脓肿可选用耐 β-内酰胺酶的青霉素或头孢菌素、万古霉素。抗生素疗程 8～12 周，或直至 X 线胸片空洞和炎症消失，仅有少量的残留纤维化。

2. 脓液引流 可缩短病程，提高治愈率，是治疗肺脓肿的重要措施。

3. 外科治疗 内科积极治疗 3 个月以上效果不好，或有并发症时考虑手术治疗。

【主要护理诊断/问题】

(1) 体温过高 与肺组织炎症性坏死有关。

(2) 清理呼吸道无效 与痰液黏稠、咳嗽无力有关。

(3) 气体交换受损 与肺部感染、气道内痰液积聚有关。

(4) 营养失调：低于机体需要量 与肺部感染导致机体消耗增加有关。

(5) 潜在并发症：脓气胸、支气管胸膜瘘等。

【护理措施】

（一）一般护理

保持室内空气流通，温、湿度适宜。做好口腔护理，协助病人排痰后充分漱口。鼓励病人多饮水，进食高热量、高蛋白、高维生素等营养丰富的食物。

（二）病情观察

注意观察病人生命体征，咳嗽、咳痰等情况；病人咳嗽是否有力，能否将痰液排出，有无窒息发生；当痰液减少时，观察病人中毒症状是否好转。若发现咯血，及时向医生报告。

（三）用药护理

遵医嘱使用抗生素、祛痰药、支气管扩张药等药物，注意观察疗效和副作用。

（四）脓液引流护理

可根据脓肿部位，采取体位引流，并鼓励病人有效咳嗽，叩击胸部。痰黏稠者可遵医嘱用祛痰药、支气管扩张药或生理盐水雾化吸入，以增加排痰效果，也可经纤维支气管镜冲洗及吸引脓液。

（五）心理护理

及时向病人及家属介绍病情，解释各种症状，说明各项治疗、护理的目的和方法、配合要点。消除思想顾虑、紧张情绪，帮助病人树立战胜疾病的信心。

（六）健康指导

1. 知识指导 向病人和家属介绍疾病的基本知识和自我护理方法，积极治疗口、鼻、咽部等慢性感染病灶。急性肺脓肿经积极治疗，治愈率可达 86%，少数治疗不彻底成为慢性肺脓肿，并发支气管扩张症易反复感染和发生大咯血。

2. 生活指导 指导病人健康的生活方式，戒烟、戒酒，注意口腔卫生，养成良好的生活习惯。平时多饮水，避免过度劳累，注意保暖，加强营养。

3. 用药指导 介绍所用药物的名称、剂量、药物的疗效和副作用等，向病人讲解疗程，嘱病人遵医嘱执行。

4. 加强易感人群护理 对慢性病、长期卧床、意识障碍者，指导家属帮助病人经常变换体位、翻身、拍背，促进痰液排出，有感染征象时及时就诊。

（唐　前）

第六节　肺结核病人的护理

教学情境

章女士，28 岁。发热、咳嗽 10 天。病人 10 天前开始出现干咳、低热，体温在 38 ℃左右，午后明显，可自行降至正常。曾到社区医务室就诊，给予“感冒药”和抗生素（具体不详）治疗，效果不佳。2 天来咳嗽加重，痰中带血。发病以来食欲差、盗汗、大小便正常。查体：体温 37.6 ℃，脉搏 86 次/分，呼吸 20 次/分，血压 120/70 mmHg。神志清楚，消瘦，皮肤黏膜无黄染，无出血，浅表淋巴结不大。右上肺呼吸音减低，可闻及少量湿啰音。心律齐，腹部检查无异常。胸片提示右肺下叶背段可见片状阴影，血白细胞计数 8.5×10^9/L，中性粒细胞 0.68，血红蛋白 120 g/L。

请问：1. 为进一步明确诊断，应做哪些检查？

2. 病人存在哪些护理诊断/问题？

3. 如何对病人进行健康宣教？

肺结核(pulmonary tuberculosis,TB)是结核分枝杆菌(简称结核杆菌)感染引起的主要累及肺实质的肺部慢性传染病。结核杆菌可侵入全身各系统脏器,但以肺部受累最为常见。特征性病理改变为结核结节和干酪样坏死。临床上常有低热、盗汗、纳差、消瘦、乏力等全身中毒症状和咳嗽、咯血、胸痛等呼吸系统表现。

在全球传染性疾病中,结核病已成为成年人的首要死因,是全球普遍关注的公共卫生和社会问题。2010 年全球登记报告 570 万新增病例,其中印度和中国占全球病例的 40%,非洲占 20%。印度、中国、俄罗斯、南非、秘鲁等 22 个国家集中了全球 80%的结核病例,被 WHO 列为结核病高负担、高危险性国家。我国结核病的疫情呈现高感染率、高患病率、高耐药率、死亡人数多的特点。为唤起公众对结核病的防治意识,WHO 将每年 3 月 24 日定为"全球防治结核病日"。

【护理评估】

(一)病因和发病机制

1. 病原学 结核病的病原体是结核杆菌,属分枝杆菌,分人型、牛型、非洲型和鼠型,对人类致病的主要为人型结核杆菌,牛型结核杆菌很少。其生物学特性如下。

(1) 生长缓慢:因结核杆菌细胞壁的脂质含量较高,影响营养物质的吸收,故生长缓慢,增殖一代需 14～20 h,一般需 2～8 周才能繁殖成明显的菌落。其涂片染色具有抗酸性,故又称抗酸杆菌,镜下呈细长、稍弯的杆菌,为需氧菌,适宜生长温度为 37 ℃左右。

(2) 对外界抵抗力强:用氢氧化钠或硫酸对痰液进行处理时,一般杂菌很快被杀死,而结核杆菌仍存活。结核杆菌对干燥、冷、酸、碱等抵抗力强,耐寒、耐干燥、耐潮湿。干燥痰标本中可存活 6～8 个月,在阴湿处生存 5 个月以上,但在阳光下暴晒 2～7 h、紫外线照射(10 W 紫外线灯、距离 0.5～1 m)30 min、煮沸 1 min 即可被杀灭。在常用杀菌剂中,70%乙醇溶液最佳,一般接触 2 min 即可将其杀死。最简便的灭菌方式是将痰吐在纸上直接焚烧。

(3) 结核杆菌菌体成分复杂:主要是类脂质、蛋白质和多糖类组成的复合成分。其中多糖类与血清反应等免疫应答有关,蛋白质是菌体的主要成分,侵入人体后,能诱发皮肤变态反应;类脂质与组织坏死、干酪液化、空洞发生及结核变态反应有关。

(4) 结核杆菌分群:结核杆菌在细胞内、外均可生长繁殖,按生长繁殖速度不同分为 A 群(存在于细胞外,生长繁殖旺盛)、B 群(存在于巨噬细胞内,生长繁殖缓慢)、C 群(存在于干酪样坏死组织内,偶尔生长繁殖)、D 群(完全处于休眠状态)。各菌群之间可以相互转化。大多数抗结核药作用于 A 群,对 B 群、C 群作用较差,对 D 群无作用。

(5) 耐药性:结核杆菌易产生耐药性,可分为原发性耐药和继发性耐药,前者指从未接触过药物治疗的结核病人体内某些结核杆菌对某些药物不敏感,后者指受过药物治疗的结核病人体内有些结核杆菌发生诱导变异,逐渐适应含药环境而继续生存。任何药物联合错误、剂量不足、过早停药或用药不规则,均可导致耐药,使抗结核病治疗失败。

2. 发病机制

(1) 传染源与传播途径:主要传染源是排菌的肺结核病人,尤其是未经治疗者的痰液。传播途径主要是飞沫传播,通过咳嗽、打喷嚏、大笑或高声说话等方式把含有结核杆菌的微滴排到空气中,经消化道和皮肤等途径传播的方式少见。人群普遍易感,尤见于婴幼儿、老年人、HIV 感染者、免疫抑制剂使用者、慢性疾病病人等免疫力低下者。

(2) 人体的反应性:人体感染结核杆菌后发病与否,与结核杆菌的数量、毒力和人体的免疫状态、变态反应有关。①免疫力:人体对结核杆菌的免疫力有非特异性免疫力(先天性或自然免疫力)和特异性免疫力(后天性免疫力),后者是通过接种卡介苗或者感染结核杆菌后获得的,其免疫力强于自然免疫力。二者对防治结核杆菌的保护作用是相对的。人体感染结核杆菌后,由于免疫力的存在可不发展为结核病,若免疫力低下,则易受感染而发病,或引起原已稳定的病灶重新活动。②结核病的变态反应:结核杆菌侵入人体后 4～8 周,身体组织对结核杆菌及其代谢产物所发生的敏感反应,属于第Ⅳ型(迟发型)变态反应,可通过结核杆菌素试验来测定。变态反应不等于免疫力。

(3) 初次感染与再感染:给豚鼠初次接种一定量的结核杆菌 10～14 天,注射局部溃疡且不愈合,最后豚鼠因结核杆菌播散至全身而死亡。而将等量结核杆菌注入 3～6 周前曾受少量结核杆菌感染的豚鼠体内，2～3 天后注射局部出现红肿、形成浅表溃疡等反应，继之较快愈合，无局部淋巴结肿大，无播散和死亡。这种机体对结核杆菌初感染与再感染不同反应的现象，称为科赫(Koch)现象。局部的红肿、溃烂是由结核杆菌诱导的迟发性变态反应的表现，而无淋巴结的肿大、无播散及溃疡的愈合是有免疫力的表现。初次感染结核杆菌所致的肺结核病，常称为原发性肺结核，而再次感染结核杆菌所致的肺结核病常称为继发性肺结核。肺结核发生发展过程(图 4-1)如下。

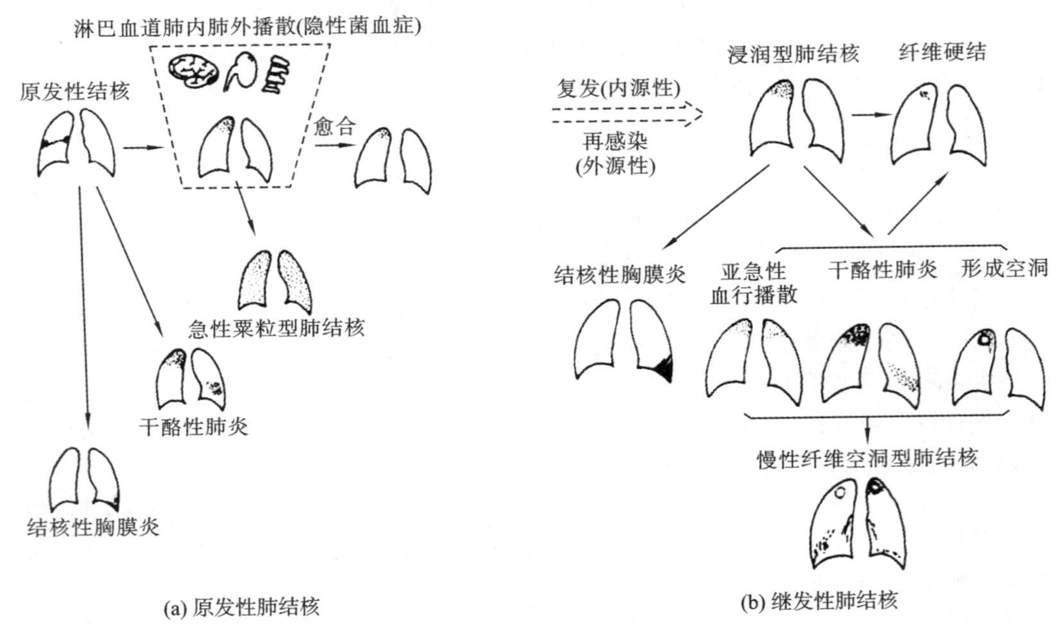

图 4-1　肺结核发生发展过程

（二）基本病理变化

1. 渗出性病变　主要出现在结核性炎症初期或病变恶化、复发时，可表现为局部中性粒细胞浸润，而后由巨噬细胞及淋巴细胞取代。

2. 增殖性病变　多在机体抵抗力较强或病变恢复阶段发生，表现为典型的结核结节，为结核病的特征性病变。

3. 干酪样坏死　多发生在结核分枝杆菌毒力强、感染菌量多、机体超敏反应增强、抵抗力低下时。常发生在渗出或增生性病变的基础上。肉眼观察呈淡黄色，状似奶酪，故名干酪样坏死。此三种病理变化可同时存在，也可以一种为主，而且可相互转化。这主要取决于细菌的感染量、毒力大小以及机体的抵抗力和变态反应。

（三）身体状况

1. 临床表现

(1) 全身结核中毒症状：多数起病缓慢，以发热多见。常表现为午后低热、乏力、盗汗、食欲减退、体重减轻等全身毒性症状。若肺部病灶急剧播散时，可有高热、畏寒等。育龄女性可有月经失调或闭经等。

(2) 呼吸系统症状：①咳嗽、咳痰：肺结核的最常见症状。咳嗽较轻，多为干咳或咳少量黏液痰，如合并感染，痰可呈脓性痰。有空洞形成时，痰量增多。②咯血：1/3～1/2 的病人有咯血，多数为痰中带血或少量咯血，咯血量与病变严重程度不一定成正比。若咯血后持续高热常提示病灶播散。③胸痛：病变累及壁层胸膜时可出现胸痛，随呼吸运动和咳嗽加重，患侧卧位可减轻疼痛。胸痛可为结核性胸膜炎首发或主要症状。④呼吸困难：干酪性肺炎和大量胸水病人可有不同程度的呼吸困难，甚至发绀。

(3) 体征：取决于病变性质、范围。病灶小或位置深者，可无异常体征。当渗出性病变范围较大或干酪样坏死时，可有患侧实变体征。肺结核好发于上叶尖后段及下叶背段，故锁骨上下、肩胛间区叩诊略浊，咳嗽后偶可闻及湿啰音。当有较大的空洞性病变时，听诊可闻及支气管呼吸音。当肺有广泛纤维条索形成或胸膜粘连增厚时，患侧胸廓塌陷、气管向患侧移位，叩诊浊音、听诊呼吸音减弱，对侧可有代偿性肺气肿体征。结核性胸膜炎时有胸水体征。支气管结核可有局限性哮鸣音。

2. 临床分型

(1) 原发型肺结核：多见于儿童及从边远山区、农村初进城市的成年人。症状多轻微而短暂，类似感冒，数周好转。X线显示为哑铃形阴影，即肺部原发病灶、淋巴管炎和肺门淋巴结肿大，形成典型的原发综合征(图4-2)。抵抗力强时大多数病灶可自行吸收或钙化。

(2) 血行播散型肺结核：儿童多由原发性肺结核发展而来；成人多因肺内或肺外结核病灶破溃，结核杆菌进入血液循环而引起。包括急性、亚急性和慢性血行播散型肺结核。急性多见于婴幼儿和青少年，尤其是营养不良、长期应用免疫抑制剂导致抵抗力低下的小儿，起病急，全身毒血症状严重，常伴发结核性脑膜炎，X线见两肺布满大小、密度均匀的粟粒状阴影(图4-3)。结核杆菌少量分批进入肺内时，形成亚急性或慢性血行播散型肺结核，病情发展缓慢，多无明显中毒症状，X线显示两肺中上部有大小不等、新旧不一、密度不均的斑点状阴影。

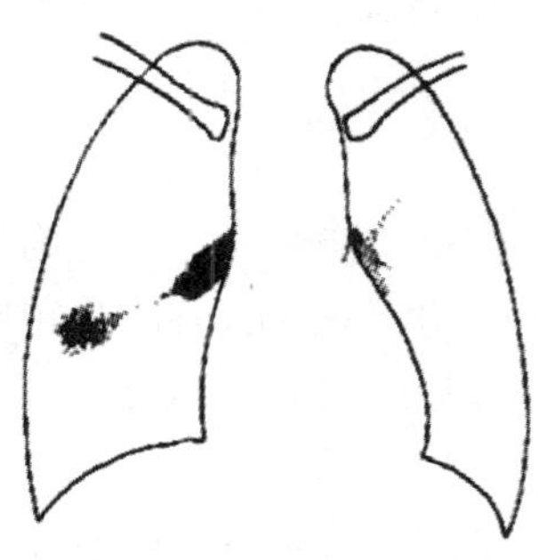

图4-2 原发综合征

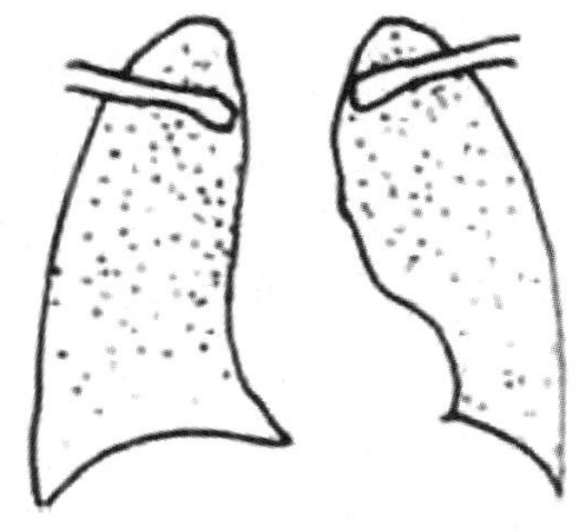

图4-3 急性血行播散型肺结核

(3) 继发型肺结核：临床上最常见的一种类型，也是成人肺结核最常见的类型。病程长，易反复，可有多种病理类型。①浸润型肺结核：起病缓慢，多在肺尖和锁骨下发生浸润渗出性结核病变和纤维干酪增殖病变，渗出性病变易吸收，而纤维干酪增殖病变吸收相对缓慢，可长期无改变。X线显示为小片状或斑点状阴影，可融合和形成空洞。②空洞型肺结核：多由浸润型肺结核治疗不及时、不彻底，病灶出现干酪样坏死、液化，进而形成空洞。此型肺结核病人痰中常排菌，但经有效治疗后，可以达到空洞愈合，使痰中结核杆菌检查转为阴性。③结核球：干酪样坏死灶周围形成纤维包膜，或空洞的引流支气管阻塞，空洞内干酪样物质不能排出，凝成球形病灶，称"结核球"。直径在2～4 cm，多小于3 cm。④干酪性肺炎：多发生在机体免疫力差，又受到大量结核杆菌感染的病人，病灶呈大片干酪样坏死。病情急性进展，出现高热、呼吸困难等严重毒血症状。X线表现为大片密度较高、浓密不一的阴影，称为干酪性肺炎。⑤纤维空洞型肺结核：由于肺结核未及时治疗或治疗不当，导致空洞长期不愈合，空洞壁增厚，病灶广泛纤维化。特点为病程长，反复进展恶化，肺组织破坏严重，肺功能严重受损。X线可见单侧或两侧有纤维厚壁空洞和广泛纤维增生，肺门抬高，肺纹理呈垂柳状，纵隔向患侧移位，胸膜粘连，健侧呈代偿性肺气肿。

(4) 结核性胸膜炎：含结核性干性胸膜炎、结核性渗出性胸膜炎和结核性脓胸。多见于青壮年，起病缓慢，发病前多有低热、食欲不振、体重减轻等结核中毒症状。干性胸膜炎胸痛和干咳明显，可闻及胸膜摩擦音。随着积液量增加，胸痛逐渐减轻甚至缓解，但随着积液量增大，逐渐出现呼吸困难。结核性胸水为渗出液，呈草黄色或血性，胸水中可查到抗酸杆菌。

(5) 其他肺外结核：按脏器和部位命名，如骨关节结核、肾结核、肠结核等。

(6) 菌阴肺结核：3次痰涂片及1次痰培养阴性的肺结核。

(四) 辅助检查

1. 痰结核杆菌检查 确诊肺结核最特异的方法，是确诊肺结核的主要依据，也是观察疗效、确定有无传染性的重要指标，应连续多次检查。无痰的可以采用雾化导痰、或经气管穿刺吸引法采样获取。痰菌检查有直接涂片法、集菌法和培养法。

2. 影像学检查 胸部X线检查是诊断肺结核的重要方法，可以确定病变部位、范围、性质、病情发展及治疗效果。CT 易发现隐蔽和微小病变。

3. 结核菌素(简称结素)试验 诊断结核杆菌感染的参考指标，对儿童、青少年的结核病诊断有参考意义。目前世界卫生组织推荐使用的结核菌素为纯蛋白衍化物(PPD)，选择左前臂屈侧中上部 1/3 处皮内注射 0.1 mL(5 IU)。48～72 h 后测量皮肤硬结的横径和纵径，得出平均直径＝(横径＋纵径)/2。硬结平均直径＜5 mm 为阴性(－)，5～9 mm 为弱阳性(＋)，10～19 mm 为阳性(＋＋)，直径≥20 mm 或虽直径＜20 mm 但局部出现水疱和淋巴管炎为强阳性(＋＋＋)。

结核菌素试验阳性反应仅表示有过结核杆菌感染或接种过卡介苗，并不一定患病。3 岁以下强阳性者应考虑有新近感染的活动性结核病变。结核菌素试验阴性反应除表示没有感染结核杆菌外，还可见于感染后时间不到 4～8 周，变态反应还未充分建立；应用免疫抑制剂者或年老体弱、营养不良者也可为阴性；严重结核病人和危重病人亦可暂时呈阴性。

4. 纤维支气管镜检查 可对支气管和肺内病灶活检，不仅提供病理学诊断，而且可同时收集分泌物或冲洗液标本做病原学诊断，提高诊断的敏感性和特异性，对疑难病例具有重要诊断价值。

5. 其他检查 严重肺结核病人后期可出现贫血、白细胞减少或类白血病反应，血沉增快可作为活动指标之一。

(五) 诊断要点

结核病接触史，结合症状、体征和 X 线检查、痰涂片或培养、PPD 试验、支气管镜等检查可确诊。临床上肺结核完整的诊断记录应包括五部分，即肺结核的部位、类型、痰菌情况、化疗史、活动性及转归。病变部位按左、右侧，分上、中、下肺野记述。诊断记录举例：右上继发性肺结核，涂(＋)，复治，进展期。

(六) 治疗要点

1. 化学治疗(简称化疗) 化疗是治疗结核病最重要的方法，凡是活动性肺结核病人均需进行化疗。

(1) 化疗原则：即早期、联合、适量、规律、全程用药。早期是指发现和确诊结核病后立即给药治疗，疾病早期以 A 菌群为主，细菌生长代谢旺盛，病灶血流丰富，疗效好。联合是指同时采用多种抗结核药物治疗，杀死病灶中不同生长速度的菌群，可以增强和确保疗效，减少或预防耐药性的产生。适量是指严格遵照适当的药物剂量用药，药量不足则不能有效杀菌，且易产生耐药性；剂量过大，药物毒副作用大。规律是指严格按照医嘱服药，不漏服，不停药，以免产生耐药性。全程指病人必须按治疗方案，坚持完成规定疗程，目的是彻底治愈，防止复发。总之，以上每个原则都很重要，但规律地全程用药更是化疗的关键。

(2) 常用抗结核杆菌药物：根据抗菌作用的强弱，可分为杀菌剂和抑菌剂。常用的药物有异烟肼、利福平、链霉素、吡嗪酰胺和乙胺丁醇、对氨基水杨酸钠等，其常用剂量和主要不良反应见表 4-3。

表 4-3 常用抗结核杆菌药物的成人剂量和主要不良反应

药　名	缩写	每日剂量/g	制菌作用机制	主要不良反应
异烟肼	H,INH	0.3	DNA 合成	周围神经炎，偶有肝功能损害
利福平	R,RFP	0.45～0.6	mRNA 合成	肝功能损害，过敏反应
链霉素	S,SM	0.75～1.0	蛋白质合成	听力障碍、眩晕、肾功能损害
吡嗪酰胺	Z,PZA	1.5～2.0	吡嗪酸抑菌	胃肠道不适、肝功能损害、高尿酸血症、关节痛
乙胺丁醇	E,EMB	0.75～1.0	RNA 合成	视神经炎
对氨基水杨酸钠	P,PAS	10～12	中间代谢	胃肠道不适、过敏反应、肝功能损害

(3) 化疗方案：WHO 积极推行全程督导短程化学治疗(DOTS)，有助于提高病人在治疗过程中的依赖性，以提高治愈率。标准化学治疗方案分两个阶段，即 2 个月强化(初始)期和 4～6 个月的巩固期。强化期通常联合用 3～4 个杀菌药，2 周内传染性病人常转为非传染性，症状得以改善。巩固期药物减少，但仍需杀菌药，以便清除残余菌，防止复发。①初治活动性肺结核(含涂阴和涂阳)治疗方案：每日用药方案为 2 HRZE/4HR，间歇用药方案为 $2H_3R_3Z_3E_3/4H_3R_3$。②复治涂阳肺结核治疗方案：每日用药方案为 2 HRZSE/(6～10) HRE，间歇用药方案为 $2H_3R_3Z_3S_3E_3/(6\sim10)H_3R_3E_3$。

预防性化学治疗主要用于易受结核杆菌感染而发病的人群。包含 HIV 感染者、与涂阳肺结核病人密切接触者、长期使用糖皮质激素或免疫抑制剂者、糖尿病者、吸毒者、营养不良者等。常用异烟肼300 mg/d，顿服 6～8 个月；或利福平和异烟肼 3 个月，每日顿服或每周 3 次。

2. 对症治疗　一般情况下，肺结核在合理化疗下症状很快减轻或消失，无需特殊处理。

（1）咯血：痰中带血或小量咯血，以对症治疗为主，包括休息、止咳、镇静等。年老体衰、肺功能不全者，慎用强镇咳药。中等或大量咯血时应严格卧床休息，取患侧卧位，应用止血药如垂体后叶素，配血备用，必要时行纤维支气管镜止血。

（2）毒性症状：干酪性肺炎、急性粟粒型肺结核、结核性脑膜炎有高热等严重结核毒性症状，或结核性胸膜炎伴大量胸水者，可在使用有效抗结核药物的同时，加用糖皮质激素（如泼尼松），以减轻炎症及过敏反应，促进渗液吸收，减少纤维组织形成及胸膜粘连的发生。毒性症状消退后，泼尼松剂量递减，6～8 周停药。

3. 手术治疗　主要适用于经合理化疗后无效、多重耐药的厚壁空洞、大块干酪灶、结核性脓胸、支气管胸膜瘘和大咯血保守治疗无效者。

【主要护理诊断/问题】

（1）知识缺乏：缺乏有关肺结核传播及化疗方面的知识。

（2）营养失调：低于机体需要量　与机体消耗增加、食欲减退有关。

（3）活动无耐力　与活动性肺结核有关。

（4）体温过高　与急性血行播散型肺结核、干酪性肺炎等有关。

（5）有窒息的危险　与大咯血有关。

（6）潜在并发症：肺源性心脏病、气胸、呼吸衰竭等。

【护理目标】

了解疾病的发生发展规律，明确治疗流程和时间周期，能坚持服药，做到不漏服；主动进食，营养状况得到改善；活动耐力提高，活动时无不舒适；结核病症状得以控制，无发热；气道通畅，无窒息发生。

【护理措施】

（一）一般护理

1. 休息与活动　保持环境安静、舒适、整洁，使病人身心愉悦。结核病人易疲劳，应指导其合理休息并制订活动计划。轻症病人，在保证充分的休息和睡眠、无传染性的前提下，可正常工作，但要避免劳累。处于肺结核活动期、结核中毒症状明显，或有大量胸水者，需卧床休息。大咯血病人应绝对卧床，取患侧卧位，防止病灶向健侧扩散。指导结核性胸膜炎病人取患侧卧位，减轻胸痛。

2. 饮食护理　结核病为慢性消耗性疾病，尤须加强营养。为病人制订饮食计划，注意烹调方法以增强病人食欲。以高热量、高蛋白质、富含维生素的食物为主。蛋白质能增加机体的抗病与修复能力，多食用新鲜蔬菜和水果，以补充维生素，食物中的维生素 C 有减轻血管渗透性的作用，可以促进渗出病灶的吸收。B 族维生素对神经系统有调节作用。鼓励病人多饮水，以补充体液，并有助于体内毒素的排泄，每日不少于 1500 mL。避免饮用咖啡、浓茶等刺激性饮料，避免生硬、刺激饮食，戒烟、酒。

（二）病情观察

观察病人咳嗽、咳痰、胸痛情况，注意咳嗽有无加重，痰量有无增多或呈脓性。对咯血病人，注意咯血量、颜色、性状及出血的速度，及时发现窒息先兆表现。每周测体重 1 次并记录，判断病人营养状况是否改善。了解胸片、痰液检查结果。

（三）用药护理

向病人及家属介绍疾病治疗知识。严格按医嘱用药，不可漏服、不可擅自更改治疗方案，帮助病人适应并坚持完成治疗方案，提高治愈率，降低复发率和减少耐药性的发生。向病人讲解药物的副作用，应定期进行相应的检查。如出现不良反应，应及时遵医嘱给予处理。①异烟肼：注意肝脏损害和神经毒性症状。指导病人遵医嘱服维生素 B_6，戒酒，空腹服药，避免与抗酸药同时服用。②利福平：告知病人体液、分泌物等会呈橘红色，使隐形眼镜永久变色；监测肝脏毒性、过敏反应。妊娠 3 个月以内忌用，早晨空腹或早饭前半小时服药。③链霉素：每 1～2 个月测听力。老年人、有肾脏疾病者的慎用。监测尿量、体重和肾功能。服药期间液体摄入量在2000～3000 mL/d,减少药物在肾小管的聚集。④吡嗪酰胺:进食的同时服药,警惕肝脏毒性反应,监测血清尿酸,注意关节疼痛、皮疹等反应。⑤乙胺丁醇:服药前测视觉灵敏度和颜色辨别力,每1～2个月复查1次。

(四)对症护理

1. 高热、多汗的护理 注意休息,补充足够的体液。高热者使用物理降温,如湿敷、冰枕、冰帽、乙醇擦浴等,或遵医嘱给予小剂量退热药。及时更换汗湿的衣服,防止感冒。

2. 咯血的护理 安慰病人,讲解病情,以免紧张或恐惧。鼓励病人轻轻将血咯出,不可屏气,防止窒息。小量咯血者宜进少量凉或温的流质饮食,多饮水及多食富含纤维素的食物,保持大便通畅。大咯血者应绝对卧床休息,减少搬动,暂禁食,必要时可遵医嘱给予垂体后叶素治疗。

3. 胸水的护理 结核性胸膜炎胸水较多时,因压迫肺组织,易引起呼吸困难,可协助病人取半卧位,必要时氧气吸入,或配合医生行胸腔穿刺抽液减压治疗。

(五)心理护理

向病人说明肺结核是一个常见病,讲解疾病发生发展的规律,如病人感到孤独、恐惧,首先安慰病人,讲解疾病是一个过程,不需过于担忧,增加病人治疗的信心,并鼓励病人通过电脑、手机、广播等途径增加与外界的联系,减少孤独感,减轻心理压力,树立战胜疾病的信心。

(六)健康指导

1. 肺结核的预防 肺结核主要通过呼吸道传播,控制传染病的基本原则为控制传染源、切断传播途径、保护易感人群。

(1)控制传染源:根据我国传染病法的规定,发现肺结核的病人,均应及时登记,及时向上级部门报告疫情,指导病人到相应医疗机构进行治疗。对肺结核病人做到早诊断、早治疗,做到查出必治、治必彻底。活动性肺结核病人,应当住院治疗,有条件的病人应单居一室,保持房间内空气流通,通风良好。痰菌阳性的肺结核病人,需进行呼吸道隔离。

(2)切断传播途径:注意个人卫生,严禁随地吐痰,不可面对他人打喷嚏或咳嗽,以防飞沫传播。在咳嗽或打喷嚏时,用双层纸巾遮住口鼻,纸巾焚烧处理。留置于容器中的痰液须经灭菌处理再弃去。接触痰液后用流水清洗双手。病人外出时戴口罩。病人使用过的餐具、衣物等日用品需煮沸消毒或用消毒液浸泡消毒,同桌共餐时使用公筷,以预防传染。被褥、书籍在烈日下暴晒6 h以上。医护人员接触病人时需戴口罩,必要时穿隔离衣和戴手套,接触病人后应及时洗手。当病人不具传染性时,应接触隔离。

(3)保护易感人群:未受过结核杆菌感染的新生儿、儿童、青少年进行卡介苗接种,以获得免疫力。并教育易感人群,养成健康的生活方式,提高抵抗力。密切接触周围的人要定期到医院进行有关检查,必要时给予预防性治疗。

2. 生活指导 指导病人调理日常生活,嘱病人戒烟、酒;给予合理饮食,保证营养。合理安排休息,避免劳累;避免情绪波动及呼吸道感染。

3. 疾病指导 讲解疾病发生发展的过程,强调药物治疗的必要性和重要性,全程、合理、适量地治疗是保证疾病治愈的关键所在,因此不能随意增减药物剂量,必须按时、按量服用,不可漏服,注意观察药物的副作用。定期到医院进行相关的检查,如有不适,及时就诊。

【护理评价】

(1)病人服用药物是否具有较高的依从性,能否坚持服药不间断,能否明确知道自己需要注意观察哪些症状、体征,是否明确知道哪些症状、体征为药物的副作用。

(2)病人情绪是否稳定,是否感到恐惧、害怕、担忧等。

(3)病人症状是否逐渐好转,各项检查是否恢复正常。

(唐　前)

第七节 支气管哮喘病人的护理

支气管哮喘(bronchial asthma)简称哮喘,是由多种炎症细胞(如嗜酸性粒细胞、肥大细胞、T淋巴细胞、中性粒细胞、气道上皮细胞等)参与的气道慢性炎症性疾病。这种炎症导致气道高反应性,可发生不同程度的可逆性广泛气道阻塞。临床上表现为反复发作的带有哮鸣音的呼气性呼吸困难、胸闷或咳嗽。多数病人可自行缓解或经治疗后缓解。若长期反复发作可使气道重建,导致气道增厚与狭窄,成为阻塞性肺气肿。

哮喘是全球最常见的慢性病之一,全球约有3亿人患有哮喘。我国发病率为0.5%~5%,且呈逐年上升趋势,中国已成为全球哮喘病死率最高的国家之一。本病可发生于任何年龄,但半数以上在12岁前发病,城市高于农村,成人男女患病率相近,约40%有家族史。

【护理评估】

(一) 病因与发病机制

1. 病因 哮喘病因还不十分清楚,多数认为与多基因遗传和环境因素有关。

(1) 遗传因素:哮喘者的亲属患病率明显高于群体患病率,且亲缘关系越近患病率越高。认为气道高反应性、IgE调节和特应性反应相关的基因在哮喘的发病中起重要作用。

(2) 环境因素:主要为某些诱发因素。①吸入性过敏原:支气管哮喘最主要的激发因素,如花粉、尘螨、动物毛屑、二氧化硫、氨气等各种特异和非特异性吸入物。②食物:如鱼、虾、蟹、蛋类、牛奶等异种蛋白。③感染:如细菌、病毒、原虫、寄生虫等感染,哮喘的形成和发作与反复呼吸道感染有关。④气候变换:气温、湿度、气压、空气中离子等改变可诱发哮喘。⑤药物:如普萘洛尔(心得安)、阿司匹林等可诱发哮喘。⑥精神、心理因素:强烈情绪变化可诱发或抑制哮喘发作。⑦运动:部分哮喘病人在剧烈运动5~15 min后诱发哮喘,称为运动性哮喘,与运动后过度通气致使支气管黏膜水分与热量丢失,呼吸道上皮暂时失水,导致支气管平滑肌痉挛有关。⑧其他:如月经、妊娠等。

2. 发病机制 哮喘的发病机制复杂,目前尚不完全清楚。已知与免疫-炎症反应、气道高反应性、神经因素等有关。

(1) 免疫-炎症反应:体液免疫和细胞免疫均参与哮喘的发病。变应原进入机体通过递呈细胞激活辅助性T淋巴细胞,后者进一步激活B淋巴细胞,使之合成特异性IgE,IgE与肥大细胞和嗜碱性粒细胞等细胞表面的IgE受体结合。当变应原再次进入体内,即与细胞表面的IgE结合,使该细胞合成并释放多种活性介质,导致平滑肌收缩、黏液分泌增加、血管通透性增高和炎症细胞浸润等。在介质的作用下,炎症细胞又可分泌多种介质,使气道病变加重,炎性浸润增加,导致哮喘发作。哮喘的炎症反应是由多种炎症细胞、炎症介质和细胞因子参与并相互作用的。

(2) 气道高反应性:哮喘发生发展的另一重要因素。表现为气道对各种刺激因子产生过强或过早的收缩反应。气道炎症被认为是导致气道高反应性的重要机制之一。

(3) 神经因素:支气管受胆碱能神经、肾上腺素能神经等自主神经支配。哮喘的发生与β-肾上腺素受体功能低下和迷走神经张力亢进有关。

(二) 病理

随着疾病进展,肉眼可见肺膨胀及肺气肿,支气管及细支气管内含有黏稠痰液及黏液栓,支气管壁增厚,气道黏膜下组织水肿,微血管通透性增加。镜下可见气道上皮下有肥大细胞、嗜酸性粒细胞、淋巴细胞等多种炎症细胞浸润。若哮喘长期反复发作,支气管平滑肌肥厚,上皮细胞下纤维化、基底膜增厚,导致气道重构。

(三) 身体状况

1. 临床表现

(1) 症状:哮喘发作前常有鼻咽痒、打喷嚏、干咳、流泪、流涕等先兆表现。典型症状为发作性伴有哮鸣音的呼气性呼吸困难、胸闷和咳嗽,干咳或咳大量白色泡沫样痰,严重者被迫采取端坐位,口唇发绀,大汗淋漓。哮喘症状可在数分钟内发作,持续数小时至数天,用支气管扩张药或自行缓解。在夜间及凌晨发作或加重是哮喘的特征之一。缓解期可无异常表现。

(2) 体征:发作时胸廓饱满呈过度吸气状态,呼吸运动减弱,双侧语颤减弱或消失,呈过清音,双肺闻及广泛的哮鸣音,呼气音延长,心音遥远。但在严重哮喘时,也可听不到哮鸣音,常有奇脉、胸腹反常运动、发绀、大汗淋漓等。缓解期无异常体征。

(3) 重症哮喘:指严重的哮喘发作持续 24 h 以上,经一般支气管扩张药治疗不能缓解者,又称哮喘持续状态。常见诱因有呼吸道感染未控制;过敏原未清除;严重脱水,痰液黏稠、形成痰栓,阻塞细支气管,导致肺不张;治疗不当或突然停用糖皮质激素;精神过度紧张;严重缺氧、酸中毒、电解质紊乱;有并发症。

(4) 并发症:发作时可并发自发性气胸、纵隔气肿、肺不张、呼吸衰竭等;长期反复发作和感染可并发慢性支气管炎、慢性阻塞性肺疾病(COPD)、肺源性心脏病等,其中以 COPD 最常见。

2. 哮喘发作时病情分度 哮喘急性发作时严重程度可分为轻度、中度、重度和危重 4 级,见表 4-4。

表 4-4 哮喘发作严重程度的评价

临床特点	轻度	中度	重度	危重
气短	步行、上楼时	稍事活动	休息时	
体位	可平卧	喜坐位	端坐呼吸	
讲话方式	连续成句	常有中断	单字	不能讲话
精神状态	较安静	稍烦躁	焦虑、烦躁	嗜睡、意识模糊
出汗	无	有	大汗淋漓	
呼吸频率	轻度增加	增加	>30 次/分	
辅助呼吸肌活动及三凹征	常无	可有	常有	胸腹矛盾运动
哮鸣音	散在,呼吸末期	较响亮	响亮、弥漫	减弱或无
脉率(次/分)	<100	100～120	>120	脉率慢、不规则
奇脉	无	可有	常有	无
使用 β_2 受体激动剂后呼气峰值流速(PEF)预计值或个人最佳值(%)	>80	60～80	<60	
PaO_2(吸空气,mmHg)	正常	≥60	<60	
$PaCO_2$(mmHg)	<45	≤45	>45	
SaO_2(吸空气,%)	>95	91～95	≤90	
pH				降低

(四) 辅助检查

1. 血液检查 哮喘发作时血嗜酸性粒细胞升高,合并感染时白细胞总数及中性粒细胞增高。

2. 痰液检查 可见大量嗜酸性粒细胞、黏液栓和透明的哮喘珠。

3. 血气分析 发作时可有 PaO_2 降低,过度通气致 $PaCO_2$ 下降,表现为呼吸性碱中毒。重症哮喘时气道阻塞,可使 $PaCO_2$ 升高,表现为呼吸性酸中毒。如缺氧明显,可合并代谢性酸中毒。

4. 肺功能检查 哮喘发作时呈阻塞性通气功能改变,呼气流速指标如第 1 秒用力呼气量(FEV_1)、第 1 秒用力呼气量占用力肺活量百分比值(FEV_1/FVC)和呼气峰值流速(PEF)均显著下降,以及用力肺活量减少、残气量增加、肺总量增加和残气量占肺总量百分比增高等。在缓解期或使用支气管扩张药后上述指标可好转。

5. 胸部 X 线检查 哮喘发作时双肺透亮度增高,如合并感染可见肺纹理增加和炎性浸润阴影。

6. 特异性变应原的检测 过敏性哮喘病人血清 IgE 较正常人明显增高。皮肤变应原测试和吸入变应原测试,有助于明确致敏因素。

（五）治疗要点

目前无根治方法。治疗原则是消除病因、控制发作、防止复发，尽可能保持肺功能正常。

1. 去除病因 防治哮喘最有效的方法。尽量避免或消除引起哮喘发作的各种诱发因素。

2. 药物治疗 哮喘治疗药物分为缓解性药物和控制性药物两种。前者指按需使用的药物，通过迅速解除支气管痉挛而缓解哮喘症状，亦称解痉平喘药。后者指需要长期使用的药物，主要用于治疗气道慢性炎症，使哮喘维持临床控制，亦称抗炎药。

(1) 支气管扩张药：①β_2肾上腺素受体激动剂(简称β_2受体激动剂)：常用的支气管扩张药。主要通过激动呼吸道的β_2肾上腺素受体，激活腺苷环化酶，使细胞内的环磷腺苷(cAMP)含量增加，从而松弛支气管平滑肌。常用的短效制剂有沙丁胺醇、特布他林等，作用时间4～6 h；长效制剂有福莫特罗、沙美特罗等，作用时间10～12 h。用药方法有吸入、口服、静脉注射。首选吸入法，因局部浓度高、作用迅速、剂量较小、全身性不良反应少。②茶碱类：目前治疗哮喘的有效药物之一。茶碱类可抑制磷酸二酯酶，提高平滑肌细胞内的cAMP浓度，拮抗腺苷受体，刺激肾上腺素分泌，增强呼吸肌收缩，增强气道纤毛清除功能和抗炎作用。与糖皮质激素合用具有协同作用。静脉注射氨茶碱主要应用于重、危症哮喘。③抗胆碱药：胆碱能受体(M受体)拮抗剂，有舒张支气管及减少痰液的作用，常用异丙托溴胺吸入或雾化吸入。

(2) 抗炎药：此类药物亦称非特异性抗炎药，主要用于治疗哮喘的气道炎症，达到控制或预防哮喘发作的目的。①糖皮质激素：当前控制哮喘发作最有效的抗炎药物。可用于吸入、口服和静脉使用。吸入治疗是目前最常用的长期抗感染治疗哮喘的方法，全身不良反应少。常用吸入药物有倍氯米松、布地奈德、氟替卡松、莫米松等。②白三烯(LT)拮抗剂：具有抗炎和舒张支气管平滑肌的作用，常用的有扎鲁司特、孟鲁司特。③酮替芬和新一代组胺H_1受体拮抗剂：具有抑制肥大细胞和嗜酸性粒细胞释放生物活性物质的作用，如阿司米唑、曲尼司特、氯雷他定等，对轻症和季节性哮喘有一定效果。④色甘酸钠：能抑制肥大细胞释放介质，还能直接抑制神经反射性支气管痉挛。主要用于预防哮喘发作，雾化吸入或干粉吸入。

3. 免疫疗法 ①特异性免疫疗法：又称脱敏疗法，采用特异性变应原定期反复皮下注射，剂量由低至高，以产生免疫耐受性，使之脱敏。②非特异性免疫疗法：如注射卡介苗、转移因子、疫苗等生物制品抑制变应原反应的过程。

【主要护理诊断/问题】

(1) 低效性呼吸型态 与哮喘发作时气道狭窄有关。

(2) 清理呼吸道无效 与支气管痉挛、痰液黏稠及无效咳嗽有关。

(3) 有体液不足的危险 与液体丢失增加，水分摄入不足有关。

(4) 知识缺乏：缺乏正确使用气雾剂等相关知识。

(5) 潜在并发症：自发性气胸、纵隔气肿、肺不张、呼吸衰竭等。

【护理措施】

（一）一般护理

1. 休息与活动 有明确过敏原者，应尽快脱离过敏环境。提供整洁、舒适、安静的休养环境，空气流通，无灰尘、无烟雾，室内温度在18～22 ℃，湿度维持在50%～70%。病室避免摆放花草、不铺地毯、不使用羽绒制品或蚕丝织物等。哮喘发作时，协助病人取适当的体位如半卧位或坐位，可安置跨床小桌给病人伏桌休息，以减轻其体力消耗。合理安排各种治疗，保证病人的休息和睡眠。

2. 饮食护理 发作期给予营养丰富，热量充足，富含钙、维生素A和维生素C，清淡，易消化的流质或半流质饮食。多食蔬菜、水果，避免进食鱼、虾、蟹、蛋、牛奶等易过敏的食物，避免刺激性食物，如胡椒、生姜等，戒烟、戒酒。鼓励饮水2000～3000 mL/d，必要时遵医嘱静脉补液，以防痰栓形成阻塞气道。

（二）病情观察

监测生命体征，观察发绀及呼吸困难程度，注意痰液的量、黏稠度及能否顺利排痰等，观察肺部体征的变化。重症哮喘发作时，每10～30 min测量呼吸、脉搏、血压1次，注意血气分析数值的变化，准确记录出入液量。药物治疗无效的严重哮喘病人，如出现意识不清、呼吸困难加重伴明显发绀时，应做好气管插管、气管切开及机械通气的准备。

（三）用药护理

1. β_2受体激动剂 遵医嘱用药，不宜长期、单一、大量使用，否则会产生耐受性，并有加重哮喘的危险。常见不良反应有头痛、头晕、心悸、手指震颤等，停药后消失。用量过大可引起心律失常，甚至发生猝死。有心力衰竭、高血压、甲状腺功能亢进症、糖尿病的病人慎用或禁用。

2. 糖皮质激素 吸入治疗药物全身性不良反应少，吸药后立即用清水充分漱口，以减少口腔念珠菌感染、声嘶及呼吸道不适等反应。静脉滴注或口服激素应注意肥胖、糖尿病、高血压、骨质疏松、消化性溃疡等不良反应，尤其长期使用时。口服激素宜在饭后服用，以减少对消化道的刺激。激素使用5天以上，不得自行停药或减量，应按医嘱阶梯式减量。

3. 茶碱类 主要不良反应为胃肠道、心脏和中枢神经系统的毒性反应。氨茶碱过量或静脉注射速度过快可引起恶心、呕吐、头痛、失眠、心律失常，严重者引起室性心动过速，抽搐乃至死亡。注射速度不超过0.25 mg/(kg·min)。茶碱缓释片或茶碱控释片必须整片吞服，不能嚼服。

4. 吸入器的正确使用 一般先吸支气管扩张剂，后吸抗炎气雾剂。应用吸入器可方便治疗和确保用量准确，常用定量雾化吸入器和干粉吸入器。①定量雾化吸入器(图4-4)：打开定量雾化吸入器的盖子，摇匀药液，病人深呼气至不能再呼时张开口，将定量雾化吸入器的喷嘴置于口中用双唇包住，然后以深而慢的方式用口吸气、同时用手指按压喷药，至吸气末屏气10 s(以使较小的雾粒到达气道远端)后再慢慢呼气。休息3 min后，可再重复1次。②定量干粉吸入器(图4-5)：先旋松盖子并拔出，一手握住瓶体使之直立，另一手握住瓶底盖，先右转尽量将旋柄拧到底，再向左转回至原来的位置，听到"咯"的一声备用。吸入前先呼气(不可对着吸嘴呼气)，然后用双唇含住吸嘴，仰头用力深吸气、屏气5～10 s，同时盖好盖子。如吸入的是糖皮质激素，在吸药后需用清水漱口，以免药粉黏附在口腔黏膜上诱发口咽部念珠菌感染。

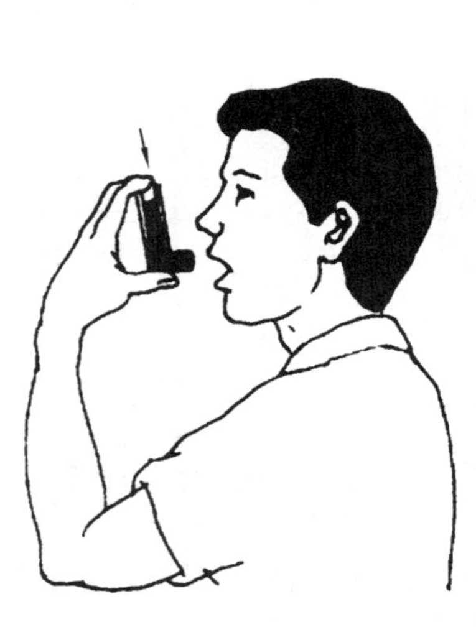

图4-4 定量雾化吸入器

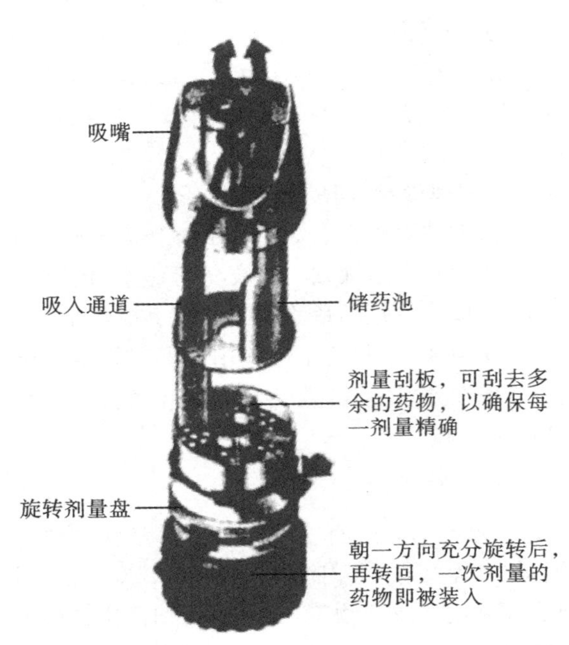

图4-5 定量干粉吸入器

（四）对症护理

1. 氧疗护理 遵医嘱给予鼻导管或面罩供氧，氧流量一般为2～4 L/min。危重哮喘病人往往伴有高碳酸血症，应持续低流量(1～2 L/min)吸氧。及时了解动脉血气分析结果，以了解氧疗效果。供氧时应注意加温、加湿，以免干燥和寒冷气流刺激加重气道痉挛。必要时建立人工气道进行机械通气。

2. 协助排痰 清除呼吸道分泌物是改善通气的重要环节。若痰液黏稠、不易咳出，可行雾化吸入，同时辅以拍背，促进痰液排出。哮喘病人不宜使用超声雾化吸入，因雾滴过小容易导致支气管痉挛，加重哮喘症状。

（五）心理护理

发作时病人紧张、烦躁甚至恐惧，不良情绪会诱发或加重哮喘发作。医护人员应沉着冷静，守护在床旁，关心和安慰病人，给其安全感，有利于症状缓解。哮喘反复或持续发作，病人易对家属、医护人员或药物产生依赖心理，并影响工作和生活，对治疗缺乏信心，故应多予以鼓励，适当解释，提高其治疗信心和依从性。

（六）健康指导

1. 知识指导 介绍本病基本知识，使病人对哮喘的病因、临床表现、治疗效果有充分的认识，以积极的心态对待疾病。告诉病人规范化治疗的目的是减少复发乃至不发作，提高生活质量，而不是根治。

2. 生活指导 宜摄入营养丰富、清淡的饮食，避免暴饮暴食，鼓励多饮水。在缓解期应适当锻炼身体，以增强体质。养成规律的生活习惯，避免过劳，保证充足的睡眠。

3. 识别和避免诱因 哮喘预防最关键的是避免吸入或接触过敏原。保持室内空气新鲜，经常打扫房间，勤更衣、勤换洗，将室内灰尘量降至最低，避免接触刺激性气体，主动戒烟，避免被动吸烟。注意气候的变化，避免冷空气刺激，注意保暖，预防呼吸道感染。居住室内不摆放花草、不铺地毯、不养宠物、不使用羽绒制品。避免进食易引起哮喘的食物如虾、蟹、胡椒等。避免大笑、大哭、持续喊叫等过度换气动作。保持情绪稳定、避免剧烈运动。

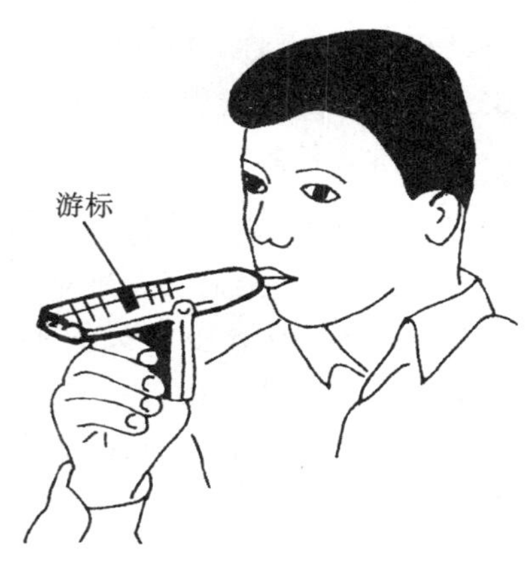

图 4-6 峰流速仪使用示意图

4. 自我监测病情 正确使用峰流速仪（图 4-6），能识别哮喘发作先兆和病情加重的征象，并能及时使用止喘气雾剂。

5. 用药指导 向病人介绍所用药物的名称、用法、用量及注意事项，使其了解药物的主要不良反应及相应处理。不用可能诱发哮喘的药物，如阿司匹林、吲哚美辛、普萘洛尔等。嘱病人随身携带止喘气雾剂，哮喘发作时立即吸入。发病季节前可以遵医嘱进行预防性治疗，减少复发。常用药物有色甘酸二钠、酮替芬等。可进行特异性脱敏治疗，还可用哮喘疫苗、核酸等预防注射。

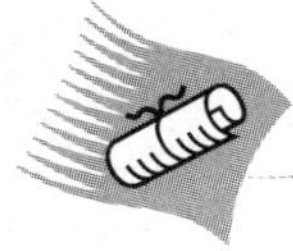

知识链接

峰流速仪

峰流速仪是一种可随身携带的小型仪器，使用时取站立位，尽可能深吸一口气，然后用唇齿包住进气口，以最快的速度、最有力的呼气吹动游标滑动，游标最终停止到的刻度就是此次峰流数值。若呼气峰值流速（PEFR）保持在 80%～100%，为安全区，说明哮喘控制理想。若 PEFR 在 50%～80%，为警告区，需及时治疗。若 PEFR 小于 50%，为危险区，要立即到医院就诊。

6. 定期复查 一般情况下，病人在初诊后 1～3 个月复查 1 次，以后每 3 个月复查 1 次。哮喘发作后应在 2 周至 1 个月内进行复查。复查的目的是便于调整治疗方案及剂量，以有效控制哮喘发作。

（曹小川　杨慧玲）

第八节　慢性阻塞性肺疾病病人的护理

慢性阻塞性肺疾病（chronic obstructive pulmonary disease，COPD）简称慢阻肺，是以气流受限且不完

全可逆为特征的可以预防和治疗的肺部疾病，且呈进行性发展。COPD是呼吸系统常见病和多发病。由于肺功能减退，严重影响病人的劳动力和生活质量，患病率和病死率高，其死亡率居所有死因的第4位，且有逐年增加趋势。我国北部和中部地区，COPD患病率占15岁以上人群的3%。

COPD主要与慢性支气管炎及慢性阻塞性肺气肿密切相关。当慢性支气管炎和肺气肿病人肺功能检查出现气流受限，且不能完全可逆时才可诊断为COPD。如病人只有慢性支气管炎和(或)肺气肿，而无气流受限，则不能诊断为COPD，应视为COPD的高危期。支气管哮喘也有气流受限，其气流受限具有可逆性，它不属于COPD。

一、慢性支气管炎病人的护理

慢性支气管炎(chronic bronchitis)简称慢支，是指气管、支气管黏膜及其周围组织的慢性非特异性炎症。临床上以咳嗽、咳痰或伴有喘息及反复发作的慢性过程为特征。病情呈缓慢进行性进展，常并发阻塞性肺气肿和肺源性心脏病。据调查，我国患病率为3%～5%，随着年龄的增长而增加，50岁以上者可高达15%左右，北方高于南方，农村高于城市。

【护理评估】

(一) 病因与发病机制

病因尚未完全清楚。目前认为主要与以下因素有关。

1. 吸烟 导致慢支发生的最重要因素。香烟中含焦油、尼古丁和氢氰酸等化学物质，可损伤气道上皮细胞，导致气道净化功能下降，并能刺激黏膜下感受器，使副交感神经功能亢进，引起支气管平滑肌收缩，支气管黏膜充血水肿、黏液积聚，易引起感染和发病。

2. 感染因素 感染是慢性支气管炎发生和发展的重要因素之一。病毒、支原体和细菌感染为本病急性发作的主要原因。病毒感染以流感病毒、鼻病毒、腺病毒和呼吸道合胞病毒为常见。细菌感染以肺炎链球菌、流感嗜血杆菌、葡萄球菌多见。

3. 空气污染 大气中的有害气体如二氧化硫、二氧化氮、氯气及臭氧等对气道黏膜上皮均有刺激，其他粉尘如二氧化硅、煤尘、棉屑等亦可对支气管黏膜造成损伤，使纤毛清除功能下降，为细菌感染创造了条件。

4. 过敏因素 喘息型慢性支气管炎病人，多有过敏史。过敏反应可使支气管痉挛、组织损伤和炎症发生，加重气道狭窄使阻力增加而导致疾病发生。

5. 气候因素 寒冷空气可刺激腺体分泌黏液增加和纤毛运动减弱，削弱气道的防御功能。还可通过反射引起支气管平滑肌痉挛，黏膜血管收缩，局部血循环障碍，有利于继发感染。

6. 其他因素 如全身或呼吸道局部防御功能减退、自主神经功能失调、营养不足、蛋白酶-抗蛋白酶失衡等均可促使疾病发生与发展。

(二) 身体状况

1. 临床表现 起病缓慢，病程较长，部分病人发病前有急性支气管炎、流感或肺炎等急性感染史，由于迁延不愈而发展为本病。

(1) 症状：①咳嗽、咳痰：慢性反复咳嗽、咳痰是本病突出表现。轻者仅在冬春季发病，尤以清晨起床前后最明显，白天咳嗽较少。重症病人四季均咳，冬春加剧，日夜咳嗽，早晚尤为剧烈。一般痰呈白色黏液泡沫状，偶因剧咳而痰中带血。②气喘：当合并呼吸道感染时，由于细支气管黏膜充血水肿，痰液阻塞及支气管管腔狭窄，可以产生气喘，为喘息型慢支表现。③反复感染：寒冷季节或气温骤变时，容易发生呼吸道感染，此时病人气喘加重，痰量明显增多且呈脓性，伴有全身乏力、畏寒、发热等。

(2) 体征：早期多无特殊体征。急性发作时，双肺可闻及少许湿啰音或干啰音，多在背部及肺底部，咳嗽后可减少或消失。喘息型慢支发作时，可闻及哮鸣音及呼气延长，而且不易完全消失。长期反复发作可有肺气肿征象。

2. 临床分型与分期 可分为单纯型和喘息型两型。按病情进展可分为3期：①急性发作期：指在1周内出现脓性或黏液脓性痰，痰量明显增加，或伴有发热等炎症表现，或咳、痰、喘任何一项症状明显加剧。

②慢性迁延期:指有不同程度的咳、痰、喘症状迁延1个月以上者。③临床缓解期:经治疗或自然缓解,症状基本消失或偶有轻微咳嗽、少量痰液,持续2个月以上者。

(三) 辅助检查

1. 血液检查 慢支急性发作期或并发肺部感染时,可见白细胞计数及中性粒细胞增多。缓解期多无变化。

2. 痰液检查 急性发作期痰液外观多呈脓性,痰涂片或培养可明确致病菌。

3. X线检查 早期可无异常,随病变进展可见两肺纹理增粗、紊乱,呈网状或条索状、斑点状阴影,以下肺野较明显。

(四) 诊断要点

慢性咳嗽、咳痰或伴有喘息持续2年或以上,每年发作持续3个月以上,并能排除其他心、肺疾病(如肺结核、尘肺、支气管哮喘、支气管扩张、肺癌、心脏病、心功能不全等)可诊断。

(五) 治疗要点

1. 急性发作期 治疗原则是控制感染,以祛痰、平喘为主。

(1) 控制感染:轻者口服或肌内注射,严重者应静脉给药。常选用青霉素类、头孢菌素类、大环内酯类、氨基糖苷类、氟喹诺酮类等。疗程视病情轻重而定,一般1～2周。

(2) 祛痰、止咳:常用氨溴索、乙酰半胱氨酸、溴己新。如痰液黏稠不易咳出者,可用生理盐水或乙酰半胱氨酸经雾化器雾化吸入治疗。

(3) 解痉、平喘:对喘息型慢支,选用解痉平喘药,如异丙托溴铵、沙丁胺醇、氨茶碱等。

2. 临床缓解期 治疗原则是增强体质,以提高抗病能力和预防复发为主。可采用气管炎菌苗、卡介苗多糖核酸、人血丙种球蛋白等,于发病季节前用药,可提高机体免疫力,减少呼吸道感染及慢性支气管炎急性发作。

【主要护理诊断/问题】

(1) 清理呼吸道无效　与无效咳嗽、痰液黏稠有关。

(2) 营养失调:低于机体需要量　与反复肺部感染、消耗过多有关。

(3) 焦虑　与病程长、反复发作有关。

(4) 潜在并发症:阻塞性肺气肿。

【护理措施】

(一) 一般护理

保持室内空气流通、新鲜,冬季应有取暖设备,避免病人受凉感冒,以免加重病情。饮食上给予高蛋白、高热量、高维生素、易消化的食物,若食欲欠佳,可给予半流质或流质饮食,注意食物的色、香、味。鼓励病人多饮水,以利于痰液稀释和排出。戒烟。

(二) 病情观察

观察病人有无发热、咳嗽,痰液的性质、颜色、气味和量。有无喘息及其严重程度。若出现咳痰不畅、呼吸困难症状加重时,要立即报告医生,协助处理。

(三) 用药护理

按医嘱合理应用抗生素,注意药物不良反应。痰多、黏稠时遵医嘱使用祛痰剂,同时鼓励病人有效咳嗽、咳痰,对体弱卧床、痰多而黏稠的病人,可协助翻身、拍背或雾化吸入等促使痰液排出,以利于对呼吸道感染的控制。

(四) 心理护理

护士应保持镇静,安慰病人,以减轻其焦虑、不安情绪。关心、体贴、鼓励病人,协助病人适当活动,避免病人产生依赖心理。讲解疾病治疗的重要性,以取得病人的配合。

(五) 健康指导

1. 知识指导 向病人及家属宣传本病有关知识,树立信心,坚持配合治疗。

2. 生活指导 生活规律，疾病缓解期进行适当的体育锻炼，加强营养，增强体质。气候变化时注意衣服的增减，避免受凉。耐寒锻炼需从夏季开始，先用手按摩面部，后用冷水浸毛巾拧干后擦头面部，渐及四肢，以提高耐寒能力，预防和减少本病的发作。同时，应避免尘埃和煤烟对呼吸道的刺激，有吸烟嗜好应戒除。

3. 定期复查 告知病人定期随访，若发现呼吸道感染症状时，应立即就诊。

二、阻塞性肺气肿病人的护理

阻塞性肺气肿(obstructive pulmonary emphysema)简称肺气肿，是指终末细支气管远端(呼吸性细支气管、肺泡管、肺泡囊和肺泡)的气道弹性减退、过度膨胀、充气和肺容积增大或同时伴有肺泡壁和细支气管管壁破坏的病理状态。肺气肿是严重危害我国人民身体健康的常见病，患病率随年龄增长而增加。

【护理评估】

(一) 病因与发病机制

1. 病因 肺气肿是支气管和肺疾病常见的并发症，主要由慢性支气管炎发展而来，故引起慢性支气管炎的各种因素，如吸烟、感染、大气污染、职业性粉尘和有害气体的长期吸入、过敏等均可致病，其中吸烟是主要因素。

2. 发病机制 肺气肿的发病机制至今尚未明确，一般认为是多种因素协同作用所致。

(1) 阻塞性通气障碍：慢性细支气管炎时，由于小气道狭窄、阻塞或塌陷，导致阻塞性通气障碍，使肺泡内残气量增多，加之细支气管周围的炎症，使肺泡壁破坏、弹性减弱，肺组织因残气量不断增多而发生扩张，肺泡孔扩大，肺泡间隔也断裂，扩张的肺泡互相融合形成气肿囊腔。

(2) 弹性蛋白酶增多、活性增高：主要是中性粒细胞和单核细胞释放的弹性蛋白酶。此酶能降解肺组织中的弹性硬蛋白、结缔组织基质中的胶原和蛋白多糖，破坏肺泡壁结构。慢性支气管炎伴有肺感染、尤其是吸烟者，肺组织内渗出的中性粒细胞和单核细胞较多，可释放大量弹性蛋白酶。同时，中性粒细胞和单核细胞还可生成大量氧自由基，能氧化 α_1-抗胰蛋白酶活性中心的蛋氨酸使之失活。α_1-抗胰蛋白酶是弹性蛋白酶的抑制物，失活后则增强了弹性蛋白酶的损伤作用。遗传性 α_1-抗胰蛋白酶缺乏是引起原发性肺气肿的原因。

(3) 通气/血流比例失调：随着肺气肿加重，膨胀的肺泡挤压周围的毛细血管，使其大量退化而减少，肺泡间血流量减少，导致通气/血流比例失调，出现换气功能障碍，从而引起缺氧和二氧化碳潴留，进而出现呼吸困难，甚至发展为呼吸衰竭。

(二) 病理

肺过度膨胀，弹性减退，按累及肺小叶的部位，可分为小叶中央型、全小叶型和混合型 3 类，以小叶中央型多见。小叶中央型的特点是囊状扩张的呼吸性细支气管位于二级小叶的中央区；全小叶型是呼吸性细支气管狭窄，引起所属终末肺组织(肺泡管、肺泡囊、肺泡)的扩张，其特点是气肿囊腔较小，遍布于肺小叶内。若两型同时存在于一个肺内，称混合型肺气肿。

(三) 身体状况

1. 临床表现

(1) 症状：慢支并发肺气肿时，在原有咳嗽、咳痰、喘息等症状的基础上出现逐渐加重的呼气性呼吸困难。当慢支急性发作时，支气管分泌物增多，使胸闷、气急加重，严重时可出现呼吸衰竭表现，如发绀、头痛、嗜睡、神志恍惚等。

(2) 体征：早期体征不明显。随着病情发展可出现桶状胸，呼吸运动减弱，触诊语颤减弱或消失。叩诊呈过清音，心浊音界缩小或不易叩出，肺下界和肝浊音界下降。听诊心音遥远，呼吸音减弱，呼气延长，并发感染时肺部可有湿啰音。

(3) 并发症：常见的有自发性气胸、肺源性心脏病、呼吸衰竭、肺部急性感染等。

2. 临床分型 按表现特征可分为下列 2 型：①气肿型(又称红喘型，A 型)：病理改变为全小叶型或伴小叶中央型肺气肿。隐匿起病，病程漫长。由于常发生过度通气，可维持动脉氧分压正常，呈喘息外貌，称红喘型。晚期可发生呼吸衰竭或伴右心衰竭。②支气管炎型(又称紫肿型，B 型)：病理变化为严重慢性支气管炎伴小叶中央型肺气肿，易反复呼吸道感染导致呼吸衰竭和右心衰竭。两者区别见表 4-5。

表 4-5　阻塞性肺气肿气肿型和支气管炎型的区别

	气肿型（A 型）	支气管炎型（B 型）
年龄	多见于老年	年龄较轻
体型	明显瘦弱，无发绀	多肥胖，有发绀
咳嗽	较轻	较重
咳痰	黏液性，量少	黏液脓性，量多
喘气	气促明显，多呈持续性	较轻，急性感染时加重
桶状胸	多明显	不明显
呼吸音	减低	正常或减低
湿啰音	稀少	多密布

（四）辅助检查

1. 肺功能检查　对 COPD 诊断、严重程度评价、疾病进展、预后及监测治疗反应等有重要意义。使用支气管扩张药后 $FEV_1/FVC<70\%$，可确定为不能完全可逆的气流受限。肺总量（TLC）、功能残气量（FRC）和残气量（RV）增高，肺活量（VC）降低，表明肺泡过度充气。

2. 胸部 X 线检查　早期可无异常变化。以后可出现肋间隙增宽，肋骨平行，膈及胸廓运动减弱，膈降低且变平，两肺野的透亮度增加。肺野周围纹理减少、变细。心脏常呈垂直状。胸部 CT 比胸片更具敏感性与特异性，但不应作为常规检查。

3. 动脉血气分析　如出现明显缺氧、二氧化碳潴留时 PaO_2 降低、$PaCO_2$ 升高，并可出现失代偿性呼吸性酸中毒，pH 值降低。

4. 血液和痰液检查　一般无异常，继发感染时似慢支急性发作表现。

（五）治疗要点

主要改善呼吸功能，同时进行病原及并发症治疗。

1. 急性发作期的治疗　选择敏感抗生素控制感染，如青霉素、庆大霉素、环丙沙星、头孢菌素等，若疗效不佳，再根据痰培养药物敏感试验结果调整用药；有哮喘时应用解痉平喘药，如氨茶碱、β_2 受体激动剂等；痰多、不易咳出使用祛痰剂；当 $PaO_2<60$ mmHg 时，用鼻导管持续低流量给氧，一般吸氧浓度为 25%～29%。氧疗的目标为使 PaO_2 维持在 60～65 mmHg，并且 CO_2 潴留无明显加重；经上述治疗呼吸衰竭仍不能缓解者行机械通气。

2. 稳定期的治疗　加强锻炼，增强体质，提高免疫力。避免各种诱发因素，如戒烟、预防呼吸道感染等。对明显缺氧者，可采用长期家庭氧疗。

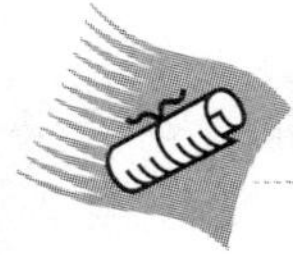

知识链接

长期家庭氧疗（LTOT）

LTOT 可提高 COPD 慢性呼吸衰竭者的生活质量和生存率。LTOT 的主要指征是 $PaO_2<55$ mmHg，一般采用鼻导管吸氧，氧流量控制在 1～2 L/min，每日吸氧时间≥15 h，特别是睡眠时间不可间歇，以防熟睡时呼吸中枢兴奋性更低或上呼吸道阻塞而加重缺氧。氧疗目标是使 PaO_2 维持在 60～65 mmHg和（或）$SaO_2>90\%$，并且 CO_2 潴留无明显加重。

【主要护理诊断/问题】

（1）气体交换受损　与气道阻塞、通气不足、肺泡呼吸面积减少有关。

(2) 清理呼吸道无效　与呼吸道分泌物过多、痰液黏稠、咳嗽无力有关。

(3) 营养失调:低于机体需要量　与食欲降低、摄入减少、腹胀等有关。

(4) 知识缺乏:缺乏长期家庭氧疗及呼吸功能训练等知识。

(5) 潜在并发症:自发性气胸、呼吸衰竭、肺源性心脏病等。

【护理措施】

(一) 一般护理

1. 休息与活动　注意保暖,防止受凉。保持空气新鲜,温、湿度适宜。合理安排活动与休息。急性加重期应卧床休息,可取半坐位或端坐位。坐位时可通过支撑病人手臂和上身扩张胸廓,站立位时手臂或后背部要有支撑点减轻胸廓对胸腔的压力,以增加肺活量。稳定期适当活动,尽可能生活自理,活动时以不感到疲劳、不加重症状为宜。

2. 饮食护理　改善营养状态,提高机体免疫力。应进食高蛋白、高热量、高维生素的流质或半流质饮食,少食多餐,细嚼慢咽,避免进产气食物如汽水、啤酒、豆类、马铃薯等,影响膈肌运动。

(二) 病情观察

观察病人生命体征、神志、尿量,尤其注意呼吸频率、节律、深度;观察咳嗽程度及痰液的颜色、量、性状,咳痰是否顺畅;注意动脉血气分析和水、电解质、酸碱平衡情况;肺气肿易并发自发性气胸,如有突然加剧的呼吸困难,并伴有明显的胸痛、发绀,听诊时呼吸音减弱或消失,叩诊时有鼓音调,应考虑气胸存在,通过X线检查,可明确诊断。

(三) 氧疗的护理

呼吸困难伴低氧血症者,应低流量、低浓度持续给氧,氧流量1～2 L/min,氧浓度25%～29%。COPD病人因长期二氧化碳潴留,主要靠缺氧刺激呼吸中枢,如果吸入高浓度的氧,会导致呼吸频率和幅度降低,引起二氧化碳潴留,因此,应避免吸入氧浓度过高。氧疗有效的指标为病人呼吸困难减轻,发绀减轻,呼吸频率和心率减慢,活动耐力增加。

(四) 用药护理

遵医嘱应用抗生素、支气管扩张药、祛痰药和糖皮质激素,注意观察疗效及不良反应。指导病人正确咳嗽、协助病人翻身、背部叩击,以促进排痰。痰量较多不易咳出时,按医嘱使用祛痰剂或给予超声雾化吸入。

(五) 呼吸功能锻炼

1. 缩唇呼吸　肺气肿病人因肺泡弹性回缩力减低,小气道阻力增高,呼气时小气道提早闭合致使气体滞留在肺泡内。如在呼气时将口唇缩成吹笛子状,气体经缩窄的口唇缓慢呼出,其目的是提高呼气期肺泡内压力,防止呼气时小气道过早闭合,有利于肺泡内气体的排出。指导病人闭嘴经鼻吸气,缩拢口唇似吹口哨状,持续缓慢呼气,呼气与吸气时间比为2∶1或3∶1。缩唇大小程度与呼气流量以能使距口唇15～20 cm处的蜡烛火焰随气流倾斜又不至于熄灭为宜。

2. 腹式呼吸　COPD病人常呈浅速呼吸,呼吸效率低。深而慢的腹式呼吸,可通过腹肌的主动舒张与收缩加强腹肌训练,使呼吸阻力减低,肺泡通气量增加,提高呼吸效率。训练方法如下。①体位:开始训练时以半卧位,膝半屈曲最适宜。立位时上半身略向前倾,可使腹肌放松,舒缩自如,全身肌肉特别是辅助呼吸肌尽量放松,情绪安定,平静呼吸。②呼吸训练:用鼻吸气,经口呼气,呼吸要缓慢均匀,切勿用力呼气,吸气时腹肌放松,腹部鼓起;呼气时腹肌收缩,腹部下陷。开始训练时,病人可将一手放在腹部,一手放在前胸,以感知胸腹起伏,呼吸时应使胸廓保持最小的活动度,呼气与吸气时间比为(2～3)∶1,每分钟呼吸7～8次,每次练习10～20 min,每天2次,熟练后可增加训练次数和时间,并可在各种体位时随时进行练习,最终成为呼吸的习惯形式。

3. 缩唇腹式呼吸　将缩唇呼吸与腹式呼吸结合进行,是COPD缓解期改善肺功能的最佳方法。

4. 呼吸操　双手上举,用鼻缓慢吸气时,膈肌最大限度下降,腹部凸出。弯腰,双手下垂并与上身垂直,同时缩唇呼吸,腹肌收缩。

（六）心理护理

随着病情发展，肺功能逐渐下降，直接影响日常生活及社会活动，病人心理压力加重，常出现焦虑、悲观、失望等情绪，病程长、经常反复急性发作，病人容易对治疗丧失信心，医护人员应关心、体贴病人，疏导其心理压力，必要时请心理医生协助诊治。

（七）健康指导

1. 知识指导 向病人和家属介绍COPD的相关知识，使其认识到疾病虽是不可逆的，但积极预防和治疗可减少急性发作，改善呼吸功能，延缓病情进展，提高生活质量。告知长期家庭氧疗的目的、方法及注意事项，供氧装置周围严禁烟火，氧疗装置应定期更换、清洁、消毒等。

2. 生活指导 戒烟是预防COPD发生最主要的措施，为病人制订戒烟计划。避免粉尘和刺激性气体的吸入。进行耐寒锻炼，增强体质，防止急性呼吸道感染；改善营养状况，指导病人制订合理的运动计划，坚持呼吸训练，以改善呼吸功能。

3. 病情监测及用药指导 教会病人自我监测病情的方法，学会识别感染如发现咳嗽、咳痰、发热等症状明显时或病情加重、出现并发症时，及时就诊处理。介绍药物治疗的目的、用法、剂量和不良反应，告知遵医嘱正确用药的重要性，勿滥用药物。

4. 心理指导 引导病人适应慢性病并以积极的心态对待疾病，培养生活兴趣，如听音乐、养花种草等，以分散注意力，减少孤独感，缓解焦虑、紧张的精神状态。

（杨慧玲　曹小川）

第九节　慢性肺源性心脏病病人的护理

慢性肺源性心脏病（chronic pulmonary heart disease）简称慢性肺心病，是由于支气管-肺组织、胸廓或肺动脉的慢性病变引起的肺血管阻力增高，导致肺动脉高压和右心室肥大，伴有或不伴有右心衰竭的心脏病。肺心病是呼吸系统的常见病，患病率随年龄增长而增高，且有一定的地区差异，在寒冷、高原地区、贫困农村患病率高。本病在冬春季节、气候骤变时易急性加重。

【护理评估】

（一）病因与发病机制

1. 病因 按原发病的不同部位分为三类。

(1) 支气管-肺疾病：以慢性阻塞性肺疾病（COPD）最多见，占80%～90%，其次为支气管哮喘、支气管扩张症、重症肺结核、尘肺、弥漫性间质性纤维化等。

(2) 胸廓运动障碍性疾病：严重的胸廓或脊椎畸形，以及神经肌肉疾病如脊髓灰质炎等，均可限制胸廓活动，使肺受压、支气管扭曲或变形，导致肺功能受损。气道引流不畅，肺部反复感染，易并发肺气肿或纤维化，致肺动脉高压，发展成慢性肺心病。

(3) 肺血管疾病：如肺动脉栓塞、肺小动脉炎、原因不明的原发性肺动脉高压等，均引起肺动脉狭窄、阻塞，肺动脉高压和右心室负荷加重。

2. 发病机制 肺动脉高压是肺心病发生的先决条件。

(1) 肺动脉高压的形成：①肺血管阻力增加的功能性因素：包括缺氧、高碳酸血症和呼吸性酸中毒，可使肺血管收缩、痉挛，其中缺氧是形成肺动脉高压的最重要因素。②肺血管阻力增加的解剖学因素：如慢性阻塞性肺疾病长期反复发作，累及临近肺小动脉，引起血管炎，管壁增厚、管腔狭窄甚至闭塞，使肺血管阻力增加；随着肺气肿的加重，肺泡内压增高压迫肺泡毛细血管，造成管腔狭窄或闭塞。肺泡壁破裂，导致肺泡毛细血管网毁损，减损超过70%时肺循环阻力增加。③血液黏稠度增加和血容量增多：慢性缺氧引起继发性红细胞增多，血液黏稠度增加，血流阻力随之增高。缺氧可使醛固酮增加，致水钠潴留，并使肾小动脉收缩，肾血流量减少而加重水钠潴留，使血容量增多，肺动脉压升高。

(2) 心脏病变和心力衰竭:肺动脉高压早期,右心室发挥代偿功能,克服肺动脉高压的阻力,引起右心室肥厚。随着病情的进展,肺动脉压持续升高,超过右心室代偿能力,右心室失代偿而致右心衰竭。

(3) 其他重要器官损害:缺氧和高碳酸血症除影响心脏外,还可导致脑、肝、肾、胃肠等重要器官,以及内分泌系统、血液系统等发生病理改变,引起多器官功能损害。

(二) 身体状况

本病病程缓慢,临床上根据有无肺、心功能衰竭将其分为肺、心功能代偿期和失代偿期。

1. 肺、心功能代偿期(包括缓解期)

(1) 症状:咳嗽、咳痰、气促,活动后可有心悸、呼吸困难、乏力和劳动耐力下降。急性感染可加重上述症状。

(2) 体征:发绀和肺气肿体征,偶可闻及干、湿啰音。心音遥远,如 $P_2>A_2$ 提示肺动脉高压。三尖瓣区可有收缩期杂音或剑突下心脏搏动增强,提示右心室肥大。部分病人由于肺气肿使胸膜腔内压升高,阻碍腔静脉回流,可出现颈静脉充盈。又因膈下降,使肝上界及下缘明显下降。

2. 肺、心功能失代偿期(包括急性加重期) 主要表现为呼吸衰竭和心力衰竭。

(1) 呼吸衰竭:急性呼吸道感染为常见诱因,表现为呼吸困难加重,常伴头痛、失眠、食欲下降,严重者有表情淡漠、神志恍惚、谵妄等肺性脑病的表现。体检可见明显发绀,球结膜充血、水肿,因高碳酸血症可出现皮肤潮红、多汗等周围血管扩张表现。

(2) 心力衰竭:主要是右心衰竭,表现为气促、心悸、食欲不振、腹胀、恶心等。体检可见发绀更明显,颈静脉怒张,心率增快,剑突下可闻及收缩期杂音,肝肿大,肝颈静脉回流征阳性,双下肢水肿,腹水等。

(3) 并发症:肺性脑病、酸碱失衡及电解质紊乱、心律失常、休克、消化道出血、弥散性血管内凝血(DIC)等,其中肺性脑病是肺心病死亡的主要原因。

(三) 辅助检查

1. X线检查 除原有肺、胸基础疾病及急性肺部感染的特征外,尚有肺动脉高压症,如右下肺动脉干扩张,其横径≥15 mm;横径与气管横径比值≥1.07;肺动脉段明显突出或其高度≥3 mm;右心室增大征等。皆为诊断慢性肺心病的主要依据。

2. 血液检查 红细胞及血红蛋白可升高,血浆黏度可增加;合并感染时白细胞计数和中性粒细胞增高或有核左移。部分病人可有肾功能、肝功能的改变;可出现钾、钠、氯、钙等电解质的变化。

3. 血气分析 慢性肺心病失代偿期可出现低氧血症或高碳酸血症,若 $PaO_2<60$ mmHg、$PaCO_2>50$ mmHg,表示有Ⅱ型呼吸衰竭。

4. 心电图检查 主要表现为右心室肥大的改变,如重度顺钟向转位、$RV_1+SV_5\geq1.05$ mV 及肺型 P 波。

5. 超声心动图检查 右心室流出道≥30 mm,右心室内径≥20 mm,右心室前壁厚度≥5 mm,右肺动脉内径或肺动脉干及右心房增大。

(四) 治疗要点

1. 急性加重期治疗 肺心病治疗以治肺为本,治心为辅。最重要的治疗措施是积极控制感染,保持呼吸道通畅,改善呼吸功能。

(1) 控制感染:根据痰菌培养及药物敏感试验结果选择有效抗生素,常用青霉素类、氨基糖苷类、喹诺酮类及头孢菌素类等抗菌药物。

(2) 畅通呼吸道,改善肺功能:给予祛痰、解痉、平喘药物,低浓度持续给氧,纠正缺氧和二氧化碳潴留。

(3) 控制心力衰竭:肺心病病人一般经控制感染、改善呼吸功能后,心力衰竭可改善,不需加用利尿剂。但对治疗无效的重症病人,可适当选用利尿剂、正性肌力药或血管扩张药。①利尿剂:原则上选用作用轻、剂量小、疗程短的药物,间歇用药,如氢氯噻嗪、氨苯蝶啶等。②正性肌力药:原则上选用剂量小、作用快、排泄快的洋地黄类药物,一般为常规剂量的1/2或2/3。③血管扩张药:可减轻心脏前、后负荷。

(4) 控制心律失常:经抗感染、纠正缺氧等治疗后,心律失常常可自行消失。如果持续存在,可根据心律失常的类型选用药物。

（5）对症治疗：如抗休克、抗凝治疗等。

2. 缓解期治疗 如积极治疗原发疾病，去除诱因，长期家庭氧疗，调整免疫功能，营养疗法等，以增强病人的免疫功能，减少或避免急性发作，改善心、肺功能。

【主要护理诊断/问题】

（1）气体交换受损 与缺氧、二氧化碳潴留导致肺血管阻力增高有关。

（2）清理呼吸道无效 与呼吸道感染、痰多黏稠、咳嗽无力有关。

（3）体液过多 与右心功能不全、体循环淤血有关。

（4）营养失调：低于机体需要量 与反复感染、呼吸困难等引起食欲减退有关。

（5）潜在并发症：肺性脑病、酸碱失衡及电解质紊乱等。

【护理措施】

（一）一般护理

1. 休息与活动 保持环境安静、舒适，温、湿度适宜。肺、心功能失代偿期，应绝对卧床休息，减少机体耗氧量，促进心肺功能的恢复，协助采取舒适的体位，若有胸水、腹水、呼吸困难严重者应取半卧位或坐位，病情缓解后鼓励病人下床适当活动；有肺性脑病先兆者，使用床栏或约束肢体，注意安全防护。肺、心功能代偿期，鼓励病人进行适量活动，活动量以不引起疲劳、不加重症状为宜。

2. 饮食护理 提供高蛋白、高热量、高维生素、易消化的饮食，少食多餐，以软食为主，忌食辛辣刺激性食物，戒烟、酒。避免含糖高的食物，以免引起痰液黏稠。如出现腹水或水肿、尿少时，应限制水、钠摄入。

（二）病情观察

观察病人生命体征、神志、尿量、咳嗽、咳痰、呼吸困难、发绀、水肿等情况，必要时记 24 h 出入液量。监测动脉血气分析，若病人出现头痛、烦躁不安、神志改变等，可能为肺性脑病，应及时通知医生处理。

（三）氧疗护理

低氧血症伴高碳酸血症者，予以低流量、低浓度持续给氧，氧流量 1～2 L/min，氧浓度 25%～29%。注意观察氧疗效果，定期查血气分析，指导用氧。氧疗有效的指标为呼吸困难减轻，发绀减轻，呼吸频率和心率减慢，活动耐力增加。

（四）保持气道通畅

鼓励病人咳嗽，辅以背部叩击，促进排痰，改善肺泡通气。对体弱卧床者，应每 2 h 协助翻身 1 次，及时清除痰液。对神志不清者，可行机械吸痰，注意无菌操作。

（五）用药护理

遵医嘱给予抗生素，注意给药方法、剂量和用药时间，输液时应现配现用，以免失效。遵医嘱给予利尿剂、强心剂、呼吸兴奋剂等药物，注意观察药物疗效及其毒、副作用。二氧化碳潴留严重、呼吸道分泌物多者应慎用或禁用安眠药、镇静剂，以免抑制呼吸功能和咳嗽反射，诱发或加重肺性脑病。

（六）心理护理

肺、心功能失代偿期往往病情危重，严重缺氧给病人带来极大的痛苦及心理负担，医护人员应多安慰及解释，使其情绪稳定。必要时给予陪护，增加病人的安全感。

（七）健康指导

1. 知识指导 向病人和家属介绍疾病发生、发展过程，告知病人去除病因和诱因的重要性。应积极防治呼吸道疾病，避免各种诱发因素，尽可能减少发作次数，延缓病情进展。鼓励病人坚持呼吸功能锻炼，如腹式呼吸、缩唇呼吸，以改善呼吸功能。

2. 生活指导 保持居室空气新鲜，定期通风，温、湿度适宜。鼓励病人戒烟，避免尘埃和刺激性气体的吸入，避免接触上呼吸道感染者。冬季注意保暖，避免受凉。避免到人多、空气混浊的公共场所。缓解期适当体育锻炼，如有计划地进行散步、慢跑、气功、打太极拳等，注意劳逸结合。向病人及家属解释饮食营养的重要性，指导病人摄入足够热量、维生素和水分，以保证机体需要，增加抗病能力。

3. 用药指导 指导病人遵医嘱用药并注意观察药物的不良反应。告知病人及家属病情变化的征象，若出现体温升高、呼吸困难加重、咳嗽剧烈、咳痰不畅、尿量减少、水肿明显或发现病人神志淡漠、嗜睡或兴奋、躁动等，均提示病情变化或疾病加重，应立即就医诊治。

4. 定期复查 学会自我病情监测，能识别呼吸道感染、肺性脑病、右心衰竭等征象。定期随访，如有异常及时就诊。

（杨慧玲　曹小川）

第十节　原发性支气管肺癌病人的护理

原发性支气管肺癌(primary bronchogenic carcinoma of lung)简称肺癌，是原发于支气管黏膜或腺体的恶性肿瘤。据WHO公布的资料显示肺癌无论是年发病率还是年死亡率，其均居全球癌症首位。在我国肺癌已成为癌症死亡的首要原因，过去30年登记的肺癌死亡率已增加了464.8%，且发病率及死亡率还在增长。英国著名肿瘤专家R. Peto预言，如果中国不及时控制吸烟和空气污染，到2025年我国每年肺癌的发病人数将超过100万，成为世界第一肺癌大国。本病多在40岁以上发病，发病年龄高峰在60～70岁。

【护理评估】

（一）病因与发病机制

虽然病因目前尚未明确，通常认为发病与下列因素有关。

1. 吸烟 肺癌发生的首要原因。烟草中含有各种致癌物质，如苯并芘、亚硝胺、尼古丁等。有资料表明，肺癌病人中75%有重度吸烟史。吸烟者肺癌死亡率比不吸烟者高10～13倍。吸烟量越多，吸烟年龄越长，开始吸烟年龄越早，肺癌的发生率和死亡率越高。另外，被动吸烟也是引起肺癌的原因之一。

2. 空气污染 包括室内小环境和室外大环境污染。如室内的煤烟或烹调加热产生的油烟雾；城市中工业废气、汽车尾气、公路及房屋建筑中的沥青等都有致癌物，其中主要是苯并芘。据统计，城市肺癌发病率明显高于农村，大城市高于中、小城市。

3. 职业性或理化因素 已被确认的职业致癌因子有石棉、砷、二氯甲醚、铬、镍、芥子气、氯乙烯、煤烟、焦油和石油中的多环芳烃、烟草的加热产物等，长期接触可诱发肺癌。职业因素与吸烟具有协同致癌作用。放射性物质如镭、铀、中子和射线等均可引起肺癌。辐射的不同射线产生的效应也不同。

4. 饮食与营养 体内维生素A、维生素E、维生素B_2、β胡萝卜素和微量元素(锌、硒)的摄入量与癌症的发生呈负相关，其中最突出的是肺癌。

5. 其他 慢性肺部疾病如肺结核、慢性支气管炎等病人肺癌的发生危险性是正常人的10倍。此外遗传因素、内分泌失调等与肺癌的发生也有一定的关系。

（二）病理与分类

1. 按解剖学分类

(1) 中央型肺癌：指发生在段支气管至主支气管的肺癌，约占3/4，以鳞状上皮细胞癌和小细胞未分化癌多见。

(2) 周围型肺癌：发生在段支气管以下的肺癌，约占1/4，以腺癌多见。

2. 按组织学分类

(1) 非小细胞肺癌：①鳞状上皮细胞癌(简称鳞癌)：最常见，生长缓慢，转移晚，手术切除的机会最多，多见于老年人、男性及吸烟者。②腺癌：血管丰富，转移早，对化疗、放疗多不敏感，与吸烟关系不大，多见于女性。③大细胞未分化癌：转移较小细胞未分化癌晚，手术切除机会较大。④其他：类癌、腺鳞癌、肉瘤样癌等。

(2) 小细胞肺癌：包括燕麦细胞型、中间细胞型、复合燕麦细胞型。以中央型肺癌多见。生长快、侵袭力强、远处转移早。胞浆内可有神经内分泌颗粒，有内分泌和化学受体功能，能分泌 5-羟色胺、儿茶酚胺等肽类物质，可引起类癌综合征。本型对放疗和化疗最敏感。发病年龄较轻，以 40～50 岁多见，多有吸烟史。

（三）身体状况

肺癌临床表现与肿瘤发生部位、大小、类型、发展阶段、有无并发症或转移有密切关系。

（1）原发肿瘤引起的症状和体征：①咳嗽：最常见的早期症状，为刺激性干咳或少量黏液痰。当咳嗽呈现持续性高调金属音或刺激性呛咳时，提示肿瘤已引起支气管狭窄；继发感染时，呈黏液脓性痰，痰量增多。②咯血：多见于中央型肺癌，约 1/3 病人以咯血为首发症状。早期多为痰中带血或间断血痰，癌肿侵犯大血管时，可引起大咯血。③喘鸣：癌肿阻塞或压迫使支气管狭窄，约 2% 病人可闻及局限性哮鸣音。④发热：肿瘤阻塞、压迫支气管导致阻塞性肺炎时，出现发热和其他毒血症状，此种发热用抗生素治疗暂时有效；若肿瘤组织坏死出现“癌性热”，抗生素治疗无效。⑤体重下降：消瘦为恶性肿瘤的常见症状之一。肿瘤发展到晚期，由于肿瘤毒素、长期消耗等原因，病人消瘦明显，甚至恶病质。

（2）肿瘤局部扩展引起的症状和体征：①胸痛：肿瘤侵犯胸膜、肋骨和胸壁等，可出现顽固性胸痛。②声音嘶哑：肿瘤压迫或转移至纵隔淋巴结压迫喉返神经（多见左侧）所致。③吞咽困难：肿瘤侵犯或压迫食管所致，尚可引起支气管-食管瘘。④呼吸困难：肿瘤压迫大气道，可出现吸气性呼吸困难。⑤上腔静脉阻塞综合征：癌肿侵犯或压迫上腔静脉，导致上腔静脉回流受阻。表现为头面部、颈部、上肢水肿及胸前部淤血、颈胸静脉曲张，称为上腔静脉阻塞综合征。可出现头痛、头昏或眩晕等症状。⑥Horner 综合征：位于肺尖部的肺癌又称肺上沟癌（Pancoast 癌），癌肿可压迫颈部交感神经，引起患侧瞳孔缩小、眼睑下垂、眼球内陷、同侧胸壁与额部无汗或少汗。

（3）肿瘤远处转移引起的表现：①浅表淋巴结肿大：右锁骨上淋巴结是肺癌转移的最常见部位，多无痛感。②脑转移：较常见，可有头痛、呕吐、眩晕等颅内压增高表现。③骨转移：多见肋骨转移，可出现骨痛和病理性骨折等。④肝转移：肝大、肝区疼痛、黄疸、腹水等。

（4）副癌综合征：肺癌作用于其他系统引起的非转移性肺外表现，包括内分泌、神经肌肉、结缔组织、血液系统和血管的异常改变。如骨关节病变（如杵状指、趾和肥大性骨关节病）、内分泌紊乱综合征（分泌促肾上腺皮质激素样物，引起 Cushing 综合征；分泌促性腺激素引起男性乳房发育和增生性骨关节病；分泌抗利尿激素引起稀释性低钠血症；肺癌骨转移致骨骼破坏或分泌过多甲状旁腺样激素，导致高钙血症等），以及神经肌肉综合征（包括小脑皮质变性、周围神经病变、重症肌无力等）。

（四）辅助检查

1. 痰脱落细胞检查 最简单有效的早期诊断方法之一。一般留取清晨的新鲜痰标本立即送检。多次（一般 3～4 次为宜）反复检查可提高阳性率。

2. 胸部影像学检查 发现支气管肺癌最基本的方法，在肺癌的普查和诊断中占有十分重要的位置。可发现团块状阴影，有切迹或毛刺等直接征象。必要时进行 CT 或 MRI 或支气管造影等检查。

3. 纤维支气管镜检查 直接观察支气管和细支气管情况，并取可疑组织做病理检查，或刷检、冲洗做细胞学检查，是早期诊断肺癌的方法之一。

4. 其他 如针吸细胞学检查、纵隔镜检查、胸腔镜检查、肿瘤标记物检查、开胸肺活检等。

（五）诊断要点

（1）持续干咳、呛咳、痰中带血等。

（2）X 线胸片有肺癌的直接征象。

（3）痰脱落细胞或肺病理学检查找到癌细胞。

（六）治疗要点

根据病人的身体状况、肿瘤的病理类型、侵犯的范围和发展趋向，有计划、合理地选择最佳的治疗方案。综合治疗的原则如下：①小细胞肺癌：首选化疗后加放疗、手术。②非小细胞肺癌：早期先手术，后化疗、放疗；不可手术的晚期病人采取化疗与放疗联合治疗；远处转移的晚期病人以姑息治疗为主。

1. 手术治疗 非小细胞肺癌Ⅰ期、Ⅱ期和部分Ⅲ期首选手术，术后视情况进行放疗及化疗。一般推荐肺叶切除术。

2. 化学治疗(简称化疗) 化疗药物对小细胞未分化癌最敏感,鳞癌次之,腺癌最差。常用的化疗药物有顺铂(DDP)、卡铂(CBP)、环磷酰胺(CTX)、阿霉素(ADM)、长春新碱(VCR)、紫杉醇(TXL)、丝裂霉素(MMC)、异环磷酰胺(IFO)等,多采用间歇、短程、联合用药。

3. 放射治疗(简称放疗) 小细胞肺癌对放疗敏感性较高。放疗分为根治性和姑息性两种。根治性放疗用于病灶局限、因解剖原因不宜手术或病人不愿意手术者;姑息性放疗目的在于抑制肿瘤的发展,延迟肿瘤扩散和缓解症状。可采用钴-60、中子加速器照射,目前多主张放疗加化疗。全身情况差,有严重心、肺、肝、肾功能不全者应禁忌放疗。

4. 生物缓解调解剂(BRM) 为小细胞肺癌提供了一种新的治疗手段,如小剂量干扰素、转移因子、左旋咪唑、集落刺激因子,在肺癌的治疗中可以起到增加机体对化疗、放疗的耐受性,提高疗效的作用。

5. 其他疗法 中医中药治疗、冷冻治疗、经纤支镜引导腔内置入放疗源做近距离照射等。

(七)心理、社会状况

早期症状不明显,接受各种检查容易使病人产生疑虑、揣测而焦虑不安。一旦被确诊为肺癌,病人一般依次出现惊恐、愤怒、沮丧的心理反应。随着病情的发展,治疗效果不佳,药物的副反应大,易产生绝望心理,甚至产生轻生的念头。

【主要护理诊断/问题】

(1)疼痛:胸痛 与癌细胞浸润、肿瘤压迫有关。

(2)营养失调:低于机体需要量 与癌肿致机体过度消耗、化疗反应致食欲下降、摄入量不足有关。

(3)低效性呼吸型态 与肿瘤导致支气管狭窄有关。

(4)恐惧 与肺癌的确诊和死亡威胁有关。

(5)潜在并发症:化疗不良反应、放射性食管炎、放射性肺炎等。

【护理措施】

(一)一般护理

1. 休息与活动 提供安静、舒适的休养环境。肺癌早期病人可以适当活动,晚期或有并发症时要卧床休息。视病情取合适体位,如疼痛明显者应告知病人尽量不要突然转动身体。小心搬动病人,变换体位要缓慢,避免拖、拉、拽等动作。胸痛者,可取患侧卧位,或用宽胶布于呼气末紧贴在患侧胸部,以限制胸廓活动度,在深呼吸、咳嗽或变换体位时指导并协助病人用手或枕头保护胸部,有利于疼痛减轻。

2. 饮食护理 告知病人及家属良好的营养状态是完成治疗计划的前提,与病人和家属共同制订饮食计划。给予高蛋白、高热量、高维生素、易消化的食物,少量多餐。尽量选用病人喜欢吃的食物,注意食物的色、香、味,做好口腔护理,创造清洁、舒适、愉快的进餐环境,尽可能安排病人与他人共同进餐,以增进病人的食欲,增加摄入量。避免产气食物和刺激性食物。有吞咽困难者应给予流质饮食,取半卧位,进食宜慢,以免发生吸入性肺炎或呛咳甚至窒息的情况。病情危重者可以采取喂食、鼻饲或胃肠外营养等方式进食。因化疗而造成的胃肠道反应影响进食,可根据实际情况做相应处理。

(二)病情观察

密切监测病人的生命体征、疼痛、咯血、呼吸困难等情况。及时发现肿瘤转移表现,如头痛、呕吐、眩晕、颅内高压等中枢神经系统症状和骨骼疼痛、压痛等。化、放疗时密切观察血象变化,有无恶心、呕吐、脱发、口腔溃疡、皮肤干燥及其严重程度,有无感染征象。定期称量体重、测定血清白蛋白,以了解病人的营养状况。

(三)化疗护理

1. 用药前护理 化疗前应向病人说明给药的方法及副作用,如化疗时可出现骨髓抑制、消化道反应、肝脏损害、口腔溃疡、脱发等,使病人对化疗有充分的认识,配合治疗。

2. 胃肠道反应及护理 化疗常引起严重的胃肠道反应,如食欲不振、恶心、呕吐、腹泻。化疗期间应少量多餐,宜进食清淡、易消化、刺激小、维生素含量丰富的食物。治疗前、后 2 h 避免进食。若出现恶心、呕吐等可适当减慢滴注速度或遵医嘱给予甲氧氯普胺(灭吐灵)10～20 mg。若化疗严重影响进食可通过静脉补充水、电解质和机体所需的营养。

3. 骨髓抑制及护理 密切观察骨髓抑制征象，每周查血常规1～2次。当白细胞数低于3.0×10^9/L时，应暂停给药；当白细胞数低于1.0×10^9/L时，应实施保护性隔离。观察病人体温有无升高，皮肤黏膜有无出血点及淤斑，遵医嘱给予升白细胞及血小板的药物。为病人创造一个空气清新、整洁的环境，禁止探视，严格执行无菌操作。

4. 口腔黏膜溃疡护理 化疗期间应保持口腔清洁，每日早晚用软毛牙刷各刷牙1次，勤漱口，可用盐水和复方硼酸溶液漱口，若真菌感染应选用碳酸氢钠溶液漱口，并局部涂制霉菌素。饮食忌辛辣、过冷、过粗、过热，忌烟酒。疼痛剧烈者可用2%利多卡因喷雾止痛。

5. 脱发的护理 脱发影响病人形体外观美感，容易产生自卑，因此应关心、理解病人，注意应用保护性语言，减少对病人的刺激。病人可佩戴假发。告诉病人停药6～8周后，头发会逐渐长出，且更黑更好。注药前5～10 min头置冰帽，注药后维持30～40 min，可防止药物对毛囊的刺激，有防脱发的作用。

6. 泌尿系统毒性反应及护理 化疗期间每日清晨留尿标本，检查肾功能，测尿pH值。注意尿量、颜色和性质，在化疗前及化疗期间保持水化和碱化尿液。鼓励病人多饮水，使尿液保持在每天2500 mL以上。

7. 保护静脉

(1) 熟练掌握静脉穿刺技术：宜用静脉留置针或深静脉置管，避免反复穿刺，减少穿刺时带来的痛苦。输入化疗药物前先输入0.9%生理盐水或10%葡萄糖溶液，确定针头在血管内后再输入化疗药。拔针前回吸少量血液在针头内，迅速拔针后用无菌棉球压迫穿刺部位3～5 min，同时抬高穿刺的肢体。

(2) 注意防止药液外渗：若发现药物外渗或病人自诉有烧灼样疼痛应停止用药。在无菌操作下，利用原针头接注射器进行多方向穿刺抽吸，尽可能将渗液吸出。然后用5%的碳酸氢钠或硫代硫酸钠溶液局部封闭，并用冰袋冷敷，外敷氢化可的松。切忌热敷，以免加重损伤。

(四) 放疗护理

1. 放疗前护理 放疗前向病人解释放疗的目的、方法及不良反应。嘱病人切勿自行擦去皮肤放射部位的标记，且照射时不能随意改变体位。

2. 皮肤的护理 照射后皮肤出现红斑、表皮脱屑、瘙痒感时，避免抓伤、压迫和衣服摩擦；局部只能用温水或柔软的毛巾轻轻蘸洗，不可用肥皂、红汞、乙醇或碘酊等；照射部位忌贴胶布，避免阳光照射和冷热刺激。如有渗出性皮炎可暴露，局部涂鱼肝油软膏具有收敛、保护作用。

3. 放射性食管炎的护理 有吞咽疼痛者，可口服氢氧化铝凝胶，必要时服用利多卡因胶浆。摄取流质或半流质饮食，避免刺激性、粗糙、生硬食物。

4. 放射性肺炎的护理 协助病人有效排痰，干咳者适当给予镇咳药。早期给予抗生素、糖皮质激素治疗，呼吸困难者适当吸氧。

(五) 癌痛的护理

1. 评估疼痛

(1) 胸痛的部位、性质和程度，以及各种止痛方法效果的评估。评估疼痛可用0～10数字评估量表来描述，0代表无疼痛；1～4为轻微疼痛(如不适、重物压迫感、钝性疼痛、炎性痛)；5～6为中度疼痛(如跳痛和痉挛烧灼感、挤压感和刺痛、触痛和压痛)；7～9代表严重疼痛(如妨碍正常活动)；10代表剧烈疼痛(无法控制)。

(2) 疼痛加剧或减轻的因素，疼痛持续、缓解或再发的时间。

2. 避免疼痛加剧的因素 预防上呼吸道感染，尽量避免咳嗽，必要时给止咳剂。深呼吸或咳嗽时协助病人用手或枕头适当护住胸部。保持大便通畅，教会病人有效的呼吸方法，如腹式呼吸、缩唇呼吸等，以减轻呼吸给病人带来的疼痛。

3. 控制疼痛 以提高晚期肺癌病人的生活质量。

(1) 药物止痛：癌痛的处理原则：①首选口服给药。②按时给药，而不是只在疼痛时给药，即3～6 h给药一次。③按阶梯给药。④个体化用药：即止痛药剂量应当根据病人的需要，由小到大直至疼痛消失为止。给药时应遵循 WHO 推荐的三阶梯疗法，即镇痛药的选择必须从弱到强，先以非麻醉药为主，当其不能控制疼痛时依次加用弱麻醉性及强麻醉性镇痛药，并配以辅助药物，采用复合用药的方式以达到镇痛效果。

(2) 自控镇痛泵(PCA)：用计算机化的注射泵，病人根据需要自行间歇性经由静脉、皮下或椎管内连续性输注止痛药。

(六) 心理护理

肺癌确诊后是否告知病人，应根据病人的心理状况和家属的意见而定。合理隐瞒，以免病人过于紧张与恐惧，影响治疗。已经知道自己患癌症的病人，应给予科学的解释、安慰与鼓励，使病人能正确对待疾病，引导病人树立与癌症作斗争的勇气和信心。帮助病人建立良好的家庭和社会支持系统，使病人感受到家庭与社会的关爱，激发其珍惜生命，增强治疗的信心。建立和谐融洽的护患关系，耐心向病人介绍疾病的特点、化疗药物的作用和副作用，及时回答病人所提问题，切不可说出消极的语言而加重病人的心理负担，用自己娴熟的技术取得病人的信任，争取病人的配合。

(七) 健康指导

1. 疾病指导 宣传吸烟的危害性，积极改善劳动和生活环境，防治大气污染。积极防治肺部慢性疾病，如慢支、结核等。建议 40 岁以上人群每年 1 次胸部 X 线检查；40 岁以上吸烟者，有不明原因的咳嗽、咯血等症状要及时就医，以早发现、早治疗。

2. 生活指导 生活规律，保证充足的睡眠与休息，适当活动。注意加强营养，多食高蛋白、高热量、高维生素、高纤维、易消化的饮食。保持良好的精神状态，增强机体抗病能力。

3. 治疗指导 介绍肺癌的治疗方法及前景，使病人正确认识疾病，摆脱痛苦，增强治疗信心，提高生命质量。督促病人按医嘱坚持化疗和放疗，教会病人自我护理，定期到医院复诊。

4. 临终关怀 对晚期癌肿转移病人，指导家属做好临终护理，使病人平静、安详和无痛苦地走完人生最后的旅程。

(程　琦　曹小川)

第十一节　呼吸衰竭病人的护理

呼吸衰竭(respiratory failure)简称呼衰，是指由各种原因引起的肺通气和(或)换气功能严重障碍，以致在静息状态下亦不能维持足够的气体交换，导致缺氧伴(或不伴)二氧化碳潴留，从而引起一系列病理生理改变和相应临床表现的综合征。在海平面正常大气压、静息状态、呼吸空气的条件下，动脉血氧分压(PaO_2)低于 60 mmHg，伴或不伴有二氧化碳分压($PaCO_2$)高于 50 mmHg，并排除心内解剖分流和原发于心排血量降低等因素后，即可诊断为呼吸衰竭。

【病因】

参与外呼吸(肺通气和肺换气)的任何一个环节严重病变，均可能导致呼吸衰竭。如呼吸道阻塞性病变、各种累及肺泡或肺间质的病变、肺血管疾病、胸廓与胸膜病变及神经肌肉疾病等均可导致呼吸衰竭。

【分类】

(一) 按动脉血气分析分类

1. Ⅰ型呼吸衰竭(缺氧型) 仅有缺氧($PaO_2<60$ mmHg)，无 CO_2 潴留，$PaCO_2$ 降低或正常。见于换气功能障碍的疾病。

2. Ⅱ型呼吸衰竭(高碳酸型或通气型) 既有缺氧($PaO_2<60$ mmHg)，又有 CO_2 潴留($PaCO_2>50$ mmHg)。见于肺泡通气不足的疾病。

(二) 按发病缓急分类

1. 急性呼吸衰竭 常由某些突发的致病因素引起，如严重肺疾病、急性气道阻塞、创伤、休克、电击、药物中毒等，使肺通气和(或)肺换气功能迅速、严重障碍，短时间内引起呼吸衰竭，机体不能很快代偿，若不及时抢救，将危及生命。

2. 慢性呼吸衰竭 临床多见。常见于慢性疾病，如COPD、肺结核、神经肌肉病变等，以上疾病造成呼吸功能受损逐渐加重，经过较长时间发展成呼吸衰竭。早期机体能代偿，晚期失代偿。在慢性呼吸衰竭基础上，因合并呼吸系统感染、气道痉挛等因素，病情迅速加重，短时间内出现PaO_2显著下降和$PaCO_2$显著升高，其病理生理改变和表现兼有急性呼吸衰竭的特点，称为"慢性呼吸衰竭急性加重"。

（三）按发病机制分类

1. 泵衰竭 主要引起通气功能障碍，表现为Ⅱ型呼吸衰竭。由神经肌肉病变以及胸廓疾病等引起。

2. 肺衰竭 由肺组织、气道阻塞和肺血管病变造成的呼吸衰竭。肺组织和肺血管病变常引起换气功能障碍，表现为Ⅰ型呼吸衰竭。严重的气道阻塞疾病如COPD，影响通气功能，造成Ⅱ型呼吸衰竭。

【发病机制】

1. 缺氧和二氧化碳潴留的发病机制

(1) 肺泡通气不足：正常成人在静息状态下呼吸空气时，有效肺泡通气约为4 L/min，才可以维持正常肺泡氧分压(PaO_2)和二氧化碳分压($PaCO_2$)。肺泡通气量减少会引起PaO_2下降和$PaCO_2$上升，从而引起缺氧和二氧化碳潴留。

(2) 弥散障碍：氧气、二氧化碳等气体通过肺泡膜进行交换的物理弥散过程发生障碍。由于二氧化碳的弥散能力是氧气的20倍，故弥散障碍对氧气的影响远远大于二氧化碳，多引起单纯性缺氧。

(3) 通气、血流比例(V/Q)失调：低氧血症最常见原因。正常成人静息状态下，V/Q约为0.8，这样才能保证有效的气体交换。若V/Q＜0.8，会有部分未经氧合的静脉血直接进入肺静脉中，称为肺动-静脉样分流；若V/Q＞0.8，部分肺泡通气没有被充分利用，生理死腔(无胶腔)增大，称为死腔样通气。V/Q失调引起缺氧而无二氧化碳潴留。

(4) 肺内动-静脉解剖分流增加：肺动脉内的静脉血未经氧合直接流入肺静脉，主要导致缺氧。此时即便提高吸氧浓度也无法提高血氧分压。常见于肺动-静脉瘘。

(5) 耗氧量增加：发热、寒战、抽搐和呼吸困难均可增加耗氧量，使肺泡氧分压下降。正常人借助增加通气量以防止缺氧。若病人有通气功能障碍，在耗氧量增加时则会出现严重的低氧血症。

2. 缺氧和二氧化碳潴留对机体的影响

(1) 对中枢神经系统的影响：脑组织耗氧量大，占全身耗氧量的1/5～1/4，所以脑对缺氧十分敏感。通常完全停止供氧4～5 min即可引起不可逆的脑损害。缺氧对中枢神经系统影响的程度取决于缺氧程度和发生速度。轻度缺氧，可出现注意力不集中、智力和视力减退；若PaO_2迅速降至50 mmHg以下时，会引起一系列神经精神症状，如头痛、不安、定向与记忆力障碍、精神错乱、嗜睡；若PaO_2＜30 mmHg，病人会丧失神志乃至昏迷；若PaO_2＜20 mmHg时，数分钟即可导致神经细胞不可逆性损伤。

轻度CO_2增加，对皮质下层刺激加强，间接引起皮质兴奋。CO_2潴留可引起头痛、头晕、烦躁不安、言语不清、精神错乱、扑翼样震颤、嗜睡、昏迷、抽搐和呼吸抑制，这种由缺氧和CO_2潴留导致的神经精神障碍综合征，称为肺性脑病(pulmonary encephalopathy)，由于多见于CO_2潴留所致，故又称CO_2麻醉。肺性脑病的发病机制尚未完全确定，但目前认为低氧血症、CO_2潴留和酸中毒三大因素共同损伤脑血管和脑细胞是最根本的发病机制。

缺氧和CO_2潴留均可使脑血管扩张，血流阻力降低，血流量增加。严重缺氧还会引起脑间质水肿，导致颅内高压，继而加重组织缺氧，造成恶性循环，严重时甚至出现脑疝。

(2) 对呼吸的影响：缺氧时，主要通过颈静脉窦和主动脉体化学感受器的反射作用刺激通气，增强呼吸运动。缺氧缓慢加重时，这种反射的反应迟钝。当PaO_2＜30 mmHg时，抑制作用大于兴奋作用，即出现呼吸抑制；CO_2是强有力的呼吸中枢兴奋剂，随着CO_2浓度增加，通气量也明显增加，但CO_2过分升高($PaCO_2$＞80 mmHg)时，反而对呼吸中枢产生抑制和麻醉效应，使通气量下降。

(3) 对循环系统的影响：一定程度的缺氧和CO_2潴留均可刺激心脏，使心率加快、心排出量增加、心肌收缩能力增强，导致血压上升。若严重缺氧和CO_2潴留可抑制心脏活动，引起血管扩张、血压下降、心律失常等；长期缺氧可使心肌变性、坏死、收缩力降低，导致心力衰竭。尚可引起肺动脉高压，右心负荷加重，导致肺源性心脏病。

(4) 对电解质、酸碱平衡的影响:严重缺氧抑制细胞能量代谢的中间过程,产生大量乳酸和无机磷,引起代谢性酸中毒。急性CO_2潴留则会加重酸中毒,并产生高钾血症和低氯血症。

(5) 对肝肾功能的影响:缺氧可直接或间接损害肝细胞,使丙氨酸氨基转移酶升高,但随缺氧的纠正,肝功能可逐渐恢复正常。缺氧和CO_2潴留常合并肾功能不全,若及时治疗,随呼吸功能的好转,肾功能亦可恢复。

(6) 对皮肤黏膜的影响:缺氧时,动脉血氧饱和度降低,出现发绀等缺氧典型表现;CO_2潴留时,四肢浅表静脉和毛细血管扩张,表现为皮肤潮红、多汗,CO_2潴留面容(面部潮红、多汗、球结膜充血、水肿等)。

(7) 对血液系统的影响:慢性缺氧时,红细胞生成素增加,刺激骨髓并引起继发性红细胞增多,使血液黏稠度增加,进一步加重肺循环阻力和右心负担。

一、慢性呼吸衰竭病人的护理

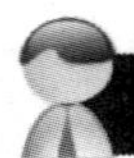
教学情境

曾女士,65岁。慢性咳嗽、咳痰20余年,近5年活动能力明显下降,生活尚能自理。1周前因天气骤冷使咳嗽加重、痰量增多,昨天开始不能平卧而住院治疗。护理评估:神志清楚,口唇发绀。查体:T 38.6 ℃,P 106次/分,R 32次/分,BP 138/86 mmHg。桶状胸,叩诊过清音,两肺散在干、湿啰音。实验室检查:血白细胞计数16×10^9/L,PaO_2 52 mmHg,$PaCO_2$ 65 mmHg。入院诊断:慢支合并阻塞性肺气肿、肺部感染、Ⅱ型呼吸衰竭。

请问:1. 诊断呼吸衰竭的依据是什么?

2. 该病人为何出现呼吸衰竭?

3. 应采取哪些护理措施?

慢性呼吸衰竭(chronic respiratory failure)是指在原有慢性呼吸系统疾病和神经肌肉系统疾病的基础上,呼吸功能损害逐渐加重,经过较长时间发展成为呼吸衰竭。

【护理评估】

(一) 病因与诱发因素

1. 病因 慢性呼吸衰竭常由支气管-肺疾病所引起,如COPD、支气管哮喘、慢性肺部感染、矽肺、弥漫性肺纤维化、胸廓畸形、大量胸水等,其中COPD最常见。

2. 诱因 可使慢性呼吸衰竭病情急性加重的诱因:①急性呼吸道感染:最常见的诱因。②滥用药物,如镇静安眠药、麻醉剂、镇痛剂等。③吸氧浓度过高。④耗氧量增加,如高热、寒战、手术、合并甲亢等。

(二) 身体状况

除导致慢性呼吸衰竭的基础疾病的表现外,其临床表现主要与缺氧和二氧化碳潴留有关。

(1) 呼吸困难:呼吸衰竭最早、最突出的症状。表现为胸闷、气促和呼吸频率、节律和幅度的改变。根据病因不同呼吸困难分为三种类型:①吸气性呼吸困难:吸气过程显著困难,重者出现胸骨上窝、锁骨上窝和肋间隙明显凹陷(三凹征),常伴干咳及高调吸气性喉鸣。见于大气道病变。②呼气性呼吸困难:呼气费力、呼气时间明显延长,常伴哮鸣音;见于小支气管痉挛、狭窄,肺组织弹性减弱的病变,如支气管哮喘、慢性阻塞性肺气肿等。③混合性呼吸困难:吸气与呼气均感费力,呼吸浅快,常伴呼吸音减弱或消失。见于肺实变、胸廓运动受限等疾病,使呼吸面积减少、肺换气功能受损。

(2) 发绀:缺氧的典型表现。当动脉血氧饱和度<90%时,口唇、甲床、舌等处会出现发绀;发绀与还原血红蛋白含量有关,所以红细胞增多者发绀明显,贫血者发绀不明显或不出现。

(3) 神经精神症状:慢性缺氧多有智力或定向力功能障碍。当合并CO_2潴留时,病人常表现出先兴奋后抑制的症状。兴奋症状有多汗、烦躁不安、夜间失眠而白天嗜睡(昼夜颠倒),甚至有谵妄现象。随着CO_2潴留的加重,呼吸中枢受抑制,引发肺性脑病,表现为表情淡漠、肌肉震颤或扑翼样震颤、间歇抽搐、嗜睡甚至昏迷等。

(4) 循环系统表现:早期心率加快,血压升高。晚期严重缺氧和酸中毒可引起循环衰竭、血压下降、心律失常,甚至心脏骤停等。CO_2潴留还会使外周体表静脉充盈,出现皮肤红润、多汗等表现。

(5) 消化和泌尿系统表现:可有上消化道出血、丙氨酸氨基转移酶升高、黄疸、血浆尿素氮增高、蛋白尿、红细胞尿和管型等。若及时治疗,随缺氧和CO_2潴留的改善,上述症状可消失。

(三) 辅助检查

1. 动脉血气分析 诊断的重要依据,可判断呼吸衰竭的类型、程度和血液酸碱度,可指导氧疗及机械通气各种参数的调节。呼吸衰竭时 $PaO_2 < 60$ mmHg 伴或不伴 $PaCO_2 > 50$ mmHg,$SaO_2 < 75\%$。pH 值可反映机体的代偿情况,若 $PaCO_2$升高、pH 值正常,为代偿性呼吸性酸中毒;若 pH<7.35 为失代偿性呼吸性酸中毒。

2. 影像学检查 胸部 X 线、CT 和肺通气/灌注扫描等,有助于呼吸衰竭病因的判断。

3. 血液检查 红细胞计数和血红蛋白浓度可升高,血液黏稠度增加;并发细菌感染时,血白细胞计数和中性粒细胞增多;一般血清钾、钠、氯、钙、镁均降低,也可出现高血钾。

4. 痰细菌学检查 痰涂片或痰培养可明确致病菌,对抗菌药物选择有指导作用。

(四) 治疗要点

治疗的基本原则是保持呼吸道通畅,纠正缺氧和CO_2潴留,纠正酸碱失衡所致的代谢紊乱;积极治疗原发病或诱因;加强一般支持疗法和重要脏器功能的监测与支持;预防和治疗并发症。

1. 保持呼吸道通畅 呼吸道通畅是纠正缺氧和CO_2潴留的前提。包括清除气道内分泌物,应用支气管扩张药如β_2受体激动剂、糖皮质激素等缓解支气管痉挛等,必要时气管插管或气管切开,建立人工气道。

2. 氧疗 根据病人呼吸衰竭病因和类型的不同,氧疗的方式也不同。通常将 $PaO_2 < 60$ mmHg 作为氧疗的指征,当 $PaO_2 < 55$ mmHg 时,则必须氧疗。

3. 增加通气量 纠正缺氧和CO_2潴留最重要的治疗措施。

(1) 呼吸兴奋剂:通过刺激呼吸中枢或外周化学感受器,增加呼吸频率和潮气量以改善通气。主要适用于以呼吸中枢抑制为主,通气量不足引起的呼吸衰竭。使用时必须在保持气道通畅的前提下使用,否则会促使呼吸肌疲劳而加重CO_2潴留。常用的呼吸兴奋剂有尼可刹米、洛贝林、多沙普仑、阿米三嗪等。

(2) 机械通气:当病人出现严重的通气和(或)换气功能障碍时,经呼吸兴奋剂治疗无效者应及时采用气管插管加机械通气。机械通气原理是通过机械装置维持必要的肺泡通气量,降低CO_2分压,在一定程度上达到改善肺的气体交换效能和缓解呼吸肌疲劳的目的。

4. 纠正酸碱失衡和电解质紊乱

(1) 呼吸性酸中毒:本病最常见的酸碱失衡类型。因肺通气不足,CO_2在体内潴留产生高碳酸血症所致,治疗关键是积极改善通气,促使CO_2排出。慎用碱性药物,以免加重CO_2潴留。

(2) 代谢性酸中毒:多为低氧血症所致的乳酸血症性酸中毒,主要通过改善缺氧来纠正,若 pH<7.20 应给予碱性药物。

(3) 代谢性碱中毒:主要因低钾、低氯引起,必要时补充氯化钾、精氨酸等。

(4) 电解质紊乱:以低钾、低氯、低钠最常见,应及时纠正。

5. 积极治疗原发病,去除诱因 积极控制感染和原发病等是治疗慢性呼吸衰竭的根本所在。

6. 并发症的防治 预防和治疗消化道出血、休克、DIC 等并发症。慎用镇静剂、安眠药、止痛药和麻醉药等,以免诱发肺性脑病。

(五) 心理、社会状况

由于对病情和预后的顾虑,病人往往会产生恐惧、焦虑、抑郁心理,极易对治疗失去信心,尤其气管插管或气管切开行机械通气的病人,语言沟通障碍,情绪烦躁,痛苦不堪。若治疗后病情无明显好转,易产生悲观甚至绝望的心理反应,表现出拒绝治疗或对呼吸机产生依赖心理。当出现"CO_2麻醉"时,大脑皮质处于麻醉状态,病人情绪低落、表情忧愁、精神错乱,甚至丧失对外界环境的反应能力。

【主要护理诊断/问题】

(1) 气体交换受损　与通气不足、通气/血流失调等有关。

(2) 清理呼吸道无效　与分泌物多、黏稠,无效咳嗽或无力咳痰有关。

(3) 营养失调:低于机体需要量　与反复感染导致机体消耗增加、食欲下降有关。

(4) 焦虑　与病情严重、人工气道建立、疗效不佳等有关。

(5) 潜在并发症:消化道出血、DIC 等。

【护理目标】

呼吸功能得到改善,发绀减轻或消失;能有效排痰,气道通畅,肺部干、湿啰音减少或消失;能摄入充足营养,体重有所增加;焦虑感减轻或消失,情绪稳定。

【护理措施】

(一) 一般护理

1. 休息与活动　病室空气流通,调节合适的温、湿度,定时消毒,限制家属探视,防止交叉感染。明显低氧血症者,限制活动量,减少耗氧量。呼吸困难者应卧床休息。取舒适体位,如半卧位或坐位,有利于增加通气量。意识障碍者加床栏并适当约束,避免坠床,做好皮肤、口腔护理。症状改善后应适当活动,活动量以不出现呼吸困难、心率增快为宜。

2. 饮食护理　病人因摄入热量不足和呼吸功增加、发热等因素,导致能量消耗增加。神清的病人鼓励其自行进食,对昏迷、气管插管或气管切开者,常规鼻饲给予高蛋白、高脂肪、低碳水化合物及适量维生素和微量元素的流质饮食,必要时做静脉高营养治疗。不可多食碳水化合物,因能产生大量二氧化碳和消耗氧气,从而增加肺通气负担。

(二) 病情观察

密切观察病人生命体征及意识状态,尤其要注意呼吸频率、节律、深度的变化及使用呼吸机的情况;观察病人有无烦躁、抽搐、神志恍惚、睡眠障碍等现象;观察皮肤、黏膜颜色及温、湿度;注意评估肺部、心脏体征;昏迷者应观察瞳孔、肌张力、腱反射等;观察水、电解质、酸碱平衡紊乱的情况,记录 24 h 出入液量,了解血气分析、尿常规、血电解质等检查结果;注意尿量及粪便颜色,及时发现上消化道出血。有条件者可床旁进行血气分析监测、血氧饱和度监测、心电监护。如有异常及时报告医生。

(三) 用药护理

1. 抗生素　遵医嘱按时、按量用药,用药后密切观察药物疗效及副作用。

2. 呼吸兴奋剂　注意保持呼吸道通畅,用药时注意观察呼吸频率、节律、神志及动脉血气的变化以便调节剂量。如出现恶心、呕吐、血压升高、心悸、烦躁、面色潮红、皮肤瘙痒等现象,提示用药量过大、滴速过快,要及时报告医生,严重者立即停药。

3. 茶碱类、β_2受体激动剂　这些药能解除支气管平滑肌痉挛,减少气道阻力,改善通气,缓解呼吸困难。详见本章“支气管哮喘病人的护理”相关内容。

4. 禁用镇静催眠药物　Ⅱ型呼吸衰竭病人常因咳嗽、咳痰、缺氧等影响睡眠,肺性脑病先兆尚可出现烦躁不安、昼睡夜醒等,一旦使用对呼吸有抑制作用的药物,会加重缺氧及 CO_2 潴留,促使 CO_2 麻醉发生。

(四) 保持呼吸道通畅

及时清除痰液是关键。清醒病人指导其有效咳痰;痰液黏稠者,鼓励多饮水,可行雾化吸入并配合应用化痰药,支气管扩张药可解除支气管痉挛,有利于痰液排出。咳嗽无力者定时协助其翻身、拍背。昏迷者应采取机械吸痰。如排痰效果不好,以致 $PaCO_2$ 进行性升高,应报告医生,及时建立人工气道。

(五) 氧疗护理

1. 给氧浓度　①Ⅰ型呼吸衰竭:可给予短时间内的间歇高浓度(>50%)或高流量(4～6 L/min)吸氧,但要注意避免氧中毒的发生,因此不可长时间高浓度给氧,当 PaO_2 超过 70 mmHg 时,应逐渐降低吸氧浓度。②Ⅱ型呼吸衰竭:给予持续低流量(1～2 L/min)、低浓度(25%～29%)鼻导管持续吸氧,以免缺氧纠正过快引起呼吸中枢抑制,造成 CO_2 潴留的加重。

2. 氧疗的目标 慢性呼吸衰竭病人 PaO_2 达到 60～80 mmHg，或 SaO_2>90%即可。

3. 氧疗的观察 密切观察氧疗效果，若吸氧后呼吸困难缓解、发绀减轻、心率减慢、神志清楚、皮肤变暖则提示氧疗有效，若呼吸过缓或意识障碍加深，须警惕 CO_2 潴留；动态了解动脉血气分析结果，及时调节吸氧流量或浓度，以防发生氧中毒或 CO_2 麻醉。

4. 氧疗注意事项 注意气道的湿化，以免造成对呼吸道黏膜的刺激及气道黏液栓的形成；面罩、导管、气管导管应妥善固定，保持通畅，且定期更换、消毒，防止交叉感染。

（六）机械通气的护理

掌握呼吸机参数的调节，及时分析呼吸机报警的原因，并解除警报。加强气道的管理，保持呼吸道通畅。预防并及时发现、处理可能的并发症等。

（七）心理护理

因病情危重，病人情绪反应较大，护士应表示理解、同情。让病人学会应用手势、写字等非语言沟通方式，鼓励其表达内心感受，以及时了解病人的思想动态，针对性地做好解释、安慰；向病人和家属说明各项操作、治疗的目的，操作过程；教会病人自我放松等各种缓解焦虑的办法。做好家属工作，给予病人更多温暖及心理支持，以共渡难关，战胜疾病。

（八）健康指导

1. 疾病知识指导 向病人介绍本病的基本知识，使其理解本病治疗、预防保健的意义及目的，密切配合治疗和护理；教会病人正确的呼吸技术及有效排痰的方法；说明合理氧疗的重要性，勿擅自调节氧流量。

2. 生活指导 与家属和病人共同制订合理的活动及休息计划。适当活动，避免劳累，加强营养，增强体质。避免各种引起呼吸衰竭的诱因，如劳累、情绪激动、呼吸道感染等；避免烟雾刺激，戒烟。加强耐寒训练，坚持用冷水洗脸。

3. 用药指导 指导病人遵医嘱正确用药，熟悉药物的剂量、用法和注意事项等。

4. 定期复查 告知病人若出现咳嗽加剧、痰液增多、面色变黄、呼吸困难加重或神志改变等情况，应及早就医。

【护理评价】

(1) 病人呼吸功能是否得到改善，呼吸困难有无减轻或消失。

(2) 病人是否掌握有效咳嗽、咳痰技巧，痰液能否顺利排出。

(3) 病人能摄入充足营养，体重有所增加。

(4) 焦虑是否减轻或消失，情绪稳定。

（杨玉琴　杨慧玲）

二、急性呼吸窘迫综合征病人的护理

教学情境

刘先生，48岁。因急性重型胰腺炎突然出现呼吸极度困难2天，伴发绀、烦躁、焦虑、出汗、皮肤苍白，给予吸氧治疗，病人呼吸困难改善不明显。体检：体温37℃，脉搏100次/分，呼吸29次/分，血压90/60 mmHg。双肺闻及水泡音及管状呼吸音。心律齐，未闻及杂音。辅助检查：动脉血气分析 PaO_2 50 mmHg，$PaCO_2$ 30 mmHg，氧合指数（PaO_2/FiO_2）250 mmHg。X线胸片示双肺可见斑片状阴影。

请问：1. 为进一步明确诊断，应做哪些检查？

2. 病人目前存在哪些护理诊断/问题？

3. 应采取哪些护理措施？

急性呼吸窘迫综合征（acute respiratory distress syndrome，ARDS）是指各种肺内或肺外因素所导致的急性弥漫性肺损伤，进而发展为急性呼吸衰竭的一组综合征，以急性进行性呼吸困难和难治性低氧血症为特征。临床表现为呼吸窘迫、顽固性低氧血症和呼吸衰竭,后期常并发多脏器功能衰竭,肺部影像学表现为双肺渗出性改变,过去称为"成人呼吸窘迫综合征"。ARDS不是一个独立的疾病,作为连续的病理过程,其早期阶段为急性肺损伤(ALT),重度的ALT即ARDS,是临床常见的急重症之一。

【护理评估】

(一)病因与发病机制

1. 病因 根据在肺损伤中的作用,导致ARDS的原发病和高危因素可分为两类。

(1)直接肺损伤因素:严重肺感染、胃内容物吸入、肺挫伤、吸入毒气或烟雾、溺水、氧中毒及机械通气引起的肺损伤等。

(2)间接肺损伤因素:休克、脓毒症、急性胰腺炎、急性肾功能衰竭、严重烧伤或创伤、急性肝功能衰竭、大量输库存血、脂肪栓塞、体外循环以及海洛因、巴比妥类药物中毒等。

2. 发病机制 尚未完全阐明。目前认为以上任一因素均可引发全身过度的炎症反应,称为全身炎症反应综合征(SIRS)。在SIRS中,肺脏是首位受累的靶器官,在炎症反应过程中,有多种炎症细胞(巨噬细胞、中性粒细胞、血管内皮细胞、血小板)及其释放的炎症介质和细胞因子发挥重要作用,使肺毛细血管内皮细胞和肺泡上皮细胞损伤,肺微血管通透性增高和微血栓形成,大量富含蛋白质和纤维蛋白的液体渗出到肺间质和肺泡,形成非心源性肺水肿,透明膜形成,进一步导致肺间质纤维化。

(二)病理和病理生理改变

ARDS病理过程可分为渗出期、增生期和纤维化期,三个阶段常重叠存在。肺脏大体表现为暗红色或暗紫色肝样变,重量明显增加,可见水肿、出血,切面有液体渗出,故有"湿肺"之称。经过72 h后,形成透明膜。经过1~3周,逐渐过渡到增生期和纤维化期。

由于广泛性肺组织损伤,肺微循环障碍,使肺毛细血管通透性增加,引起肺间质和肺泡水肿,肺表面活性物质减少,导致小气道陷闭和肺泡萎陷不张,使气体交换受损,引起严重的肺通气、血流比例失调、肺内分流和弥散障碍,造成顽固性低氧血症和呼吸窘迫。

(三)身体状况

1. 临床表现 多数病人于原发病后72 h内发生,除原发病的症状和体征外,典型的症状为突发的呼吸频数、极度呼吸困难,即呼吸窘迫;不同程度的咳嗽、少痰,晚期可咳出典型的血水样痰;极度烦躁不安,出汗;有顽固性低氧血症,不能用通常的吸氧疗法改善,也不能用其他的疾病解释。早期体征不明显,或仅在双肺闻及少量细湿啰音,后期多可闻及水泡音,可有管状呼吸音,出现肺实变的体征。

2. 辅助检查

(1)X线胸片:早期可无明显异常或只有散在浸润性表现,进而出现肺纹理增强和斑片状阴影,逐渐融合成大片状浸润阴影。

(2)动脉血气分析:典型改变为PaO_2降低,$PaCO_2$降低。氧合指数(PaO_2/FiO_2)正常值为400~500 mmHg,氧合指数≤300 mmHg为诊断的必要条件。早期因过度通气而出现呼吸性碱中毒,pH值可高于正常;后期因呼吸肌疲劳合并代谢性酸中毒,pH值可低于正常,甚至出现$PaCO_2$高于正常。

(3)血流动力学监测:通过置入Swan-Ganz导管,可监测肺动脉楔压(PAWP),一般小于12 mmHg,若大于18 mmHg则支持左心衰竭的诊断。

(4)心脏超声和检查:有助于明确心脏情况和指导治疗。

(四)诊断要点

根据柏林会议,满足如下4项条件方可诊断为ARDS。

(1)明确诱因1周内出现急性或进展性呼吸困难。

(2)胸部X线平片/胸部CT显示双肺浸润影,不能完全用胸水、肺叶/全肺不张和结节影解释。

(3)呼吸衰竭不能完全用心力衰竭和液体负荷过重解释。如果临床没有危险因素,需要用客观检查(如超声心动图)来评价心源性肺水肿。

(4)根据氧合指数确立ARDS诊断。可分为三度:①轻度:200 mmHg<PaO_2/FiO_2≤300 mmHg。

②中度：100 mmHg＜PaO_2/FiO_2≤200 mmHg。③重度：PaO_2/FiO_2≤100 mmHg。

（五）治疗要点

治疗原则主要是针对肺水肿和肺泡萎陷进行处理，积极控制原发病，改善通气，改善氧合功能，纠正缺氧，保护器官功能，调节液体平衡，防治并发症。

1. 原发病的治疗 治疗 ARDS 的基础和首要原则。感染是导致 ARDS 的常见原因，积极有效地控制感染是必要的措施。治疗上可选择广谱抗生素。

2. 迅速纠正缺氧 抢救 ARDS 最重要的措施。轻症病人可给予面罩给氧，重者可使用机械通气。一般给氧浓度＞50%，使 PaO_2≥60 mmHg 或 SaO_2≥90%。

3. 改善肺泡通气功能 多数学者认为一旦诊断为 ARDS 应尽早使用机械通气，选用呼气末正压（PEEP）模式。

4. 消除肺水肿，维持适量的血容量 在血压平稳和保证组织灌注的前提下，出入液量宜轻度负平衡（－500 mL）/d。此期不宜应用胶体溶液，以免其通过渗透性增加的肺泡-毛细血管膜，加重肺水肿。可使用利尿剂以减轻肺水肿。

5. 营养支持和监护 ARDS 病人机体处于高代谢状态，可行全胃肠营养，给予高热量、高蛋白、高维生素饮食，以保证补充足够的营养，并能保护胃肠黏膜。

6. 其他治疗 可采用糖皮质激素、鱼油和吸入一氧化氮等措施，但治疗价值不确定。

【主要护理诊断/问题】

（1）气体交换受损　与急性肺损伤引起肺广泛性充血水肿和肺泡内透明膜形成有关。

（2）清理呼吸道无效　与意识障碍、咳嗽无力或人工气道有关。

（3）语言沟通障碍　与机械通气有关。

（4）潜在并发症：肝功能衰竭、肾功能衰竭、DIC、消化道出血等。

【护理目标】

病情得到有效控制，意识清晰，动脉血氧分压维持在正常范围；能有效排痰，气道保持通畅；语言沟通能力正常。

【护理措施】

见“慢性呼吸衰竭病人的护理”相关内容。

【预后】

预后与原发病、疾病严重程度相关。虽然积极治疗，目前死亡率仍高达 50%～60%。继发于感染中毒症或免疫功能低下并发条件致病菌引起的肺炎的病人预后极差，老年病人预后不佳。ARDS 存活者大部分肺脏能完全恢复，部分遗留肺纤维化，但多不影响生后质量。

（唐　前）

第十二节　呼吸系统疾病常见诊疗技术及护理

一、体位引流的护理

体位引流又称重力引流，是利用重力作用，通过改变病人的体位，使呼吸道、支气管内的分泌物排出体外的方法。

【目的】

促进痰液的排出，使呼吸道保持通畅，达到辅助治疗的目的，以缩短病程。

【适应证】

（1）呼吸道分泌物过多的病人，如支气管扩张、肺脓肿、慢性支气管炎。

（2）支气管碘油造影前后。

【禁忌证】

(1) 高龄、身体虚弱而不能耐受者。

(2) 近期有大咯血、脑出血、胸腔内出血等。

(3) 严重高血压、冠心病、心律失常者。

(4) 胸部外伤、肋骨骨折、气胸者。

【操作前护理】

1. 操作者准备 着装整齐、洗手、戴口罩。核对医嘱,确认病人。评估病情及病变部位,说明体位引流的目的、方法和注意事项,取得合作。

2. 用物准备 靠背架、枕头、听诊器、弯盘、纱布、痰杯、漱口水、护理记录单;急救设备和药品,如吸引器、氧气、鼻导管、气管切开包、呼吸兴奋剂、升压药等。

3. 病人准备 了解体位引流的目的、方法及注意事项,愿意合作,有安全感。痰液黏稠者于引流前15 min给予雾化吸入,以稀释痰液增加引流效果。

【操作过程】

1. 引流体位 根据病变部位协助病人采取适当的体位,使病人能接受又易于排痰。原则上应使患部位于高处,引流支气管开口位于低处,以利于痰液流入大支气管和气管排出。根据病变部位不同,常采用如下体位,见图 4-7。

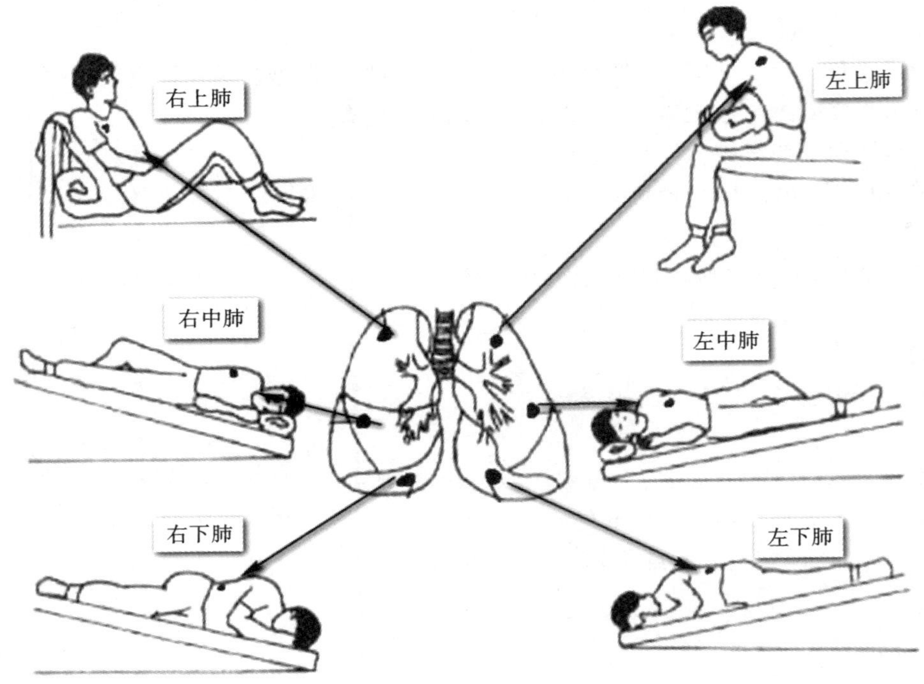

图 4-7　体位引流示意图

2. 引流时间 视病人病情和身体状况而定,一般 1～3 次/天,每次从 5～10 min 加到 15～20 min,宜安排在饭前进行。

3. 促进引流 指导和鼓励病人有效咳嗽,辅以胸部叩击,以提高引流效果。

4. 病情观察 引流时应有护士或家人协助,观察病人有无出汗、头晕、疲劳、面色苍白等症状,评估病人对体位引流的耐受程度。若出现咯血、发绀、头晕、心悸、面色苍白、呼吸困难等情况,应立即停止引流,通知医生及时处理。

【操作后护理】

(1) 指导病人用漱口水彻底漱口,以保持口腔清洁、舒适,安置病人卧床休息。

(2) 观察和记录痰液的量、颜色、气味和性状。

(3) 了解肺部呼吸音及啰音的改变情况及呼吸型态,评估体位引流效果。

（4）整理环境，痰液用漂白粉等消毒后弃去。

（唐 前）

二、胸腔穿刺术的护理

胸腔穿刺术（简称胸穿），是指通过穿刺的方法自胸膜腔内抽取积气、积液或行胸腔内给药的一种操作技术。

【目的】

（1）检查胸水的性质以及各种生化指标，有利于诊断和鉴别诊断。

（2）排除胸水或积气，缓解压迫症状。

（3）胸腔内注射药物，辅助治疗。

【适应证】

（1）胸水性质不明者，抽取积液化验，以明确诊断。

（2）大量积液或气胸者，抽取积气或积液，改善压迫症状。

（3）脓胸抽脓灌洗治疗。

（4）恶性胸水者，需胸腔内注射药物。

【禁忌证】

（1）有严重出血倾向，血小板明显减少或用肝素、双香豆素等进行抗凝治疗者。

（2）不能合作的病人，体质衰弱、病情危重者。

（3）大咯血、严重肺结核及肺气肿者。

【操作前护理】

1. 操作者准备 着装整齐、洗手、戴口罩。核对医嘱，确认病人。评估病情，说明胸穿的目的、方法和注意事项，取得合作。

2. 用物准备 常规消毒治疗盘1套、无菌胸腔穿刺包（内有针栓末端接有胶管的胸腔穿刺针、5 mL和50 mL注射器、7号针头、血管钳、洞巾、纱布）、1%普鲁卡因或2%利多卡因针剂、0.1%肾上腺素、无菌手套、无菌试管、棉签、胶布、量杯等。抽气者还需准备人工气胸抽气箱。

3. 病人准备 了解胸穿的目的、方法及注意事项，愿意合作，有安全感，家属签字同意。做普鲁卡因皮试；排大小便。

【操作过程】

（1）协助病人反坐于靠背椅上，双臂平放于椅背上；不能下床的病人亦可仰卧于床上，穿刺侧上肢弯曲上举置于头颈部；这些体位可使肋间隙增宽，利于穿刺。

（2）穿刺部位可通过叩诊或超声、X线检查确定。通常胸水穿刺点位于肩胛骨下第7～9肋间隙或腋中线第6～7肋间隙。抽取积气者取患侧锁骨中线第2肋间隙进针。

（3）常规消毒皮肤，铺洞巾，戴无菌手套。在穿刺部位自皮肤至胸膜壁层逐层浸润麻醉。

（4）术者用左手食指和拇指固定穿刺部位的皮肤，右手持穿刺针（胶管用血管钳夹紧），沿肋骨上缘缓慢刺入胸腔，将50 mL注射器连接胶管，护士去除血管钳，术者用注射器抽取积液。当注射器吸满后，护士再次用血管钳夹闭胶管，术者取下注射器排空液体，注射器再接上胶管进行抽吸，如此反复。注意每次抽液、抽气时，不宜过多、过快，防止胸腔内压骤然下降，发生肺水肿、循环障碍或纵隔移位等意外。首次总抽液量不宜超过600 mL，以后每次抽液总量不超过1000 mL，若为诊断目的，抽取50～100 mL即可，置入无菌试管送检。如需治疗，抽液后可注射药物。穿刺过程中应始终保持胸腔密闭，防止发生气胸。

（5）术中密切观察病人的脉搏、面色等变化，询问病人有无异常的感觉。抽液时，若发现病人出现头晕、心悸、冷汗、面色苍白、脉细、四肢发凉等“胸膜反应”，应立即停止抽液，使病人平卧，观察血压变化，防止休克。必要时，遵医嘱皮下注射0.1%肾上腺素0.5 mL。

（6）术毕拔出穿刺针，覆盖无菌纱布，用胶布固定。健侧卧位1 h，以利于穿刺部位愈合。胸腔注药的病人可嘱其不断更换体位，以便于药物在体内分布均匀。

(7) 留取标本，处理用物。

【操作后护理】

(1) 嘱病人平卧位或半卧位休息，鼓励病人深呼吸，促进肺膨胀；记录抽出液的性状和量；标本及时送检。

(2) 观察病人的呼吸和脉搏情况，无并发症，术后 1 h 可恢复活动。

(3) 观察术后穿刺点有无渗血或渗液，及时发现并发症。

【注意事项】

(1) 严格执行无菌操作，防止感染。

(2) 在穿刺过程中，嘱病人不要咳嗽、深呼吸或突然移动体位，以免损伤胸膜或肺组织。

(3) 整个操作过程中始终注意防止空气进入胸膜腔。

(程　琦)

三、纤维支气管镜检查术的护理

纤维支气管镜(简称纤支镜)检查是利用光学纤维内镜对气管、支气管进行检查和治疗。纤支镜是一种导光器械，能将图像从一端传至另一端，具有镜体细、可弯曲、视野范围大、可直接看清气管的第三甚至第四级分支，并且可以直接吸痰、钳夹咬取组织做病理检查或用毛刷刷出细胞行细胞学检查等优点，操作方便，为目前早期诊断肺癌的重要手段之一。

【目的】

纤维支气管镜检查可发现许多隐藏在气管、支气管及肺内的深部疾病，并且可在没有体表创伤的情况下进行诊断和治疗。

【适应证】

(1) 肺癌、咯血、胸腔疾病等病因诊断。

(2) 引流呼吸道分泌物、支气管肺泡灌洗、去除异物、摘除息肉、局部止血及扩张狭窄支气管及激光治疗。

(3) 作为气管插管的引导，用于急诊抢救。

【禁忌证】

(1) 肺功能严重损害，不能耐受手术者。

(2) 心功能不全、心绞痛、严重高血压及心律失常者。

(3) 全身状态或其他器官极度衰竭者。

(4) 出凝血功能严重障碍者。

(5) 哮喘发作、主动脉瘤有破裂危险者。

(6) 颈椎畸形，无法插入者。

【操作前护理】

1. 操作者准备　着装整齐、洗手、戴口罩。核对医嘱，确认病人。评估病情，说明纤支镜检查的目的、方法和注意事项，取得合作。

2. 物品准备　纤维支气管镜、冷光源、吸引器、活检钳、细胞刷、注射器、弯盘、甲醛固定液标本瓶、药物(2%利多卡因、阿托品、0.1%肾上腺素、50%葡萄糖溶液、生理盐水)；必要时准备氧气和心电监护仪。

3. 病人准备

(1) 了解纤支镜检查的目的、方法及注意事项，愿意合作，有安全感，家属签字同意。

(2) 肝功能、血小板、心电图及出凝血时间等检查。

(3) 术前禁食、禁水 4 h，防误吸。遵医嘱术前 30 min 给予阿托品 0.5 mg 或地西泮 5～10 mg 肌内注射，以减少呼吸道分泌和镇静作用。若有活动性义齿应事先取出。

【操作过程】

(1) 用 2%利多卡因 5 mL 喷雾鼻部、咽喉部或雾化吸入局部麻醉。

(2) 取去枕仰卧位，头部后仰，肩部垫一软枕，下颌略抬高。不能平卧者取坐位或半卧位。

(3) 纤维支气管镜可经鼻孔或口腔插入，气管切开者也可由气管切开处插入。检查顺序从健侧到患侧，从上而下依次检查声门、气管、隆突及各叶、段支气管。

(4) 护理人员密切观察病人的生命体征和反应，并需配合医生做好吸引、活检、治疗等措施。

【操作后护理】

(1) 严格执行无菌操作，必要时按医嘱给予抗生素，预防呼吸道感染。

(2) 术后 2 h 内禁食、禁水，防止误吸，2 h 后可进温凉流质或半流质饮食。

(3) 密切观察病人有无发热、咽喉疼痛、声嘶、胸痛及出血的情况。说明术后数小时内可能出现少量咯血及痰中带血的情况，不需特殊处理，如大量咯血应立即通知医生，进行抢救。鼓励病人轻轻咳出痰液和血液，如有声嘶或咽痛可给雾化吸入。

(4) 正确留取痰液标本，及时送检。对怀疑肿瘤的病人，应尽可能留取血痰部分送检，以提高阳性率。

(程　琦)

四、采集动脉血与血气分析

动脉血气分析是通过对动脉血中 O_2、CO_2、pH 值等的分析，判断血液酸碱度、有无缺氧和 CO_2 潴留的一种检测方法，对指导治疗、护理有重要的作用。

【目的】

动脉血气分析能客观反映呼吸衰竭的性质和程度，是判断有无缺氧和 CO_2 潴留的最可靠方法。对指导氧疗、机械通气各种参数的调节，以及纠正酸碱失衡和电解质紊乱均有重要价值。

【适应证】

(1) 各种原因导致的呼吸功能不全者。

(2) 急、慢性呼吸衰竭以及进行机械通气的病人。

(3) 心肺复苏后等危重病人，需严密观察和纠正缺氧、酸碱失衡者。

【禁忌证】

(1) 有出血倾向者。

(2) 穿刺部位皮肤有炎症、股癣等。

(3) 动脉炎或血栓形成者。

【操作前护理】

1. 操作者准备　着装整齐、洗手、戴口罩。核对医嘱，确认病人。评估病情，说明采集动脉血的目的、方法和注意事项，取得合作。

2. 物品准备　常规消毒治疗盘、2 mL 或 5 mL 无菌注射器、肝素溶液(1250 U/mL)、软木塞、静脉穿刺盘、皮肤消毒品等。

3. 病人准备　了解采集动脉血的目的、方法及注意事项，愿意合作，有安全感。

【操作过程】

(1) 注射器抽取肝素溶液，来回抽动活塞，使肝素完全沾湿针筒内壁后，针头向上，将多余肝素排出，同时排尽针筒、针梗内的气体。

(2) 选择动脉：一般可选股动脉、肱动脉或桡动脉等为穿刺点，用手指摸清动脉的搏动、走向和深度，在动脉搏动最明显处常规消毒皮肤。

(3) 动脉穿刺：首先左手中指、食指消毒后固定动脉，右手持注射器在两手之间垂直或以 45°角逆血流方向刺入血管，动脉血会借助自身力量推动针芯上移，血液自动进入针筒，采血 1 mL。

(4) 拔针后立即将针头刺入软木塞使血液与空气隔绝，将注射器轻轻转动，使血液与肝素混合均匀。

【操作后护理】

(1) 穿刺部位用无菌棉球按压 5 min，防止局部出血。

(2) 详细填写化验单，注明吸氧方法和浓度、呼吸机的参数和采血时间等。

(3) 为防止氧气逸失而影响结果，采血后应立即送检。

【注意事项】

(1) 了解病人是否有传染病，以保护自己。

(2) 有把握时回抽，无把握时勿回抽，切忌盲目穿刺。

(唐　前)

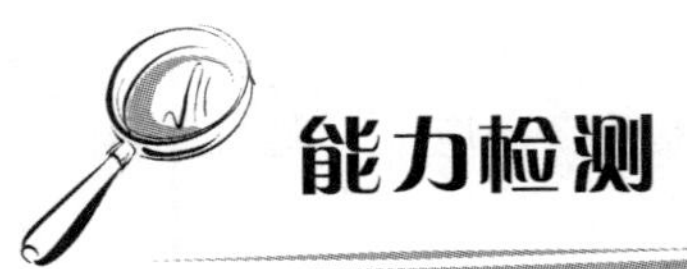

能力检测

A_1型题

1. 正常情况下胸内压为(　　)。
A. 吸气时高于大气压，呼气时高于大气压　B. 呼气时等于大气压
C. 吸气和呼气时均低于大气压　D. 不随呼吸运动变化
E. 等于大气压

2. 大咯血是指一次咯血量大于(　　)。
A. 100 mL　B. 150 mL　C. 200 mL　D. 250 mL　E. 300 mL

3. 引起急性上呼吸道感染最多见的病原体是(　　)。
A. 细菌　B. 病毒　C. 立克次体　D. 真菌　E. 支原体

4. 急性上呼吸道感染的临床表现不会有(　　)。
A. 鼻塞，流涕　B. 肺部啰音　C. 结合膜充血，流泪
D. 咽红，扁桃体肿大　E. 颌下淋巴结肿痛

5. 治疗急性上呼吸道感染的主要措施是(　　)。
A. 对症治疗　B. 一般治疗　C. 免疫疗法　D. 抗生素治疗　E. 抗过敏治疗

6. 急性支气管炎的主要症状为(　　)。
A. 发热　B. 食欲减退　C. 气促　D. 咳嗽　E. 胸痛

7. 医院获得性肺炎描述正确的是(　　)。
A. 入院时存在或处于潜伏期　B. 多见于健康人　C. 常为混合感染
D. 肺炎球菌感染最常见　E. 病死率低

8. 肺炎球菌肺炎的临床特点是(　　)。
A. 大量脓痰　B. 红棕色胶冻样痰　C. 粉红色泡沫样痰
D. 铁锈色痰　E. 痰中带血

9. 适宜于肺炎伴胸痛病人的体位是(　　)。
A. 健侧卧位　B. 患侧卧位　C. 仰卧位　D. 半卧位　E. 俯卧位

10. 肺炎球菌肺炎高热病人降温不宜采用(　　)。
A. 温水擦身　B. 乙醇擦浴　C. 服退热药　D. 多饮水　E. 大血管区放置冰袋

11. 普通型肺炎与休克型肺炎最主要的鉴别点是(　　)。
A. 发热的程度　B. 起病缓急　C. 白细胞总数的多少
D. 血气分析　E. 有无周围循环衰竭

12. 引起支气管扩张的主要病因是(　　)。
A. 先天性发育缺陷　B. 过敏体质　C. 遗传因素
D. 胸膜粘连牵拉　E. 感染和阻塞

13. 支气管扩张大咯血病人最严重的并发症是(　　)。
A. 严重贫血　B. 休克　C. 窒息　D. 感染　E. 肺不张

14. 肺脓肿治疗时用抗生素的疗程是(　　)。

A. 1～2 周　B. 2～4 周　C. 4～8 周　D. 8～12 周　E. 12 周以上

15. 结核菌素试验后，观察结果的时间为(　　)。

A. 6～12 h　B. 12～24 h　C. 24～48 h　D. 48～72 h　E. 72～96 h

16. 肺结核诊断最可靠的依据是(　　)。

A. 红细胞沉降率　B. 胸部 X 线检查　C. 结核菌素试验

D. 痰结核杆菌试验　E. 血常规

17. 吸入皮质激素的主要副作用是(　　)。

A. 精神兴奋症状　B. 水钠潴留　C. 口腔真菌感染

D. 骨质疏松　E. 停药反跳

18. 为防止哮喘病人痰液黏稠不易咳出，应采取(　　)。

A. 体位引流　B. 低盐饮食　C. 翻身、拍背　D. 持续吸氧　E. 多饮水

19. 下列哪项提示哮喘病人出现严重的气道阻塞？(　　)

A. 两肺弥漫性哮鸣音　B. 端坐呼吸　C. 发绀

D. 哮鸣音不明显　E. 平卧位

20. 诊断 COPD 必须具备的条件是(　　)。

A. 慢性支气管炎　B. 广泛性支气管痉挛　C. 慢性肺气肿

D. 可逆性气流受限　E. 不完全可逆性气流受限

21. 慢性支气管炎合并肺气肿时主要的临床表现是(　　)。

A. 突然发作呼吸困难　B. 咳粉红色痰　C. 心悸

D. 进行性呼吸困难　E. 咯血

22. 慢性支气管炎最重要的致病因素是(　　)。

A. 吸烟　B. 气候因素　C. 大气污染　D. 感染　E. 营养不良

23. 一般不会导致慢性肺心病的肺疾病有(　　)。

A. COPD　B. 支气管扩张　C. 支气管哮喘　D. 肺炎球菌肺炎　E. 重症肺结核

24. 慢性肺心病形成肺动脉高压的最重要因素是(　　)。

A. 慢支反复发作　B. 缺氧　C. CO_2潴留

D. 呼吸性酸中毒　E. 肺小动脉炎

E. 高热量、高蛋白质、高维生素饮食

25. 慢性肺源性心脏病的症状加重主要由于(　　)。

A. 呼吸道感染　B. 过度劳累　C. 摄入钠盐过多

D. 心律失常　E. 停用洋地黄类制剂

26. 慢性肺源性心脏病病人右心衰竭时，治疗方法是(　　)。

A. 用利尿剂降低心脏前负荷　B. 用洋地黄药物增加心脏泵功能

C. 用血管扩张剂降低右心前、后负荷　D. 气管插管机械通气

E. 治肺为主，治心为辅

27. 诊断 ARDS 的必备检查是(　　)。

A. 血常规　B. 心电图　C. 血气分析　D. 胸片　E. B 超

28. 针对 ARDS 病人治疗的最关键措施是(　　)。

A. 抗感染　B. 鼻导管吸氧　C. 营养支持　D. 机械正压通气　E. 输液维持有效循环

29. ARDS 病人的给氧护理中，正确的是(　　)。

A. 高浓度(＞50%)、高流量(4～6 L/min)给氧

B. 高浓度(＞50%)、低流量(1～2 L/min)给氧

C. 低浓度(＜35%)、高流量(4～6 L/min)给氧

D. 低浓度(＜35%)、低流量(1～2 L/min)给氧

E. 间断给氧

30. 下列哪项不是急性呼吸窘迫综合征的症状、体征?(　　)。

A. 原发病起病后 72 h 内发生
B. 最早出现的症状多是呼吸增快
C. 呈进行性加重的呼吸困难
D. 呼吸深快、费力
E. 一般氧疗可改善

A_2型题

31. 男,15 岁。咳嗽、咳痰,体温 38 ℃,听诊双肺有干啰音及不固定湿啰音,该病人可能患有(　　)。

A. 急性上呼吸道感染
B. 急性支气管炎
C. 大叶性肺炎
D. 肺结核
E. 支气管肺炎

32. 男,28 岁。因受凉后出现咽干、咽痒,继而打喷嚏、鼻塞、流鼻涕。体检:咽部充血,鼻黏膜充血、水肿。最可能的疾病是(　　)。

A. 急性气管炎
B. 急性支气管炎
C. 肺炎
D. 普通感冒
E. 急性咽喉炎

33. 女,21 岁,因肺炎球菌肺炎住院,向护士咨询停用抗生素时间,正确的是(　　)。

A. 体温降至正常即可停用
B. 咳嗽、咳痰好转
C. 热退后 3 天
D. 白细胞计数正常
E. X 线炎症阴影完全消失

34. 某肺炎球菌肺炎病人病程延长,在抗生素治疗下体温退后复升,白细胞持续上升,应考虑(　　)。

A. 抗生素剂量不足
B. 细菌产生耐药性
C. 并发症存在
D. 机体抵抗力低下
E. 休克先兆

35. 女,35 岁,因肺炎球菌肺炎入院。次日体温骤降,伴四肢厥冷、大汗及意识模糊,血压 78/56 mmHg。下列哪项护理措施不妥?(　　)

A. 去枕平卧位
B. 热水袋保暖
C. 迅速建立静脉通道
D. 快速滴入低分子右旋糖酐
E. 高流量吸氧

36. 女,32 岁。观察中毒性肺炎的病情变化,最重要的是(　　)。

A. 意识状态
B. 体温、热型
C. 血压
D. 呼吸频率及深度
E. 痰的性状

37. 男,18 岁,发热、咳嗽 2 天入院,X 线检查示右上肺炎。触诊检查可以发现右上肺(　　)。

A. 触觉语颤无异常
B. 触觉语颤减弱
C. 触觉语颤增强
D. 出现摩擦感
E. 发现异常搏动

38. 女,46 岁。因寒战、高热、咳嗽、胸痛来院就诊。胸透左下肺有云絮状阴影。查痰肺炎球菌(+),该病人血象如何?(　　)

A. 单核细胞增多
B. 淋巴细胞增多
C. 嗜酸性粒细胞增多
D. 中性粒细胞增多
E. 嗜碱性粒细胞增多

39. 男,25 岁,寒战、高热,右胸痛就诊。查体:面色潮红、呼吸急促、痛苦呻吟,体温 39.2 ℃以上,以肺炎球菌肺炎收住院。典型热型为(　　)。

A. 稽留热　B. 反复热　C. 间歇热　D. 弛张热　E. 回归热

40. 男,22 岁,淋雨后突然寒战、高热、全身肌肉酸痛、干咳、胸痛。体检:急性病容、口唇微绀、表情淡漠。体温 39.8 ℃,呼吸 28 次/分,血压 100/60 mmHg。以肺炎球菌肺炎入院。抗生素治疗首选(　　)。

A. 头孢菌素　B. 红霉素　C. 青霉素 G　D. 阿米卡星　E. 庆大霉素

41. 肺脓肿治疗的关键,除了使用抗生素外,还需配合哪项措施?(　　)

A. 吸氧　B. 拍背　C. 胸壁震荡　D. 雾化吸入　E. 体位引流

42. 男,26 岁,因肺脓肿入院,该病最常见的类型是?(　　)

A. 继发性肺脓肿
B. 吸入性肺脓肿
C. 血源性肺脓肿
D. 淋巴转移性肺脓肿
E. 直接传播

43. 男,56 岁,患支气管扩张症,3 天前因上呼吸道感染,出现咳嗽,咳大量黄浓痰,对病人进行口腔护理是为了(　　)。

A. 去除口臭　　B. 促进唾液分泌　　C. 减少感染机会
D. 增进食欲　　E. 减少痰量

44. 男，68岁，慢性咳嗽、咳黄脓痰10余年。护理措施错误的是(　　)。

A. 保持室内空气清新、清洁　　B. 注意口腔护理
C. 痰稠不易咳出时应多饮水　　D. 协助病人翻身
E. 痰多、体弱无力咳嗽时施行体位引流

45. 男，38岁，患支气管扩张症，在施行体位引流时，错误的护理是(　　)。

A. 引流在晚间睡前进行　　B. 根据病变部位选择体位
C. 引流时鼓励病人深呼吸　　D. 引流时间每次30 min以上
E. 引流完毕给予漱口

46. 男，41岁，患有支气管扩张症，本病咳嗽的特点为(　　)。

A. 呈阵发性刺激性干咳　　B. 夜间为甚
C. 晨起及晚间躺下时较重　　D. 咳嗽伴呼气性呼吸困难
E. 持续性干咳

47. 女，28岁，自幼患有支气管扩张症，肺部听诊可闻及(　　)。

A. 局限性哮鸣音　　B. 两侧肺底湿啰音
C. 局限而固定的湿啰音　　D. 两肺散在干、湿啰音
E. 两肺布满湿啰音

48. 护理支气管扩张症病人最基本的护理措施为(　　)。

A. 增强体质　　B. 增进营养　　C. 保持口腔清洁
D. 促进排痰　　E. 预防咯血窒息

49. 女性病人，患支气管扩张症。大咯血时突然出现表情恐惧、张口瞠目、两手乱抓等窒息现象，应立即采取的护理措施是(　　)。

A. 准备抢救用品　　B. 使用止咳祛痰剂　　C. 使用呼吸兴奋剂
D. 行气管插管　　E. 置病人头低脚高位

50. 男，32岁，因拔牙后突然出现寒战、高热，体温39.2 ℃，伴咳嗽、咳大量脓性痰、乏力、食欲减退。X线胸片提示右肺炎性阴影。血常规：WBC 12.5×10^9/L，N 0.92。该病人最可能的疾病是(　　)。

A. 大叶性肺炎　　B. 支气管炎　　C. 肺脓肿　　D. 支气管哮喘　　E. 呼吸衰竭

51. 吸入性肺脓肿病人，经足量、联合抗生素治疗3个月，偶有发热、咳脓痰。胸部X线检查：空洞壁增厚，周围有明显纤维条索影。进一步治疗宜选(　　)。

A. 更换抗生素＋甲硝唑　　B. 纤维支气管镜下吸脓＋注药
C. 局部穿刺脓腔内注药　　D. 体位引流
E. 手术治疗

52. 急性肺脓肿病人，经大量青霉素治疗后体温稍有下降，但痰量逐日增多，为脓血痰，有臭味，治疗中除加甲硝唑静脉滴注、加强支持疗法外，还应采取下列哪项护理措施？(　　)

A. 体位引流痰液　　B. 用氯化铵　　C. 溴己新
D. 支气管解痉药　　E. 止血药

53. 男，34岁，患有肺结核，因咳嗽、咯血入院。咯血时突然出现胸闷气促、双手乱抓、张口瞠目，该病人可能出现了(　　)。

A. 癫痫发作　　B. 呼吸衰竭　　C. 心力衰竭　　D. 窒息　　E. 气胸

54. 男，18岁，因肺结核住院。痰菌检查阳性，可杀灭结核分枝杆菌的条件是(　　)。

A. 60 ℃水浸泡数分钟　　B. 烈日下暴晒2～7 h　　C. 在阴湿之处10天
D. 在风大的地方2 h　　E. 在干燥的环境中2 h

55. 女，28岁，患有肺结核入院治疗，突然出现大咯血。应帮助病人取何种体位？(　　)

A. 平卧位头偏向一侧　　B. 患侧卧位　　C. 健侧卧位
D. 半卧位或端坐位　　E. 俯卧位

56. 男，20 岁。诊断为支气管哮喘，近来咳嗽、咳出黏液痰且咳痰不畅，表明需要(　　)。
A. 呼吸锻炼　　B. 吸氧　　C. 补充液体
D. 加强口腔护理　　E. 高蛋白饮食

57. 女，28 岁，既往有哮喘病史，此次因受凉出现咳嗽、气喘，予以氧疗，静脉滴注氨茶碱，并雾化吸入沙丁胺醇，30 min 后，病人出现恶心、呕吐，应考虑(　　)。
A. 喘息所致胃内容物反流　　B. 提示病情加重
C. 氨茶碱药物的副作用　　D. 对氨茶碱的过敏反应
E. 提示氨茶碱用药量超过安全浓度

58. 某哮喘病人，突然出现呼气性呼吸困难，并伴满布两肺的哮鸣音。此时其最佳的体位是(　　)。
A. 平卧位　　B. 半卧位　　C. 端坐位　　D. 侧卧位　　E. 俯卧位

59. 女，45 岁，自小患支气管哮喘。哮喘反复发作最易发生的慢性并发症是(　　)。
A. 慢性支气管炎　　B. 肺不张　　C. 肺纤维化
D. 气胸　　E. 阻塞性肺气肿

60. 男孩，5 岁，因吸入花粉而致哮喘发作，此时其禁忌使用的药物是(　　)。
A. 异丙肾上腺素　　B. 阿托品　　C. 氨茶碱
D. 沙丁胺醇　　E. 吗啡

61. 某支气管哮喘病人，每当发作就自用沙丁胺醇喷雾吸入，护士应告诫病人，如用量过大可能会出现(　　)。
A. 心动过缓、腹泻　　B. 食欲减退、恶心呕吐　　C. 血压升高、心动过速
D. 皮疹、发热　　E. 肝肾功能异常

62. 男，12 岁。因哮喘发作来院治疗，护士应告知预防哮喘发作最关键的措施是(　　)。
A. 监测病情　　B. 避免接触过敏原　　C. 避免感染
D. 应用支气管扩张药　　E. 坚持服药

63. 男，12 岁，因哮喘发作来院治疗。支气管哮喘病人的居住环境要求，下列哪项是恰当的？(　　)
A. 悬挂布料窗帘　　B. 铺垫全毛地毯　　C. 使用羽绒枕头
D. 放置鲜花　　E. 饲养小狗

64. 男，32 岁，因重症哮喘来院治疗，当日傍晚咳嗽后突然出现左侧胸痛、极度呼吸困难、发绀、大汗、左侧肺部哮鸣音消失。考虑发生了(　　)。
A. 休克　　B. 呼吸衰竭　　C. 心力衰竭　　D. 自发性气胸　　E. 肺不张

65. 女，36 岁。每年春季哮喘发作。昨晚与朋友观看电影，该女性突然哮喘发作，主要的护理措施是(　　)。
A. 使用支气管扩张药　　B. 湿化气道　　C. 氧气吸入
D. 心理疏导　　E. 卧床休息

66. 刘女士，因支气管哮喘发作入院。现咳痰，痰黏不易咳出。护理措施不妥的是(　　)。
A. 取半卧位　　B. 帮助翻身、拍背　　C. 超声雾化吸入
D. 鼓励多饮水　　E. 低流量鼻导管吸氧

67. 男，58 岁，慢支合并阻塞性肺气肿 10 余年，如何预防疾病反复发作？(　　)
A. 加强锻炼　　B. 增加营养　　C. 避免呼吸道感染
D. 给镇咳剂　　E. 给支气管解痉药

68. 男，52 岁，长年咳嗽、咳痰、呼吸困难，已确诊慢性支气管炎合并慢性阻塞性肺气肿。如何改善呼吸困难，减轻肺气肿？(　　)
A. 低浓度吸氧　　B. 缩唇腹式呼吸　　C. 有效咳嗽
D. 气雾疗法　　E. 体位排痰

69. 男，58 岁，慢支合并阻塞性肺气肿 10 余年。缩唇腹式呼吸运动的目的是（　　）。

A. 减少气流速度，节省体力
B. 增加腹肌运动，吸气有力
C. 减少口腔细菌进入数量
D. 避免小气道塌陷，肺泡内气体可排出
E. 用鼻呼吸减少冷空气刺激

70. 女，76 岁，慢性阻塞性肺疾病入院。口唇发绀，端坐位。为何要低浓度吸氧？（　　）

A. 避免氧中毒
B. 刺激颈动脉体，使反射维持呼吸
C. 避免对气管黏膜的刺激
D. 高浓度氧能抑制呼吸中枢
E. 高浓度氧可使肺泡破裂

71. 男，慢性咳嗽、咳痰 20 余年，1 周来咳黄浓痰，气促不能平卧。为改善缺氧，护士最应做的护理是（　　）。

A. 加强缩唇腹式呼吸运动
B. 增加体育锻炼
C. 增加饮食营养
D. 绝对卧床休息
E. 通畅呼吸道

72. 男，56 岁，诊断为慢性肺源性心脏病，血气分析结果：PaO_2 53 mmHg，$PaCO_2$ 61 mmHg。其氧疗要求是（　　）。

A. 持续低流量给氧
B. 低流量间断给氧
C. 高流量间断给氧
D. 高流量持续给氧
E. 无特殊要求

73. 女，69 岁，诊断为慢性阻塞性肺疾病，经治疗后，病情好转予以出院。出院时，PaO_2 52 mmHg，$PaCO_2$ 35 mmHg，护理人员在进行健康宣教时，符合长期家庭氧疗原则的是（　　）。

A. 为防止氧中毒，目前不需要吸氧
B. 本着循序渐进的原则进行氧疗
C. 一昼夜持续高流量吸氧 15 h 以上
D. 休息时不需吸氧
E. 一昼夜持续低流量吸氧 15 h 以上

74. 病人，男，60 岁，慢性咳嗽、咳痰 20 年，冬春加重，近 5 年出现气喘。双肺广泛哮鸣音及肺底湿啰音，最可能的诊断是（　　）。

A. 支气管哮喘
B. 支气管扩张症
C. 阻塞性肺气肿合并感染
D. 支气管肺癌
E. 喘息型慢性支气管炎

75. 男，70 岁。为改善肺功能进行缩唇呼吸训练时，要求蜡烛火焰距离口唇（　　）。

A. 10～15 cm　B. 15～20 cm　C. 20～25 cm　D. 25～30 cm　E. 30～35 cm

76. 病人，女，54 岁，咳嗽，咳少量黏液痰，并呼吸困难 35 年。体检发现双肺散在湿啰音，叩诊过清音，触诊语颤减弱，视诊桶状胸，已确诊为慢性阻塞性肺疾病。为何要高热量饮食？（　　）

A. 持续咳嗽，严重消耗热量
B. 以便于体育锻炼
C. 避免血压下降
D. 避免营养不足
E. 增加热量便于用力呼吸

77. 男，49 岁，吸烟近 30 年，慢性咳嗽、咳痰 10 余年。近 2 年来症状逐渐加重，活动后出现气促，怀疑发展为 COPD。为明确诊断，判断是否出现气流受限，最该做的检查是（　　）。

A. 纤维支气管镜检查
B. 胸部 X 线或 CT 检查
C. 血气分析
D. 痰培养
E. 肺功能检查

78. 护士指导病人做缩唇腹式呼吸训练，示教后让病人自行练习，评估发现需要纠正病人的动作是（　　）。

A. 取半卧位、膝半屈曲
B. 呼吸时缓慢均匀，没用力呼气
C. 用鼻吸气，经口呼气
D. 呼吸时胸廓保持了最小活动度
E. 吸气与呼气时间比例是（2～3）∶1

79. 男，70 岁，长期咳嗽，有痰及呼吸困难，确诊为慢支合并慢性肺气肿，近日肺部感染加重，发展成慢性肺心病，右心衰竭。治疗最重要的是（　　）。

A. 控制肺部感染
B. 给强心剂
C. 吸氧
D. 吸痰
E. 加强营养

80. 男,68 岁,COPD 病史 20 余年。本病除发展成慢性肺心病外尚可同时引起何病?(　　)

A. Ⅰ型呼吸衰竭 B. Ⅱ型呼吸衰竭 C. 肺不张 D. 肺脓肿 E. 支气管扩张症

81. 病人,男,63 岁,COPD 病史 10 年。1 周前因受凉出现发热、咳嗽、咳脓痰。1 天前出现头痛、神志恍惚、昼睡夜醒等现象。提示病人发生了(　　)。

A. 重症肺炎 B. 呼吸性酸中毒 C. 右心衰竭
D. 左心衰竭 E. 肺性脑病

A_3/A_4 型题

(82～84 共用题干)

男,28 岁,打篮球后淋雨,晚上突起寒战、高热,自觉全身肌肉酸,右胸疼痛,深呼吸时加重,咳少量铁锈色痰,病人呈急性面容,口角有疱疹。查体:T 39 ℃,P 88 次/分,右下肺叩诊呈浊音,闻及支气管呼吸音。实验室检查:WBC 18×10^9/L,N 0.90,核左移。

82. 该病人最有可能的诊断是(　　)。

A. 肺炎球菌肺炎 B. 肺脓肿 C. 肺结核
D. 克雷白杆菌肺炎 E. 支原体肺炎

83. 最具有特征性的体征是(　　)。

A. 急性面容 B. 口角疱疹 C. 肺实变体征
D. 体温升高 E. P 88 次/分

84. 如果病人病情进一步发展,体检:体温 37 ℃,脉搏 110 次/分,呼吸 28 次/分,血压 80/50 mmHg,脸色苍白,口唇发绀,右下肺叩诊稍浊,少量湿啰音,应首先考虑的诊断是(　　)。

A. 肺炎球菌肺炎 B. 气胸 C. 胸膜炎
D. 肺脓肿 E. 休克型肺炎

(85～87 题共用题干)

男,48 岁,幼年时即有慢性咳嗽,痰多,有时咳大量鲜血。近 10 年经常吸烟,咳痰也加重,每天咳痰约 300 mL,有恶臭,以“支气管扩张症”住院。胸片提示,病变位于左肺下野外底段。

85. 病人咳脓臭痰,提示感染最可能的病原菌是(　　)。

A. 肺炎球菌 B. 化脓菌 C. 葡萄球菌 D. 厌氧菌 E. 铜绿假单胞菌

86. 病人最主要的护理诊断是(　　)。

A. 气体交换受阻 B. 活动无耐力 C. 清理呼吸道无效
D. 营养失调:低于机体需要量 E. 有窒息的危险

87. 结合病人的病变部位,体位引流选择的合适体位是(　　)。

A. 取坐位或健侧卧位 B. 左侧卧位 C. 右侧卧位
D. 左侧卧位,床脚抬高 30～50 cm E. 右侧卧位,床脚抬高 30～50 cm

(88～91 题共用题干)

女,20 岁,突发呼气性呼吸困难,呼气费力,呼气时间延长,两肺布满哮鸣音,端坐体位,既往有类似病史,自述气候变化时发作。

88. 该病人气体交换受损主要与下列哪种因素有关?(　　)

A. 呼吸面积减少 B. 呼吸道痉挛 C. 换气功能障碍
D. 痰液黏稠阻塞 E. 肺不张

89. 该病人保持呼吸道通畅的最主要护理措施是(　　)。

A. 氧疗 B. 机械通气 C. 应用支气管扩张药
D. 机械吸痰 E. 体位引流

90. 预防性治疗选用(　　)。

A. 泼尼松 B. 倍氯米松气雾剂 C. 茶碱类
D. 克仑特罗 E. 色甘酸钠

91. 病人进一步表现为发绀明显,端坐呼吸,大汗淋漓,经一般解痉平喘治疗 24 h 后症状无缓解,判断为(　　)。

A. 混合型哮喘　　B. 内源性哮喘　　C. 右心衰竭

D. 左心衰竭　　E. 哮喘持续状态

(92～94 题共用题干)

男,65 岁,因慢性支气管炎、肺部感染、呼吸衰竭入院。体检:气促,不能平卧,痰黏呈黄色,不易咳出。测血气分析动脉血氧分压 52 mmHg,血二氧化碳分压 68 mmHg。

92. 给其氧疗时的氧浓度和氧流量应为(　　)。

A. 29%,2 L/min　　B. 33%,3 L/min　　C. 37%,4 L/min

D. 41%,5 L/min　　E. 45%,6 L/min

93. 确定该病人有无呼吸衰竭,下列哪项最有意义?(　　)

A. 动脉血气分析　　B. 发绀　　C. 神志变化

D. 心律失常　　E. 呼吸困难

94. 此时禁用的药物是(　　)。

A. 利尿剂　　B. 洋地黄　　C. 抗生素　　D. 镇静催眠药　　E. 盐酸氨溴索

(95～96 题共用题干)

男,56 岁,咳嗽、咳痰 20 余年,近来气促加重,医生建议病人进行居家长期氧疗。护士给予了健康教育。

95. 不符合长期家庭氧疗指征的是(　　)。

A. PaO_2 54 mmHg　　B. $PaCO_2$ 54 mmHg　　C. SaO_2 92%

D. 有肺动脉高压　　E. 心力衰竭水肿

96. 在指导其进行氧疗时,不正确的是(　　)。

A. 每天吸氧时间超过 15 h　　B. 夜间不间断吸氧　　C. 鼻导管给氧

D. 氧疗中监测血气分析　　E. 氧疗目标为 SaO_2 达 85%以上

(97～98 题共用题干)

男,60 岁,有慢性支气管炎,阻塞性肺气肿病史 10 年,近 3 年来反复双下肢水肿,此次病情加重,口唇发绀,神志恍惚,双下肺闻及干、湿啰音,心率 120 次/分。

97. 下列哪项与 CO_2 潴留无关?(　　)

A. 搏动性头痛　　B. 白天嗜睡　　C. 贫血貌

D. 心率加快　　E. 球结膜水肿

98. 判断该病人有无低氧,下列哪项指标最敏感?(　　)

A. FEV_1　　B. 动脉血氧含量　　C. 动脉血氧分压

D. 静脉血氧分压　　E. 动脉血氧饱和度

(99～100 题共用题干)

女,67 岁,肺心病病史 20 年,此次患肺炎,2 周来咳嗽、咳痰,今晨呼吸困难加重,烦躁不安,神志恍惚。查体:体温 37.4 ℃,脉搏 110 次/分,呼吸 36 次/分,节律不整,口唇发绀,两肺底闻及细湿啰音,心(一),腹(一),血压正常。

99. 病人最可能出现了下述哪个并发症?(　　)

A. 呼吸衰竭　　B. 上消化道出血　　C. 急性脑出血

D. 肾功能衰竭　　E. 急性心力衰竭

100. 体检发现何种体征可协助确诊心脏病?(　　)

A. 双肺底湿啰音　　B. 端坐呼吸　　C. 吐大量脓痰

D. 双下肢水肿　　E. P_2亢进及剑突下心尖搏动

第五章

泌尿系统疾病病人的护理

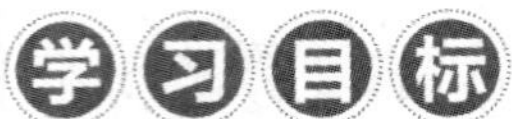

1. 掌握泌尿系统常见疾病的临床表现、护理措施。
2. 熟悉泌尿系统疾病病人常见的护理问题。
3. 了解泌尿系统常见疾病的病因、发病机制、辅助检查及治疗要点。
4. 能运用护理程序为病人进行护理评估,实施整体护理。
5. 能够独立进行泌尿系统常用护理技术操作。

第一节 概 述

泌尿系统由肾、输尿管、膀胱、尿道及血管神经等组成。主要功能是生成和排出尿液,并以此排泄人体代谢废物,对维持机体内环境的稳定起着重要作用。肾脏具有内分泌功能,主要作用是调节血压、红细胞生成和骨骼生长等。本系统疾病对人体影响很大,其他系统疾病亦可引起肾脏损害。引起泌尿系统疾病的原因很多,如变态反应、感染、结石、肿瘤、肾血管病变、代谢异常、药物、毒素等。疾病多呈慢性病程,进行性发展,最后导致肾功能衰竭。

一、肾脏的基本结构和生理功能

(一)肾脏的基本结构

肾脏位于腹膜后脊柱两旁,左右各一个,属于实质性器官。肾实质包括皮质和髓质两部分。肾脏的结构和功能单位为肾单位,包括肾小体和与之相连的肾小管,每个肾约有100万个肾单位。肾小体主要位于肾皮质,肾小管主要位于肾髓质。皮质由肾小体、肾小管曲部和近端集合管组成;髓质由肾锥体构成,锥体尖端称肾乳头,为集合管的开口。肾小盏包绕肾乳头,并汇成大盏,再合成肾盂,移行于输尿管。

1. 肾小体 由肾小球和肾小囊组成。

(1)肾小球:血液滤过器,呈球形,包括入球小动脉和出球小动脉组成的血管极、毛细血管袢和系膜组织。毛细血管袢是由入球小动脉分出的5~8个分支组成的毛细血管网,再汇合成出球小动脉。肾小球毛细血管壁由多孔的内皮细胞、致密的基底膜和伸出许多足突的上皮细胞三层组成,因具有滤过功能形成原尿称为肾小球滤过膜,分布于毛细血管袢之间的系膜细胞核基质称为系膜组织。

(2)肾小囊:在肾小球毛细血管袢的外面。囊壁分为两层,脏层是肾小球滤过膜上皮细胞层,壁层由单层扁平上皮细胞构成,脏层、壁层之间为囊腔,壁层延续成近曲小管,由肾小球滤过的原尿到肾小囊后进入肾小管。

2. 肾小管 分近端小管、细段、远端小管以及连接小管(位于远端肾小管和集合管之间)四部分。近端小管由肾小囊延伸,走行于肾皮质,下行至肾髓质,管径变细称细段。近端小管直部、细段及远端小管直部呈U形,构成髓袢。髓袢转折入皮质后管径变粗形成远端小管,延伸成集合管再伸入髓质,末端开口于肾乳头。

肾小管之间有少量结缔组织和间质细胞称为肾间质。

（二）肾脏的生理功能

肾脏的生理功能主要是排泄代谢废物，调节水、电解质和酸碱平衡，以及分泌内分泌激素，维持机体内环境稳定等。

1. 生成尿液 尿液的生成分三个步骤。

（1）肾小球滤过：正常两肾的血流量约 1200 mL/min。血液中除了血细胞和大分子的蛋白质不能通过滤过膜外，其他均可滤到肾小囊腔内形成原尿，约 120 mL/min。原尿的生成与肾小球滤过膜的面积和通透性、有效滤过压以及肾血流量等因素有关。

（2）肾小管重吸收：当原尿流经肾小管和集合管时，其内容物被选择性地重吸收。原尿中几乎全部的葡萄糖、氨基酸、蛋白质及大部分的钠、氯、钾、钙、无机磷和 40% 尿素在近端小管被重吸收。原尿每天约 180 L，其中多数在近端小管随钠等物质一起呈等渗重吸收，其余水分在髓袢、远端小管和集合管受逆流倍增的作用及抗利尿激素的调节再部分重吸收。正常时近端小管的重吸收量与肾小球滤过量维持在一定的比例（60%～70%），此现象称球-管平衡。

（3）肾小管和集合管的排泌：远端小管和集合管的细胞能排泌 H^+，并与尿中 Na^+ 进行交换，能使尿液酸化。尿中排出的 K^+ 主要由远端小管和集合管的细胞排泌，没有 K^+ 的摄入或机体缺钾显著时肾仍排泌 K^+。当醛固酮增多、尿 Na^+ 重吸收增多或尿中负离子增多时可促进排 K^+，碱中毒时 K^+ 排泌增多，酸中毒时则相反。肾通过生成尿液借以排泄代谢终末产物（如尿素、肌酐等含氮物质）、过剩的盐类及有毒物质等，同时回吸收有用物质。经肾的滤过、分泌、吸收、排泄等功能维持了体内水、电解质和酸碱平衡。

2. 内分泌功能 肾脏具有内分泌功能的细胞，可合成分泌多种激素。①肾素：主要来源于球旁器，调节血压及肾局部血流。②前列腺素：由髓质的间质细胞和集合管生成，主要有 PGE_2、PGA_2 和少许 $PGF_{2\alpha}$，前两者能扩张血管，增加肾血流量和水钠排出，使血压降低，$PGF_{2\alpha}$ 则有收缩血管作用。③促红细胞生成素：能刺激骨髓红系增殖，促进血红蛋白合成。④1,25-二羟维生素 D_3：促进小肠及肾小管对钙、磷的吸收而调节钙、磷代谢。

二、泌尿系统疾病常见的症状和体征

泌尿系统疾病的常见症状和体征有肾性水肿、肾性高血压、尿异常和膀胱刺激征。

（一）肾性水肿

肾性水肿是由肾脏疾病引起组织间隙过多、液体积聚而导致的组织肿胀，是肾小球疾病最常见的症状。见于各种肾炎和肾病病人。

【护理评估】

1. 病因与发病机制 肾性水肿可分为肾炎性水肿和肾病性水肿两大类。

（1）肾炎性水肿：因肾小球毛细血管炎症使滤过面积和血流量减少导致滤过率下降，而肾小管重吸收并未相应减少，导致“球-管失衡”，引起水钠潴留而导致水肿，全身毛细血管通透性增高可进一步加重水肿。

（2）肾病性水肿：肾病病人由于大量蛋白尿引起低蛋白血症，血浆胶体渗透压下降，组织间液增多，有效循环血量减少，又导致醛固酮和抗利尿激素分泌增加，使肾小管重吸收增多，导致全身性水肿。

2. 身体状况

（1）水肿的特点和程度：肾炎性水肿首先出现在组织疏松部位，轻者仅于晨起时眼睑及颜面部水肿，呈“肾炎面容”，久立之后常有胫前、足背水肿，以后可发展为全身性水肿，指压凹陷不明显。肾病性水肿常呈全身性，因受重力影响，多从下肢开始，常伴胸水和腹水，指压凹陷明显。

（2）伴随表现：肾性水肿病人多伴有尿量减少和尿液成分的改变，如血尿、蛋白尿、管型尿、尿比重异常等。病人常有血压升高、贫血及感染等。

3. 心理、社会状况 水肿反复出现或突然出现全身性水肿，病人易产生紧张、焦虑和抑郁的心理。

4. 辅助检查 尿液、肾功能、血清电解质等检查，免疫学检查及影像学检查（如 X 线尿路平片、静脉肾盂造影、B 超）等，必要时肾穿刺活检以确定肾小球疾病病理类型。

【主要护理诊断/问题】

(1)体液过多　与肾小球滤过率下降、低蛋白血症有关。

(2)有皮肤完整性受损的危险　与皮肤水肿、抵抗力下降有关。

(3)潜在并发症:高血压、心力衰竭、电解质紊乱等。

【护理目标】

病人水肿减轻或消退;皮肤无破损及感染发生。

【护理措施】

1. 一般护理

(1)休息与体位:应卧床休息,避免劳累。安静卧床能减轻肾脏负担,卧床休息时宜抬高下肢,增加静脉回流,以减轻水肿。

(2)皮肤护理:水肿时皮肤抵抗力差,应保持皮肤清洁,衣着柔软、宽松。定时协助病人更换体位,按摩骨隆突处。对阴囊水肿者,可用吊带托起。护理操作时动作要轻巧,防止擦伤病人皮肤。用热水袋保暖时水温不宜太高,以免烫伤。

(3)饮食护理:需限制钠盐的摄入,尿少时则需限制含钾、含磷食物。肾病性水肿病人若肾功能正常,可给予正常量的优质蛋白质饮食(每日每千克体重1.0 g);对于有氮质血症的水肿病人,应摄高热量(以糖为主)、优质低蛋白质饮食,以免引起负氮平衡;保持体液平衡,轻度水肿尿量>1000 mL/d,不用过分限水,钠盐限制在3 g/d以内。对全身性水肿病人应准确记录24 h出入液量,以出为进,即进液量等于前一天尿量加500 mL,并定期测量体重和腹围,以观察水肿消长情况。

2. 病情观察　监测病人的生命体征,记录24 h出入液量,尤其注意血压的变化,高血压病人则要注意有无高血压脑病、心力衰竭等并发症。监测尿常规、血尿素氮、血肌酐、血浆蛋白、血清电解质等变化。

3. 用药护理　按医嘱给予利尿剂,观察利尿效果。注意电解质的改变及有无有效循环血容量不足和血压下降等表现。

4. 心理护理　告知病人及家属水肿发生的原因,如何观察水肿的变化,说明饮食限制的重要性,以取得病人的配合。同时与病人建立良好的护患关系,鼓励病人说出自己的思想顾虑,并给予心理疏导,保持病人情绪稳定。

【护理评价】

病人水肿是否减轻或消退;体液是否维持平衡;皮肤有无压疮及感染发生。

(二)肾性高血压

肾性高血压是继发性高血压常见的原因之一,几乎所有肾脏疾病均可引起高血压。

【护理评估】

1. 病因与发病机制

(1)按病因不同分为:①肾实质性高血压:肾性高血压的常见原因,主要由急性或慢性肾小球肾炎、慢性肾盂肾炎、多囊肾、慢性肾衰竭等肾实质性疾病引起。②肾血管性高血压:常见于单侧或双侧肾动脉主干或分支狭窄或阻塞所致。

(2)按发生机制不同分为:①容量依赖型高血压:因水钠潴留,血容量增加引起。增加水钠排出或限制水钠摄入可明显降低血压,多见于急、慢性肾炎和大多数肾功能不全者。②肾素依赖型高血压:常为肾素-血管紧张素-醛固酮系统被激活所致,见于肾血管疾病及少数慢性肾衰竭晚期病人。肾素依赖型高血压在使用利尿剂治疗后血压升高常更加明显,而应用血管紧张素转换酶抑制剂、钙通道阻滞剂可使血压下降。肾实质性高血压中80%以上为容量依赖型,仅10%左右为肾素依赖型。多数病例同时存在上述两种因素。

2. 身体状况

(1)血压程度与原发病的关系:肾性高血压的程度与原发病性质有关。急性肾小球肾炎所致高血压的特点多为一过性,常是以舒张压升高为主的中度高血压;慢性肾小球肾炎常为持续中度以上血压升高;急性、慢性肾功能不全时,一般为中度血压升高。

(2)伴随表现:肾性高血压往往伴有水肿、尿异常、肾功能减退等。长期高血压可造成全身脏器损害,从而出现心、脑血管病变和肾功能的进一步减退。

3. 心理、社会状况 肾性高血压是慢性肾脏疾病的重要症状之一，病程较长，病情反复，病人预感预后不良，对治疗失去信心，容易出现紧张、焦虑、情绪低落、抑郁甚至恐惧等心理。

4. 辅助检查 尿常规检查可有血尿、蛋白尿、管型尿；肾功能减退可出现血肌酐、血尿素氮升高；腹部超声检查、静脉肾盂造影和核素肾扫描等可显示双肾大小、形态改变，肾实质病变，排泄功能以及肾血流分布等情况。

【主要护理诊断/问题】

(1)疼痛：头痛　与高血压有关。

(2)焦虑　与血压升高导致躯体不适以及血压控制不满意有关。

(3)潜在并发症：高血压脑病、高血压危象、肾功能衰竭。

【护理目标】

头痛减轻或消失；情绪稳定，血压控制在合适的范围；无并发症发生。

【护理措施】

1. 一般护理

(1)指导病人适当休息：轻度高血压者应注意劳逸结合，保证足够睡眠；中度以上高血压症状明显者应卧床休息，卧床可增加尿量，有利血压下降。

(2)控制水钠摄入：容量依赖型高血压病人，应给予低盐饮食并控制饮水，以减少血容量，降低血压。

2. 病情观察 严密监测血压，注意病情变化。定时测量血压，并及时准确给予记录。血压骤升时可引起高血压脑病、急性肺水肿和急性肾功能衰竭等严重并发症，可危及生命，故一旦有异常，应立即与医生联系，协助处理。

3. 用药护理 指导病人按时服药，以有效控制血压。在用药过程中应定时观察血压变化。降压不宜过快、过低，以免造成脑供血不足和肾血流量下降。用药期间应告诉病人起床不宜太快，动作不宜过猛，以防直立性低血压。

4. 心理护理 耐心向病人解释病情，给予心理支持。指导病人学会自我调节，避免情绪激动、紧张等不良刺激，保持健康的心理状态。

(三)尿异常

尿异常包括尿量异常和尿质异常两大方面。

【护理评估】

1. 病因与发病机制

1)尿量异常：尿量异常包括少尿、无尿和多尿。正常成年人每日尿量为 1000～2000 mL，若每日尿量少于 400 mL 为少尿；少于 100 mL 为无尿；超过 2500 mL 为多尿；夜尿量超过白天或夜尿持续大于 750 mL为夜尿增多。少尿与无尿的病因可分为肾前性、肾性和肾后性三种：①肾前性主要见于休克、心力衰竭、大量腹水等引起肾血流灌注不足，导致肾小球滤过率降低。②肾性主要见于急性肾小球肾炎及各种慢性肾脏疾病所致的肾功能衰竭。③肾后性见于尿路结石、肿瘤压迫等引起的尿路梗阻。多尿分为肾源性和非肾源性两类，前者常见于各种肾脏疾病引起的肾小管浓缩功能受损，后者多见于糖尿病、垂体性尿崩症等。

2)尿质异常

(1)蛋白尿：尿蛋白定量持续超过 150 mg/24 h，或尿蛋白定性试验阳性，称为蛋白尿；若持续超过 3.5 g/24 h，称大量蛋白尿。临床上将蛋白尿分为两类：①生理性蛋白尿：因站立过久、寒冷、运动或发热等因素引起的蛋白尿，一般尿蛋白定量不超过 1 g/24 h，持续时间短，且在上述诱因去除后蛋白尿在短期内消失。②病理性蛋白尿：主要见于各种肾小球疾病、肾小管病变、肾外疾病等。蛋白尿表现为尿液表面有细小且不易消失的泡沫。

(2)血尿：新鲜尿离心沉渣后镜检红细胞计数＞3 个/HP，或 1 h 尿红细胞计数＞10 万，或 12 h 计数＞50 万称为镜下血尿。尿外观呈血样或洗肉水样，称为肉眼血尿。血尿可由各种泌尿系统疾病引起，如肾小球肾炎、泌尿系结石、结核、肿瘤、血管病变、先天畸形等。

(3)白细胞尿、脓尿和菌尿:新鲜尿离心沉渣后镜检白细胞计数>5个/HP,或1 h新鲜尿液白细胞数超过40万或12 h计数超过100万,称为白细胞尿或脓尿。菌尿是指中段尿涂片镜检,若每个高倍视野均可见细菌,或培养菌落计数超过10^5个/mL,常见于泌尿系统感染。

(4)管型:管型是由蛋白质、细胞或其碎片在肾小管内形成的,可分为透明管型、细胞管型、颗粒管型及蜡样管型等。其中白细胞管型是诊断肾盂肾炎的重要依据,上皮细胞管型可见于急性肾小管坏死,红细胞管型提示急性肾小球肾炎。

2. 身体状况

(1)尿量异常程度和变化过程:急性肾功能不全少尿期可持续5~14天,慢性肾功能不全后期由少尿逐渐发展至无尿。急性肾功能不全多尿期每天尿量可达4000 mL左右。糖尿病者每日尿量在2000~3000 mL,伴有多饮、多食等。尿崩症者每天尿量一般在4000 mL左右,多者可达18000 mL。

(2)伴随表现:少尿或无尿时,可导致代谢紊乱、电解质、酸碱平衡失调等,如血尿素氮和血肌酐升高,高血钾症,稀释性低钠、低氯血症等,可引起心血管、神经系统等表现。多尿可引起低血钾、高血钠及脱水。蛋白尿、管型尿和血尿者常伴有水肿、高血压、肾区疼痛、膀胱刺激征、贫血及肾功能减退等。白细胞尿、脓尿者常伴有发热、人软、乏力、食欲减退以及膀胱刺激征等。

3. 心理、社会状况 少尿、无尿时常伴有水肿、肾病面容以及全身不适表现,病人由此而焦虑不安,甚至产生消极悲观心理。

4. 辅助检查 尿沉渣镜检可了解有无蛋白尿、血尿、管型尿、白细胞尿及其程度;血液检查可评估有无电解质紊乱、酸碱失调、血糖及肾功能异常等。

【主要护理诊断/问题】

(1)体液过多 与肾小球滤过率下降、尿量减少有关。

(2)有体液不足的危险 与肾功能不全、尿量过多有关。

(3)焦虑 与蛋白尿、血尿有关。

【护理目标】

维持体液平衡;尿量正常;焦虑减轻或消失。

【护理措施】

1. 休息与饮食 少尿、无尿者应严格卧床休息,协助病人做好日常生活护理,保证皮肤清洁卫生、无破损。肾功能不全时应选择高糖、优质、低蛋白质饮食,供给足够的热量和必需氨基酸,以减少自体蛋白质分解,限制钠盐和含钾高的食物及药物,严格控制入液量。对多尿的病人应提供便器,床旁备屏风,小便后及时清洗便器,鼓励病人补充足够的水分。

2. 病情观察 准确记录24 h出入液量。密切监测血压、心率和心律,以及早发现体液过多引起的并发症,如肺水肿和脑水肿等;及早识别高钾血症早期征象,以便及时与医生联系,采取有效措施,防止病情恶化。急性肾功能衰竭多尿期早期仍可发生高钾血症,后期又易发生低钾血症,应根据检查结果指导病人是否补充含钾高的食物,监测血压,记录尿量,注意有无脱水等表现。

3. 心理护理 关心和安慰病人,进行思想沟通,帮助病人正确对待疾病,树立治疗信心。向病人解释蛋白尿、血尿等的原因,消除其紧张、焦虑心理,保持情绪稳定,积极配合治疗。

(四)膀胱刺激征

膀胱颈和膀胱三角区受到炎症或理化因素刺激而发生痉挛,出现尿频、尿急、尿痛和排尿不尽感,称为膀胱刺激征。如排尿次数增多,每次尿量不多者,称为尿频;若一有尿意即要排尿,并常伴有尿频和尿失禁称为尿急;若排尿时膀胱区和尿道有疼痛或灼热感称为尿痛。

【护理评估】

1. 病因 常由尿路感染所致,也见于泌尿系结石、结核、肿瘤和前列腺炎等。

2. 身体状况

(1)发作状态:注意昼夜排尿次数、每次尿量及排尿时是否伴有尿痛。若排尿次数明显增多、昼夜无区别、尿量不多且有排尿不尽和下腹坠痛感,常为尿路感染所致;白天尿频,夜间排尿次数不增加,大多属非器质性病变;夜间排尿次数增加,总尿量也增多,则可能为肾小管浓缩功能受损而引起的多尿;尿急伴有尿痛多为炎性或异物刺激所致;尿急不伴尿痛常由于精神因素、排尿反射不正常所致。

(2)伴随表现:膀胱和尿道病变引起者常伴有排尿不畅,尿道口灼痛;肾盂和输尿管疾病引起者常伴有肾区叩击痛、寒战、高热、全身乏力等,且炎症多延及下尿路。

3. 心理、社会状况 由于膀胱刺激征带来的不适,影响工作、学习以及睡眠,病人常可出现紧张、烦躁、焦虑等心理反应,一旦病情慢性化,病人易表现为懊悔、自卑、害怕,甚至对治疗丧失信心。

4. 辅助检查 尿检查有血尿,应注意有无泌尿系结石、结核、肿瘤、血管病变等;尿外观混浊,尿沉渣镜下见红细胞、白细胞或脓细胞,应考虑为尿路感染,可进一步做中段尿培养。肾功能损害可使尿比重降低,血肌酐、血尿素氮升高等。影像学检查可显示尿路有无梗阻、肾脏大小等。

【主要护理诊断/问题】

(1)排尿异常 与炎症或理化因素刺激膀胱有关。

(2)体温过高 与尿路感染有关。

(3)焦虑 与膀胱刺激征引起的不适,疾病反复发作有关。

【护理目标】

病人膀胱刺激征减轻或消失;体温降至正常范围;焦虑感减轻,情绪保持稳定。

【护理措施】

1. 休息与饮食 保持环境安静,维持病室合适的温度和湿度,使病人得到充分休息。急性期或发作期应卧床休息,帮助病人采取合适的体位缓解疼痛,协助其完成各种日常生活活动。指导病人进食清淡、富有营养的食物,补充多种维生素。多饮水,勤排尿(每 2 h 排尿 1 次),饮水量>2000 mL/d,以增加尿量,达到冲洗尿路、促进细菌和炎性分泌物排泄的目的,是减轻膀胱刺激征的重要措施之一。

2. 用药护理 按医嘱给予抗生素,如复方磺胺甲基异噁唑、诺氟沙星、氨苄青霉素或头孢菌素等,注意了解治疗效果和药物的副作用。

3. 对症护理

(1)尿痛不适的护理:如肾区或膀胱区疼痛时,除了鼓励病人多喝水、勤排尿之外,还可指导病人做局部热敷或按摩,以缓解疼痛。另外,分散病人注意力、听音乐、看电视、看小说等,也可起到缓解症状的作用。

(2)高热的护理:密切监测病人的生命体征,注意室内空气流通,保持合适的温、湿度。协助做好口腔和皮肤护理,出汗后及时更衣,注意保暖,以免受凉而加重病情。高热时,应进行物理降温,必要时遵医嘱给予药物降温。

4. 健康指导 指导病人合理安排工作、学习,避免劳累;经常参加体育运动,加强营养,以增加机体抵抗力;平时应注意个人卫生,保持外阴部清洁、干燥;养成白天多饮水、不憋尿的习惯,每次排尽尿液,不留残尿;避免擦便纸污染尿道口,每次便后清洗外阴。

(杨玉琴)

第二节 肾小球疾病病人的护理

一、概述

肾小球疾病是一组以血尿、蛋白尿、高血压、水肿为主要症状的肾脏疾病。按病因可分为原发性、继发性和遗传性三大类。其中,原发性肾小球疾病占大多数,是导致慢性肾功能衰竭的主要原因。继发性肾小球疾病是指继发于全身性疾病的肾脏病变,如糖尿病肾病、系统性红斑狼疮肾炎等。遗传性肾小球疾病为遗传变异基因所致的肾小球疾病,如家庭性出血性肾炎(Alport)综合征等。

(一)发病机制

目前认为多数肾小球疾病是免疫介导性炎症疾病,但在慢性进展过程中也有非免疫非炎症因素参与,并可造成病变持续和恶化。

1. 免疫介导性炎症反应 多数肾小球疾病的最初病因为免疫反应,按发生机制分为两类。

(1)原位免疫复合物形成:血液循环中游离抗体或抗原与肾小球中的某些固有抗原(如肾小球基底膜抗原)或种植于肾小球的外源性抗原或抗体相结合,在肾小球局部形成免疫复合物而引起肾脏损伤。

(2)循环免疫复合物沉积:外源性抗原或内源性抗原刺激机体产生相应抗体,在血循环中形成免疫复合物,沉积于基底膜内皮细胞下和肾小球系膜区而导致肾脏损伤,在肾脏免疫损伤中最常见。

2. 非免疫非炎症性损伤 非免疫因素主要在肾小球疾病的慢性进行性发展过程中起重要作用,如肾小球内高压、高灌注及高滤过,可促进肾小球硬化。此外,高脂血症、高蛋白饮食等也是加重肾小球损伤的重要因素。

(二)原发性肾小球疾病的分类

1. 原发性肾小球疾病的临床分型

(1)急性肾小球肾炎。

(2)急进性肾小球肾炎。

(3)慢性肾小球肾炎。

(4)隐匿性肾小球肾炎。

(5)肾病综合征。

2. 原发性肾小球疾病的病理分型 依据世界卫生组织(WHO)1995 年制定的肾小球疾病病理分类标准,分型如下。

(1)轻微型肾小球病变。

(2)局灶性节段性病变,包括局灶性肾小球肾炎。

(3)弥漫性肾小球肾炎:①膜性病变。②增生性肾炎:系膜增生性肾小球肾炎、毛细血管内增生性肾小球肾炎、系膜毛细血管性肾小球肾炎、新月体和坏死性肾小球肾炎。③硬化性肾小球肾炎。

(4)未分化的肾小球肾炎。

肾小球疾病的临床表现和病理类型之间有一定联系,同一病理类型可呈现多种不同的临床表现,而相同的一种临床表现可来自多种不同的病理类型。肾活检是确定肾小球疾病病理类型和病变程度的必要手段。

二、慢性肾小球肾炎病人的护理

慢性肾小球肾炎(chronic glomerulonephritis,CGN)简称慢性肾炎,是一组以血尿、蛋白尿、水肿和高血压为主要症状的疾病,且病程长,起病初期常无明显症状,不易被察觉,进而缓慢持续性发展,最终可导致慢性肾衰竭。

【护理评估】

(一)病因与发病机制

1. 病因 由各种原发性肾小球疾病迁延不愈逐渐发展而成,病因大多数目前尚不明确,少数由急性链球菌感染致肾小球肾炎演变而来。

2. 发病机制 引发病程慢性化,持续性进行性肾单位损坏的机制主要有:①原发性肾小球疾病的免疫介导性炎症引起持续性进行性肾实质损伤;②高血压导致肾小动脉硬化;③健存的肾单位代偿性肾小球毛细血管高灌注、高压和高滤过,促进肾小球硬化;④长期大量蛋白尿引起肾小球及肾小管慢性损伤;⑤脂质代谢异常导致肾小球和肾小血管硬化。

慢性肾炎的病理类型多种多样,且随病情变化病理类型也可发生演变,比较常见的有系膜毛细血管性肾小球肾炎、系膜增生性肾小球肾炎、膜性肾病及局灶性节段性肾小球硬化等,以上所有类型到晚期均可发展为硬化性肾小球肾炎。

(二)身体状况

临床表现多样,早期可有乏力、疲倦、食欲减退,病情时轻时重,逐渐发展为慢性肾功能衰竭。部分病人常因感染、劳累等急性发作，其基本表现如下。

(1)蛋白尿：一般为轻、中等量尿蛋白，是慢性肾炎必有的表现。

(2)血尿：多为镜下血尿，也可见肉眼血尿。

(3)水肿：一般在晨起时眼睑、颜面水肿较为明显，下午下肢可出现轻、中度凹陷性水肿，严重者可出现全身水肿。水肿与肾小球滤过率下降导致水钠潴留有关。

(4)高血压：多数病人在肾功能不全时出现血压升高，部分病例以高血压为首发表现。多数为持续轻、中度高血压。高血压的出现与水钠潴留、血中肾素和血管紧张素的增加有关。

(5)肾功能损害：呈慢性进行性损害，逐渐出现肾功能不全表现。肾功能还可因感染、劳累、血压增高或使用肾毒性药物等诱因而急剧恶化，导致肾功能衰竭，如能及时去除这些诱因，肾功能仍可在一定程度上恢复。

(6)其他：有不同程度的贫血。长期高血压者可出现心脑血管的并发症。

(三)心理、社会状况

早期由于症状不明显，病人会忽略而不予以重视，对医护人员的依从性比较差。此外，慢性肾炎为慢性病，病程长，需长期治疗，有些病人可出现消极心理；若病程迁延，最终可发展为慢性肾功能衰竭，病人及家属可出现焦虑、烦躁和过度依赖医护人员的心理等。

(四)辅助检查

1. 尿液检查 镜下可见多形性红细胞，可有红细胞管型。多数尿蛋白呈阳性(＋～＋＋＋)，定量为(1～3) g/24 h。

2. 血常规检查 疾病早期血常规检查多正常，或有轻度贫血。晚期血红蛋白和红细胞计数均明显下降。

3. 肾功能检查 疾病晚期内生肌酐清除率明显下降，血肌酐、血尿素氮升高。

4. B 超检查 晚期双肾明显缩小，皮质变薄。

(五)诊断要点

蛋白尿持续 1 年以上，并伴有血尿、水肿、高血压及肾功能不全，且排除继发性肾炎、遗传性肾炎和慢性肾盂肾炎后，可诊断为慢性肾炎。

(六)治疗要点

治疗上应以防止或延缓肾功能进行性恶化，改善或缓解临床症状以及防治严重并发症为主要目的，而不以消除尿蛋白及尿红细胞为目标。一般不宜使用激素及细胞毒药物，多采用综合治疗措施。

1. 一般治疗 多休息，合理膳食。避免加重肾损害因素，如感染、妊娠、劳累、应用肾毒性药物等。

2. 利尿消肿 水肿较明显时可利尿消肿，如氢氯噻嗪、呋塞米。

3. 控制高血压 选择对肾脏有保护作用的降压药，首选血管紧张素转换酶抑制剂(ACEI)，如贝那普利。

4. 应用血小板解聚药 如应用阿司匹林、双嘧达莫，可改善微循环、延缓肾功能衰退。

【主要护理诊断/问题】

(1)体液过多 与肾小球滤过率降低导致水钠潴留等因素有关。

(2)营养失调：低于机体需要量 与长期低蛋白饮食及蛋白丢失过多有关。

(3)焦虑 与疾病反复发作、预后不佳有关。

(4)潜在并发症：慢性肾功能衰竭。

【护理措施】

(一)一般护理

1. 休息 病情严重者应卧床休息，以增加肾血流和尿量，缓解水钠潴留。下肢水肿明显者，卧床时可抬高下肢，以增加静脉回流，减轻水肿。

2. 饮食护理 慢性肾炎病人肾功能减退时应给予优质低蛋白饮食 0.6～0.8 g/(kg・d)，其中 50%以上应为优质蛋白。同时应增加碳水化合物的摄入,以满足机体所需热量,避免负氮平衡;注意补充多种维生素和锌元素(锌有刺激食欲的作用),控制磷的摄入。必要时,遵医嘱静脉补充必需氨基酸。

(二)病情观察

观察、记录水肿情况,如定点测上臂肌围,定期检测体重,监测和记录血压,注意观察和辨别有无肾功能衰竭的临床表现,以便及早发现和处理。

(三)用药护理

慢性肾小球肾炎治疗的常用药物有利尿和降压药,应注意观察其疗效,及时发现药物毒副作用。使用利尿剂期间观察利尿效果,并防止低钠、低钾血症及血容量减少等副作用的发生;在使用降压药过程中应定时观察血压变化,降压不宜过快或过低,以免影响肾灌注。

血管紧张素转换酶抑制剂有降低肾小球内高压作用,但不影响肾小球滤过率,有延缓肾功能恶化的疗效,但对肾功能不全病人易引起高钾血症,应特别注意。

(四)心理护理

安慰和开导病人,耐心解释病人所提出的问题,指导病人及家属正确对待疾病,鼓励家属与病人多沟通,减轻病人心理负担,增加配合治疗的依从性,保持稳定的情绪。

(五)健康指导

1. 生活指导 嘱病人加强休息,避免劳累。耐心解释优质低蛋白质、低磷、低盐高热量饮食的重要性,指导病人根据自己的病情选择合理的食物。

2. 避免加重肾损害 指导病人及家属避免加重肾损害,如避免使用肾毒性药物,预防感染,在医生的指导下预防接种和妊娠等。

3. 用药指导 指导病人遵医嘱用药,切不可自行增量、减量或自行换药,介绍各类降压药的疗效、不良反应及使用时的注意事项,如为老年记忆力差的病人,可以书写下来以纸质交予病人保留。

4. 自我病情监测与随访 指导病人自我监测病情,且定期随访疾病的进展,包括肾功能、血压、蛋白尿及水肿等的变化。

三、肾病综合征病人的护理

教学情境

程女士,48 岁,眼睑及双下肢水肿且进行性加重 1 周,伴明显乏力。发病以来,无尿频、尿急、尿痛,无发热、关节酸痛,4 个月前发现尿中有泡沫,未重视。以往无高血压、心脏病、肝病病史。食欲差,睡眠尚可,大便正常。查体:体温 36.5 ℃,脉搏 90 次/分,呼吸 20 次/分,血压 115/80 mmHg,神志清楚,皮肤黏膜无出血点及黄染,心率 90 次/分,律齐。肝脾肋下未触及,下肢明显水肿,呈凹陷性。尿常规:尿蛋白(+ + +),尿蛋白定量 6.8 g/d。血液检查:血浆白蛋白 20 g/L,血胆固醇 11.0 mmol/L,血甘油三酯 8.4 mmol/L。肾功能检查:血肌酐 56 μmol/L,血尿素氮 7.2 mmol/L。

请问:1. 为指导治疗及明确预后,还应做哪些检查?

2. 病人存在哪些护理诊断/问题?

3. 应采取哪些护理措施?

肾病综合征(nephrotic syndrome,NS)是一组以大量蛋白尿(尿蛋白>3.5 g/d)、低蛋白血症(血浆白蛋白<30 g/L)、水肿、高脂血症为临床表现的综合征。

【护理评估】

(一)病因与发病机制

1. 病因 肾病综合征由各种肾脏疾病所致,大致可分为原发性和继发性两大类。原发于肾脏本身的肾小球疾病称为原发性肾病综合征,见于急性肾小球肾炎、急进性肾小球肾炎、慢性肾小球肾炎等。继发性肾病综合征是指继发于全身性或其他系统的疾病,如系统性红斑狼疮(SLE)、过敏性紫癜、肾淀粉样变性、多发性骨髓瘤、糖尿病等。

2. 发病机制 原发性肾病综合征的发病机制为免疫介导性炎症导致的肾实质损害。病理类型有多种，如微小病变型肾病、系膜增生性肾小球肾炎、系膜毛细血管性肾小球肾炎、膜性肾病及局灶性节段性肾小球硬化等。

（二）身体状况

一般起病较急，少数起病隐匿。典型表现如下。

1. 大量蛋白尿 尿蛋白>3.5 g/d。当肾小球滤过膜的屏障作用受损，尤其是电荷屏障受损时，肾小球滤过膜对血浆蛋白（多以白蛋白为主）的通透性增高，致使原尿中蛋白含量增多，当超过肾小管的重吸收量时，即形成大量蛋白尿。

2. 低蛋白血症 血浆白蛋白<30 g/L。主要为大量白蛋白自尿中丢失所致，此外肝合成血浆蛋白不足、胃黏膜水肿致蛋白质摄入与吸收减少等因素可进一步加重低蛋白血症。

3. 水肿 低蛋白血症造成血浆胶体渗透压明显下降是发生水肿的主要原因。水肿往往是肾病综合征病人最明显的体征。严重水肿者还可出现胸腔、腹腔、心包腔积液。

4. 高脂血症 肾病综合征常伴有高脂血症，其中以高胆固醇血症最为常见。低蛋白血症刺激肝脏代偿性合成脂蛋白增加，而脂蛋白分解又减少，使得血中胆固醇、甘油三酯、低密度脂蛋白（LDL）及极低密度脂蛋白（VLDL）的浓度也增高。

5. 其他 面色苍白，疲乏无力，头晕，站立时或体位由卧位变为立位时常易晕厥，与低蛋白血症致血容量不足、低血压有关。部分成年病人可有轻、中度高血压。

6. 并发症

（1）感染：常见的并发症和死亡原因，也是导致肾病综合征复发及疗效不佳的主要原因之一。常发生呼吸道、泌尿道、皮肤感染及腹膜炎等。病原体可为细菌、病毒及霉菌。引起感染的因素很多，如低蛋白血症使抗体形成减少，使用大量激素等。

（2）血栓及栓塞：多数肾病综合征病人血液呈高凝状态，常可自发形成血栓，多见于肾静脉、下肢静脉，较少见于其他静脉及动脉，以肾静脉血栓最为多见（发生率为10%～15%）。

（3）动脉粥样硬化：与长期高脂血症有关，常见心绞痛、心肌梗死。

（4）肾功能不全：各种病理类型的肾病综合征都可发生肾功能不全，在高度水肿或病变显著活动期，往往合并一过性肾功能不全，血尿素氮和血肌酐增高，待水肿消退后则恢复正常。慢性肾小球肾炎的肾病综合征即使水肿完全消退，肾功能多数也不能恢复正常。

（三）心理、社会状况

本病病程长，易复发，且影响预后因素众多，如肾小球疾病的病理类型、有无并发症、是否复发及用药疗效等，所以部分病人可出现焦虑、悲伤等不良情绪。评估病人时应了解其心理反应和社会支持状况。

（四）辅助检查

1. 尿液检查 尿蛋白定性一般为＋＋＋～＋＋＋＋，尿中可有红细胞、管型等，24 h尿蛋白定量超过3.5 g。

2. 血液检查 血浆白蛋白低于30 g/L，血中胆固醇、甘油三酯、低及极低密度脂蛋白增高。血IgG可降低。

3. 肾功能检查 内生肌酐清除率正常或降低，血肌酐、尿素氮可正常或升高。肾功能衰竭时血尿素氮、血肌酐升高。

4. 肾活组织病理检查 可明确病理类型，对指导治疗及明确预后具有重要意义。

5. 肾B超检查 双肾正常或缩小。

（五）诊断要点

主要根据大量蛋白尿、低蛋白血症、高脂血症、水肿等临床表现，排除继发性肾病综合征即可确诊，尿蛋白>3.5 g/d、血浆白蛋白低于30 g/L为确诊的必需条件。肾病综合征的病理类型有赖于肾活组织病理检查。

(六)治疗要点

治疗原则以抑制免疫与炎症反应为主,辅以一般治疗,消除水肿,降低血压,使尿蛋白减少乃至消失,提高血浆白蛋白含量、降低血脂,保护肾功能,避免复发。主要治疗方法如下。

1. 利尿消肿 常用噻嗪类利尿剂和保钾利尿剂作基础治疗,两者并用可提高利尿的效果,同时可减少钾代谢紊乱。此外,静脉输注血浆或血浆白蛋白,可提高胶体渗透压,再加用袢利尿剂亦可起到良好的利尿作用。

2. 减少尿蛋白 应用 ACEI(如卡托普利)和其他降压药(如氨氯地平),可通过有效地控制高血压而达到不同程度减少尿蛋白的作用。

3. 抑制免疫与炎症反应

(1)糖皮质激素:原发性肾病综合征首选药物。该药可能是通过抑制免疫与炎症反应,并抑制醛固酮和抗利尿激素的分泌,影响肾小球基膜通透性而起治疗作用。肾病综合征病人对激素治疗的反应可分为三种类型:激素敏感型,即治疗 8 周内肾病综合征缓解;激素依赖型,即药量减到一定程度即复发;激素抵抗型,即激素治疗无效。

(2)细胞毒药物:目前国内外最常用的细胞毒药物为环磷酰胺,常用于激素依赖型或激素抵抗型肾病综合征,与激素合用有可能提高缓解率。一般不首选及单独应用。

(3)环孢素:该药可选择性抑制辅助性 T 淋巴细胞及细胞毒效应 T 淋巴细胞,用于激素及细胞毒药物都无效的难治性肾病综合征,但此药昂贵、副作用大,停药后病情易复发。

(4)中医中药治疗:如雷公藤等,可与激素及细胞毒类药物联合应用。

4. 并发症防治

(1)感染:激素治疗时,不必预防性使用抗生素,因其不能预防感染,反而可能诱发真菌双重感染。一旦出现感染,应及时选用敏感、强效及无肾毒性的抗生素。

(2)血栓及栓塞:当血液出现高凝状态时应及时给予抗凝剂如肝素,并辅以血小板解聚药如双嘧达莫。一旦出现血栓或栓塞时,应及早应用尿激酶或链激酶溶栓,并配合应用抗凝药。

(3)急性肾功能衰竭:利尿无效且达到透析指征时应进行血液透析等治疗。

【主要护理诊断/问题】

(1)体液过多　与低蛋白血症致血浆胶体渗透压下降等有关。

(2)营养失调:低于机体需要量　与大量蛋白质的丢失,胃肠黏膜水肿致蛋白质吸收障碍等因素有关。

(3)有感染的危险　与皮肤水肿、营养不良、激素或细胞毒药物的应用致机体免疫功能低下等有关。

(4)有皮肤完整性受损的危险　与水肿、营养不良有关。

【护理目标】

病人能积极配合治疗,水肿程度减轻或消失;能正常进食,逐步纠正营养不良的状况;无皮肤损伤或感染的发生。

【护理措施】

(一)一般护理

1. 休息与活动 全身水肿明显,合并胸水、腹水,出现呼吸困难者应绝对卧床休息,取半卧位,时间不少于 2 周。等到症状改善后逐渐增加活动量,总的休息时间不少于 3 个月,直到病情完全康复。症状缓解后,协助病人在床上或床下做适当运动,防止下肢静脉血栓形成,同时也能预防关节僵硬及挛缩。由于皮肤肿胀严重,对卧床病人要特别加强皮肤护理,保持皮肤清洁、干燥,勤换衣服;避免皮肤长时间受压,经常变换体位,防止压伤、擦伤;注意剪短指甲,防止抓伤皮肤。改变体位时不可过快,防止体位性低血压。

2. 饮食护理 合理的饮食构成能改善病人的营养状况和减轻肾脏的负担。

(1)蛋白质:补充优质蛋白,入量为 1 g/(kg · d),如鸡蛋、牛奶、禽肉、牛肉等。肾功能不全时,应根据肌酐清除率调整蛋白质的摄入量。

(2)热量:要充足,每千克体重不少于 126 kJ/d(30 kcal/d)。少进富含饱和脂肪酸的食物如动物油脂;

而多食富含不饱和脂肪酸的食物如植物油及鱼油，以及富含可溶性纤维的食物如燕麦、豆类等。

(3)钠盐和水分：严重水肿者应严格限制水分摄入，正确记录出入液量。入量为前一天的尿量加500 mL。水肿时限制钠盐较限水更为重要，限制钠盐的摄入不仅可以控制水肿进一步发展，也有利于控制高血压，钠的摄入量不超过 3 g/d。

(4)补充各种维生素及微量元素：如 B 族维生素、维生素 D、叶酸及铜、锌、铁、钙等。

(5)营养监测：定期测量血浆白蛋白、血红蛋白等的指标，可反映机体营养状态。记录进食情况，评估饮食结构是否合理，热量是否充足，视监测结果及时作出饮食调整。

(二)用药护理

1. 激素和细胞毒药物 激素治疗的原则：①起始量要足；②减撤药要慢；③维持用药要久。目前常用的服药方法为顿服法，即一天剂量在早晨 8:00 顿服。糖皮质激素可增加体内蛋白质的分解代谢，在发生利尿消肿作用之前，往往可加重氮质血症和低蛋白血症。大剂量激素作用的初期，可能使水肿加重，部分病人出现高血压、血栓形成、继发感染等。针对激素的这些副作用和并发症，在护理上应正确指导病人按医嘱服药，切不可擅自加量、减量甚至停药。在长期使用激素时，常产生满月脸、痤疮、多毛、向心性肥胖，并伴有兴奋或失眠等。细胞毒药物如环磷酰胺，毒副作用大，应用时要注意有无骨髓抑制、出血性膀胱炎、脱发等。

2. 利尿药物 用药期间要记录 24 h 尿量，定期称量体重与测腹围，了解水肿消长情况。主要监测药物不良反应，如低钾、低钠、低氯血症、碱中毒等。使用大剂量呋塞米时，应注意观察有无恶心、直立性眩晕、口干、心悸等。初始利尿不能过猛，以免因血容量不足，诱发血栓形成和损伤肾功能。

3. 其他药物 如雷公藤制剂，应注意其对血液系统、胃肠道、生殖系统等的副作用。抗凝药如肝素、双嘧达莫等，应密切观察病人反应，若出现皮肤黏膜、口腔、胃肠道等的出血倾向时，应及时减药并给予对症处理，必要时停药。

(三)预防感染

由于高度水肿、低蛋白导致自身免疫功能下降，加上长时间使用激素使免疫功能进一步降低，因此非常容易发生各种感染。

(1)注意饮食卫生，保证口腔清洁，用甲硝唑溶液漱口，3 次/天。

(2)注意皮肤清洁，定期洗澡和更换衣服。

(3)居住环境要通风、阳光充足。避免与上呼吸道感染者接触。

(4)严格执行无菌操作，避免医源性感染发生。

(四)心理护理

医护人员应该多与病人沟通，耐心倾听，并给予疏导和劝慰，使病人保持良好的情绪，并且树立战胜疾病的信心，积极配合治疗。对病人的行为表现及观点表示理解。向病人讲解形象改变的原因，以消除其紧张不安心理。

(五)健康指导

1. 疾病知识指导 注意休息，避免劳累，同时应适量运动，避免发生肢体血栓等并发症。告知病人优质蛋白质、高热量、高膳食纤维、低脂低盐饮食的重要性，指导病人及家属根据病情选择合适的食物。避免感冒和感染，注意个人卫生。

2. 用药指导 向病人介绍药物的使用方法、注意事项以及可能的不良反应。嘱病人不可自行增减药量或停药，如有疑问应及时联系咨询医生。

3. 自我病情监测与随访 学会每天用浓缩晨尿自测尿蛋白，此为病情活动的可靠指标。教会病人自我监测水肿、蛋白尿和肾功能的方法，并注意随访。

【护理评价】

水肿是否减轻并逐渐消退；饮食是否合理，营养状况是否得到改善；有无感染的发生；皮肤有无损伤发生;病人是否掌握有关疾病及用药的知识。

(陈双剑)

第三节 尿路感染病人的护理

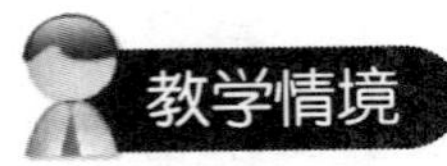

教学情境

李女士,44岁。尿频、尿急、尿痛伴畏寒、发热2天。有肉眼血尿,双侧腰痛。查体:体温38.5 ℃,脉搏80次/分,呼吸18次/分,血压100/60 mmHg。神清,心肺无阳性体征。双肾区叩击痛(+),双下肢无水肿。血常规:白细胞计数 23.1×10^9/L,中性粒细胞0.90,红细胞 4.22×10^{12}/L,血红蛋白135.9 g/L,血小板 185×10^9/L。尿常规:尿沉渣红细胞5～10个/HP,白细胞10～15个/HP,尿蛋白(++)。肾功能:血尿素氮5.13 mmol/L,血清肌酐76.80 μmol/L,双肾输尿管B超无异常。

请问:1.为进一步明确诊断,还应做哪些检查?

2.病人的主要护理诊断有哪些?

3.如何采集清洁中段尿培养标本?

尿路感染(urinary tract infection,UTI)简称尿感,是由各种病原微生物感染引起的尿路急、慢性炎症。根据感染发生的部位,分为上尿路感染和下尿路感染。上尿路感染主要是肾盂肾炎,下尿路感染主要是膀胱炎,两者临床表现有时相似,故统称为尿路感染。本病主要由细菌引起,以育龄女性、老年人多见,女性与男性发病率比为10∶1。

【护理评估】

(一)病因与发病机制

1.病因 以革兰阴性杆菌为主,其中大肠杆菌最多见,占70%以上,其次为副大肠杆菌、变形杆菌、克雷白杆菌、产气杆菌、沙雷杆菌、产碱杆菌、粪链球菌、铜绿假单胞菌和葡萄球菌;偶见厌氧菌、真菌、病毒和原虫感染。铜绿假单胞菌感染多发生于有尿路器械检查史或长期留置导尿的病人,白色葡萄球菌感染多发生于性生活活跃的女性,尿路结石者以变形杆菌和克雷白杆菌感染较多见,糖尿病和免疫功能低下者可伴发真菌感染。

2.易患因素 正常人泌尿系统有一定的抗菌防卫能力,当存在下列因素时易引起感染。

(1)尿路梗阻或畸形:最主要的易感因素,如结石、肿瘤、输尿管括约肌闭合不全、马蹄肾、多囊肾、尿道狭窄、前列腺肥大、妊娠子宫压迫输尿管等,使排尿不畅,有利于细菌生长、繁殖,其尿路感染率比无梗阻者高10倍之多。

(2)女性:因女性尿道较男性短而宽,尿道口易被细菌污染。女性在经期、妊娠期、绝经期因内分泌改变而更易发病。

(3)机体免疫功能降低:慢性全身性疾病如糖尿病、贫血、慢性肝炎、慢性肾病、各种恶性肿瘤及长期使用免疫抑制剂等,均可使全身抵抗力降低而易感染。

(4)医源性因素:导尿、手术和尿路器械检查等会损伤尿道黏膜,还可将尿道口的细菌直接带入尿道、膀胱而致感染。

(5)其他:尿道内或尿道口周围的炎症改变,尿道旁腺炎、阴道炎、前列腺炎、会阴部皮肤感染等易促发尿路感染。

3.发生机制 正常情况下细菌可进入膀胱,但并不都会引起尿路感染,关键在于机体的防御功能和细菌的致病力。机体防御功能主要包括:①尿液的冲刷作用可清除绝大部分入侵的细菌。②尿路黏膜及其所分泌有机酸、IgG、IgA等可抵御细菌入侵,男性排泄前列腺液于后尿道也可抑制细菌生长。③高浓度尿液和尿液酸性环境不利于细菌生长。④细菌侵入肾后,血液循环与肾感染局部均可产生抗体,与细菌结合引起免疫反应。

（二）身体状况

1. 膀胱炎 约占尿感的60%。主要表现为尿频、尿急、尿痛等膀胱刺激症状，伴有耻骨弓上不适。常有白细胞尿，30%有血尿，偶见肉眼血尿。一般无全身感染的表现，仅少数病人可有腰痛、低热。

2. 急性肾盂肾炎 随炎症程度的不同而临床表现差异较大。

（1）全身毒血症表现：起病急，常有寒战、高热，伴头痛、全身酸痛、疲乏无力、食欲减退，甚至腹痛、腹胀或腹泻等。轻者全身表现不明显。

（2）泌尿系统表现：常有尿频、尿急、尿痛等尿路刺激症状，多数伴腰痛或肾区不适，肋脊角压痛、叩击痛，上、中输尿管点和耻骨上膀胱区有压痛，可有脓尿和血尿。

3. 慢性肾盂肾炎 急性肾盂肾炎如治疗不及时、不彻底或尿路梗阻等因素未及时纠正，病变可持续存在或反复发作，超过半年以上者称为慢性肾盂肾炎。临床表现多不典型，病程长，迁延不愈，经常反复发生尿路刺激症状，伴有菌尿，全身症状相对较轻，急性发作时与急性肾盂肾炎相似。晚期可有高血压、水肿等肾功能减退表现。

4. 无症状性菌尿 又称隐匿型尿感，即有真性细菌尿但无尿感症状，其发生率随年龄增长而增加。老年人的发生率可达10%～12%，孕妇中约7%有无症状性菌尿，如不治疗，约20%的病人可发生急性肾盂肾炎。

5. 并发症 较少发生，当细菌毒力强、机体抵抗力低下或合并尿路梗阻时，可发生肾乳头坏死和肾周脓肿。

（1）肾乳头坏死：表现为寒战、高热、剧烈腰痛、血尿，可见坏死组织从尿中排出。

（2）肾周围脓肿：常由严重的肾盂肾炎直接扩散而来，除原有症状加重外，常出现明显的单侧腰痛，向健侧弯腰时疼痛加剧。

（三）心理、社会状况

尿路刺激症状影响病人工作、学习、生活，病人可出现情绪低落；部分病人出现反复发作，可表现为焦虑、悲观情绪。应鼓励病人家属多关心、安慰病人，表示对其痛苦的理解。

（四）辅助检查

1. 尿常规和尿细胞计数 尿蛋白少量，尿沉渣白细胞、红细胞增多，其中以白细胞最常见。若见白细胞管型对肾盂肾炎有诊断价值。

2. 血常规 急性期白细胞计数和中性粒细胞数升高及核左移，慢性期红细胞计数、血红蛋白降低。

3. 尿细菌学检查 诊断尿感的主要依据。临床常用清洁中段尿做细菌定量培养、菌落计数，临床意义：菌落计数$\geqslant 10^5$/mL为有意义的细菌尿；介于$10^4 \sim 10^5$/mL之间为可疑阳性，应结合病情考虑其价值，或者重新检查；如$< 10^4$/mL则可能为污染。

4. 肾功能检查 急性期无改变。慢性期先出现肾小管功能减退，夜尿增多，呈低比重尿，酚红排泄率下降；后期可有肾小球功能损害，出现氮质血症。

5. 其他 慢性肾盂肾炎久治不愈可做静脉肾盂造影（IVP）、B超、放射性核素肾动态图像等检查，以确定有无梗阻、畸形和肾脏排泄功能改变。男性首次尿感亦应做IVP。

（五）诊断要点

典型的尿感可根据膀胱刺激征、尿液改变和尿液细菌学检查确诊。不典型者则主要根据尿细菌学检查做出诊断。

（六）治疗要点

积极纠正诱因，合理使用抗生素控制感染。

1. 急性膀胱炎 对非复杂性膀胱炎，复方磺胺甲噁唑或氧氟沙星口服3天，约90%尿感可治愈。停服抗菌药物7天后做清洁中段尿细菌定量培养，根据尿培养结果，决定是否继续用药或做进一步的检查。

2. 急性肾盂肾炎 应留取尿标本做尿常规，细菌培养后，即开始应用抗菌药物，如喹诺酮类、氨基糖苷类、青霉素类、头孢类。抗菌药物治疗一般疗程为 10～14 天，或至症状完全消失，尿检阴性后再用药 3～5 天。急性期彻底治愈是防止炎症迁延转为慢性的关键，故治疗期间和停药后的复查很重要。停药后，应每周复查尿常规和细菌培养 1 次，共 2～3 周，至第 6 周再复查 1 次，若均为阴性为临床痊愈，如尿菌阳性应再用抗菌药物 1 个疗程。

3. 慢性肾盂肾炎 最重要的是寻找病因，去除易感因素。多饮水，增加营养，提高机体抵抗力。抗菌药物应用原则：①急性发作期的用药同急性肾盂肾炎；②选用敏感药物，不用氨基糖苷类抗生素，多需两类药物联合应用，疗程 2～4 周，或轮换用药，每组用 1 个疗程，中间停药 3～5 天，共 2～4 个月；③如疗效仍不佳，可采用低剂量长期抑菌疗法，多能有效防止再发。

4. 无症状细菌尿 非妊娠期妇女的无症状细菌尿，一般不予治疗。对妊娠期妇女须按一般尿感治疗，宜选用肾毒性较小的抗生素，如青霉素类、头孢菌素类等。学龄前儿童的无症状细菌尿也应予以治疗。

【主要护理诊断/问题】

(1)体温过高 与急性肾盂肾炎有关。

(2)排尿异常：尿频、尿急、尿痛 与泌尿系统感染有关。

(3)潜在并发症：肾乳头坏死、肾周脓肿等。

(4)知识缺乏：缺乏预防尿路感染的知识。

【护理目标】

病人感染得到控制，体温降至正常范围；排尿时无不舒适，能排尽尿液；病人了解尿感有关知识。

【护理措施】

(一)一般护理

1. 休息与活动 急性尿感或慢性肾盂肾炎急性发作期第 1 周应卧床休息，可取屈曲位，以减轻腰部疼痛；恢复期可适当活动，劳逸结合；慢性肾盂肾炎一般不宜从事重体力活动。

2. 饮食 轻症者进食清淡、富含营养、易消化食物。发热、全身症状明显者，应给予流质或半流质饮食，同时做好口腔护理，指导病人多摄入水分，每天入量应在 2000 mL 以上。

督促病人每 2 h 排尿 1 次，以缓解症状。

(二)病情观察

密切观察病情 监测和记录体温变化，观察尿液性状、腰痛是否加剧。如出现高热持续不退或体温进一步升高，且腰痛加剧等，应考虑是否出现肾周脓肿、肾乳头坏死等并发症，应及时通知医生并配合处理。

(三)用药护理

遵医嘱用药，强调按时、按量、足够疗程用药的重要性。口服磺胺类药要多饮水并同时服用碳酸氢钠，以增加疗效，减少磺胺结晶的形成；呋喃妥因服用后可引起恶心、呕吐、食欲不振等消化道反应，长期用药可并发末梢神经炎；喹诺酮类可出现轻度消化道反应、皮肤瘙痒等；氨基糖苷类抗生素对肾脏和听觉神经均有毒性，注意病人听力有无改变。慢性肾盂肾炎病人不可使用这类药物。

(四)清洁中段尿培养标本的采集

向病人解释检查的意义和方法，并注意以下几个方面：①在使用抗生素之前或停药 5 天以上收集尿标本。②留取清晨第一次尿，保证尿液在膀胱停留 6～8 h，提高阳性率。③留取尿液时要严格执行无菌操作，先用肥皂水清洗外阴、包皮，不宜使用消毒剂，再用无菌试管留取中段尿。④尿标本在 1 h 内做细菌培养，或冷藏保存。⑤尿标本中勿混入消毒药液，女性病人留尿时注意勿混入白带。⑥以膀胱穿刺法取尿标本为最理想。

(五)健康指导

1. 疾病知识指导 尿感是能够预防和治愈的疾病。告诉病人要积极防治全身性疾病如糖尿病、重症肝病等。及时发现并有效去除尿路结石、肿瘤等，保证尿流通畅。指导病人保持良好心态，积极配合治疗。

2. 生活指导 ①规律生活，避免劳累，坚持体育运动，增强机体的抵抗力。②多饮水、勤排尿是预防尿路感染最简便且有效的措施，每天应摄入充足水分，保证尿量不少于 1500 mL/d。③注意个人卫生，尤其是会阴部及肛周皮肤的清洁，月经期、妊娠期、产褥期更应该注意；女婴应特别注意尿布及会阴部卫生。④性生活后立即排尿；与性生活有关的反复发作者，还应服抗菌药物预防。

3. 用药指导 嘱病人按时、按量、按疗程服药，勿随意增、减药量或停药，并按医嘱定期随访。教会病人识别尿感的临床表现，一旦发生尽快就诊。

（陈双剑）

第四节 肾功能衰竭病人的护理

一、急性肾功能衰竭病人的护理

急性肾功能衰竭（acute renal failure，ARF）是由于各种病因引起的短期内（数小时或数天）肾功能急剧、进行性减退而出现的临床综合征。主要表现为血肌酐（Cr）和尿素氮（BUN）增加，水、电解质紊乱和酸碱平衡失调及全身各系统并发症。

【护理评估】

（一）病因与发病机制

1. 病因 急性肾功能衰竭病因分三类。

（1）肾前性：因血容量不足（如大量出血、呕吐和腹泻、大面积烧伤和大量出汗、使用利尿剂和渗透性利尿等）、心排血量降低（如严重心力衰竭、心肌梗死或过敏性休克等）、肾内血流动力学改变（包括肾前小动脉收缩或肾后小动脉扩张）等导致肾血流灌注减少，肾小球滤过率下降，此时肾组织尚未发生器质性损害。

（2）肾性：因肾实质损害所致，包括急性肾小管坏死、急性肾间质病变、肾小球和肾血管病变。其中急性肾小管坏死是最常见的急性肾功能衰竭类型，占 75%～80%，大多数是可逆的。缺血性病变是急性肾小管坏死最常见的原因，各种肾前性病因未能得到及时纠正，引起肾血流持续降低，继而导致肾小管坏死。其他原因还有肌肉挤压伤、血红蛋白尿、肾毒性物质如氨基糖苷类抗生素、汞剂、铋剂、蛇毒、蜂毒等。

（3）肾后性：由肾以下急性尿路梗阻引起，如前列腺肥大、膀胱或双侧输尿管结石、肿瘤等。

2. 发病机制 未完全阐明。对于急性肾小管坏死的发病机制，主要是因为肾缺血和肾毒素使肾素-血管紧张素系统活化，引起肾血流动力学的改变，肾血流量减少，GFR 降低，产生少尿或无尿；同时肾缺血或肾中毒时引起肾小管急性严重的损伤，肾小管上皮细胞变性、坏死和脱落，肾小管基膜断裂。脱落的上皮细胞引起肾小管堵塞，肾小管内压升高和小管扩张，致使肾小球有效滤过压降低引起少尿。

（二）身体状况

1. 临床表现 包括原发病、急性肾功能衰竭引起的代谢紊乱和并发症 3 个方面。急性肾功能衰竭典型表现可分为 3 期。

1）起始期：典型肾前性氮质血症至肾小管坏死之前这一阶段。此期有严重的肾缺血，但尚无明显的肾实质损伤，若及时治疗可避免急性肾小管坏死的发生。起始期历时短，仅数小时至 1～2 天，肾损害可逆转。

2）维持期：又称少尿期，7～14 天，也可短至几天或长至 4～6 周。部分病人可无少尿，称为非少尿型急性肾功能衰竭，其病情大多较轻，预后较好。肾小球滤过率保持在低水平，多数病人出现少尿（＜400 mL/d）。不论尿量是否减少，随着肾功能减退，均可出现一系列尿毒症表现。

（1）急性肾功能衰竭的全身症状：①消化系统症状：最早出现的系统症状，可有恶心、呕吐、腹胀、腹泻、食欲下降等，重者则可发生消化道出血。②循环系统症状：多因体液过多而引起高血压、心力衰竭和肺水肿的表现。③呼吸系统症状：除肺部感染症状外，还可因容量负荷过重而出现咳嗽、憋闷、胸痛和呼吸困难。④神经系统症状：可出现意识障碍、躁动、昏迷等尿毒症脑病症状。⑤血液系统症状：可有轻度贫血表现或出血倾向。⑥其他：常出现感染，是本病死亡的主要原因之一。此外，在本病的发展过程中可能出现多脏器功能衰竭,病人死亡率可高达70%甚至以上。

(2)水、电解质紊乱和酸碱平衡失调:如水过多导致水肿、体重增加、高血压、急性左心衰竭、脑水肿和稀释性低钠血症;由于肾排钾减少、酸中毒、组织分解过快等原因,导致高钾血症;因为肾排酸能力减低,同时又因急性肾功能衰竭常合并高分解代谢状态,使酸性产物明显增多,故易引起代谢性酸中毒;此外,还可有低钙、高磷血症。以高钾血症、代谢性酸中毒最常见。

3)恢复期:肾小管细胞恢复,肾小球滤过率逐渐恢复至正常。少尿型病人开始出现利尿,可有多尿现象,尿量可达3000~5000 mL/d,甚至更多,一般持续1~3周,而后逐渐恢复。肾小管上皮细胞溶质和重吸收水分功能的恢复相对迟缓,需数月后才能恢复。若肾功能持久不恢复,则应考虑肾脏遗留有永久性损害。

(三)辅助检查

1. 尿液检查 尿蛋白+~++,尿比重低,大多在1.015以下,且较固定。尿沉渣可见肾小管上皮细胞、上皮细胞管型、颗粒管型,偶见红、白细胞。

2. 血液检查 可有轻、中度贫血,血肌酐和血尿素氮每天均升高,血pH值常低于7.35,血清钙降低,血磷增高,多数病人血清钾增高,血钠正常或偏低。

3. 肾影像学检查 多采用腹部平片、超声、CT、磁共振等检查,有助于了解肾脏的大小、形态、血管及输尿管、膀胱有无梗阻等。

4. 肾活组织检查 在排除肾前性及肾后性原因后,没有明确致病因素的肾性急性肾功能衰竭都有肾活组织检查指征。

(四)诊断要点

尿量突然明显减少,肾功能急剧恶化(血肌酐每天升高超过44.2 μmol/L或在24~72 h内血肌酐值相对增加25%~100%),结合临床表现、原发病因和实验室检查结果,即可作出诊断。

(五)治疗要点

1. 一般治疗 坚持量入为出的原则补充水分,维持体液平衡。维持机体的营养状况和正常代谢,有助于损伤细胞的修复和再生,提高存活率。

2. 纠正可逆病因 立即纠正可逆病因,如各种严重外伤、心力衰竭、急性失血,积极补足血容量,防止休克和感染等的发生。

3. 高钾血症的治疗 高钾血症是急性肾功能衰竭的死亡原因之一。应避免食用含钾高的食物,少用或不用含钾多的药物(如钾盐、青霉素钾盐),口服甘露醇增加钾从肠道排出,禁用库存血。当血钾超过6.5 mmol/L,心电图表现异常变化时,应遵医嘱紧急做如下处理:①10%葡萄糖酸钙10~20 mL稀释后缓慢静脉注射。②5% $NaHCO_3$ 100~200 mL静脉滴注;50%葡萄糖溶液50 mL加胰岛素10 U缓慢静脉注射。③离子交换树脂15 g,每天4次口服,亦可加入10%葡萄糖溶液200 mL中做保留灌肠。④透析疗法是治疗高钾血症最有效的方法,以血透疗效最好。

4. 纠正代谢性酸中毒 当 HCO_3^- 低于15 mmol/L时,可选用5% $NaHCO_3$ 100~200 mL静脉滴注,严重者应立即透析治疗。

5. 透析治疗 治疗指征为明显尿毒症综合征,包括心包炎、严重脑病、高钾血症、严重代谢性酸中毒、容量负荷过重且对利尿治疗效果不佳者。

6. 多尿期的治疗 治疗重点仍为维持水、电解质紊乱和酸碱平衡,控制氮质血症,治疗原发病和防治各种并发症。恢复期一般无需特殊治疗,定期随访肾功能,避免使用肾毒性药物。

【主要护理诊断/问题】

(1)体液过多 与肾小球滤过率降低、水和钠盐摄入过多有关。

(2)有感染的危险 与限制蛋白质饮食、机体抵抗力降低和侵入性操作等有关。

(3)营养失调:低于机体需要量 与病人恶心、呕吐、食欲低下、腹泻以及限制饮食中的蛋白质、透析、原发病等因素有关。

(4)潜在并发症:高钾血症、心力衰竭等。

【护理措施】

（一）一般护理

1. 休息与活动 少尿期和有高血压脑病、心力衰竭等严重并发症的病人要绝对卧床休息，安排单间，保持安静。室内空气新鲜、清洁，定期空气消毒。有抽搐、昏迷者采取保护措施，防止坠床。烦躁不安者，遵医嘱应用镇静剂，保持呼吸道通畅。严格执行无菌操作，以防感染。多尿期以卧床休息为主，恢复期逐渐增加适当活动，但要避免劳累和重体力活动。做好口腔及皮肤护理。

2. 饮食 对于能进食的病人，给予高蛋白质以及含钠、钾较低的食物。蛋白质的摄入量限制为 0.8 g/(kg・d)，并适量补充必需氨基酸。接受透析治疗的病人给予高蛋白饮食，因透析会使部分氨基酸及小分子蛋白质丢失，血液透析病人的蛋白质摄入量为 1.0～1.2 g/(kg・d)。同时给予高热量、高维生素食物，以维持机体的正氮平衡。不能经口进食者可通过鼻饲或静脉补充营养物质。

（二）严密监测病情

1. 少尿期观察 严密监测病人体温、脉搏、呼吸、血压、心率、心律及神志等的变化；注意水肿消长情况，准确记录 24 h 出入液量，特别是尿量；注意有无电解质紊乱、酸碱失衡，如有嗜睡、肌张力低下、心律不齐、恶心、呕吐等高钾血症表现，应立即通知医生。此期易出现高血压脑病、心力衰竭、心律失常、感染等并发症，应及时发现。

2. 多尿期观察 注意观察血钾、血钠的变化及血压的变化；有无脱水征。

3. 恢复期观察 观察尿量及用药不良反应，定期复查肾功能。

（三）用药护理

遵医嘱用药，注意疗效及不良反应。维持水、电解质紊乱及酸碱平衡，遵循“以出为进”、“宁少勿多”、“宁酸勿碱”的治疗原则。密切监测血清钾，一旦超过 6.5 mmol/L，立即配合医生处理。如出现高血压、心力衰竭、感染等，应配合做好相应治疗。

（四）健康指导

1. 康复指导 恢复期病人应加强营养，增强体质，适当锻炼；注意个人清洁卫生，注意保暖，防止受凉；避免妊娠、手术、外伤等。定期门诊随访，监测肾功能、尿量等。

2. 生活指导 慎用氨基糖苷类抗生素；尽量避免需用大剂量造影剂的 X 线检查，尤其是老年人及肾血流量灌注不足者（如脱水、失血、休克）。加强劳动防护，避免接触重金属、工业毒物等。误服或误食毒物，应立即进行洗胃或导泻，并采用有效解毒剂。

教学情境

童先生，55 岁。双下肢水肿加重 1 个月。晨轻暮重，有轻度下肢疼痛，自觉乏力，腰部不适，尿量尚可。无明显口渴，有糖尿病病史 16 余年，夜尿增加。查体：体温 36.3 ℃，脉搏 80 次/分，呼吸 18 次/分，血压 110/70 mmHg。神清，体力欠佳。双肺呼吸音清，未闻及干、湿啰音。心脏彩超：二尖瓣少量反流，左室收缩功能正常、舒张功能下降。双下肢动脉彩超示双侧股深动脉、股浅动脉、腘动脉、胫后动脉及左侧足背动脉粥样硬化斑形成。24 h 尿蛋白定量 9.06 g。尿常规示红细胞 4.47 个/μL，白细胞 1.49 个/μL，蛋白＋＋。血尿素氮 23.75 mmol/L，血清肌酐 429.6 μmol/L，尿酸 322.7 μmol/L。

请问：1. 为针对病因治疗，还应做哪些检查和监测？

2. 病人存在哪些护理诊断？

3. 应采取哪些护理措施？

二、慢性肾功能衰竭病人的护理

慢性肾功能衰竭（chronic renal failure，CRF），简称肾衰，是各种慢性肾脏疾病缓慢进展，造成肾实质广泛性受损使肾功能进行性减退至衰竭，出现以代谢产物潴留、水、电解质紊乱和酸碱平衡失调为特征的临床综合征。根据肾功能的受损程度和临床表现，可将慢性肾功能衰竭分为 4 期（表 5-1），即肾功能不全代偿期、肾功能不全失代偿期、肾功能衰竭期、尿毒症期。

表 5-1 慢性肾功能衰竭病程分期

分期	内生肌酐清除率/(mL/min)	血肌酐/(μmoL/L)	临床表现
肾功能不全代偿期	50～80	正常	仅有原发病表现
肾功能不全失代偿期	25～50	已升高,但<450	氮质血症
肾功能衰竭期	10～25	450～707	贫血较明显,轻度的各系统症状
尿毒症期(肾功能衰竭晚期)	<10	>707	出现显著的各系统症状和血生化异常

【护理评估】

(一)病因与发病机制

1. 病因 任何破坏肾的正常结构和功能的疾病均可导致肾功能衰竭。慢性肾功能衰竭的常见病因如下。

(1)原发性肾脏疾病:如肾小球肾炎、慢性肾盂肾炎、肾小管间质性肾病、多囊肾等。

(2)继发性肾脏病变:如系统性红斑狼疮性肾病、糖尿病肾病、高血压肾小动脉硬化症、各种药物和重金属所致的肾病。

(3)梗阻性肾病:如尿路结石、肿瘤、前列腺肥大等。

国外常见的病因为糖尿病肾病、高血压肾病、肾小球肾炎、多囊肾等;在我国最常见的病因为慢性肾小球肾炎,其次为糖尿病肾病、高血压肾病、多囊肾、梗阻性肾病、狼疮性肾病等。

2. 发病机制 本病的发病机制未完全明了,有以下主要学说。

(1)健存肾单位学说:肾实质疾病导致部分肾单位破坏,残余"健存"肾单位为了代偿而发生肥大,使肾小球滤过功能和肾小管功能增强,但随着肾实质的进一步破坏,健存肾单位逐渐减少至无法代偿,出现肾功能衰竭的症状。

(2)矫枉失衡学说:当机体发生肾功能衰竭时,出现一系列病态现象,机体为了矫正这些现象,需作出相应的调整,在调整的过程中,却不可避免发生新的失衡,从而使机体蒙受新的损害。

(3)肾小球高滤过学说:随着肾单位的破坏增加,残余肾单位的代谢废物的排泄负荷增加,代偿地发生肾小球的高灌注、高压力和高滤过,导致肾小球毛细血管壁损伤,系膜区大分子物质沉积,肾小球硬化。

(4)肾小管高代谢学说:残余肾单位的肾小管,尤其最近端肾小管的代谢亢进,致氧自由基产生增多,引起肾小管损害、肾小管间质炎症、增生和肾单位功能丧失。

(二)身体状况

慢性肾功能衰竭的病变复杂,早期仅有基础疾病表现,尿毒症期因代谢产物、毒素积蓄而引起中毒症状,各脏器和组织均可受累,并产生相关症状和体征。

1. 各系统临床表现

(1)消化系统表现:本病最早和最常见的症状,是由于积聚的氮质代谢产物经消化道排出,并分解氨刺激胃肠黏膜,引起广泛炎症所致。初有厌食、恶心、呕吐,以后出现口腔有氨臭味、口腔溃疡、舌炎、腹泻,甚至消化道出血等。

(2)心血管系统表现:以高血压为最常见,与水钠潴留及肾素-血管紧张素分泌增多有关,其次为心力衰竭和心律失常。尿毒症后期可发生心包炎,称为尿毒症性心包炎,是病情危重的征兆。由于病人常有高甘油三酯血症及轻度胆固醇升高,易发生动脉粥样硬化,且进展迅速。

(3)血液系统表现:贫血是尿毒症病人必有的症状,主要原因是肾脏分泌促红细胞生成素减少,以及血液中存在抑制红细胞生成的物质所致;酸中毒可致毛细血管脆性增加和血小板功能异常引起出血倾向,如鼻衄、牙龈出血、皮肤淤斑、月经过多等;部分病人可有白细胞减少,其趋化、吞噬和杀菌能力减弱,易发生感染。

(4)呼吸系统表现:可出现尿毒症性支气管炎、肺炎、胸膜炎,体液过多可引起肺水肿,酸中毒时呼吸深而长。

(5)神经精神系统表现:早期多有疲乏、失眠、头痛、头晕,后期可出现性格改变、记忆力减退、嗜睡、谵妄、幻觉、错觉、抽搐和昏迷等,可有周围神经病变。

(6)皮肤表现:尿素通过汗腺排出,在皮肤上凝成尿素霜,或因继发性甲状旁腺功能亢进,钙沉积于皮肤刺激局部产生皮肤瘙痒,甚至下肢痒痛难忍,称之为尿毒症性皮炎。

(7)肾性骨营养不良症:又称肾性骨病。可出现纤维性骨病、尿毒症骨软化症、骨质疏松症和骨硬化症等。

(8)内分泌和代谢紊乱:肾功能衰竭时病人常有性功能障碍。小儿性成熟延迟,女性出现闭经或不孕,男性性欲缺乏和阳痿。基础代谢率常下降,病人体温常低于正常人 1 ℃。常有高尿酸血症、脂质代谢异常。碳水化合物代谢异常引起空腹血糖升高,糖耐量降低。

(9)继发感染:主要死亡原因之一。以肺部和尿路感染常见。血液透析病人可致动静脉瘘或腹膜入口感染。多次输血易导致病毒感染,常为无症状性肝炎。

2. 水、电解质紊乱和酸碱平衡失调 如高钠或低钠血症、水肿或脱水、高钾或低钾血症、低钙血症、高磷血症、代谢性酸中毒等。

(三)心理、社会状况

慢性肾功能衰竭病理变化常为不可逆,病程长达数年,透析以及其他治疗造成较大经济压力,病人常出现思想负担沉重、情绪低落和悲观,甚至出现愤怒、绝望等不良情绪,对治疗和生存失去信心。

(四)辅助检查

1. 血液检查 红细胞减少,血红蛋白降低,白细胞可升高或降低。血电解质增高或降低,有代谢性酸中毒等。

2. 尿液检查 夜尿增多,尿渗透压下降。尿沉渣中有红细胞、白细胞、颗粒管型、蜡样管型等。

3. 肾功能检查 内生肌酐清除率降低,血肌酐增高。

4. B 超或 X 线平片 示双肾缩小。

(五)诊断要点

根据上述慢性肾功能衰竭的系统表现,内生肌酐清除率下降,血肌酐升高,B 超等示双肾缩小,即可初步诊断为慢性肾功能衰竭。应进一步查明原发病。

(六)治疗要点

1. 一般治疗 治疗原发病和纠正加重肾功能衰竭的因素可防止肾功能进一步恶化。

2. 对症治疗 利尿消肿,积极控制高血压、心力衰竭。肾性贫血治疗首选重组人红细胞生成素,同时补充造血原料(铁剂、叶酸),严重贫血可适当输新鲜血。骨化三醇可提高血钙对骨软化症疗效甚佳。

3. 降低血尿素氮的治疗

(1)必需氨基酸应用:由于严格限制蛋白摄入,易发生营养不良。低蛋白饮食加必需氨基酸疗法或 α-酮酸混合制剂疗法,可使病人长期维持较好营养状态,并降低血尿素氮,减慢肾功能恶化过程。必需氨基酸有口服剂和静脉滴注两种,如病人能口服以口服为佳;静脉滴注的速度应缓慢,过快可引起恶心、呕吐、头晕和发热等副反应。

(2)胃肠吸附疗法:口服氧化淀粉可从肠腔吸附氨和氮质,使其从粪便中排出,降低血尿素氮。服药后可有头晕、恶心、腹泻等副作用。应观察病人能否耐受。

(3)替代疗法:透析(血透、腹透)和肾移植是替代肾功能的治疗方法。可代替肾排泄功能,但无法代替其内分泌和代谢功能。尿毒症药物治疗无效时,便应透析治疗。透析一个时期后,可考虑是否做肾移植。

【主要护理诊断/问题】

(1)体液过多 与水钠潴留,多饮水或补液不当等因素有关。

(2)有感染的危险 与白细胞功能降低、透析等有关。

(3)营养失调:低于机体需要量 与长期限制蛋白质摄入、消化功能紊乱等有关。

(4)活动无耐力 与心脏病变、贫血,水、电解质紊乱和酸碱平衡失调有关。

(5)有皮肤完整性受损的危险 与水肿、尿毒症皮炎有关。

(6)潜在并发症:心力衰竭、心律失常、尿毒症脑病、肾性骨病、高钾血症等。

【护理目标】

体液保持平衡,水肿减轻或消失;住院期间无感染发生;合理膳食,营养状况得到改善;保持皮肤完整;自述活动耐力有所增加;皮肤瘙痒减轻或消失,皮肤无破损。

【护理措施】

(一)一般护理

1. 休息与活动 对症状不明显、病情稳定者,鼓励其进行适当活动,但应避免劳累和受凉。活动时以不引起心慌、气喘、疲乏为宜,同时要注意陪伴病人,以免发生意外损伤。肾功能衰竭期应卧床休息,保证充分的睡眠。对病情较重、心力衰竭者,应绝对卧床休息,协助病人做好各项生活护理。

2. 皮肤 对长期卧床病人应进行适当的床上主动或被动活动,避免发生静脉血栓和肌肉萎缩。定时翻身、按摩骨隆突处。因尿素霜沉积对皮肤刺激产生瘙痒不适,应剪短指甲,以免抓破皮肤,勤用温水擦洗,保持皮肤清洁,忌用肥皂和酒精。

3. 饮食

(1)尽早采用优质低蛋白质、低磷饮食。控制蛋白质摄入量有利于降低血磷和减轻酸中毒,要求60%以上的蛋白质必须是含人体必需氨基酸的动物蛋白质(高生物效价优质蛋白)如瘦肉、鸡蛋、牛奶等,尽可能少食富含植物蛋白的物质,如花生、黄豆及其制品等。可采用麦淀粉、玉米淀粉为主食。

(2)保证足够热量的供给,以防止自体蛋白质分解,维持正氮平衡。热量每天至少需 126 kJ/kg (30 kcal/kg),糖占总热量的2/3,其余由脂肪(植物油)供给。

(3)饮食宜清淡、易消化,食物应富含维生素C、维生素B_{12}、叶酸、铁和钙质等,以满足机体需要;并注意烹调,增加病人食欲。宜少量多餐。有高钾血症时,应限制含钾量高的食物摄入,如白菜、萝卜、梨、桃、葡萄、西瓜等。

(二)病情观察

(1)严密观察病人生命体征、意识状态、水肿部位和程度,定期称体重、量腹围、记录24 h出入液量。观察贫血程度,有无感染征。注意观察有无脑、心、肺等并发症发生。

(2)定期监测血尿素氮、血肌酐、血清白蛋白、血红蛋白等的变化,以了解肾功能及营养状况。

(3)监测血清电解质的变化,如血钾、钠、钙、磷。手指麻木、易激惹、腱反射亢进、抽搐等考虑低钙血症,若脉搏不规则、肌无力、心电图改变等考虑高钾血症,需报告医生,配合处理。

(三)用药护理

慢性肾功能衰竭的治疗药物种类较多,应注意观察疗效和不良反应。轻症代谢性酸中毒可口服碳酸氢钠,严重者静脉滴注5%碳酸氢钠溶液,并严密观察呼吸频率、节律、深度及神志变化。酸中毒纠正时,须注意补钙,以防止手足抽搐。使用重组人红细胞生成素时需观察有无头痛、高血压、癫痫发作等。氧化淀粉口服后可有头晕、恶心、腹泻等副作用,应观察病人能否耐受。

(四)心理护理

慢性肾功能衰竭病人因病情迁延难治,症状日益加重,病人的心理压力大,对治疗失去信心。护理人员应细心观察以便及时了解病人及其家属的心理变化,应给予理解和同情,处处关心体贴病人,及时给予心理疏导。用通俗易懂的语言向病人和家属耐心解释病情和治疗措施,鼓励其提高治疗信心,积极配合治疗和护理。

(五)保健指导

1. 疾病知识指导 解释引起肾功能衰竭的病因以及能加重肾功能恶化的有关因素。告诉病人本病虽不能治愈,但是只要平时保持良好的心态,坚持饮食原则和药物治疗,避免加重病情的因素,能延缓病变进展,提高生活质量。

2. 生活指导 强调合理饮食对本病的重要性,需严格遵从饮食治疗的原则,尤其是蛋白质的合理摄入和水钠限制。适当的运动,但应避免劳累和重体力活动。注意个人卫生,皮肤痒时切勿用力搔抓,以免皮肤破损引起感染。注意保暖,避免受凉。

3. 用药指导 按医嘱用药，注意药物不良反应。避免使用肾毒性较大的药物，如氨基糖苷类抗生素等。

4. 病情监测，定期随访 定期复查血常规、尿常规、肾功能、血清电解质等，准确记录每天的尿量、血压、体重。

5. 血管保护 慢性肾功能衰竭病人应注意保护和有计划地使用血管，尽量保留前臂、肘等部位的大静脉，以备用于血透治疗。已行透析治疗的病人，血液透析者应注意保护好动静脉瘘管，腹膜透析者保护好腹膜透析管道。

【护理评价】

水肿减轻或消失；体温正常，未发生感染；能够合理膳食，营养状况得到改善；皮肤无感染、无破损；主诉活动耐力增强。

（陈双剑）

第五节 泌尿系统疾病常见诊疗技术及护理

一、透析疗法

透析疗法也称血液净化，是利用血液和透析液所含溶质的不同，使病人血液中的代谢产物、多余的水分及电解质等通过透析膜进入透析液而排出体外。临床上常用的有血液透析和腹膜透析。

（一）血液透析

血液透析疗法（简称血透）是利用半透膜原理，将病人血液与透析液同时引进透析器内，又称为“人工肾”。透析器的膜内是血液通道，膜外是透析液的通道，在透析时血液与透析液在膜两侧呈反方向流动，使血液中能通过半透膜微孔的物质（如钾离子、尿素、肌酐和水分）由血液侧向透析液侧移动，而人体内需要补充的物质（如钙离子、碳酸氢根等）由透析液侧向血液侧移动，这样使病人血液中的电解质紊乱、酸碱失衡得以纠正，体内的代谢废物和过多的水分被排出。白蛋白因分子较大，不能通过膜孔。这种小分子物质能通过而大分子物质不能通过半透膜的物质移动现象称为弥散。临床上用弥散现象来分离纯化血液使之达到净化目的的方法即为血液透析的基本原理。血液透析是一种较安全、易行、应用广泛的血液净化方法。

【目的】

血液透析可使病人血液中的代谢产物、多余的水分及电解质等通过透析膜进入透析液而排出体外，是治疗急、慢性肾功能衰竭、急性药物或毒物中毒的最有效措施之一，但血液透析只替代了肾脏的部分排泄功能，不能替代肾脏的内分泌功能和新陈代谢功能，是不完全的肾脏替代方法。

【适应证】

1. 急性肾功能衰竭

（1）无尿或少尿 48 h 以上，伴有高血压、肺水肿、脑水肿之一者。

（2）血尿素氮≥35.7 mmol/L 或每天升高超过 10.7 mmol/L。

（3）血肌酐≥530.4 μmol/L。

（4）血钾浓度≥6.5 mmol/L。

（5）代谢性酸中毒，二氧化碳结合力＜13.4 mmol/L，药物纠正无效。

2. 慢性肾功能衰竭 内生肌酐清除率＜10 mL/min；血肌酐≥707 μmol/L 或血尿素氮≥28.6 mmol/L；血钾浓度≥6.5 mmol/L；慢性充血性心力衰竭、肾性高血压或尿毒症性心包炎，用一般治疗无效者。

3. 急性药物或毒物中毒 毒物能够通过透析膜而被析出，应争取在中毒后 8～16 h 内进行。

【禁忌证】

血液透析无绝对禁忌证，但为减少透析意外，下列情况应列为相对禁忌证。

（1）非容量依赖性高血压、恶性肿瘤晚期、颅内出血及其所致的颅内压增高。

(2)严重休克和心肌病变所致的顽固性心力衰竭、低血压;严重出血或感染。

(3)严重心肌病变而不能耐受血液透析者、精神病病人和拒绝接受透析治疗者。

【操作前准备】

1. 透析设备的准备 透析设备包括透析器、透析机、透析供水系统、透析管道和穿刺针。

2. 透析室准备 透析室内必须严格执行定期清洁与消毒制度。

3. 病人准备 透析前尤其是第一次施行血透者,应向病人及家属详细介绍透析的目的、过程、术中配合和可能出现的情况,以避免紧张情绪,取得密切配合;透析前排尿,测体重、脉搏、血压;检查和保持动静脉瘘管道通畅。

4. 透析药品准备 生理盐水、肝素、5%碳酸氢钠、急救药品、透析液等。

【操作过程】

(1)危重者每隔 15～30 min,一般病人每隔 30～60 min 测血压、心率、呼吸、体温和体重 1 次。

(2)观察血液和透析液颜色是否正常,有无血液分层或凝血现象。

(3)注意防止管道接头松脱出血。

(4)观察透析装置各部件运转是否正常。

(5)按要求采集化验标本送检。

(6)准确记录透析时间、脱水量、肝素用量等。

(7)严密观察病情,防治并发症。

①低血压:常见并发症之一。表现为恶心、呕吐、胸闷、面色苍白、出汗、意识改变等。可能与脱水过多过快、心源性休克、过敏反应有关。处理上应严格掌握脱水量,对醋酸盐不能耐受者改为碳酸氢盐透析液。

②失衡综合征:严重高尿素氮质血症病人开始透析时易发生,表现为头痛、呕吐、高血压、肌肉阵挛甚至抽搐、昏迷等。处理时注意第一次透析时间要短,发生失衡综合征时可遵医嘱静脉注射高渗糖、高渗钠,应用镇静剂。

③致热原反应:由于内毒素进入体内所致,表现为寒战、发热等。透析时应注意严格执行无菌操作,做好透析管道、透析器的消毒等。发生致热原反应时遵医嘱用异丙嗪、地塞米松等。

④出血:多因肝素使用不当、高血压、血小板功能不良等引起。表现为牙龈出血、消化道出血或颅内出血等。处理上应遵医嘱减少肝素用量、静脉注射鱼精蛋白以中和肝素,或改用无抗凝剂透析。

⑤其他:如过敏反应、心绞痛、心律失常、栓塞、溶血等,一旦出现做好相应处理。

【操作后护理】

(1)透析后 2～4 h 内避免各种注射、穿刺、侵入性检查。

(2)透析后 24 h 内复查血液生化,并严密观察病情,定时测血压、脉搏,注意有无低血压、心力衰竭、出血倾向等表现,以及有无动静脉通道的血流声、局部有无渗血等。

(3)外瘘者应防止滑脱、出血,并避免在该侧肢体测血压及做静脉穿刺。

(二)腹膜透析

按透析时间长短分为连续非卧床腹膜透析(CAPD)和间歇性腹膜透析(IPD)。腹膜透析的优点是简单实用,可在普通病房或家庭内进行。

【目的】

腹膜透析简称腹透,是以腹膜作为自然半透膜,将透析液由腹透管注入腹腔,潴留腹内与血液通过腹膜起透析作用,使体内潴留的水、电解质与代谢废物或毒素扩散到腹腔,而透析液中的某些物质经毛细血管进入血液循环,以补充体内需要,如此反复更换透析液,达到清除体内代谢废物和多余水分的目的。

【适应证】

同血液透析。下列情况下应首选腹膜透析:年龄大于 65 岁的老年病人;原有心血管系统疾病者,如心绞痛、陈旧性心肌梗死、心肌病、心律失常等;低血压或难以控制的高血压病人;曾有脑血管疾病,如脑出血、脑梗死等;糖尿病病人,尤其合并眼底病变或周围神经病变者;有出血倾向不宜肝素化者。

【禁忌证】

无绝对禁忌证,但不宜在下列情况下透析:①广泛性腹膜粘连、腹腔内脏外伤、近期腹部大手术、结肠造瘘或粪瘘、腹壁广泛感染或蜂窝组织炎、腹腔内有弥漫性恶性肿瘤或病变不明者；②膈疝、严重肺部病变伴呼吸困难者；③妊娠。

【操作前准备】

(1)向病人说明腹透目的、过程和防治透析反应的措施，以消除其顾虑，积极配合。

(2)备齐腹透物品，如腹透管、穿刺插管或手术切开包、Y 形接管、袋装透析液、多头腹带等，并检查腹透液是否清晰。

(3)腹透室内严密清洁消毒。

(4)病人体表毛发需经清洁处理，下腹部及会阴部进行术前备皮，做普鲁卡因皮试。

(5)术前禁食，排空膀胱。

【操作过程】

(1)病人取仰卧位或半卧位，注意保暖，鼓励病人咳嗽、翻身。

(2)透析过程中灌注透析液速度不宜过快，每次 1000～2000 mL，CAPD 保留 4～8 h，IPD 保留于腹腔 30～60 min，然后将透析袋放于地面(清洁毛巾上)，使腹腔内已进行过交换的透析液在虹吸作用下流入空袋内，流完后再调换另外的透析袋。如此反复，IPD 8～10 次/天，CAPD 3～5 次/天。

(3)保持透析管通畅，防止导管接头滑脱。详细记录注入量和排出量。

(4)严密观察病人生命体征及有无腹痛、眩晕或恶心、呕吐等，注意腹透后流出液的颜色，如有混浊常提示腹膜炎的发生，应及时与医生联系。

【操作后护理】

(1)密切观察置管局部有无渗血、渗液、红肿，如经发现及时报告医生，作必要处理。

(2)更换敷料 1 次/天，保持敷料干燥、清洁，如有潮湿，应随时更换。

(3)注意观察病人生命体征、体重及水肿有否减退等，并做好记录。

目前较为成熟的新技术有血液滤过、血液灌流、血浆交换和序贯超滤、弥散透析等。血液滤过是模拟正常肾小球滤过和清除溶质的方式，使用滤过性能良好的透析膜制成有足够跨膜压力的滤过器，达到短时、高效将血液中多余的水分、氮质代谢产物、电解质等滤过消除，同时纠正酸中毒的目的。血液滤过对中相对分子质量物质清除较好，对小相对分子质量物质清除不如血液透析，为了全面清除小、中、大相对分子质量毒物，血液滤过与血液透析可同时或间隔进行。

(杨玉琴)

二、肾脏活体组织检查术

经皮肾穿刺活检(简称肾穿刺)，是获得活体肾组织的方法之一，也是目前国内外采用最为广泛的肾活检技术。

【目的】

(1)明确肾脏疾病的病理变化和病理类型，结合临床作出疾病的最终诊断。

(2)根据病理类型和严重程度制订合理的治疗方案。

(3)判断病人的预后，为治疗计划的继续实施或修正提供依据。

【适应证】

(1)肾功能出现急剧恶化或肾功能一直稳定，但临床上治疗 2～3 个月后仍无好转。

(2)需先明确病理诊断，再制订治疗方案者。

(3)原因不明的各种急性肾功能衰竭。

(4)怀疑原有的肾脏疾病又在移植肾上出现；难以决定是否要切除移植肾时。

【禁忌证】

(1)有明显的出血倾向者。

(2)无论是先天的还是后天的孤立肾。

(3)重度高血压、过度肥胖、大量胸水、腹水或者病情不允许搬动和翻身者。

(4)不能合作的病人、严重贫血、妊娠、年老体弱的危重病人。

(5)有肾脏感染、肾脏肿瘤、肾脏位置过高或游走肾者。

【操作前护理】

(1)核对病人信息,向病人及家属解释肾穿刺的必要性,简单介绍肾穿刺的方法和过程,消除疑虑和恐惧心理,一定要争得病人及家属的理解和同意,并签署手术同意书。

(2)教会病人肾穿刺时的相关配合(如俯卧位下憋气:嘱病人俯卧位并在腹部垫一约 10 cm 高的硬枕,练习吸气末、呼气末以及吸气中憋气,一般 20 s 左右即可),以便在操作时可以较灵活地调整病人肾脏的高低。

(3)用物准备:常规消毒治疗盘 1 套、无菌肾穿刺活检包、2%利多卡因、5 mL 注射器、无菌手套、无菌纱布、棉签、胶布、砂轮。

(4)肾穿刺体表定位。

【操作过程】

(1)协助病人采取俯卧位,腹下垫一 10 cm 高的硬枕将肾脏顶向背部,保证后背平坦,常规消毒整个背部皮肤并铺好手术巾。

(2)选择好穿刺的肾脏和穿刺进针点后,取消毒好的超声探头及作为耦合剂的消毒石蜡油,在 B 超监视下沿穿刺针进针方向局麻皮肤及皮下组织。

(3)用刀片切开穿刺皮肤一个小口,将穿刺针刺入,在 B 超监视下缓慢进针,当看到针尖部分已经快要接触到肾脏被膜时,嘱病人憋气并尽可能向下顶住肾脏,使之不能再向下移动,然后开始穿刺取材。取材的瞬间要果断迅速,减少穿刺针在肾实质内停留的时间。

(4)穿刺取出的组织由在现场的病理技术人员作出初步判断,若无肾小球时应重复取材。

(5)术中密切观察病人生命体征变化及出血情况。

(6)术毕穿刺部位给予无菌纱布覆盖,病人保持俯卧位平车送回病房,处理用物,送检。

【操作后护理】

(1)术后 6~8 h 密切观察病人的血压和心率,嘱病人平卧安静休息 24 h。

(2)观察小便的颜色及变化,连续查 3 次尿常规,在病情允许的情况下鼓励病人多饮水,避免血块堵塞尿路。

(3)予以抗生素 3 天预防感染,必要时给予止血药。

【注意事项】

(1)严格执行无菌操作,防治感染。

(2)在病人憋住气并保持肾脏不移动之前,一定不要将穿刺针刺入肾被膜或肾实质,以免划伤肾脏。

(3)禁忌一侧肾脏取材不满意后立即改穿另一侧肾脏。

(陈双剑)

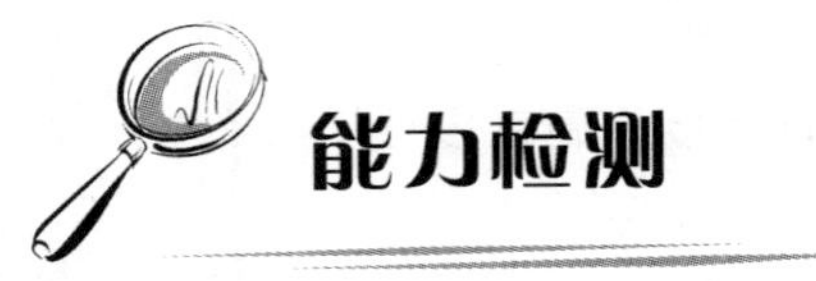

能力检测

A_1型题

1. 肾小球病最常见的临床表现是(　　)。

A. 血尿　　B. 高血压　　C. 少尿　　D. 蛋白尿　　E. 肾性水肿

2. 肾炎性水肿的原因为(　　)。

A. 肾小管重吸收减少　　B. 肾小管重吸收过多　　C. 肾小球滤过率下降

D. 血浆胶体渗透压下降　　E. 低蛋白血症

3. 少尿是指 24 h 的尿量少于(　　)。

A. 100 mL　B. 200 mL　C. 400 mL　D. 300 mL　E. 500 mL

4. 血尿是指离心后尿沉渣每高倍视野红细胞为(　　)。

A. 3 个以上　B. 5 个以上　C. 6 个以上　D. 8 个以上　E. 10 个以上

5. 反映肾小球滤过功能最可靠的指标是(　　)。

A. 内生肌酐清除率　B. 尿肌酐　C. 血肌酐

D. 血尿素氮　E. 血浆胶体渗透压

6. 慢性肾炎病人 24 h 尿蛋白常为(　　)。

A. <1 g　B. <2 g　C. >150 mg　D. 1～5 g　E. 1～3 g

7. 肾病综合征最常见的并发症为(　　)。

A. 血栓、栓塞　B. 慢性肾功能衰竭　C. 肾小球硬化

D. 感染　E. 急性肾功能衰竭

8. 慢性肾炎临末首发症状多为(　　)。

A. 心力衰竭　B. 高血压　C. 少尿、无尿　D. 蛋白尿、血尿　E. 高血压脑病症状

9. 尿路感染的主要泌尿系统的临床表现为(　　)。

A. 腰痛　B. 脓尿　C. 发热　D. 尿路刺激征　E. 菌尿

10. 尿路感染最主要的感染途径为(　　)。

A. 上行感染　B. 下行感染　C. 淋巴感染　D. 外伤感染　E. 血行感染

11. 尿路感染最常见的致病菌是(　　)。

A. 克雷白杆菌　B. 葡萄球菌　C. 铜绿假单胞菌　D. 变形杆菌　E. 大肠杆菌

12. 下列检查对尿路感染最有意义的是(　　)。

A. 尿蛋白定量　B. 血尿　C. 白细胞尿

D. 清洁中段尿细菌定量培养　E. 管型尿

13. 急性肾功能衰竭少尿期一般持续(　　)。

A. 5～7 天　B. 6～9 天　C. 7～14 天　D. 14～20 天　E. 20～28 天

14. 慢性肾功能衰竭最早的表现是(　　)。

A. 贫血　B. 血压升高　C. 食欲减退　D. 疲乏无力　E. 尿量减少

15. 慢性肾功能衰竭病人易并发感染，主要原因为(　　)。

A. 贫血　B. 尿毒症毒素引起骨髓抑制　C. 血浆白蛋白减少

D. 代谢性酸中毒　E. 免疫功能降低，白细胞功能异常

A_2型题

16. 病人，男，因尿蛋白(＋ ＋ ＋)，下肢水肿入院，查血胆固醇升高，血白蛋白 23 g/L，诊断为肾病综合征，其水肿的主要原因为(　　)。

A. 肾小管内皮细胞通透性增高　B. 肾小球滤过膜通透性增高

C. 肾小管受刺激后产生蛋白质　D. 肾小管代谢产生的蛋白质渗入尿液

E. 肾小管对蛋白质重吸收能力未变

17. 男，32 岁，因反复出现蛋白尿(＋～＋＋＋)、镜下血尿、轻度水肿入院，查血压 180/100 mmHg，肾功能检查血肌酐持续升高，可能诊断为(　　)。

A. 急性肾小球肾炎　B. 急性肾小球肾炎　C. 慢性肾小球肾炎

D. 急性肾盂肾炎　E. 肾病综合征

18. 男，58 岁，因肺癌用 CAP(环磷酰胺＋青霉素＋顺铂)方案化疗第 3 天后突然出现少尿，尿常规：蛋白(＋)，红细胞 8～12 个/HP，尿 pH 5。肾功能：血尿素氮 12 mmol/L，肌酐 146 μmol/L，血尿酸 1080 μmol/L。宜首选下列何种治疗方案？(　　)

A. 限制水摄入量　B. 大量补液及碱化尿液　C. 立即血液透析

D. 使用利尿剂　E. 限制蛋白质摄入

19. 男，60 岁，慢性肾功能衰竭尿毒症期，查各项化学指标异常，下列情况应首要处理的是(　　)。

A. 血尿素氮 40 mmol/L　　B. 血红蛋白 60 g/L　　C. 血钾 7.2 mmol/L
D. 二氧化碳结合力 18 mmol/L　　E. 血肌酐 445 μmol/L

20. 女，30 岁，因尿路感染服药后症状消失，3 周后因劳累症状复现。认定此次是否为复发的最好方法是(　　)。

A. 尿中为同一种致病菌，尿细菌定量≥10^3/mL
B. 尿中为同一种致病菌，尿细菌定量≥10^5/mL
C. 尿中为同一种致病菌，尿细菌定量≥10^6/mL
D. 尿中细菌有无抗体包裹
E. 尿中细菌种类相同且药敏结果相同，尿细菌定量≥10^5/mL

21. 女，55 岁，发热 38.6 ℃，寒战、腰痛 1 周，经抗生素治疗 3 天后症状持续不缓解。近 2 天来，右侧腰部剧烈疼痛，向左侧弯腰时加剧，肾区叩击痛明显。既往糖尿病史 3 年。可能的诊断为(　　)。

A. 尿路梗阻　　B. 急性膀胱炎　　C. 肾周脓肿　　D. 肾乳头坏死　　E. 慢性肾盂肾炎

22. 女，36 岁，因呕吐、腹泻后突然出现少尿(10 mL/h)，血尿素氮 15 mmol/L，血肌酐 178 μmol/L，尿比重 1.025，尿钠 13 mmol/L，尿量减少最可能的原因是(　　)。

A. 肾前性急性肾功能衰竭　　B. 肾后性急性肾功能衰竭　　C. 慢性肾功能衰竭
D. 急性肾小管坏死　　E. 急性间质性肾炎

23. 男，42 岁，近 1 年来多次出现水肿、高血压、血尿，以慢性肾炎入院，治疗的主要目的是(　　)。

A. 消除蛋白质　　B. 消除血尿　　C. 控制感染
D. 应用血小板解聚药　　E. 防止或延缓肾功能衰竭

24. 男，58 岁，慢性肾炎 20 余年，1 周前因上呼吸道感染，出现全身水肿，以慢性肾功能衰竭尿毒症入院。病人出现贫血的主要原因是(　　)。

A. 失血　　B. 缺铁　　C. 低蛋白血症
D. 红细胞生存时间缩短　　E. 促红细胞生成因子分泌减少

25. 男，45 岁，慢性肾炎 5 年，长期低盐、低蛋白饮食。乏力、恶心、呕吐 20 天，血压 140/100 mmHg，无水肿，Hb 60 g/L，尿蛋白(+)，颗粒管型 0～3 个/HP，血白蛋白 30 g/L，球蛋白 25 g/L，BUN 20 mmol/L，Crl 220 μmol/L，血钠 125 mmol/L。此病人应首先采取哪项治疗饮食?(　　)

A. 高蛋白饮食，多给动物蛋白，不限盐　　B. 低蛋白饮食，以动物蛋白为主，限盐
C. 低蛋白饮食，以植物蛋白为主，不限盐　　D. 高蛋白饮食，以植物蛋白为主，限盐
E. 高蛋白饮食，不限盐

A_3/A_4 型题

(26～29 题共用题干)

女，30 岁，突发尿频、尿急、尿痛 2 天。体检：体温 38.6 ℃，左肾区叩击痛，尿常规：蛋白(+)，白细胞 10～15 个/HP，红细胞 4～10 个/HP。

26. 此时应给予的处理是(　　)。

A. 先做中段尿培养，立即给抗革兰阴性杆菌药物
B. 立即给抗革兰阴性杆菌药物，第二天做中段尿培养
C. 立即做中段尿培养，等报告后再用抗菌药物
D. 立即给抗革兰阳性球菌药物
E. 先做双肾 B 超和肾功能检查

27. 如做清洁中段尿细菌定量培养，则哪项为有诊断意义的结果?(　　)

A. ≥10/mL　　B. ≥10^2/mL　　C. ≥10^3/mL　　D. ≥10^4/mL　　E. ≥10^5/mL

28. 本例最可能的诊断是(　　)。

A. 急性膀胱炎　　B. 急性肾盂肾炎　　C. 慢性肾盂肾炎急性发作
D. 急性间质性肾炎　　E. 尿道综合征

29. 如询问病史，病人在 1 个月前有相似发作，中段尿培养为变形杆菌，菌落计数≥10^5/mL，本次培养

结果仍为变形杆菌。此时应考虑的诊断是(　　)。

A. 慢性肾盂肾炎　　B. 慢性间质性肾炎　　C. 尿路感染复发
D. 尿路重新感染　　E. 肾病型肾炎

(30～33 题共用题干)

女,40 岁。间歇性水肿 10 余年,伴恶心、呕吐 1 周。查体:Hb 80 g/L,BP 156/105 mmHg,尿蛋白(++),颗粒管型 2～3 个/HP,尿比重 1.010～1.102。

30. 该病人最有可能的诊断为(　　)。

A. 慢性肾盂肾炎　　B. 肾病综合征　　C. 慢性肾功能衰竭
D. 慢性肝炎肝硬化　　E. 原发性高血压

31. 该病人应立即做的检查为(　　)。

A. 24 h 尿蛋白定量　　B. 乙型肝炎　　C. 血胆固醇
D. 肝功能　　E. 血肌酐、尿素氮

32. 病人应进何种饮食?(　　)

A. 高热量、低磷、优质蛋白,富于维生素的饮食　　B. 低热量、低磷、高蛋白,富于维生素的饮食
C. 高热量、高磷、高蛋白,富于维生素的饮食　　D. 高热量、高磷、低蛋白,富于维生素的饮食
E. 低热量、高磷、高蛋白,富于维生素的饮食

33. 我国慢性肾功能衰竭的主要病因为(　　)。

A. 高血压　　B. 糖尿病　　C. 慢性肾小球肾炎
D. 慢性肾盂肾炎　　E. 冠心病

(34～36 题共用题干)

男,53 岁。全身轻度水肿 5 年,血压 140/90 mmHg,尿常规:尿蛋白(++),红细胞 18 个/HP,颗粒管型(++),血尿素氮 10 mmol/L。

34. 关于此病人的护理措施中,下列哪项是错误的?(　　)

A. 绝对卧床休息　　B. 限制食物中蛋白和磷的摄入量　　C. 防止感染
D. 注意监测水肿和血压的变化　　E. 避免使用对肾功能有害的药物

35. 治疗慢性肾炎肾素依赖性高血压,首选的药物为(　　)。

A. 血管紧张素Ⅱ受体阻滞剂　　B. 血管紧张素转换酶抑制剂　　C. 钙通道阻滞剂
D. β受体阻滞剂　　E. 利尿剂

36. 应用血管紧张素转换酶抑制剂时,应特别注意的副作用是(　　)。

A. 食欲减退　　B. 咳嗽　　C. 高血钾　　D. 高血钠　　E. 高血磷

第六章 血液系统疾病病人的护理

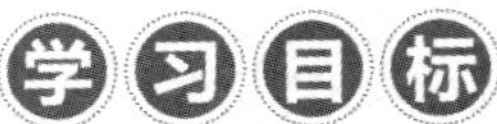

1. 掌握血液系统疾病常见的临床表现、护理措施。
2. 熟悉血液系统疾病病人常见的护理诊断/问题。
3. 了解血液系统常见疾病的病因、发病机制、辅助检查及治疗要点。
4. 能运用护理程序为病人进行护理评估，实施整体护理。
5. 能够独立进行血液系统常用护理技术操作。

第一节 概　　述

血液系统由造血器官和血液组成。造血器官包括骨髓、胸腺、脾、淋巴结和单核-巨噬细胞系统。造血干细胞(hemopoietic stem cell，HSC)主要存在于红骨髓，是各种血细胞的起始细胞，具有不断自我更新与多向分化增殖的能力。在胚胎期 24 周前，肝、脾为主要造血器官，出生后，主要造血器官包括骨髓、胸腺、脾和淋巴结。其中骨髓为主要造血器官。血细胞来源于骨髓内生成的造血干细胞，这种细胞又称为全能干细胞，既能自我复制又能分化为多能祖细胞及淋巴祖细胞，进一步发育分化为原粒细胞、原单核细胞、原红细胞、原巨核细胞；淋巴祖细胞分化为 T 淋巴细胞、B 淋巴细胞。

一、血液的组成与生理功能

血液由血细胞及血浆组成。血浆占血液容积的 55%，包括 90%的水分与 10%的溶质。溶质以蛋白质含量最多，还包含电解质、营养物质、代谢后的化合物。血细胞占血液容积的 45%，包括红细胞、白细胞和血小板。红细胞的主要功能是为组织输送氧气并排出二氧化碳。白细胞分为中性粒细胞、嗜酸性粒细胞、嗜碱性粒细胞、淋巴细胞和单核细胞。中性粒细胞是机体抵御细菌入侵的第一道防线，主要作用是吞噬异物尤其是细菌。单核细胞能吞噬侵入的细菌、病毒、寄生虫等病原体和一些坏死的组织碎片，还具有识别和杀伤肿瘤细胞的能力，是机体抵御细菌入侵的第二道防线。嗜酸性粒细胞具有抗过敏和抗寄生虫作用。嗜碱性粒细胞的颗粒内含有组胺、肝素和过敏性慢反应物质等，组胺可改变毛细血管的通透性，肝素有抗凝血作用，过敏性慢反应物质与机体过敏反应有关。淋巴细胞包括 T 淋巴细胞和 B 淋巴细胞，T 淋巴细胞参与细胞免疫，B 淋巴细胞参与体液免疫。血小板的主要功能包括促进止血作用和加速凝血两个方面。

血液病分为红细胞疾病、白细胞疾病(粒细胞疾病、单核细胞和巨噬细胞疾病、淋巴细胞和浆细胞疾病)、造血干细胞疾病、脾功能亢进和出血性及血栓性疾病。近年来，在血液病的研究及其治疗方面进展很快，如化学疗法、造血干细胞移植、血液分离、免疫治疗、造血因子的临床应用以及成分输血等。在配合新技术及新疗法的开展过程中，血液病的专科护理水平也迅速发展，对控制疾病发展，减少病人痛苦、降低死亡率、延长生存期及改善生存质量发挥了重要作用。

二、血液系统疾病常见的症状和体征

血液系统疾病大多有贫血、出血和继发感染三大主要症状。

（一）贫血

贫血(anemia)指外周血液单位体积内血红蛋白含量、红细胞数和/或红细胞压积低于正常值低限，其中血红蛋白浓度最重要。我国普遍采用的诊断标准：成年男性 Hb<120 g/L、女性 Hb<110 g/L，妊娠期妇女 Hb<100 g/L。在诊断贫血时要考虑年龄、性别、居住地区及当时的血浆容量等因素。

贫血有不同的分类方法，按进展速度分为急、慢性贫血；按红细胞形态分为大细胞性贫血、正常细胞性贫血和小细胞低色素性贫血，主要根据平均红细胞容积(mean corpuscular volume，MCV)和平均红细胞血红蛋白浓度(mean corpuscular hemoglobin concentration，MCHC)分类(表 6-1)；按血红蛋白浓度分为轻度、中度、重度和极重度贫血(表 6-2)；按骨髓红系增生情况分为增生性贫血(如缺铁性贫血、溶血性贫血)和增生低下性贫血(如再生障碍性贫血)。临床上常从贫血病因和发病机制的分类分析疾病(表 6-3)。

表 6-1　贫血按细胞形态分类

贫血类型	MCV/fL	MCHC/(%)	疾　　病
大细胞性贫血	>100	32～35	巨幼细胞性贫血
正常细胞性贫血	80～100	32～35	再生障碍性贫血、溶血性贫血、急性失血性贫血
小细胞低色素性贫血	<80	<32	缺铁性贫血、地中海贫血、铁粒幼红细胞性贫血

表 6-2　贫血程度的划分

贫血程度	Hb/(g/L)	临床表现
轻度	>90	症状轻微
中度	60～90	头晕、耳鸣、疲乏无力，活动后心悸、气促
重度	30～59	静息状态下就感到心悸、气促
极重度	<30	除重度贫血表现外，常合并贫血性心脏病的表现

表 6-3　贫血病因和发病机制分类

贫血病因和发病机制	常见疾病
红细胞生成减少性贫血	
(1)造血干/祖细胞异常	再生障碍性贫血、白血病
(2)造血微环境异常	骨髓纤维化、慢性病性贫血
(3)造血原料不足或利用障碍	巨幼细胞性贫血、缺铁性贫血
红细胞破坏过多性贫血	
(1)红细胞内在缺陷	遗传性球形细胞增多症、阵发性睡眠性血红蛋白尿、葡萄糖-6-磷酸脱氢酶缺乏症、地中海贫血
(2)红细胞外在原因	免疫性、血管性和理化因素所致的溶血性贫血
失血性贫血	急、慢性失血

【护理评估】

1. 病因与发病机制　了解病人出现贫血的主要症状、程度和活动量情况；饮食结构及有无偏食习惯；有无放射性物质和化学毒物接触史；有无出血史如消化性溃疡、手术史、痔疮出血、月经量过多史；家族中有无类似疾病；近期有无用药等。

2. 身体状况　贫血病人血红蛋白含量减少，血液携氧能力降低，引起全身各器官和组织缺氧与功能障碍。其临床表现与贫血发生、发展的速度，贫血的严重程度，病人原有身体状况有关。

(1)一般表现：疲乏、困倦和软弱无力是贫血最常见和最早出现的症状，皮肤黏膜苍白是贫血的主要体征，一般以睑结膜、口唇及甲床等部位较明显。

(2)神经系统表现：脑组织对缺氧最敏感，病人常出现疲乏无力、头晕、头痛、耳鸣、眼花、失眠、多梦、记忆力减退及注意力不集中等症状，严重者可出现晕厥。

(3)呼吸系统表现:多见于中度以上贫血的病人,主要表现为呼吸加快以及不同程度的呼吸困难。

(4)循环系统表现:心悸、气短、活动后加重是贫血病人心血管系统的主要表现。严重或长期贫血者可导致贫血性心脏病,主要表现为心绞痛、心律失常,甚至全心衰竭。

(5)消化系统表现:常有食欲减退、恶心、呕吐、腹胀、腹泻、便秘、舌炎和口腔炎等表现。

(6)泌尿生殖系统表现:可出现多尿、低比重尿、蛋白尿、夜尿增多等。女性可有月经失调或闭经,男性可表现为性功能减退。

3. 心理、社会状况 轻度贫血时病人和家属常常不够重视;恶性疾病如白血病或再生障碍性贫血病人易产生紧张、恐惧心理;慢性病引起贫血的病人因为病情反复多、持续时间长、需要反复住院治疗、治疗效果不明显、经济负担重等因素均可导致病人出现悲观、绝望心理,慢性抑郁常出现于贫血病人中。

4. 辅助检查 根据血常规、外周血涂片、网织红细胞计数和骨髓检查判断是否贫血、贫血程度和病因。

【主要护理诊断/问题】

(1)活动无耐力 与贫血引起组织缺氧有关。

(2)营养失调:低于机体需要量 与各种原因导致造血物质摄入不足、吸收障碍和消耗增加或丢失过多有关。

【护理目标】

病人的缺氧症状得以减轻或消失,活动耐力恢复正常;营养状况恢复或接近正常。

【护理措施】

1. 一般护理

(1)休息与活动:休息能减少机体耗氧量。护士应向病人说明适当休息和活动的重要性,妥善安排各种治疗和护理的时间,保证病人足够休息。护士应同病人一起制订活动和休息时间,循序渐进地增强病人的活动耐力。轻度贫血病人应避免剧烈活动,适当休息;中度贫血病人增加卧床休息时间,病人起床活动时给予协助,防止发生跌倒;重度及以上病人应绝对卧床休息,保持病室安静及床单元舒适。

(2)饮食护理:指导病人改变不良的饮食习惯,强调多样性、均衡、规律饮食的重要性,每天摄入高蛋白质、高维生素、富含铁、易消化的食物,以改善全身状况。

2. 病情观察 观察病人神志、生命体征、贫血的进展速度,监测血红蛋白、网织红细胞等结果。

3. 用药护理 注意观察药物疗效和副作用。严重贫血病人可给予吸氧,以改善组织缺氧症状。遵医嘱输全血或浓缩红细胞,对于老年人或有心血管疾病者应控制输血的速度和量。

4. 心理护理 对于轻度贫血的病人,应告知重视并积极治疗原发病,以免加重症状;对于恶性疾病致贫血和伴有慢性病者,应帮助其克服不良心理,树立战胜疾病的信心。

【护理评价】

病人的缺氧症状得以减轻或消失,活动耐力恢复正常;病人改变不良的饮食习惯;能正确选择高蛋白质、高维生素、富含铁、易消化的食物。

(二)出血倾向

出血倾向(bleeding tendency)指自发出血或轻度受伤后出血不止的现象。血小板减少、血管壁异常、血浆中凝血因子缺乏以及循环血液中抗凝血物质增加,均可导致出血。出血部位可遍及全身,以皮肤、鼻腔、齿龈和眼底出血多见。此外,关节腔、内脏出血如呕血、便血、血尿、阴道出血等也较常见。严重者可发生颅内出血,危及生命。

【护理评估】

1. 病因 出血常见原因如下。

(1)血管壁异常:如遗传性出血性毛细血管扩张症及过敏性紫癜等。

(2)血小板数量和(或)质量异常:如特发性血小板减少性紫癜、再生障碍性贫血及血小板无力症等。

(3)凝血功能障碍:如血友病、DIC、严重肝病等。

2. 身体评估

(1)出血部位:皮肤黏膜淤点、紫癜及淤斑,多见于血管性疾病及血小板异常;关节腔出血、软组织血肿和内脏出血等,多见于凝血功能异常;颅内出血最严重,可危及生命。

(2)出血程度:出血量低于 500 mL 为轻度出血;无明显症状出血量达 500～1000 mL 为中度出血,收缩压低于 90 mmHg;出血量超过 1000 mL 为重度出血,收缩压低于 60 mmHg,心率 120 次/分以上。

(3)出血特点:口腔黏膜血泡提示血小板明显减少,是严重出血的征兆;伴呕血和黑粪者,提示消化道出血;突然出现视物模糊、呼吸急促、喷射性呕吐、颈项强直,甚至昏迷,提示颅内出血;伴贫血、肝脾淋巴结肿大及骨骼疼痛者,提示血液系统恶性肿瘤;伴头昏、乏力、心悸、心动过速、血压下降及大汗淋漓者,提示失血性休克。

3. 心理、社会评估 病人有无烦躁不安、紧张、恐惧等心理反应等。

4. 辅助检查 血小板计数下降,凝血因子,出凝血时间,束臂试验等有关检查。

【主要护理诊断/问题】

(1)有损伤的危险 与血小板减少、凝血因子缺乏、血管壁异常有关。

(2)恐惧 与出血量大或反复出血有关。

【护理目标】

病人出血停止或出血能被及时发现并得到处理;自述恐惧程度减轻或消除,能说出预防出血的措施和出血时如何止血。

【护理措施】

1. 一般护理

(1)休息与活动:血小板计数低于 50×10^9 时应减少活动,增加卧床休息时间,防止身体受外伤如跌倒、碰撞,保证充足睡眠,避免情绪激动。血小板计数低于 20×10^9 时必须绝对卧床休息,密切观察病人有无头昏、头痛、视物模糊、恶心、呕吐、心慌等症状。

(2)饮食护理:鼓励病人进食富含营养、易消化的少渣或无渣饮食,避免生硬、刺激性食物,以防损伤胃肠道黏膜。保持大便通畅,大便时不可过于用力,必要时用开塞露等协助排便,避免腹内压增高引起出血。

2. 病情观察 观察出血的部位、范围、数目和时间;有无内脏出血的征象;有无颅内出血的表现,如头晕、头痛、呕吐、意识模糊、视力变化等。若发现颅内出血征兆时,应立即报告医生及时处理。

3. 对症护理

(1)皮肤出血的预防及护理:保持皮肤清洁,沐浴和清洗时避免水温过高,高热病人禁用酒精擦浴降温;保持床单平整,被褥、衣裤轻软;护理动作应轻柔,避免不必要的穿刺,需反复注射者可选用静脉留置针或中心静脉置管。静脉穿刺时,避免用力拍打及揉擦,尽量缩短扎压脉带的时间,拔针后穿刺部位按压时间宜适当延长。

(2)鼻出血的预防及护理:保持室内相对湿度在 50%～60%,以防止鼻黏膜干燥;鼻腔干燥时,可用棉签蘸少许石蜡油或抗生素软膏轻轻涂擦,3～4 次/天;嘱咐病人勿抠鼻和外力撞击鼻部。少量出血时,采取病人前额或后颈部冷敷,并指压双侧鼻翼 10～15 min,用棉球或 0.1%肾上腺素棉球填塞;出血严重时,可用凡士林油纱条做后鼻腔填塞术,术后定时用无菌石蜡油滴鼻,以保持黏膜湿润;鼻腔内的血痂不宜剥去,可用生理盐水棉球湿润后让其自行脱落。

(3)牙龈出血的预防及护理:注意口腔卫生,进餐前后和睡前用漱口液漱口。牙龈渗血时,可用 0.1%肾上腺素棉球、明胶海绵片贴敷牙龈或局部压迫止血,并及时用生理盐水或 1%过氧化氢清除口腔内陈旧血痂。应指导病人用软毛牙刷刷牙,忌用牙签剔牙。

(4)关节腔出血或深部组织血肿的预防及护理:减少活动量,避免过度负重和易致创伤的运动。一旦出血应立即停止活动,卧床休息。关节腔出血者应抬高患肢并固定于功能位;深部组织出血者应测量血肿范围,同时可采取局部压迫或冷敷止血。

(5)内脏出血的护理:消化道少量出血者可进食温凉的流质饮食;大量出血者应禁食,建立静脉输液通道,积极补充血容量,准确记录出入液量。

(6)眼底及颅内出血的护理:若病人出现视野缺损或视力下降,提示眼底出血,应立即让病人卧床休息,嘱病人不要揉擦眼睛,以免引起再出血。若病人突然出现头痛、呼吸急促、喷射性呕吐,甚至昏迷,提示颅内出血的可能,应及时协助医生处理:①病人去枕平卧、头偏向一侧;②保持呼吸道通畅,吸出呕吐物或口腔分泌物;③及时吸氧;④按医嘱快速静脉滴注或静脉注射 20%甘露醇、50%葡萄糖溶液、地塞米松、呋塞米等，以降低颅内压，同时给予输血或成分输血；⑤头部置冰帽或冰槽，以降低脑细胞的代谢，减少脑细胞的损害；⑥严密观察病情并记录病人的生命体征、意识状态、瞳孔大小和尿量等，做好床边交接。

4. 用药护理 避免使用抗凝药物，以免加重出血；出血明显时，依据病人出血的不同原因，遵医嘱输入新鲜血浆、浓缩血小板悬液、凝血因子Ⅷ等，观察有无输血反应；按医嘱给予止血药，注意观察药物的效果和不良反应；用甘露醇降低颅内压时，输入速度要快。

5. 心理护理 关心病人，鼓励病人积极预防出血。病人出血时，护士应保持冷静，迅速协助医生处理，及时清除一切血迹，避免不良刺激加重病人的紧张和恐惧，并给予必要的解释和安慰。

【护理评价】

病人出血停止或出血能被及时发现并得到处理；自述恐惧程度减轻或消除；能说出预防出血的措施和出血时如何止血。

(三)发热

发热(fever)是血液病病人的常见症状，是继发感染最常见的症状。往往由多种原因导致机体抵抗力下降、继发各种感染所致。感染是血液病病人最常见的死亡原因之一。

【护理评估】

1. 病因 感染性发热最主要的原因是白细胞数量减少和质量异常，其次是人体免疫力降低、营养不良、贫血、化疗等因素的影响。临床上常出现发热的血液病有粒细胞缺乏症、严重贫血、白血病、再生障碍性贫血及淋巴瘤等。

2. 身体评估

(1)发热的特点：血液病病人的发热具有持续时间长，热型不定，可低热，体温也可高达 39～40 ℃，抗生素治疗效果不理想等特点。感染部位以口咽部感染如口腔炎、牙龈炎、咽峡炎最常见，其次是肺部感染、皮肤或皮下软组织化脓性感染、肛周炎及肛周脓肿，严重时可发生败血症。

(2)伴随症状：发热伴口腔黏膜溃疡或糜烂者，提示口腔炎；伴咽部充血、扁桃体肿大者提示细菌性咽-扁桃体炎；伴咳嗽、咳痰，肺部干、湿啰音提示呼吸道感染；伴尿频、尿急和尿痛提示泌尿系统感染；伴寒战、高热者多提示菌血症、败血症；伴肝、脾及淋巴结肿大者多提示白血病。

3. 心理、社会状况 反复感染及治疗效果不佳，常使病人产生忧郁和焦虑的心理。若高热不退，易引起紧张、烦躁不安等。

4. 辅助检查 血常规、尿常规及 X 线检查有无异常，感染部位分泌物、渗出物或排泄物的细菌涂片或培养、药物敏感试验等结果，骨髓象检查有助于血液病病因诊断。

【主要护理诊断/问题】

体温过高　与感染、肿瘤细胞高度增殖产生内源性致热原有关。

【护理目标】

体温降至正常范围，能描述引起感染的危险因素，并能有效预防感染或及时发现感染。

【护理措施】

1. 一般护理

(1)休息：保持病室环境清洁，经常通风换气，定期对空气、家具和地面消毒，维持室温在 20～24 ℃、湿度 55%～60%为宜。减少探视，防止交叉感染。病人宜穿透气棉质衣服，注意保暖。对中性粒细胞绝对值小于 $0.5\times10^9/L$ 者，应采取保护性隔离，有条件者可入住层流室。

(2)饮食护理：鼓励病人进食高蛋白质、高热量、富含维生素及易消化的半流质饮食或软食。指导病人摄取足够的水分防止脱水，摄入量应每天 2000 mL 以上，必要时遵医嘱静脉补液，维持水和电解质平衡。

2. 病情观察 监测病人体温变化和热型特点；观察有无感染的症状、体征及其变化；定期监测病人血象及其他检查结果。

3. 用药护理 遵医嘱使用退热药和抗生素，同时观察疗效和不良反应，必要时输浓缩粒细胞悬液。护理操作应严格遵守无菌原则。

4. 对症护理

(1)降温:发热超过 39 ℃先给予物理降温,伴出血时禁用酒精擦浴,以防局部血管扩张加重出血。物理降温无效时可给予药物降温,注意观察病人降温后的反应,避免发生虚脱,并监测体温和脉搏的变化。病人汗多时,应及时擦干皮肤、更换衣物,防止受凉。

(2)口腔护理:进餐前后及睡前用生理盐水漱口。病人口腔黏膜有溃疡时,漱口后局部用维生素 E 或溃疡膜涂敷。发生真菌感染时,用 2.5%制霉菌素或碳酸氢钠溶液含漱。若溃疡疼痛严重时,可加入 2%利多卡因止痛。

(3)皮肤护理:保持皮肤清洁、干燥,穿透气的棉质内衣。勤剪指甲,避免抓伤皮肤。女病人尤其应注意会阴部清洁,会阴部每日清洗 2 次,经期应增加清洗次数。

(4)肛周护理:便后给予温水擦洗肛周皮肤并用 1∶5000 高锰酸钾溶液坐浴,每次 15 min 以上,预防肛周感染。发现肛周脓肿应及时协助医生切开引流,局部和全身应用抗生素治疗。

5. 心理护理 恶性肿瘤性疾病在使用退热药物后往往效果不理想,应告诉病人积极配合治疗,消除不良心理带来的影响。

【护理评价】

体温降至正常范围,病人能描述引起感染的危险因素,并能有效预防感染或发现感染。

(张迎红)

第二节 贫血病人的护理

一、缺铁性贫血

缺铁性贫血(iron deficiency anemia,IDA)指由于体内贮存铁缺乏,导致血红蛋白合成减少而引起的一种小细胞低色素性贫血,是贫血中最常见的一种。

IDA 发病几乎遍及世界各地,全球有 6 亿~7 亿人患有 IDA。男性的发病率约 10%,在多数发展中国家,约 2/3 的儿童和育龄妇女缺铁,其中 1/3 患 IDA。在发达国家,儿童的发病率为 50%,育龄妇女为 20%,孕妇为 40%。在钩虫病流行地区如桑、棕、麻种植地区,IDA 不但多见,贫血的程度也较重。

【护理评估】

(一)病因与发病机制

1. 铁的代谢

(1)铁的分布:铁在体内广泛分布于各组织。正常成人体内含铁量男性为 50 mg/kg,女性为 35 mg/kg,其中 65%的铁存在于血红蛋白中,30%以铁蛋白和含铁血黄素的形式贮存于肝、脾及骨髓等器官的单核-巨噬细胞系统内,称为贮存铁。其余为组织铁,存在于肌红蛋白、细胞色素及含铁类酶中。

(2)铁的来源和吸收:生理情况下铁主要来源于食物。含铁较丰富的食物有肉类、肝、蛋黄、豆类、海带、紫菜、木耳及香菇等。内源性铁主要来自体内衰老红细胞破坏后释放的铁。食物中的铁以三价铁为主,在胃酸及还原剂(如维生素 C)的作用下还原成二价铁才能被吸收。铁的主要吸收部位在十二指肠及空肠上段。肠黏膜吸收铁的量与体内贮存铁量保持动态平衡,当体内铁贮备量丰富时,铁的吸收就减少,反之则增多。

(3)铁的贮存及排泄:人体内的铁除身体能利用的量外,多余的铁主要以铁蛋白和含铁血黄素的形式贮存在肝、脾、骨髓、肠黏膜中,当体内铁需要量增加时,可动用贮存铁补充。正常人每天排铁量甚微,主要通过粪便排泄;育龄妇女主要因月经、妊娠及哺乳而使铁的丢失增多。

2. 病因

(1)铁需要量增加而摄入量不足:多见于婴幼儿、青少年、妊娠期或哺乳期的妇女,铁的需要量增多而补充不足易造成 IDA。

(2)铁吸收不良:多种原因造成的胃肠道功能紊乱(长期不明原因腹泻、慢性肠炎)和铁转运障碍(无转铁蛋白血症、肝病)可引起 IDA。此外,胃大部切除术后,食物绕过铁的主要吸收部位(十二指肠)快速进入空肠,使铁吸收减少也可引起 IDA。

(3)铁丢失过多:慢性失血是成人 IDA 最常见和最重要的病因,如消化性溃疡出血、肠道肿瘤、痔疮、钩虫病、女性月经过多等由于丢失大量铁,导致体内贮存铁缺乏而引起贫血。

3. 发病机制

(1)缺铁对铁代谢的影响:当体内贮存铁较少到不足以补偿功能铁时,铁蛋白、含铁血黄素、血清铁和转铁蛋白饱和度降低,总铁结合力和未结合铁的转铁蛋白升高,组织缺铁、红细胞内缺铁。转铁蛋白受体脱落进入血液,血清可溶性转铁蛋白受体升高。

(2)红细胞内缺铁对造血系统的影响:缺铁时,血红素合成障碍,大量原卟啉不能与铁结合成为血红素,以游离原卟啉的形式积累在红细胞内或与锌原子结合成为锌原卟啉,血红蛋白生成减少,发生小细胞低色素性贫血;严重时粒细胞、血小板的生成也受影响。

(3)组织缺铁对组织细胞代谢的影响:缺铁导致细胞中含铁酶和铁依赖酶的活性降低,进而影响病人的精神、行为、体力、免疫功能及患儿的生长发育和智力。此外,缺铁可引起黏膜组织病变和外胚叶组织营养障碍。

(二)身体状况

1. 缺铁原发病表现 如消化性溃疡、肿瘤或痔疮导致的黑便、血便或腹部不适;妇女月经过多;肿瘤性疾病的消瘦等。

2. 贫血共有表现 病人常有乏力、易倦、头昏、头痛、耳鸣、心悸、气促、纳差等。

3. 缺铁性贫血的特殊表现 ①营养缺乏:表现为皮肤干燥、角化、萎缩、无光泽,毛发干枯易脱落,指(趾)甲扁平、不光整及脆薄易裂,甚至出现反甲(匙状甲)(图 6-1)。黏膜损害:表现为口角炎、舌炎、舌乳头萎缩,可有食欲减退、腹胀及恶心,严重者发生吞咽困难。②神经精神系统异常:儿童较为明显,如过度兴奋、好动、易激惹、注意力不易集中、发育迟缓、体力下降等。少数病人可有异食癖,有喜吃生米、泥土、石子等表现。约 1/3 病人可发生末梢神经炎或神经痛,严重者可出现智能发育障碍等。

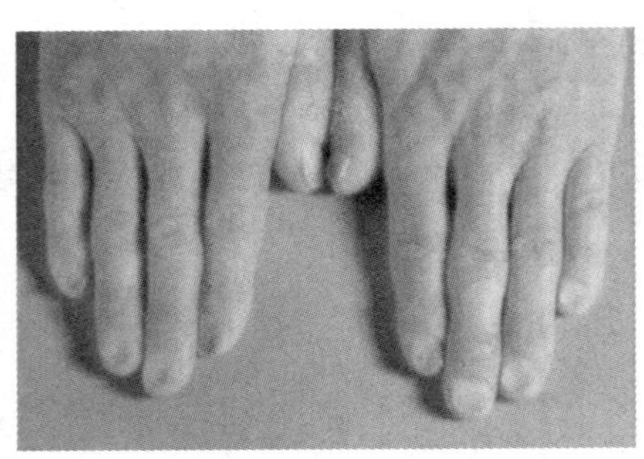
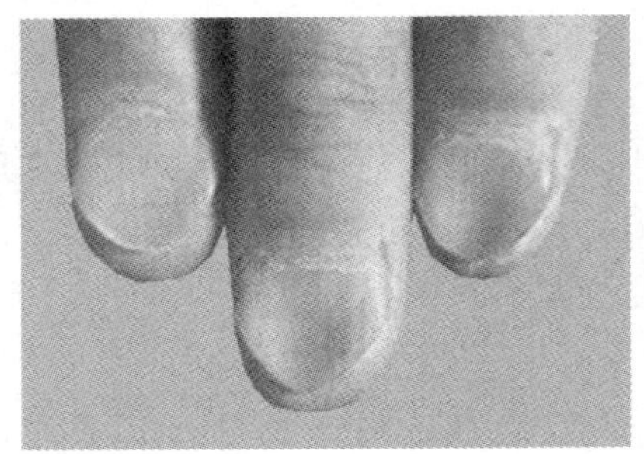

图 6-1 匙状甲

(三)辅助检查

1. 血象 典型表现为小细胞低色素性贫血。血红蛋白减少较红细胞减少更为明显。血涂片中可见成熟红细胞体积较正常为小,形态大小不一,中心淡染区扩大。网织红细胞正常或略升高。白细胞计数和血小板计数多正常。

2. 铁代谢的生化检查 血清铁减少(<8.95 μmol/L);总铁结合力升高(>64.44 μmol/L);转铁蛋白饱和度降低(<15%);血清铁蛋白降低(<12 μg/L)。血清铁蛋白是早期诊断贮存铁缺乏的一个常用指标,是缺铁的重要诊断依据。

3. 骨髓象 骨髓涂片铁染色检查示骨髓含铁血黄素(细胞外铁)消失。铁粒幼红细胞减少,红细胞内含铁颗粒减少或消失。

4. 其他检查 主要是针对 IDA 的病因或原发病诊断相关的检查。如肝肾功能,出凝血检查,纤维胃镜,妇科 B 超等。

（四）治疗要点

1. 病因治疗 去除病因是纠正贫血、防止复发的关键。

2. 补铁治疗 首选口服铁剂，常用药物如琥珀酸亚铁（0.1 g，3 次/天），餐后服用胃肠道反应小、易耐受，且易于吸收。对于口服铁剂不能耐受、吸收障碍、病情要求迅速纠正贫血的病人，可肌内注射铁剂，如右旋糖酐铁，第 1 天给 50 mg，如无不适，以后每天或隔天给 100 mg，直至用完。注射用铁的总需要量（mg）＝（需达到的血红蛋白浓度－病人的血红蛋白浓度）×0.33×病人体重（kg）。

【主要护理诊断/问题】

（1）活动无耐力 与 IDA 导致组织缺氧有关。

（2）营养失调：低于机体需要量 与铁元素摄入不足或吸收不良有关。

（3）知识缺乏：缺乏有关铁需要量增加或吸收相关的常识。

（4）口腔黏膜改变 与贫血引起口腔炎、舌炎有关。

（5）有感染的危险 与严重贫血引起营养缺乏和衰弱有关。

（6）潜在并发症：贫血性心脏病。

【护理措施】

（一）一般护理

（1）休息与活动：根据病人贫血的程度、发生速度及原有身体状况制订合理的休息与活动计划。轻度贫血者可以正常工作，但应督促其注意劳逸结合；重度贫血者应以卧床休息为主，避免增加耗氧量，加重组织缺氧。

（2）饮食护理：指导病人选择高蛋白质、高维生素、高热量、含铁丰富、易消化的饮食，强调食物多样性、均衡规律饮食的重要性。①多食含铁丰富的食物，包括动物肝脏、瘦肉、蛋黄、鱼、豆类、紫菜、海带及木耳等。②饮食注意荤素搭配，多食用富含维生素 C 的食物如新鲜的果蔬，有助于铁的吸收。③血红蛋白的合成需要氨基酸，必须在给予糖类、脂肪补充热量的同时，给予高蛋白质食物。④消化不良者应少量多餐。⑤家庭烹饪可使用铁制器皿，也可从中获取一定量的无机铁。

（二）病情观察

注意观察病人贫血的症状、体征，评估其活动耐力，了解病人的主要化验结果，如血红蛋白、网织红细胞等，以判断病人贫血程度和治疗效果。对于严重贫血病人应警惕贫血性心脏病，必要时给予吸氧或遵医嘱输浓缩红细胞。

（三）用药护理

1. 口服铁剂的护理 ①口服铁剂应在饭后或餐中服用，从小剂量开始，以免引起胃肠道反应。②应与维生素 C 和酸性药物如稀盐酸或食物同时服用，以促进铁的吸收。③避免与牛奶、浓茶和咖啡同时服用，因茶中鞣酸与铁结合成不易吸收物质，牛奶含磷较高，可影响铁的吸收。此外，应避免同时服用抗酸药及 H_2 受体拮抗剂等，因为这些药物均可抑制铁的吸收。④口服液体铁剂应使用吸管，避免牙齿染黑。⑤铁剂与肠内硫化氢作用而生成黑色的硫化亚铁使大便变成黑色，应事先做好解释，以消除病人顾虑。⑥铁剂治疗有效者，于用药后 1 周左右网织红细胞数开始上升，2 周左右血红蛋白开始升高，1～2 个月恢复正常。为进一步补足体内贮存铁，在血红蛋白恢复正常后，仍需继续服用铁剂 3～6 个月。

2. 注射铁剂的护理 注射铁剂的不良反应主要有注射局部肿痛、硬结形成，皮肤发黑和过敏反应。后者表现为脸色潮红、头痛、肌肉关节痛和荨麻疹，严重者可出现过敏性休克。首次使用注射铁剂，需用 0.5 mL进行试验性用药，同时备好肾上腺素，以备发生过敏性休克后抢救。注射时剂量要准确，注射方法为深部肌内注射，并经常更换注射部位，以促进吸收，避免硬结形成。药液的溢出可引起皮肤染色，故应强调注射技术。①不要在皮肤暴露部位注射；②抽取药液入空针后，更换一个新针头注射；③可采用 Z 形注射法或留空气注射法，以免药液溢出。

（四）心理护理

向病人及家属讲解 IDA 的相关知识，讲明症状只是暂时的，应该树立信心，积极治疗原发病，这些症状就会消失,不必太过焦虑。

(五)健康指导

1. 对 IDA 高危人群指导 婴幼儿生长发育快,注意在辅食中添加铁剂;生长发育期青少年要养成健康的饮食习惯,注意饮食多样化;妊娠后期、哺乳期妇女给予剂量铁剂预防缺铁;有慢性失血症状者应积极治疗各种引起失血的疾病。

2. 生活指导 提倡均衡饮食,荤素结合,保证足够的热量、蛋白质、维生素及相关营养素的摄入。指导病人及家属选择含铁丰富的食物,改变不良的饮食习惯,做到不偏食、不挑食。生长发育期的青少年,月经期、妊娠期与哺乳期的女性,应增加含铁食物的补充,必要时可考虑预防性补充铁剂。

3. 用药指导 积极治疗原发病;遵医嘱正确服用铁剂,向其说明药物的不良反应及坚持治疗的意义,嘱其定期门诊随访观察疗效。

二、再生障碍性贫血

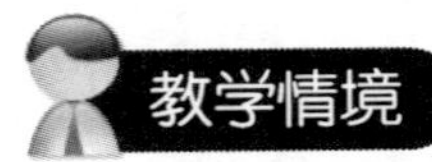

秦女士,56 岁,牙龈渗血、皮下淤斑 2 个月余,间断发热、头昏 1 个月。2 个月前无明显诱因牙龈渗血、皮下淤斑未引起重视。近 1 个月来间断发热,有时体温高达 40 ℃,伴头昏、活动后心慌。在当地医院就诊,查血常规 WBC 2.3×10^9/L,N 0.475×10^9/L,Hb 53 g/L,PLT 7×10^9/L,予以抗感染及输血治疗,效果不明显转我院。身体评估:T 37.4 ℃,BP 120/80 mmHg。贫血貌,四肢散在淤斑,皮肤无黄染,浅表淋巴结不大,巩膜无黄染,口腔黏膜无血泡,HR 100 次/分,心尖部Ⅱ级收缩期杂音。请问:

1. 为进一步明确诊断,应做哪些检查?
2. 病人存在哪些主要护理诊断/问题?
3. 应采取哪些护理措施?

再生障碍性贫血(aplastic anemia,AA)简称再障,是由多种原因引起造血干细胞及(或)造血微环境损伤所致的骨髓造血功能衰竭的一类贫血,主要表现为骨髓造血功能低下、全血细胞减少和进行性贫血、感染和出血,免疫抑制剂治疗有效。AA 的发病率在欧美为(4.7~13.7)/100 万,我国为 7.4/100 万,各年龄组均可以发病,老年人发病率较高,男、女发病率无明显差别。根据病人的病情、血象、骨髓象及预后,可分为重型(SAA)和非重型(NSAA)。

【护理评估】

(一)病因与发病机制

1. 病因 约一半以上的病人病因不明,目前比较明确的病因有以下几类。

(1)病毒感染:肝炎病毒、EB 病毒、流感病毒均可引起再障。其中病毒性肝炎相关性再障最常见,主要是丙型肝炎,其次是乙型肝炎,其发病机制尚不清楚,可能是肝炎病毒对造血干细胞有直接抑制作用,或致染色体畸变所引起。

(2)化学因素:药物与化学物质是再障最常见的致病因素。常见药物有氯霉素、抗肿瘤药物、磺胺药等。化学物品中以苯及其衍生物最为常见,如杀虫剂、油漆、塑料等,这类化学物品对骨髓的抑制作用与其剂量有关。

(3)物理因素:各种电离辐射如 X 射线、γ 射线及其他放射性物质等可致 AA。

(4)其他因素:如某些免疫性疾病、遗传性疾病、阵发性睡眠性血红蛋白尿等均可导致。

2. 发病机制 目前尚不明确,近年来认为 AA 的主要发病机制是免疫异常。T 淋巴细胞功能异常亢进,细胞毒性 T 淋巴细胞直接杀伤和淋巴因子介导的造血干细胞过度凋亡引起的骨髓衰竭是 AA 的主要发病机制。

(二)身体状况

再障主要临床表现为进行性贫血、出血及感染,肝、脾及淋巴结多无肿大。

1. 重型再障 起病急，进展快，早期即可出现出血和感染，随病程延长出现进行性贫血。常见口腔、牙龈、鼻腔黏膜及皮肤黏膜广泛出血；内脏出血以呼吸道及消化道出血常见，重者可发生颅内出血，多为死亡的主要原因之一。感染以呼吸道感染最常见，其次有消化道、泌尿生殖道及皮肤、黏膜感染，常合并败血症。贫血呈进行性加重。如不经治疗，多在6～12个月内死亡。

2. 非重型再障 此型多见，起病和进展缓慢，以进行性贫血为主要表现。出血和感染较轻，常为皮肤、黏膜出血和呼吸道感染，内脏出血和严重感染者少见。经治疗多数可长期存活，少数病人病情恶化可演变为重型再障，预后极差。

（三）心理、社会状况

重型再障因起病急、病情重及预后差，常使病人产生紧张、抑郁，甚至绝望等负性情绪；非重型再障长期使用雄激素引起痤疮、多毛和体形变化，可使病人感到自卑；骨髓移植所需的高额医疗费用，使病人和家属产生巨大的心理压力。

（四）辅助检查

1. 血象 显示全血细胞减少，属于正细胞正色素性贫血。网织红细胞绝对值降低。

2. 骨髓象 确诊再障的主要依据。重型再障骨髓增生低下，红系、粒系及巨核细胞显著减少，淋巴细胞和浆细胞分类值增高；非重型再障多部位骨髓增生减低，可见较多脂肪滴，粒、红系及巨核细胞减少，淋巴细胞、浆细胞及网状细胞比例增高。

（五）诊断要点

根据进行性贫血、出血、感染和无肝、脾、淋巴结肿大，结合血象、骨髓象检查，即可明确诊断。

（六）治疗要点

治疗原则包括病因治疗、支持疗法和促进骨髓造血功能恢复的各种措施。

1. 支持疗法 如禁用对骨髓有损伤作用和抑制血小板功能的药物，加强营养，预防感染，避免出血。

2. 对症治疗 防治贫血、出血、感染、护肝和支持治疗等。

3. 针对发病机制的治疗

(1)免疫抑制剂：①抗胸腺细胞球蛋白(ATG)和抗淋巴细胞球蛋白(ALG)能够抑制病人T淋巴细胞或非特异性自身免疫反应，是目前治疗SAA的主要药物；②环孢素(CYA)可与ATG和ALG组成强化免疫抑制方案，选择性作用于T淋巴细胞；③临床上也常用大剂量甲基泼尼松龙、CD3单克隆抗体、霉酚酸酯等治疗SAA。

(2)促造血治疗：①雄激素是目前治疗非重型再障的首选药，其作用机制可能是刺激肾脏产生更多的红细胞生成激素，并直接作用于骨髓刺激红细胞生成。常用丙酸睾酮50～100 mg肌内注射，每天或隔天1次，疗程至少4个月；或用丙酸睾酮衍生物司坦唑醇(康力龙)或达那唑口服。②造血生长因子主要用于SAA，包括重组人粒系集落刺激因子(rhG-CSF)、重组人粒-巨噬细胞集落刺激因子(rhGM-CSF)、红细胞生成素(EPO)，一般在免疫抑制剂治疗SAA后使用，维持3个月以上为宜。③补肾中药方与环孢素或雄激素同用可提高治疗的有效率，如复方皂矾丸、金匮肾气丸等。

(3)造血干细胞移植：年龄不超过40岁，无感染及其他并发症，有合适供体的SAA病人，可考虑造血干细胞移植。

【主要护理诊断/问题】

(1)活动无耐力　与贫血所致的机体组织缺氧有关。

(2)有感染的危险　与粒细胞减少有关。

(3)有损伤的危险　与血小板减少有关。

(4)自我形象紊乱　与女性病人使用雄激素引起的不良反应有关。

(5)预感性悲哀　与治疗效果差、反复住院有关。

(6)潜在并发症：颅内出血。

【护理目标】

病人活动后乏力感减轻或消失；能说出预防感染的重要性，减少或避免感染的发生；能采取正确、有效的预防措施,减少或避免加重出血;能正确面对身体外形的变化,自觉坚持遵医嘱使用丙酸睾酮;悲观情绪减轻或消除。

【护理措施】

(一)一般护理

1. 休息 SAA 病人应绝对卧床休息,注意保暖,防止受凉。保持室内空气流通,限制探视,避免交叉感染。当中性粒细胞$<0.5\times10^9/L$时,宜住层流病房或消毒隔离病房。

2. 饮食护理 给予病人高蛋白质、高热量、易消化食物,必要时遵医嘱给予静脉补液。避免进食粗糙、坚硬的食物,有消化道出血时要禁食或给予温和流质饮食。对有发热的病人,应鼓励病人多饮水,每天液体量保证在 3000 mL 左右。

(二)病情观察

密切观察病人贫血、出血和感染的表现,具体护理见相应章节;密切观察有无颅内出血的症状,出现异常时应让病人卧床和保持安静,并协助医生处理。

(三)用药护理

1. 雄激素 NSAA 病人的首选用药,应注意:①丙酸睾酮因不易吸收而形成硬块,甚至发生无菌性坏死,故需深部缓慢分层肌内注射,注意轮换注射部位,必要时给予局部热敷。②雄激素长期使用会出现毛发增多、痤疮、女性闭经及男性化等副作用,应向病人说明病情缓解逐渐减药后不良反应会消失,鼓励病人坚持服药,以早日康复。嘱病人勿用手抓面部痤疮,用温热水洗脸,以防感染。③长期使用雄激素对肝脏造成损害,用药期间应定期检查肝功能。④治疗期间应配合医生定期复查血象,以了解病人血象的变化。

2. ATG 和 ALG 由于用药期间会出现超敏反应、出血加重、血清病及继发感染等不良反应,用药前要做皮试防止过敏反应的发生。输注速度不宜过快,输注过程中严密观察药物的不良反应。

3. 环孢素 应用过程中注意观察是否有肝脏、肾脏毒性,还可引起牙龈增生、胃肠道反应、高血压等,注意监测相应的指标。定期检测血清中环孢素的浓度以调整用药剂量。

(四)心理护理

增加与病人的沟通,取得病人及家属的信任。耐心讲解疾病的病因、临床表现及预后,介绍一些治疗效果好和乐观的病人与其交流,使其正确面对疾病,树立战胜疾病的信心,积极配合治疗。

(五)健康指导

(1)向病人和家属介绍本病的常见病因,有明显病因者应尽可能去除。如禁用对骨髓有抑制的药物,避免接触放射性物质和含苯及其衍生物的化学毒物,必须接触者应严格加强防护措施,定期体检。

(2)指导病人养成良好的生活习惯。注意饮食卫生,饮食要清淡、营养;注意保暖,以免受凉;适当参加户外活动,如散步、打太极拳。

(3)向病人及其家属说明该病治疗周期长,病人要有耐心和信心,应克服药物的不良反应坚持用药,不可擅自停药。必要时向病人讲解造血干细胞移植的相关知识。

(4)指导病人自我监测病情。教会病人识别贫血、出血和感染的表现以及药物的不良反应,如果出现应该及时就医。定期监测血象和骨髓象,以了解病情变化。

【护理评价】

活动后乏力感是否减轻或消失;能否说出预防感染的重要性,有无感染发生,能否采取有效的预防措施,避免出血;能否重新认识身体外形的变化,情绪是否保持稳定。

(张迎红)

第三节 特发性血小板减少性紫癜病人的护理

特发性血小板减少性紫癜(idiopathic thrombocytopenic purpura,ITP)是免疫介导的血小板过度破坏所致的出血性疾病，是最常见的一种血小板减少性疾病。以广泛皮肤黏膜和内脏出血、血小板减少、生存时间缩短、抗血小板自身抗体形成、骨髓巨核细胞发育及成熟障碍等为特征。临床上分为急性型和慢性型。前者多见于儿童，后者好发于40岁以下的女性，男女之比约为1∶4。

【护理评估】

（一）病因与发病机制

病因未明，目前认为与感染、免疫因素、肝、脾的作用、遗传因素及雌激素水平增高等有关。

1. 免疫因素 病人血中出现抗血小板抗体，是由病理性免疫所产生的，与抗体结合的血小板易在单核-巨噬细胞系统内被吞噬和破坏。

2. 肝、脾的作用 脾是抗血小板抗体产生的主要场所，被抗体结合的血小板也主要是在脾内破坏，小部分在肝内破坏。

3. 雌激素水平增高 慢性型多见于20～40岁之间的女性，可能是雌激素抵制血小板生成及促进单核-巨噬细胞对抗体结合血小板的吞噬破坏所致。

（二）身体状况

1. 急性型 约占20%，半数以上发生于儿童。大多数在发病前1～2周有上呼吸道感染，特别是病毒感染史。起病急，常有畏寒及发热。皮肤、黏膜广泛出血，一般先从双下肢开始，重者出现内脏出血或颅内出血。病程多为自限性，常在数周内恢复，少数病程超过半年转为慢性。

2. 慢性型 占80%左右，主要见于青年女性。起病隐匿，一般无前驱症状。多数病人出血较轻而局限，常反复出现四肢皮肤散在的淤点、淤斑，鼻或牙龈出血。女性病人月经过多也较为常见，甚至是唯一的症状。部分病人可因感染等使病情骤然加重，出现广泛、严重的皮肤黏膜及内脏出血。部分病人可有轻度脾大。

急性型与慢性型ITP的鉴别见表6-4。

表6-4 急性型与慢性型ITP的鉴别

鉴别项目	急 性 型	慢 性 型
发病人群	多见于儿童	常见于40岁以下成年女性
起病	80%以上病人起病前1～2周有呼吸道感染史	隐匿或缓慢
出血症状	严重，常有皮肤、黏膜及内脏出血	相对较轻，主要表现为反复出现四肢皮肤散在的淤点、淤斑，女性病人常有月经过多
血象	血小板计数常小于$20\times10^9/L$	血小板计数常为$(30\sim80)\times10^9/L$
骨髓象	幼稚巨核细胞比例增加，胞体大小不一	颗粒型巨核细胞比例增加，胞体大小不一
病程	自限性，常在数周内恢复	常反复发作，持续数周、数月或数年

（三）心理、社会状况

急性型起病急、出血严重，患儿及其家长常会紧张、恐惧；慢性型由于病程迁延，往往给病人的生活和工作带来很大的影响，一旦治疗效果不理想，病人常会出现焦虑、悲观等。

（四）辅助检查

1. 血象、骨髓象 见表6-4。

2. 其他 血块收缩不良、血小板生存时间缩短、束臂试验阳性、出血时间延长。

（五）治疗要点

1. 一般治疗 血小板明显减少、出血严重者应卧床休息，防止创伤。避免应用降低血小板数量及抑制血小板功能的药物。

2. 糖皮质激素 为首选药物，可减少血小板抗体生成，延长血小板寿命；降低毛细血管脆性，刺激骨髓造血。常用药物有泼尼松、地塞米松、甲基泼尼松龙等。

3. 脾切除 脾脏是产生抗血小板抗体及破坏被覆抗体的血小板的主要场所。脾切除适用于糖皮质激素治疗3～6个月无效或对激素有依赖、对激素使用有禁忌证者。

4. 免疫抑制剂 一般不作为首选治疗。对糖皮质激素及脾切除疗效不佳或不能切脾者可采用免疫抑制剂治疗,通常与糖皮质激素合用。常用药物有长春新碱、环磷酰胺和硫唑嘌呤。

5. 其他 大剂量丙种球蛋白用于急性型出血严重、术前及准备分娩病人,可使血小板迅速上升而获得暂时疗效;血浆置换用于新发病的急性型病人。对于抢救危重出血、外科手术、严重并发症、血小板$<20\times10^9/L$者,应输注血小板。

【主要护理诊断/问题】

(1)有受伤的危险:出血 与血小板减少有关。

(2)有感染的危险 与糖皮质激素和免疫抑制剂治疗有关。

(3)潜在并发症:颅内出血。

【护理措施】

(一)一般护理

出血严重者应注意休息,保持环境安静、舒适,血小板低于$20\times10^9/L$时,要绝对卧床休息,避免外伤。衣服应柔软、宽松,以免加重皮肤出血。给予高蛋白质、高热量及高维生素的半流质饮食或软食。

(二)病情观察

监测血象变化,观察病人皮肤、黏膜及内脏出血的临床表现和变化,协助医生做好相关的检查。颅内出血常为本病致死的主要原因,一旦发现颅内出血征象,及时通知医生,配合救治。

(三)用药护理

长期使用糖皮质激素会引起库欣综合征、高血压、糖尿病、胃肠道出血、诱发感染等;长春新碱会引起骨髓抑制、末梢神经炎;环磷酰胺可致出血性膀胱炎。应向病人及其家属介绍药物的副作用,嘱其注意观察相关的临床表现和坚持复查相关的指标,如定期检查血压、血糖、血象等,如果发现异常应尽早报告医生。

(四)心理护理

应多与病人及其家属沟通,了解他们的不良心理,指出多数ITP病人预后良好,不良心理会激发或加重出血,因此应积极面对疾病,并配合医生治疗。

(五)健康指导

1. 疾病知识指导 向病人强调预防出血的重要性和具体预防措施。注意休息,避免外伤,避免进食过硬和粗糙的食物,避免使用影响血小板功能的药物,如雌激素、奎尼丁、氯霉素、磺胺类、解热镇痛药、抗甲状腺药、抗糖尿病药等。

2. 生活指导 建立良好的生活方式,加强营养,注意保暖,预防感染。保持情绪稳定,积极配合治疗。缓解期可适当运动,注意不可过于剧烈。

3. 用药指导 鼓励病人坚持服药,用药期间注意复查血压、尿糖、血象等。观察出血演变情况,了解治疗效果。发现异常应及时就医。

(张迎红)

第四节 过敏性紫癜病人的护理

过敏性紫癜(anaphylactoid purpura)是一种以毛细血管变态反应性炎症为病理基础的结缔组织病。主要表现为皮肤紫癜、关节肿痛、腹痛、便血、血尿等。多发于青少年,男性多于女性,春、秋季容易发病。

【护理评估】

（一）病因与发病机制

致敏原较多，可为病原体（细菌、病毒或寄生虫）、药物（抗生素、磺胺等）、食物（鱼虾、蛋、奶）或花粉、昆虫叮咬等。机体对这些因素产生免疫应答，形成免疫复合物沉积于小血管，引起皮肤、胃、肠、关节的广泛性毛细血管炎，导致水肿和出血。

（二）身体评估

多在发病前1～3周有上呼吸道感染史。根据临床特点分为以下四型。

1. 皮肤紫癜（单纯型） 最常见症状，皮疹多见于下肢及臀部，呈对称性分批出现。紫癜大小不等、紫红色、高出皮面、按之不褪色。

2. 消化道症状（腹型） 常在皮疹未出现前，突发腹痛、恶心、呕吐及便血，伴肠鸣音增强及腹部压痛。

3. 关节疼痛及肿胀（关节型） 单个或多个大关节的损害，呈游走性，有积液，不遗留关节畸形。

4. 肾损害（肾型） 最为严重，部分患儿在病程1～8周发生紫癜性肾炎，出现血尿、蛋白尿及管型，伴血压增高及水肿。

5. 其他 偶有颅内出血、鼻衄、牙龈出血等。

（三）辅助检查

约半数以上病人的毛细血管脆性试验阳性。嗜酸性粒细胞可增高。血小板计数、出凝血时间、血块退缩试验和骨髓检查均正常。

（四）治疗要点

控制感染，去除病因；用安络血、维生素C止血；用抗组胺药及钙剂脱敏；急性发作症状严重者可用糖皮质激素，并发肾炎且经激素治疗无效者可试用环磷酰胺。

【主要护理诊断/问题】

（1）皮肤完整性受损　与变态反应、血管炎有关。

（2）疼痛　与关节和肠道变态反应性炎症有关。

（3）潜在并发症：消化道出血、紫癜性肾炎。

【护理措施】

1. 皮肤的护理 尽量去除可能存在的各种致敏原；观察皮下出血的大小、数量、部位，观察出血的消长情况；保持皮肤清洁，防止擦伤和抓伤，如有破溃及时处理；遵医嘱使用止血药、脱敏药等。

2. 关节肿痛的护理 应观察疼痛及肿胀情况，保持患肢功能位置，做好日常生活护理。必要时使用糖皮质激素缓解关节痛。

3. 腹痛的护理 病人应卧床休息，应给予无动物蛋白、无渣的流质饮食，严重者禁食，经静脉供给营养。观察有无腹绞痛、呕吐、血便，有血便者应详细记录大便次数及性状，留取大便标本。腹痛者禁止腹部热敷以防肠出血。

4. 紫癜性肾炎的护理 参见急性肾小球肾炎、原发性肾病综合征病人的护理。

（张迎红）

第五节　弥散性血管内凝血病人的护理

弥散性血管内凝血（disseminated intravascular coagulation，DIC）是在许多疾病基础上凝血及纤溶系统被激活，导致全身微血栓形成，凝血因子大量消耗并继发纤溶亢进，引起全身出血及微循环衰竭的临床综合征。

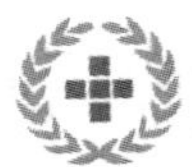

【护理评估】

(一)病因与发病机制

1. 病因

(1)感染性疾病:最多见,占DIC发病的31%~43%。常见有败血症、斑疹伤寒、流行性出血热、内毒素血症、重症肝炎、休克型肺炎、中毒性菌痢、流脑、麻疹和脑型疟疾等。

(2)恶性肿瘤:常见急性白血病、淋巴瘤、前列腺癌、胰腺癌、肝癌、绒毛膜上皮癌、肾癌、肺癌及脑肿瘤等。

(3)组织损伤:如大面积烧伤、严重创伤、毒蛇咬伤、广泛性手术(如脑、前列腺、胰腺、子宫及胎盘等富含组织因子器官的手术)。

(4)病理产科:如胎盘早剥、羊水栓塞、感染性流产、死胎滞留、重症妊娠高血压等。

(5)其他:全身各系统疾病如肺心病、恶性高血压、急性胰腺炎、中暑、移植物抗宿主病等。

2. 发病机制 DIC的发展过程,大体上分为高凝血期、消耗性低凝血期、继发性纤溶亢进期三期。各种病因可使血管内皮释放组织因子进入血液循环,激活外源性凝血系统;血管内皮损伤及革兰阳性细菌内毒素可激活内源性凝血系统。内、外源性凝血系统激活后,产生大量凝血酶,使血液呈高凝状态,形成广泛的微血栓,又消耗了大量血小板和凝血因子,使血液处于消耗性低凝状态,纤溶酶激活,导致继发性纤溶亢进。

(二)身体状况

1. 出血 DIC最常见的早期症状之一。出血多突然发生广泛的皮肤和黏膜出血,呈大片状融合性淤斑;伤口及注射部位持续渗血,可呈大片淤斑。严重者可有内脏出血,如呕血、便血、咯血、阴道出血及血尿,甚至颅内出血。

2. 栓塞 微循环的广泛血小板和(或)纤维蛋白血栓形成致微循环栓塞,可使受损部位缺血、缺氧、功能障碍,持续时间久可出现器官功能衰竭,甚至出现组织坏死。内脏栓塞常见于肺、脑、肝、肾和胃肠等,出现相应的症状或体征。

3. 微循环衰竭 一过性或持续性血压下降,早期表现为皮肤湿冷、发绀、少尿、呼吸困难及神志改变等症状。顽固性休克常提示DIC病情严重、预后不良。

4. 微血管病性溶血 可表现为进行性贫血,贫血程度与出血量不成比例,偶见皮肤、巩膜黄染。

(三)治疗要点

1. 治疗原发病及去除诱因 控制DIC最根本的措施。如积极控制感染性疾病、治疗肿瘤、处理产伤及外伤、防治休克、纠正酸中毒及电解质紊乱等。

2. 抗凝疗法 终止DIC、减轻器官功能损伤、重建凝血-抗凝血功能平衡的重要措施。

(1)肝素:急性DIC时肝素钠10000~30000 U/d,每6 h用量不超过5000 U,静脉滴注,根据病情可连用3~5天。

(2)其他抗凝药物:如复方丹参注射液、AT-Ⅲ、双嘧达莫、阿司匹林、低分子右旋糖酐和噻氯匹定等药物有辅助治疗价值。

3. 补充凝血因子和血小板 凝血因子水平显著低下,有消耗性凝血障碍者必须补充凝血因子,通常选用新鲜血浆、纤维蛋白原、因子Ⅷ浓缩剂、凝血酶原复合物、血小板悬液。纤维蛋白原显著降低(<1 g/L)可输注纤维蛋白原浓缩剂。高凝血期禁补充。

4. 抗纤溶治疗 仅适用于继发性纤溶亢进为主的情况,而血管内凝血已经被阻断的DIC晚期、DIC早期禁用。常用药有6-氨基己酸,4~6 g静脉滴注,以后0.5~1.0 g/h维持,直至出血停止;也可以用止血芳酸、止血环酸等。抑肽酶除抗纤溶酶外还具有抗凝血活酶、抗激肽酶作用,但较弱,一般首剂8万~12万U,静脉滴注,以后每2 h用1万U,直至出血停止。

5. 溶栓治疗 仅在纤溶不足而有广泛栓塞时应用,常用链激酶。

6. 糖皮质激素治疗 但不作常规应用。

【主要护理诊断/问题】

(1)有损伤的危险:出血 与DIC所致的凝血因子被消耗、继发性纤溶亢进、肝素应用的副作用有关。

(2)组织灌注量改变　与DIC造成的微循环障碍以及出血引起循环血容量降低有关。

(3)气体交换受损　与肺栓塞有关。

(4)潜在并发症:呼吸衰竭、急性肾功能衰竭、多器官功能衰竭。

【护理措施】

(一)一般护理

病室定期消毒,预防交叉感染。病人以绝对卧床休息为主,如病人发生休克取中凹位,呼吸困难者取半坐卧位;注意保暖,给予吸氧。给予营养丰富、易消化的流质或半流质饮食。有消化道出血者应酌情进冷流质饮食或禁食。不能进食者予鼻饲或静脉营养。

(二)病情观察

(1)定时监测病人生命体征、意识状态、尿量变化,计入24 h出入液量,及时发现休克或重要脏器功能衰竭。

(2)出血的观察:注意出血的部位、范围及其严重程度的观察,如出现持续、多部位的出血或渗血,应高度警惕DIC。如病人出现剧烈头痛、呕吐、血压升高等脑出血症状时,立即报告医生,抬高床头15°～30°,遵医嘱给脱水降颅压、止血等药物。

(三)用药护理

迅速建立两条静脉通道,遵医嘱给予肝素抗凝和预防低血压的药物。使用抗凝药物时注意观察有无出血倾向,使用抗纤溶药物时静脉给药速度不宜过快,以免加重缺血坏死。定期监测凝血时间,以指导用药。

(四)心理护理

病人由于担心出血会出现严重的焦虑不安,护理人员应向病人介绍DIC的常见病因,安慰和鼓励病人积极配合医生治疗和预防出血。

(五)健康指导

1. 疾病知识指导　告诉病人与家属必须彻底治疗诱发DIC的疾病,并有效去除诱发因素如感染、酸中毒、缺氧和休克等;教会病人识别出血和栓塞的临床表现;介绍预防出血的相关知识。

2. 生活指导　病情缓解后应指导病人进食营养丰富、易于消化的流质或半流质饮食,避免生、冷、油炸及具有刺激性的饮食。协助病人循序渐进地进行康复锻炼,加强机体抵抗力。

(张迎红)

第六节　白血病病人的护理

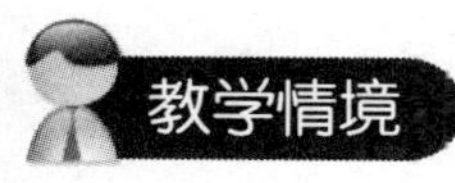

许先生,42岁。乏力3月余,胸痛1周,发热1天。既往长期接触溶苯胶水。身体评估:体温39.8 ℃,脉搏120次/分,呼吸26次/分,血压110/76 mmHg。神情萎靡,皮肤苍白,面色、睑结膜和口唇苍白,胸骨下端压痛明显。心率120次/分,心界不大,全身浅表淋巴结未及,肝脾未及。实验室检查:血象示红细胞计数0.83×10^{12}/L,血红蛋白23 g/L,血小板31×10^{9}/L,白细胞计数55.6×10^{9}/L;骨髓象示原始和幼稚的粒细胞占有核细胞的79.5%。诊断为急性非淋巴细胞白血病M_2型。心理、社会评估:情绪焦虑,十分恐惧,化疗后恶心、呕吐、脱发严重,情绪低落,两次拒绝治疗要求回家,家属也因此而担忧。

请问:1. 病人存在哪些主要护理诊断/问题?

2. 应采取哪些护理措施?

一、概述

白血病(leukemia)是由于白血病细胞增殖失控、分化凋亡和凋亡受阻,在骨髓和其他造血组织中大量增生,使正常造血功能受到抑制,并浸润其他组织器官和组织。临床上常有贫血、出血、发热和肝、脾、淋巴结肿大等组织、器官浸润的表现。

我国白血病发病率为2.76/10万人口,男性略高于女性。在恶性肿瘤死亡率中,男性居第6位,女性居第8位,儿童及35岁以下的成人中则居第1位。

(一)分类

1.根据白血病细胞的成熟程度和自然病程分类

(1)急性白血病:起病急,病情发展迅速,自然病程仅数月。细胞分化停滞在较早阶段,骨髓和外周血中多为原始细胞及早期幼稚细胞。

(2)慢性白血病:起病慢,病情发展缓慢,自然病程可为数年。细胞分化停滞在较晚阶段,骨髓和外周血中多为成熟和较成熟的细胞。

2.根据主要受累的细胞系列分类

(1)急性白血病:目前国际上常用FAB(即法、美、英白血病协作组,简称FAB)分类法将急性白血病分为急性淋巴细胞白血病(简称急淋白血病)和急性粒细胞白血病(简称急粒白血病)。

急性淋巴细胞白血病又分为3型。L_1型:原始和幼淋巴细胞以小细胞(直径≤12 μm)为主,胞浆较少。L_2型:原始和幼淋巴细胞以大细胞(直径>12 μm)为主。L_3型:原始和幼淋巴细胞以大细胞为主,大小较一致,细胞内有明显空泡,胞浆嗜碱性。

急性粒细胞白血病又分为8型,即急性粒细胞白血病微分化型(M_0);急性粒细胞白血病未分化型(M_1);急性粒细胞白血病部分分化型(M_2);急性早幼粒细胞白血病(M_3);急性粒-单核细胞白血病(M_4);急性单核细胞白血病(M_5);急性红白血病(M_6);急性巨核细胞白血病(M_7)。

(2)慢性白血病:分为慢性粒细胞白血病(简称慢粒白血病)和慢性淋巴细胞白血病(简称慢淋白血病)及少见的毛细胞白血病、幼淋巴细胞白血病等。

(二)病因与发病机制

白血病的病因尚不清楚,可能与以下因素有关。

1.生物因素 现已证实人类T淋巴细胞病毒-I(HTLV-I)能引起成人T细胞白血病(ATL),HTLV-I可通过哺乳、性生活及输血而传播。另外,部分免疫功能异常的病人患白血病的危险度会增加。

2.物理因素 电离辐射如X射线、γ射线等有致白血病作用。早期调查研究显示放射科医生白血病的发病率比非放射科医生高10倍。日本广岛及长崎受原子弹袭击后,幸存者中白血病发病率比未受照射的人群分别高30倍和17倍,多为急淋和慢粒白血病。另外,在强直性脊柱炎用放射治疗,真性红细胞增多症用^{32}P治疗后白血病的发病率高于对照组。

3.化学因素 多种化学物质或药物可诱发白血病,苯及其衍生物、氧霉素、保泰松、乙双吗啉、烷化剂、细胞毒药物均可致白血病。

4.遗传因素 家族性白血病约占白血病的千分之七。单卵孪生子如果其中一人发生白血病,另一人的发病率达1/5,比双卵孪生子高12倍。某些遗传性疾病有较高的白血病发病率。

5.其他血液病 阵发性睡眠性血红蛋白尿、淋巴瘤、多发性骨髓瘤等血液病最终可能发展成急性白血病。

白血病的发病机制比较复杂。近年来认为理化因素先引起单个细胞突变,当机体遗传易感性和免疫力低下时,病毒感染、染色体畸变等激活了癌基因,并使部分抑癌基因失活及凋亡基因过度表达,导致突变细胞大量恶性增殖和凋亡受阻,最终导致白血病的发生。

二、急性白血病

急性白血病(acute leukemia)是骨髓中异常的原始细胞及幼稚细胞(白血病细胞)大量增殖,抑制正常造血并浸润其他组织和器官。我国急性白血病中急性粒细胞白血病发病率高于急性淋巴细胞白血病，成人以急性粒细胞白血病多见，儿童以急性淋巴细胞白血病多见。

（一）身体评估

本病主要表现为贫血、出血、发热和感染，以及各组织、器官浸润等表现。起病急缓不一。急者可以是突然高热或严重出血，缓慢者常为脸色苍白、皮肤紫癜，月经过多或拔牙后出血不止而就医被发现。

1. 正常骨髓造血功能受到抑制表现

（1）发热：半数病人以发热为早期表现，表现为低热或高热达 39 ℃以上，常伴有畏寒、出汗等。高热常提示继发感染，以口腔炎、牙龈炎、咽峡炎最为常见，亦可见肺部感染、肛周炎、肛旁脓肿，严重时可致败血症。

（2）出血：约 40％的病人以出血为早期表现。出血可发生在全身各部位，以皮肤淤点、淤斑、鼻出血、牙龈出血、月经过多常见。眼底出血可致视力障碍，严重时发生颅内出血，常导致死亡。急性早幼粒白血病易并发 DIC 而出现全身广泛出血。

（3）贫血：半数病人就诊时已有严重贫血。

2. 白血病细胞浸润组织器官表现

（1）淋巴结和肝脾肿大：淋巴结肿大以急淋白血病多见，纵隔淋巴结肿大常见于 T 细胞急淋白血病。白血病病人可有轻到中度的肝、脾大，表面光滑，偶伴轻度触痛。

（2）骨骼和关节：胸骨下端局部压痛较为常见，常有明显骨痛和四肢关节疼痛，尤以儿童多见。

（3）皮肤及黏膜浸润：白血病细胞浸润可使牙龈增生、肿胀，皮肤出现蓝灰色斑丘疹，局部皮肤出现较硬隆起的紫蓝色结节。

（4）中枢神经系统白血病（CNS-L）：其主要表现为头痛、头晕，重者有呕吐、颈项强直，甚至抽搐、昏迷。主要是因为化学药物难以通过血-脑屏障，隐藏在中枢神经系统的白血病细胞不能有效地被杀灭，因而引起 CNS-L。

（5）其他：眼部、睾丸、心、肺、消化道、泌尿生殖系统等部位均可以累积。

（二）辅助检查

1. 血象　可出现白细胞增多性和不增多性白血病，前者病人白细胞超过 10×10^9/L，血涂片分类检查可见相当数量的原始和幼稚细胞，一般占 30％～90％。病人有不同程度的正常细胞性贫血。半数病人血小板低于 60×10^9/L。

2. 骨髓象　骨髓检查是确诊白血病及其类型的主要依据。FAB 提出原始细胞占骨髓有核细胞的 30％以上为诊断急性白血病的标准。

3. 细胞化学染色　主要用于协助形态学检查，对各种急性白血病进行鉴别诊断。常用方法有过氧化物酶染色、非特异性酯酶染色、中性粒细胞碱性磷酸酶染色、糖原染色等。

4. 免疫学检查　根据白血病细胞表达的系列相关抗原确定其系列来源，从而对白血病进行分类诊断。

5. 染色体和基因检查　可通过特异的染色体和基因改变协助白血病诊断。

6. 其他　血液中尿酸浓度及尿液中尿酸排泄均增加，特别是在化疗期。急性粒-单核细胞白血病和急性单核细胞白血病血清和尿溶菌酶活性增高。CNS-L 时，脑脊液压力增高，白细胞计数增多，蛋白质增多，而葡萄糖定量减少，涂片可找到白血病细胞。

（三）治疗要点

1. 一般治疗

（1）防治感染：伴有粒细胞缺乏症时，可用粒细胞集落刺激因子（G-CSF）或粒-单核细胞集落刺激因子（GM-CSF）。病人有发热而感染原因不明时先以足量的广谱抗生素治疗，同时需做细菌培养及药物敏感试验。

（2）成分输血：纠正贫血和血小板减少的有效办法。严重贫血可输注浓缩红细胞，血小板计数过低而出血者，输注新鲜血小板悬液。

（3）处理高白血病血症：当外周血液中白细胞数超过 200×10^9/L 时，病人可产生白细胞淤滞，表现为呼吸困难、低氧血症、呼吸窘迫、反应迟钝、言语不清、颅内出血等。当病人的白细胞数超过 100×10^9/L 时,应紧急使用血细胞分离机,单采清除过高的白细胞,同时给予化疗和水化。

(4)预防高尿酸性血症肾病:由于白血病细胞大量破坏,血清和尿中尿酸浓度增高,聚积在肾小管引起阻塞而发生高尿酸性血症肾病。因此应鼓励病人多饮水并碱化尿液,并给予别嘌醇,以抑制尿酸合成,每次 100 mg 口服,3 次/天。

2. 抗白血病治疗 目前白血病治疗的最主要方法,分为诱导缓解和缓解后治疗两个阶段。

(1)诱导缓解:其目标是迅速大量地杀灭白血病细胞,恢复机体正常造血,使病人的症状和体征消失,血象和骨髓象基本恢复正常,即达到完全缓解。目前多采用联合化疗(表 6-5),可提高疗效及延缓耐药性的发生。

表 6-5 急性白血病常用的联合化疗方案

项　目	急性淋巴细胞白血病	急性粒细胞白血病
诱导缓解治疗	VP(长春新碱和泼尼松)	DA(柔红霉素和阿糖胞苷)
	DVLP(柔红霉素、长春新碱、左旋门冬酰胺酶和泼尼松)	HOAP(高三尖杉酯碱、长春新碱、阿糖胞苷和泼尼松)
	DVLP 基础上加上其他药物,如环磷酰胺或阿糖胞苷	HA(高三尖杉酯碱和阿糖胞苷)
缓解后治疗	强化巩固:HD Ara-C(高剂量阿糖胞苷)或 HD MTX(高剂量甲氨蝶呤) 维持治疗:间歇期采用巯嘌呤和甲氨蝶呤联合长期口服	强化巩固:HD Ara-C(高剂量阿糖胞苷),可单用或与柔红霉素、去甲氧柔红霉素等联合使用 维持治疗:联合化疗或行造血干细胞移植

(2)缓解后治疗:通过进一步巩固及强化治疗,彻底消灭残存的白血病细胞,防止病情复发。对延长 CR 期和无病存活期、争取治愈起决定性作用。

(3)防治 CNS-L:有颅脊照射和腰穿鞘注两种方法。急性淋巴细胞白血病病人常在缓解后鞘内注射甲氨蝶呤或阿糖胞苷,同时为减轻药物刺激引起的不良反应加用地塞米松。

3. 造血干细胞移植 所有年龄在 50 岁以下的急性白血病病人应在第一次完全缓解时进行造血干细胞移植。

三、慢性白血病

(一)身体评估

1. 慢性粒细胞白血病 病情发展包括慢性期、加速期和急变期。

(1)慢性期:一般持续 1～4 年。病人仅有代谢亢进表现,如乏力、低热、盗汗或多汗、体重降低等。脾肿大为最突出体征,坚实、平滑、无压痛,可达脐至盆腔,脾梗塞时,压痛明显,并伴有摩擦音。肝肿大不如脾肿大显著。部分病人胸骨中下段压痛。由于白细胞大量增加,可导致“白细胞淤滞症”的表现,如头痛、语言不清、呼吸窘迫、中枢神经系统出血等。

(2)加速期:常有发热、虚弱、进行性体重下降、骨骼疼痛,逐渐出现贫血和出血。脾持续或进行性肿大。

(3)急变期:临床表现与急性白血病类似。

2. 慢性淋巴细胞白血病 60%～70%病人有淋巴结肿大,常是病人就诊的主要原因。多见于颈部、锁骨上、腋窝、腹股沟处,无压痛,坚实、可移动。病人常伴有感染和自身免疫性溶血性贫血。

(二)辅助检查

1. 慢性粒细胞白血病

(1)慢性期:血象中白细胞数增高明显,常超过 20×10^9/L,可达到 100×10^9/L,粒细胞增加显著,以中幼、晚幼、杆状核粒细胞居多,原始细胞少于 10%。嗜酸性粒细胞、嗜碱性粒细胞增加。骨髓象示骨髓增生明显至极度活跃，以粒细胞为主，其中中性中幼粒、晚幼粒、杆状核细胞明显增加，原始细胞少于10%。血液生化检查示血清及尿中尿酸增加。

(2)加速期：血象和骨髓象原始细胞数超过10%。除Ph染色体外又出现其他染色体异常。

(3)急变期：血象和骨髓象原始细胞数超过30%，出现髓外原始细胞浸润。

2. 慢性淋巴细胞白血病

(1)血象：淋巴细胞持续增多，白细胞$>10\times10^9$/L，淋巴细胞$>50\%$，以小淋巴细胞为主。多数病人外周血涂片中可见破损细胞增多，为慢性淋巴细胞白血病的血象特征。

(2)骨髓象：骨髓增生明显或极度活跃，淋巴细胞$\geqslant40\%$，以成熟淋巴细胞为主。红系、粒系及巨核系细胞均减少。

(3)其他：尚有免疫学、染色体和基因检查可以进一步诊断慢性淋巴细胞白血病。

(三)治疗要点

1. 慢性粒细胞白血病　目前异基因造血干细胞移植被认为是根治慢性粒细胞白血病的标准治疗方法。骨髓移植应在慢性粒细胞白血病慢性期待血象及体征控制后尽早进行。化疗首选药物为羟基脲，其他包括白消安、靛玉红、砷剂等。另外α-干扰素和甲磺酸伊马替尼可提高诱导缓解率。

2. 慢性淋巴细胞白血病　利妥昔单抗联合氟达拉滨能起到迄今为止最佳的治疗效果。其他治疗还包括苯丁酸氮芥，阿来组单抗和造血干细胞移植。

四、白血病的护理

【主要护理诊断/问题】

(1)体温过高　与感染和(或)肿瘤细胞代谢亢进有关。

(2)活动无耐力　与白血病引起贫血、代谢率增高、化疗药物不良反应有关。

(3)有损伤的危险：出血　与血小板减少、白血病细胞浸润等有关。

(4)营养失调：低于机体需要量　与白血病代谢增加、高热、化疗致消化道反应及口腔炎有关。

(5)自我形象紊乱　与化疗药物引起脱发有关。

(6)潜在并发症　与化疗药物的副作用有关，如尿酸性肾病。

【护理目标】

病人感染得到控制、体温降至正常；活动耐力得以提高，活动时无不舒适；能采取正确、有效的预防措施，减少或避免出血；能认识到化疗期间饮食营养的重要性，每天摄入足够的营养；能说出化疗可出现的不良反应，并能积极应对。

【护理措施】

(一)一般护理

1. 休息与活动　保证病人充足的睡眠，根据病人病情制订活动量，严重贫血或有出血倾向者绝对卧床休息。脾大者采取左侧卧位，以减轻不适感，并嘱咐病人少量多餐进食，以减轻腹胀，尽量避免弯腰和碰撞腹部。

2. 饮食　化疗期间注意食物的色、香、味，鼓励病人进食高蛋白质、高热量、易消化软食或半流质食物，禁食过硬、粗糙的食物，必要时经静脉补充营养。保持大便通畅，必要时给予开塞露协助排便。

(二)病情观察

观察贫血、出血、感染的表现是否加重；观察有无白血病细胞浸润的表现，如牙龈肿胀，肝、脾、淋巴结肿大，中枢神经系统损害等；若有头痛、恶心、呕吐、颈项强直多为颅内出血或CNS-L表现，应该尽早协助医生处理。慢性粒细胞白血病病人每天测量脾的大小、质地，并做好记录。注意观察病人有无脾区疼痛、发热、多汗以至休克，如果发现应考虑脾梗死或脾破裂。慢性淋巴细胞白血病病人应观察浅表淋巴结有无肿大以及其部位、大小、数量等。

(三)用药护理

α-干扰素和常见的不良反应有畏寒、发热、疲劳、恶心、头痛、肌肉及骨骼酸痛，骨髓抑制以及肝/肾功能异常等,应定期检查肝肾功能及血象。甲磺酸伊马替尼常见的非血液学不良反应有水肿、肌痉挛、腹泻、恶心、皮疹等。鞘内注射化疗药物时推注药物宜慢,注毕去枕平卧 4～6 h,注意观察有无头痛、发热等反应。

(四)对症护理

贫血、出血和感染的护理参见相应的章节。对有骨关节疼痛的病人按医嘱给予止痛剂或镇静剂。

(五)心理护理

病人往往担心自己的病情和对亲人造成负担,应向病人及家属介绍本病的相关知识及治疗成功的病例,鼓励病人能够正视疾病,消除不良心理对疾病的影响,同时鼓励病人多与家属和病友沟通,建立良好的社会支持系统。

(六)健康指导

1. 疾病知识指导 指导病人按医嘱用药,避免使用对骨髓造血系统有损害的药物和接触放射线及含苯的物质,如油漆、染发剂等。预防感染和出血:注意个人卫生,少去人群拥挤的地方;注意保暖,避免受凉;经常观察口腔、咽部有无感染;避免创伤,勿用牙签剔牙、用手挖鼻孔。定期复查血象和骨髓象。

2. 生活指导 病人缓解期应保证充足的休息和睡眠,适当进行健身活动,如散步、慢跑、太极拳等,以提高抗病能力;饮食应富含营养和清淡、避免辛辣和刺激性食物。指导家属为白血病病人创造一个良好的生活环境,鼓励其树立信心,经常保持心情愉快,争取早期康复。

(张迎红)

第七节　血液系统疾病常见诊疗技术及护理

一、成分输血

成分输血(transfusion of blood components)是根据血液成分比重不同,将全血中的各种成分加以分离提纯,分别制成高浓度的制品,依据病情需要输注相应血制品,以达到治疗的目的。主要包括红细胞、血小板、血浆和冷沉淀等。成分输血因其有多种独特的优越性,目前已成为国际输血技术发展的总趋势。

成分输血的比例是衡量一个国家或地区医疗技术水平高低的重要标志之一。目前,国际上成分输血的比例已经达到 90%以上,输全血不到 10%,发达国家成分输血的比例已经超过 95%。我国的成分输血较晚,发展相对滞后。但在大城市成分输血的比例已达到发达国家水平,其中北京市的成分输血的比例已达到 96%以上,但是绝大部分成分血来源于全血采集之后的再次人工分离,其质量不如使用专门设备采集的成分血。成分输血有以下优点。

1. 综合利用,节约血液资源 可将一袋全血分别制成浓缩红细胞和血浆,分别输给只需要输注红细胞或只需要输注血浆的病人。

2. 制剂容量小 浓度和纯度高,治疗效果好。

3. 便于保存 使用方便,不同的血液成分可以有不同的保存方式,如血小板在特制的塑料血袋中,(22±2) ℃振荡条件下可保存 5 天,新鲜冷冻血浆在−20 ℃条件下可保存 1 年等。

4. 减少输血传播疾病的发生 病毒在血液的各种成分中是不均匀分布的,白细胞传播病毒的危险性最大,血浆次之,红细胞和血小板相对较安全。

5. 减少输血不良反应 使用成分输血,就可避免不需要的成分所引起的反应,减少了输血反应的发生。

【目的】

(1)为病人补充血容量,改善血液循环。

(2)为病人补充红细胞,纠正贫血。

(3)为病人补充各种凝血因子、血小板,改善凝血功能。

(4)为病人输入新鲜血液,补充抗体及白细胞,增加机体抵抗力。

【适应证】

1. 悬浮红细胞 制剂浓度高,能提高携氧能力。

2. 洗涤红细胞 主要适用于有输血过敏史、自身免疫性贫血及 IgA 缺乏等;对已产生白细胞抗体的病人,而又需要输血时,可输洗涤红细胞,以降低同种免疫反应的发生率。

3. 血小板 主要适用于各种原因引起血小板减少、血小板功能异常的病人。

4. 血浆 主要是适用于抗休克、止血、解毒、免疫功能低下和肝病引起的多种凝血因子缺乏等。

5. 冷沉淀 主要用于儿童血友病甲、血管性血友病、先天性或获得性纤维蛋白原缺乏症病人。

【禁忌证】

急性肺水肿、充血性心力衰竭、肺栓塞、恶性高血压、真性红细胞增多症、肾功能极度衰竭及对输血有变态反应者。

【操作前护理】

(1)掌握病人的病情(如疾病的诊断、输血史、过敏史、妊娠史、传染病史、有无休克和肝肾衰竭等)、输血的目的、输注的血液类型等资料。

(2)向病人及其家属说明输血的目的和必要性,以消除病人对输血的恐惧心理,增强对输血治疗的信心;说明输血可能发生的输血不良反应及并发症,让病人及其家属有一定的思想准备,并按要求签订《输血治疗同意书》。

(3)准确、无误采集病人的交叉配血标本(禁止在病人输液管处采集标本,以保证交叉配血标本质量)。

(4)抽血完毕,应记录采血时间,并将标本尽快送输血科或血库。

(5)取血过程中避免剧烈振荡。

【操作过程】

(1)取回血液后,应尽快输注。

(2)必须由两名医护人员到病人床前严格、认真履行"三查八对"程序,即查血的有效期、血的质量和输血装置是否完好;对姓名、床号、住院号、血袋号、血型、交叉配血试验结果、血液种类和剂量。确认无误后方可输血。

(3)记录核对输血护士的姓名及输注时间,以备查验。

(4)在输血过程中加强巡视,尽早发现异常情况。

【操作后护理】

(1)输血完毕,妥善保存血袋,统一送回输血科(或血库),以备查验。

(2)密切观察病人是否出现迟发性的输血反应。

【注意事项】

(一)红细胞的输注和护理

(1)选择比较粗大的静脉穿刺;输注前需将血袋反复颠倒数次,使红细胞与添加剂充分混合。

(2)严格掌握输注时间,先慢后快,输注时间一般不超过 4 h;洗涤红细胞应尽快输注,必须在 2 h 内输完,如因故未能及时输注,应在 4 ℃冰箱中保存 24 h。

(3)红细胞内不能加任何药品,尤其是乳酸钠复方氯化钠注射液、5%葡萄糖溶液或 5%葡萄糖氯化钠注射液,否则会发生凝固、凝集或溶血。两袋血之间必须用 0.9%氯化钠注射液冲洗管路。对于有 ABO 新生儿溶血病的小儿应输注 O 型洗涤红细胞,幼儿也尽可能输注洗涤红细胞;骨髓、血干细胞、脐带血移植病人输血有特殊要求,应特别注意。

(二)血小板的输注和护理

(1)20～24 ℃振荡保存,严禁置 4 ℃冰箱中保存,严禁静置或剧烈振摇,以免血小板凝集、破坏。

(2)血小板从输血科(血库)取回,必须立即输注。输注速度越快越好(以病人可以耐受为准),一般 80～100 滴/分。

(三)血浆的输注和护理

(1)保存条件为−20 ℃以下,融化后应尽快取回。

(2)输注前必须检查血浆外观,正常应为淡黄色、半透明液体,如颜色异常或有絮状物则不能输注。

(3)新鲜冰冻血浆应尽快输注,以避免血浆蛋白变性和不稳定的凝血因子丧失活性。

(4)输注速度一般为5~10 mL/min;新鲜冰冻血浆一经融化不可再冰冻保存,如因故融化后未能及时输注,可在4 ℃冰箱中暂时保存,但不能超过24 h。

(四)冷沉淀的输注和护理

(1)冷沉淀融化后,应以病人可以耐受的最快速度输注,一般应在30 min内输注完毕。

(2)未能及时输注的冷沉淀不宜在室温放置过久,不宜放于4 ℃冰箱中,也不宜再冰冻保存。

【常见的输血反应与防治措施】

(一)发热反应

1. 原因 输血中最常见的反应。可由致热源污染引起,如保养液或输血用具被致热源污染、受血者在输血后产生白细胞抗体和血小板抗体所致的免疫反应,也可因违反操作原则,造成污染所致。

2. 症状 可在输血中或输血后1~2 h内发生,有畏寒或寒战、发热,体温可达40 ℃,伴有皮肤潮红、头痛、恶心、呕吐等,症状持续1~2 h后可缓解。

3. 防治 严格管理血库保养液和输血用具,有效预防致热源,严格执行无菌操作。反应轻者,减慢滴数即可使症状减轻;严重者停止输血,密切观察生命体征,给予对症处理,并通知医生。必要时按医嘱给予解热镇痛药和抗过敏药,如异丙嗪或糖皮质激素等。

(二)过敏反应

1. 原因 病人如是过敏体质,输入血中的异体蛋白质同过敏机体的蛋白质结合,形成完全抗原而致敏;献血员在献血前用过可致敏的药物或食物,使输入的血液中含致敏物质、多次输血者体内产生过敏性抗体。

2. 症状 大多数病人发生在输血后期或将结束时。表现轻重不一,轻者出现皮肤瘙痒、荨麻疹、中度血管性水肿(表现为眼睑、口唇水肿);重者因喉头水肿出现呼吸困难,两肺闻及哮鸣音,甚至出现过敏性休克。

3. 防治 勿选用有过敏史的献血员;献血员在采血前4 h内不吃高蛋白质和高脂肪食物,宜清淡饮食。过敏反应时,轻者减慢输血速度,继续观察,重者立即停止输血;对呼吸困难者给予吸氧,严重喉头水肿者行气管切开,循环衰竭者应给予抗休克治疗;根据医嘱给予0.1%肾上腺素0.5~1 mL皮下注射,或用抗过敏药物和激素如异丙嗪、氢化可的松或地塞米松等。

(三)溶血反应

溶血反应是指输入的红细胞或受血者的红细胞发生异常破坏,而引起的一系列临床症状,是输血中最严重的反应。

1. 原因

(1)输入异型血,多由于ABO血型不相容引起,献血者和受血者血型不符而造成。

(2)输入变质血,输血前红细胞已变质溶解,如血液储存过久、血温过高,输血前将血液加热或振荡过剧,血液受细菌污染均可造成溶血。

(3)血中加入高渗或低渗溶液或能影响血液pH值变化的药物,致使红细胞大量破坏所致。

(4)输入Rh因子不同的血液。

2. 症状 典型的症状在输入10~20 mL血后发生,随输入血量增加而加重。

第一阶段:由于红细胞凝集成团,阻塞部分小血管,可引起头胀痛、四肢麻木、腰背部剧烈疼痛和胸闷等症状。

第二阶段:由于凝集的红细胞发生溶解,大量血红蛋白散布到血浆中,可出现黄疸和血红蛋白尿。同时伴有寒战、高热、呼吸急促和血压下降等症状。

第三阶段:因大量血红蛋白从血浆中进入肾小管,遇酸性物质变成结晶体,致使肾小管阻塞;又因为血红蛋白的分解产物使肾小管内皮细胞缺血、缺氧而坏死、脱落,也导致肾小管阻塞。病人出现少尿、无尿等急性肾功能衰竭症状，严重者可导致死亡。

3. 防治 认真做好血型鉴定和交叉配血试验，输血前仔细查对，杜绝差错。严格执行血液保存规则，不可使用变质过期的血液。

(1)停止输血并通知医生，保留余血，采集病人血标本重做血型鉴定和交叉配血试验。

(2)维持静脉输液通道，供给升压药和其他药物。

(3)静脉注射碳酸氢钠碱化尿液，防止血红蛋白结晶阻塞肾小管。

(4)双侧腰部封闭，并用热水袋敷双侧肾区，解除肾血管痉挛，保护肾脏。

(5)严密观察生命体征和尿量，并做好记录，对少尿、尿闭者，按急性肾功能衰竭处理。

(6)出现休克症状，即配合抗休克治疗。

(7)Rh 系统血型反应中，一般在 1 周或更长时间出现反应，体征较轻，有轻度发热伴乏力、血胆红素升高。对此种病人应查明原因，确诊后尽量避免再次输血。

(四)与大量输血有关的反应

大量输血一般指在 24 h 内紧急输血量大于或接近病人总血容量。常见的反应有循环负荷过重、出血倾向、枸橼酸钠中毒等。

1. 循环负荷过重 其原因、症状及护理同静脉输液反应。

2. 出血倾向 长期反复输血或超过病人原血液总量的大量输血，由于库血中的血小板破坏较多，使凝血因子减少而引起出血。表现为皮肤、黏膜淤斑，穿刺部位大块淤血，或手术后伤口渗血。若短时间内输入大量库血时，应密切观察病人意识、血压、脉搏等变化，注意皮肤、黏膜或手术伤口有无出血。可根据医嘱间隔输入新鲜血液或血小板悬液，以补充足够的血小板和凝血因子。

3. 枸橼酸钠中毒反应 大量输血随之输入大量枸橼酸钠，如肝功能不全、枸橼酸钠尚未氧化即和血中游离钙结合而使血钙下降，以致凝血功能障碍、毛细血管张力减低、血管收缩不良和心肌收缩无力等。表现为手足抽搐、出血倾向、血压下降、心率减慢、心室纤维颤动，甚至发生心跳停止。故输入库血 1000 mL 以上时，必须按医嘱静脉注射 10%葡萄糖酸钙溶液或氯化钙 10 mL，以补充钙离子。

(五)其他

如空气栓塞，细菌污染反应，远期观察还可有因输血传染的疾病，如病毒性肝炎、疟疾、艾滋病等。

(吉慧姝)

二、骨髓穿刺术

骨髓穿刺术(bone marrow puncture)简称骨穿，是一种常用诊疗技术，其检查内容包括细胞学、原虫和细菌学等几个方面。

【目的】

(1)采取骨髓液用于骨髓象检查，以协助诊断血液病、传染病和寄生虫病。

(2)可以了解骨髓造血情况，判断化疗药物的疗效及毒副作用。

(3)经骨髓穿刺向骨髓腔内注药。

【适应证】

(1)协助诊断各种贫血、造血系统肿瘤、血小板或粒细胞减少症，如白血病、血小板减少性紫癜、多发性骨髓瘤等。

(2)检测寄生虫病，如疟疾、黑热病等。

(3)长期发热，肝、脾、淋巴结肿大均可行骨髓穿刺检查，以明确诊断。

【禁忌证】

(1)出血性疾病，如血友病，禁忌做骨髓穿刺。有出血倾向或凝血时间明显延长者不宜做骨髓穿刺，但为明确诊断疾病也可做，穿刺后必须局部压迫止血 5～10 min。

(2)晚期妊娠的妇女慎做骨髓穿刺,小儿及不合作者不宜做骨髓穿刺。

【操作前护理】

(1)操作者准备:核对病人信息,规范着装,洗手、戴口罩。

(2)用物准备:治疗盘,无菌骨髓穿刺包(含有穿刺针、10 mL 或 20 mL 注射器、7 号针头、孔巾、纱布等)、2%利多卡因溶液、无菌棉签、无菌手套、玻片、胶布等。

(3)病人准备:告知病人检查目的、意义及操作过程,取得病人的配合。家属签字同意。

(4)体位准备:根据穿刺部位协助病人取适宜体位,若于胸骨、髂前上棘做穿刺者取仰卧位,前者还需用枕头垫于背后,以使胸部稍突出;若于髂后上棘做穿刺者取侧卧位或俯卧位;棘突穿刺点则取坐位,尽量弯腰,头俯屈于前胸使棘突暴露。

【操作过程】

1. 穿刺部位选择 常取髂前上棘后上方 1～2 cm 处作为穿刺点,此处骨面较平,容易固定,操作方便安全;也可选用髂后上棘、胸骨柄、腰椎棘突等处穿刺。

2. 消毒麻醉 常规消毒皮肤,戴无菌手套,铺消毒洞巾,用 2%利多卡因溶液做局部浸润麻醉直至骨膜。

3. 穿刺 将骨髓穿刺针固定器固定在适当长度上(髂骨穿刺约 1.5 cm,肥胖者可适当放长,胸骨柄穿刺约 1.0 cm),以左手拇、食指固定穿刺部位皮肤,右手持针于骨面垂直刺入(若为胸骨柄穿刺,穿刺针与骨面成 30°～40°角斜行刺入),当穿刺针接触到骨质后则左右旋转,缓缓钻刺骨质,当感到阻力消失,且穿刺针已固定在骨内时,表示已进入骨髓腔。

4. 抽吸 穿刺针进入骨髓腔后,拔出针芯,接上干燥的 10 mL 或 20 mL 注射器,用适当力度缓慢抽吸,可见少量红色骨髓液进入注射器内,骨髓液抽吸量以 0.1～0.2 mL 为宜,取下注射器,将骨髓液推于玻片上,做细胞形态学及细胞化学染色检查。如需做骨髓培养,再接上注射器,抽吸骨髓液 2～3 mL 注入培养液内。

5. 拔针 抽吸完毕,插入针芯,轻微转动拔出穿刺针,随之将无菌纱布盖在针孔处,稍加按压,用胶布加压固定。

【操作后护理】

(1)术后应嘱病人静卧休息,告知其穿刺处疼痛是暂时的,注意观察病人的脉搏和呼吸情况,观察穿刺处有无出血,如有渗血,立即更换无菌纱布,压迫穿刺处直至无渗血。

(2)保持穿刺局部皮肤的清洁、干燥,告知病人 48～72 h 勿弄湿穿刺部位,不要剧烈活动,防止伤口感染。

【注意事项】

(1)严格无菌操作,防止感染。

(2)穿刺针进入骨质后避免摆动过大,以免折断。

(3)抽吸骨髓液时,逐渐加大负压,做细胞形态学检查时,抽吸量不宜过多,否则使骨髓液稀释,但也不宜过少。

(4)骨髓液抽取后应立即涂片。

(5)注射器与穿刺针必须干燥,以免发生溶血。

(6)术前应做凝血时间、血小板等检查。

(吉慧姝)

三、造血干细胞移植术

造血干细胞移植(hematopoietic stem cell transplantation,HSCT)是指对病人进行放、化疗及免疫抑制预处理,清除病人体内的肿瘤或异常细胞后,将正常供体或自体的造血细胞(hematopoietic cell,HC)经血管输注给病人,使之重建正常的造血和免疫功能。HSCT 具有增殖、分化为各系成熟血细胞的功能和自我更新能力，维持终身持续造血。

【造血干细胞移植的分类】

按造血干细胞取自健康供体还是病人本身，造血干细胞移植被分为异体造血干细胞移植和自体造血干细胞移植。异体造血干细胞移植又分为异基因移植和同基因移植，后者指遗传基因完全相同的同卵孪生间的移植，供、受者之间不存在移植物被排斥和移植物抗宿主病（GVHD）等免疫学问题，此种移植概率仅约占 1%。按造血干细胞取自骨髓、外周血或脐带血，又分别分为骨髓移植（BMT）、外周血干细胞移植（PBSCT）和脐血移植（CBT）。按供、受者有无血缘关系而分为血缘移植和无血缘移植。按人白细胞抗原（HLA）配型相合的程度，分为 HLA 相合、部分相合和单倍型相合移植。

【适应证】

目前主要用于恶性血液疾病的治疗，也适用于非恶性疾病和非血液系统疾病，如重症难治自身免疫性疾病和实体瘤等。

1. 血液系统恶性肿瘤 慢性粒细胞白血病、急性粒细胞白血病、急性淋巴细胞白血病、霍奇金淋巴瘤、非霍奇金淋巴瘤、多发性骨髓瘤、骨髓增生异常综合征等。

2. 血液系统非恶性肿瘤 再生障碍性贫血、地中海贫血、镰状细胞贫血、范可尼贫血、骨髓纤维化、重型阵发性睡眠性血红蛋白尿症、无巨核细胞性血小板减少症等。

3. 其他实体瘤 乳腺癌、卵巢癌、睾丸癌、小细胞肺癌、神经母细胞瘤等。

4. 免疫系统疾病 重症联合免疫缺陷症、严重自身免疫性疾病。

由于移植存在致命性并发症，非血液系统疾病的造血干细胞移植治疗还未被广泛接受。

【操作前护理】

1. 移植前病人的准备 病人进入移植舱前，要全面查体，以了解病人疾病缓解状态、重要器官功能状态、有无潜在感染灶。病人需要在层流洁净病房住 1～1.5 个月，需准备在洁净室内所用的生活用品，剃掉头发。

2. 移植前供者的准备 供者移植前需全面查体，以了解重要器官功能有无缺陷、有无感染性疾病。目前多数供者需要采集骨髓加外周血干细胞，因此采髓前 2 周供者需要自体备血 400～800 mL。

3. 心理准备 移植病人大多数对治疗方法及过程缺乏了解，又因长期接受化疗，造成很大的痛苦，病人对移植既抱有希望，又有焦虑和恐惧的心理。因此，在移植前护理人员应主动与病人及家属进行交谈，尽可能做好心理指导。

4. 物品准备 病人入舱前，舱内所有物品包括药品、被服、纸张、卫生材料、医疗器械都要经过灭菌处理后，由传递窗送入无菌舱内。病人在舱内的生活用品，经灭菌处理后入舱。

5. 入舱后病人要求

（1）用 KL-98 消毒液洗头、洗脸、擦身、洗脚（2 次/天）。

（2）用 KL-98 消毒液于晨起、睡前、便后坐浴一次（每次 20 min）。

（3）睡前、饭前、饭后（进食任何饮食后）认真漱口。

（4）3%双氧水溶液擦洗鼻前庭、外耳道 3 次/天，然后用碘伏消毒液擦拭，再涂以红霉素软膏等。

（5）抗菌及抗病毒的眼药水交替点眼，3 次/天。

（6）经常以含 KL-98 消毒液的棉球擦手（代替洗手）。

6. 入舱后环境要求 净化舱内地面，所有物品表面用消毒液擦拭，1 次/天，发现有污染随时擦拭消毒；室内墙壁隔天用消毒液擦拭 1 次；被服高压消毒、更换，1 次/天；空气喷雾消毒 1 次/天；坐便桶、污水桶更换、消毒，1 次/天。

7. 工作人员入室要求 严格控制入室人员。医护人员入室前淋浴，更换清洁衣裤，戴清洁帽子。在缓冲间用肥皂洗手，清水冲净后，再用手快速消毒剂擦手，然后更换无菌拖鞋进入更衣间。戴一次性无菌手套，按无菌操作要求穿无菌分体式隔离衣，戴无菌口罩，进入消毒间再次消毒手，更换无菌拖鞋方可进入护士站。如果进入病人所在的百级层流病房，还需戴无菌手套，穿无菌隔离衣，更换无菌拖鞋方可进入。

8. 造血干细胞移植的预处理 在造血干细胞移植前，病人必须接受一个疗程的大剂量化疗或联合大剂量的放疗，这种治疗称为预处理（conditioning），这是造血干细胞移植的中心环节之一。预处理的主要目的如下。

（1）为造血干细胞的植入腾出必要的空间。

(2)抑制或摧毁体内免疫系统,以免移植物被排斥。

(3)尽可能清除基础疾病,减少复发。

【操作过程】

1. 供体选择 Auto-供体是病人自己,应能承受大剂量放、化疗,能采集到未被肿瘤细胞污染的足量的造血干细胞。脐血移植除了配型,还应确定新生儿无遗传性疾病。

异基因造血干细胞移植(Allo-HSCT)的供体首选 HLA 相合同胞,次选 HLA 相合无血缘供体。若有多个 HLA 相合者,则选择年轻、健康、男性、巨细胞病毒阴性和红细胞血型相合者。高危白血病如无 HLA 相合的供者,必要时家庭成员可作为 HLA 部分相合或单倍型相合移植的同胞供者。

为保障无血缘供体的安全,避免严重不良反应,不应接受年龄偏大、有心脑血管疾病可能者,有风湿病史,脾大或血常规异常者作为供体。同时应避免大剂量长时间的 G-CSF 动员。

2. 骨髓的采集 骨髓采集已是常规成熟的技术。按病人体重,每千克$(2\sim4)\times10^8$单核细胞(MNC)数为一般采集目标值。为维持供髓者血流动力学稳定、确保其安全,一般在抽髓日前 14 天预先保存供者自身血,在手术中回输。少数情况下供者需输异基因血液时,则必须将血液辐照 25～30 Gy,灭活淋巴细胞后输注。供、受者红细胞血型如果不合(如 A→O)时,为预防急性溶血反应,需先去除骨髓血中的红细胞。对自体骨髓移植(BMT),采集的骨髓血需加入冷冻保护剂,液氮保存或－80 ℃深低温冰箱保存,待移植时复温后迅速回输。

3. 外周血的采集 在人体稳态情况下,外周血造血干细胞数量很少,不能采集到满足造血干细胞移植所需的足量的造血干细胞。通常在大剂量化疗后血象恢复期或体内应用细胞因子如 G-CSF 后外周血中可有高比例的造血干细胞,我们称这一过程为“造血干细胞动员”,动员到外周血的造血干细胞,通过血细胞分离机进行采集,可获得足够数量的造血干细胞,以满足临床移植所需。

造血干细胞的采集在血液细胞分离室进行。采集外周血造血干细胞的技术人员一般在供者的肘静脉处进针。静脉血进入一次性使用的密闭分离管中,经血细胞分离机,将需要的造血干细胞收集到贮血袋中,其余的血液成分经另一血管回输到供者体内。每次采集过程一般需要 4 h 左右,医生将根据每次采集的细胞数来决定采集次数。一般采集 1～2 次。

4. 植活标准和植活鉴定 回输造血干细胞后,血细胞持续下降然后回升,当中性粒细胞连续 3 天超过$0.5\times10^9/L$,为白细胞植活;在不进行血小板输注的情况下,血小板计数连续 7 天大于$20\times10^9/L$,为血小板植活。

5. 移植物抗宿主病预防 移植物抗宿主病(GVHD)是异基因造血干细胞移植术后的主要并发症,是供者 T 淋巴细胞受到受者抗原刺激后活化进而攻击受者组织和器官而产生损伤,发生于 100 天以内的为急性移植物抗宿主病,超过 100 天以后发生的为慢性移植物抗宿主病。移植物抗宿主病的发生可严重影响病人的生存率和生存质量,因此,积极的预防具有重要意义。

(1)一般预防措施:选择合适的供者是预防移植物抗宿主病的最基本措施。同时,对病人进行全环境保护也有助于减少移植物抗宿主病的发生。

(2)免疫抑制剂的应用:常用的免疫抑制剂包括环孢霉素(CsA)、他克莫司(FK506)、甲氨蝶呤(MTX)、霉酚酸酯(MMF)、糖皮质激素以及西罗莫司等。目前,大部分移植中心采用钙调蛋白拮抗剂(CsA 或 FK506)联合短程小剂量甲氨蝶呤的方案进行移植物抗宿主病的预防。对于移植物抗宿主病高危病人(如半相合供者、无关供者等),可在上述基础方案中加用霉酚酸酯(MMF)或西罗莫司等强化移植物抗宿主病的预防。

(3)体外或体内的移植物 T 淋巴细胞清除:对于进行半相合和无关供者造血干细胞移植的病人来说,一般需要应用更强的移植物抗宿主病预防方案。目前多采用在体内或体外进行 T 淋巴细胞清除术来强化预防,前者常用的方法是在预处理方案中加用抗胸腺细胞免疫球蛋白(ATG)静脉输注,后者常用的方法包括抗 T 淋巴细胞单克隆抗体＋补体,抗 T 淋巴细胞单抗＋免疫毒素等对骨髓或外周血造血干细胞进行处理,在体外清除 T 淋巴细胞。

【操作后护理】

1. 移植术后早期并发症

(1)预处理相关毒性及其预防:预处理过程中大剂量的放、化疗对包括心脏、肝脏、肾脏等多个器官造成毒性作用，对于这些毒性作用的预防可显著降低病人的早期移植相关死亡率，一旦出现后应及时处理。

(2)感染：贯穿造血干细胞移植整个过程，但多发生于移植早期。感染是造血干细胞移植后尤其是异基因造血干细胞移植后死亡的主要原因，主要是细菌、病毒及真菌感染，多见混合感染。移植晚期即移植4个月以后，大部分病人有免疫球蛋白缺陷，此期病人感染有荚膜的细菌是最危险的，如肺炎链球菌和流感嗜血杆菌，临床上发热与肺炎是感染的两大特征。

(3)急性移植物抗宿主病(aGVHD)：移植物抗宿主病是造血干细胞移植的主要并发症和造成死亡的重要原因之一。移植物抗宿主病是由于造血干细胞移植后，供、受体之间存在免疫遗传学差异，植入的免疫活性细胞(主要是T淋巴细胞)被受体抗原致敏而增殖分化，直接或间接地攻击受体细胞，对受体身体产生有害反应的一种全身性疾病。一般认为，在移植后100天以内发生的移植物抗宿主病为急性移植物抗宿主病(aGVHD)，其主要病变是皮肤、肝脏和消化道黏膜上皮细胞炎症和坏死，严重时可引起广泛的肠道黏膜和皮肤脱落，对真菌和细菌感染的易感性增高，从而发生致病性感染。严重的移植物抗宿主病一旦发生，治疗往往困难，因此强调急性移植物抗宿主病预防的重要性。中重度急性移植物抗宿主病的治疗至关重要，初始治疗时甲基泼尼松龙(MP)是首选治疗药物。

(4)特发性肺炎综合征(IPS)：由于移植前及预处理时放、化疗造成肺间质损伤，免疫细胞也参与该病的发生，但也不排除一些其他未知的病原体。治疗包括支持治疗，必要时机械通气、加用甲基泼尼松龙、CsA、抗TNF药物等。症状出现早、早期诊断且未合并感染者，经激素治疗，多数可治愈。

(5)植入失败：根据发生的时间分为早期及晚期两种类型，发生率约为5%。早期植入失败是指未处理的造血干细胞移植后21天(最迟28天)，中性粒细胞绝对计数仍未能大于$0.2\times10^9/L$。晚期植入失败是指除最初获得造血重建后再次出现全血细胞减少外，还可通过骨髓穿刺或骨髓活检发现骨髓空虚、增生减少且无粒系、红系及巨核系前体细胞。

2. 移植术后晚期并发症

(1)慢性移植物抗宿主病(cGVHD)：通常发生在骨髓移植3个月后，甚至6～12个月以后才出现，可以是急性移植物抗宿主病直接转为慢性，或从未发生过急性移植物抗宿主病而于骨髓移植3个月后出现。发生的根本原因仍然是供、受者之间的组织相容性抗原的不同，其诱因常是急性移植物抗宿主病。慢性移植物抗宿主病(cGVHD)是一种全身性器官损伤性疾病，主要病变为受累器官的纤维化和萎缩，常与自身免疫性疾病的表现很相似，临床表现为硬皮病症状、干燥综合征、胶原血管病、慢性肝病以及感染等。慢性移植物抗宿主病具有明显的抗白血病效应，因而慢性移植物抗宿主病的存在使白血病的复发率大为减少，所以维持轻度的慢性移植物抗宿主病对病人有一定的好处。

(2)慢性阻塞性肺部疾病：多发生于移植后3～12个月。发病多与慢性移植物抗宿主病有关，其他潜在的危险因素包括全身照射、低丙种球蛋白血症、MTX方案预防移植物抗宿主病及既往有细菌感染史。典型的临床表现为进行性呼吸困难和干咳。免疫抑制剂治疗有效率约50%。对肺功能检查异常但无症状的病人应密切监测，以便及早发现，在其可逆阶段进行治疗。

(3)继发性恶性肿瘤：按发生时间的先后顺序通常分为移植后淋巴增殖性疾病(PTLD)、骨髓增生异常综合征(MDS)、白血病、实体瘤、黑色素瘤、脑瘤和口腔癌等。移植后淋巴增殖性疾病是移植后的严重并发症之一，绝大多数来源于B淋巴细胞，仅少数来源于T淋巴细胞。

(4)白内障：移植后常见的眼部并发症。其与预处理中全身照射(TBI)使用的总剂量、照射剂量率、类固醇用药的剂量及持续的时间、移植前疾病有关。为减少白内障的发生，应减少晶体所受的照射剂量及采用分次照射。

(5)白血病复发：影响移植疗效的重要因素之一。移植后白血病的复发率为20%～30%。发生白血病复发的原因主要是与移植时白血病细胞的清除不彻底，即体内残留白血病细胞较多、移植后移植物抗白血病作用不强有关。在移植后白血病复发的治疗中，急性白血病一般首先争取通过化疗再次诱导缓解后进行第二次移植，对某些病人也可不需诱导缓解，直接进行第二次移植。对于慢性粒细胞白血病移植后复发病人的治疗，采用输注供者淋巴细胞结合格列卫治疗，可使部分病人治愈；也可进行第二次移植治疗。

(6)对生长发育的影响：对儿童用造血干细胞移植治疗白血病等恶性病，全身照射有很强的抑制免疫及杀伤恶性细胞的效果，也可影响生长发育，因而移植前头颅应尽量避免照射。全身照射应选择分次的全身照射，年龄过小的病人应尽量用化疗药物进行预处理，对慢性移植物抗宿主病要进行及早的防治，尽量避免大剂量糖皮质激素的应用。

(7)对性发育与生育的影响:青春期前移植,无论男女均影响性发育,青春期延迟,女孩可发生原发性卵巢功能衰竭,甚至需要周期性药物治疗。

【生存质量及展望】

造血干细胞移植的成功开展使很多病人长期存活。大多数存活者身体、心理状况良好,多能恢复正常工作、学习和生活。10%～15%的存活者存在社会心理问题,慢性移植物抗宿主病是影响生存质量的主要因素。由于我国独生子女家庭增多,因此研究开展无血缘关系移植及有血缘的人类白细胞抗原不全相合移植(如单倍型相合移植)意义重大。随着移植技术的不断改进及相关学科的不断发展,造血干细胞移植必将能治愈更多的病人。

(吉慧姝)

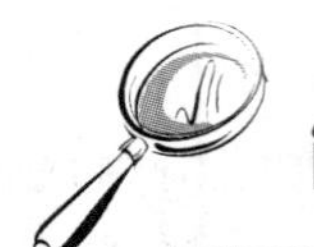

能力检测

A_1型题

1. 评估贫血最主要的实验室检查方法是(　　)。

A. 血红蛋白测定　B. 白细胞计数　C. 网织红细胞计数
D. 红细胞计数　E. 骨髓检查

2. 目前认为对再生障碍性贫血治疗较有前途的方法是(　　)。

A. 中西医结合　B. 雄性激素　C. 造血干细胞移植
D. 糖皮质激素　E. 少量多次输新鲜血

3. 急性再生障碍性贫血早期最突出的表现是(　　)。

A. 出血和感染　B. 进行性贫血　C. 进行性消瘦
D. 肝、脾、淋巴结肿大　E. 黄疸

4. 再生障碍性贫血病人一般不出现(　　)。

A. 面色苍白　B. 皮肤紫癜　C. 肛周感染
D. 肝、脾、淋巴结肿大　E. 全血细胞减少

5. 再生障碍性贫血病人应绝对卧床休息的标准为血小板数低于(　　)。

A. $50\times10^9/L$　B. $40\times10^9/L$　C. $30\times10^9/L$　D. $20\times10^9/L$　E. $10\times10^9/L$

6. 丙酸睾酮肌内注射,不正确的方法是(　　)。

A. 深部注射　B. 缓慢注射　C. 分层注射
D. 更换部位注射　E. 局部冷敷注射

7. 丙酸睾酮不可能引起(　　)。

A. 肝功能损害　B. 毛发增多　C. 体重增加
D. 骨髓造血功能抑制　E. 注射局部硬结

8. 慢性再生障碍性贫血最早出现的主要临床表现是(　　)。

A. 贫血　B. 出血　C. 感染　D. 黄疸　E. 消瘦

9. 特发性血小板减少性紫癜的主要发病机制是(　　)。

A. 骨髓巨核细胞生成减少　B. 骨髓巨核细胞成熟障碍　C. 产生抗血小板抗体
D. 脾功能亢进　E. 雌激素抑制血小板生成

10. 引起继发性再生障碍性贫血的常见抗生素是(　　)。

A. 红霉素　B. 链霉素　C. 氯霉素　D. 青霉素　E. 土霉素

11. 白血病化疗期间口服别嘌呤醇的目的是(　　)。

A. 抑制尿素的合成　B. 加强化疗药物的疗效　C. 抑制尿酸的合成
D. 加强尿酸的排泄　E. 加强尿素的排泄

12. 白血病细胞浸润部位中最难控制的是(　　)。

A. 肝脏　B. 脾脏　C. 骨骼　D. 淋巴结　E. 脑膜及脑组织

A_2型题

13. 男,59 岁,胃溃疡病史 10 余年,有中度缺铁性贫血,下列为该贫血的特征性表现的是(　　)。

A. 皮肤、黏膜苍白　B. 头晕、眼花　C. 活动后心跳、气短

D. 皮肤干燥、毛发干枯、反甲　E. 食欲不振、恶心、腹胀

14. 男,16 岁,高热不退来院治疗。医疗诊断为急性白血病,其发热的主要原因是(　　)。

A. 感染　B. 白血病本身所致代谢亢进　C. 坏死组织吸收

D. 内出血　E. 体温调节中枢功能失调

15. 男,58 岁,因慢性粒细胞白血病定期来院复查,最突出的临床表现是(　　)。

A. 程度不等的发热　B. 反复出血　C. 进行性贫血

D. 显著脾大　E. 广泛的淋巴结肿大

16. 女,30 岁,因急性白血病引起贫血,最主要的原因是(　　)。

A. 红细胞寿命缩短　B. 出血　C. 无效性红细胞生成

D. 幼红细胞的代谢受到异常增生细胞的干扰　E. 溶血

17. 男,46 岁,因白血病住院,为其口腔护理的主要目的是(　　)。

A. 去除异味,使病人舒适　B. 擦去血痂　C. 预防感染

D. 增进食欲　E. 减轻局部疼痛

18. 患病小儿,6 岁,患急性淋巴细胞白血病,目前认为白血病的主要致病因素是(　　)。

A. 电离辐射　B. 化学毒物或药物　C. 遗传因素

D. 染色体异常　E. 病毒感染

19. 化疗药物最常见的毒性作用是(　　)。

A. 骨髓抑制　B. 局部刺激　C. 胃肠道反应　D. 肝功能损害　E. 脱发

20. 女,36 岁,不明原因的发热、皮肤黏膜出现紫斑,下列错误的护理措施是(　　)。

A. 护理操作宜轻柔敦厚　B. 减少或避免肌内注射　C. 少吃坚硬食物

D. 及时剥去鼻腔内血痂　E. 保持鼻腔黏膜湿润

21. 女,30 岁,已婚。一直以来月经量多,经期较长。近日被诊断为特发性血小板减少性紫癜,对该病人的护理,下列不妥的方法是(　　)。

A. 眼底出血者警惕颅内出血　B. 避免粗硬食物　C. 女性病人应避孕

D. 告知病人本病预后较差　E. 血小板在 $50\times10^9/L$ 以下,不要进行强体力活动

22. 女,22 岁,牙龈出血,皮肤有紫斑,诊断为慢性特发性血小板减少性紫癜,治疗时应首选(　　)。

A. 糖皮质激素　B. 脾切除　C. 静脉输注血小板悬液

D. 大剂量丙种球蛋白　E. 血浆置换

23. 男,68 岁,有重度缺铁性贫血,口服铁剂护理错误的是(　　)。

A. 小剂量开始,饭后服用　B. 不可与咖啡、牛乳同服　C. 禁饮浓茶

D. 血红蛋白恢复正常后即停用铁剂　E. 液体铁剂需用吸管服用

24. 一急性白血病病人,突然出现头痛、呕吐、视力模糊,常提示(　　)。

A. 脑膜炎　B. 中枢神经系统白血病　C. 颅内出血

D. 失血性休克　E. 脑炎

25. 赵女士,28 岁。感冒后持续高热、咳嗽、胸痛、鼻出血、面色苍白,抗生素治疗无效。体检:胸骨压痛,右中肺叩诊浊音,闻及湿啰音,肝脾肋下触及。化验:全血细胞减少。胸片显示右中肺片状渗出性改变。应高度怀疑患有(　　)。

A. 急性白血病　B. 肺炎　C. 败血症

D. 慢性粒细胞白血病　E. 淋巴瘤

26. 李女士,36 岁。长期月经过多,临床表现为软弱无力、头晕、心慌、记忆力减退,最重要的诊断其为贫血的表现是(　　)。

A. 皮肤黏膜苍白　B. 脉搏加快　C. 低热

D. 呼吸急促　　E. 心尖部收缩期杂音

27. 张先生,38 岁。于 3 年前因胃溃疡做过“胃切除术”,近半年来常头晕、心悸,体力逐渐下降,诊断为缺铁性贫血。该病人贫血的原因可能是(　　)。

A. 铁摄入不足　　B. 铁需要量增加　　C. 铁吸收不良

D. 铁不能利用　　E. 慢性失血

A_3/A_4 型题

(28～30 题共用题干)

钱女士,20 岁。发热、咽痛 1 周入院,诊断为急性淋巴细胞白血病。

28. 下列属于白血病细胞浸润所致的体征是(　　)。

A. 皮肤紫癜　　B. 扁桃体充血、肿大　　C. 胸骨下段压痛

D. 皮肤苍白　　E. 肺部啰音

29. 该病人体温 41 ℃,下列对其采取的降温措施不当的一项是(　　)。

A. 冷敷　　B. 鼓励饮水　　C. 酒精擦浴　　D. 退热剂　　E. 温水擦浴

30. 静脉注射长春新碱时药液漏出血管外,下列处理错误的一项是(　　)。

A. 尽量回抽局部渗液　　B. 外渗局部以 0.5%普鲁卡因溶液局部封闭

C. 抬高患肢　　D. 外渗局部热敷

E. 立即停止注入,边回抽边退针

(31～33 题共用题干)

郝女士,28 岁。近 2 个月来乏力、心慌、脸色苍白。诊断为缺铁性贫血。

31. 补充铁剂后血红蛋白已恢复正常,为补足体内贮存铁,继续铁剂治疗的正确疗程是(　　)。

A. 1 个月　　B. 3 个月　　C. 6 个月

D. 3～6 个月　　E. 先服 2 个月,第 6 个月时再服 2 个月

32. 对诊断缺铁性贫血最有意义的检查结果是(　　)。

A. 血涂片见红细胞大小不等　　B. 骨髓铁染色检查见细胞外铁减少

C. 血清铁蛋白减少　　D. 血清铁减少

E. 血红蛋白减少

33. 成人缺铁性贫血最常见的病因是(　　)。

A. 慢性失血　　B. 铁摄入不足　　C. 铁吸收不良　　D. 铁利用障碍　　E. 慢性溶血

(34～35 题共用题干)

黄女士,23 岁,“感冒”1 个多月,贫血貌,皮肤有散在出血点,无肝、脾、淋巴结肿大。全血细胞减少。骨髓增生减少,粒系、红系、巨核三系细胞均减少。

34. 疾病诊断最可能的是(　　)。

A. 急性白血病　　B. 慢性白血病　　C. 再生障碍性贫血

D. 缺铁性贫血　　E. 巨幼细胞性贫血

35. 血液中性粒细胞数低于多少时需进行保护性隔离?(　　)

A. $0.5\times10^9/L$　　B. $1.0\times10^9/L$　　C. $1.5\times10^9/L$　　D. $2.0\times10^9/L$　　E. $2.5\times10^9/L$

(36～38 题共用题干)

男孩,10 岁,急性皮肤黏膜广泛性出血、黑便 2 次。

36. 如被诊断为急性特发性血小板减少性紫癜,以下哪项化验指标可正常?(　　)

A. 出血时间　　B. 凝血时间　　C. 血小板计数

D. 血块收缩时间　　E. 毛细血管脆性试验

37. 此时治疗首先方案是(　　)。

A. 输血及输入血小板　　B. 使用止血剂　　C. 使用糖皮质激素

D. X 线脾区照射　　E. 脾切除

38. 禁用的药物是(　　)。

A. 泼尼松　　B. 阿司匹林　　C. 红霉素　　D. 阿莫西林　　E. 地西泮

第七章 内分泌及代谢性疾病病人的护理

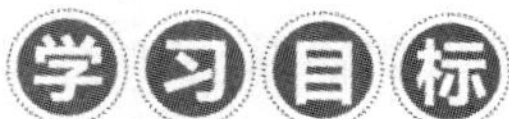

1. 掌握内分泌及代谢性疾病的临床表现、护理措施。
2. 熟悉内分泌及代谢性疾病病人的主要的护理诊断/问题。
3. 了解内分泌及代谢性疾病的病因、发病机制、辅助检查及治疗要点。
4. 能运用护理程序为病人进行护理评估，实施整体护理。

第一节 概　　述

内分泌与代谢性疾病主要包括内分泌系统疾病、代谢性疾病以及营养疾病。内分泌系统疾病包括下丘脑、垂体、甲状腺、肾上腺等疾病，另外其他系统疾病或激素药物的使用等也可引起内分泌系统疾病。代谢性疾病指机体新陈代谢过程中某一环节障碍而引起的相关疾病，如糖尿病。营养疾病则是营养物质不足、过剩或比例失调引起的，如肥胖症。随着人们生活方式和生活水平的改变，内分泌系统疾病、代谢性疾病及营养疾病已经成为严重威胁人类健康的世界性公共卫生问题。

一、内分泌系统解剖结构与生理功能

内分泌系统由内分泌腺和分布于全身各组织中的激素分泌细胞以及它们所分泌的激素组成。

1. 内分泌腺　包括下丘脑、垂体、甲状腺、甲状旁腺、胰岛、肾上腺及性腺。

(1)下丘脑：分泌的促激素有促甲状腺素释放激素(TRH)、促性腺激素释放激素(GnRH)、促肾上腺皮质激素释放激素(CRH)、生长激素释放激素(GHRH)、催乳素释放因子(PRF)、促黑(素细胞)激素释放因子(MSHRF，MRF)等；下丘脑释放的抑制激素有生长激素释放抑制激素(GHRIH，又称生长抑素，SS)、催乳素释放抑制因子(PIF)、促黑(素细胞)激素释放抑制因子(MSHRIF，MIF)。

(2)垂体：包括腺垂体和神经垂体。腺垂体分泌的激素有促甲状腺素(TSH)、促肾上腺皮质激素(ACTH)、黄体生成激素(LH)、卵泡刺激素(促卵泡激素)(FSH)、生长激素(GH)、催乳素(PRL)、促黑(素细胞)激素(MSH)。神经垂体主要储存下丘脑分泌的抗利尿激素(ADH，血管加压素)及催产素。

(3)甲状腺：人体内最大的内分泌腺体，合成和分泌甲状腺素(四碘甲状腺原氨酸，T_4)及三碘甲状腺原氨酸(T_3)，促进机体新陈代谢，提高神经兴奋性，促进生长发育。甲状腺滤泡旁细胞分泌降钙素(CT)，抑制肠及肾小管吸收钙，从而降低血钙水平，与甲状旁腺激素刺激骨骼脱钙相拮抗。

(4)甲状旁腺：分泌甲状旁腺激素(PTH)，促进破骨细胞活动，促进肠及肾小管吸收钙，抑制其对磷的吸收，使血钙升高，血磷下降。

(5)胰岛：分布在胰腺不同位置的大小不一、形状不定的细胞团，主要分泌的是胰岛素和胰高血糖素。胰岛素是促进葡萄糖转变为脂肪酸储存在脂肪组织使血糖下降；促进蛋白质、DNA 和 RNA 的合成，抑制脂肪、糖原及蛋白质的分解，从而调节血糖以维持血糖稳定。胰高血糖素正好与其相反，促进糖异生，脂肪、蛋白质分解使血糖升高，对胰岛素起拮抗作用。

(6)肾上腺：分肾上腺皮质和髓质两部分。肾上腺皮质分泌糖皮质激素、盐皮质激素和性激素；肾上腺髓质分泌肾上腺素和去甲肾上腺素。

(7)性腺:男性为睾丸,主要分泌雄激素;女性为卵巢,主要分泌雌激素和孕激素。

2. 内分泌组织和细胞

(1)弥散性神经内分泌细胞系统:除神经组织以外,各组织的神经内分泌细胞主要分布于胃、肠、胰和肾上腺髓质,合成和旁分泌肽类与胺类激素。

(2)组织的激素分泌细胞:大多数组织均含有能自身合成和分泌激素的细胞。

3. 激素 内分泌细胞分泌的微量活性物质,也是发挥调节作用的化学信使物质。分子结构清楚的称为激素,不明确的则称为因子。

二、内分泌及代谢性疾病常见的症状和体征

内分泌及代谢性疾病病人常见的症状和体征有身体外形的改变、营养失调、性功能异常等。

(一)身体外形的改变

身体外形的改变包括体型的改变和特殊面容以及病理性特征,如甲状腺肿大、眼部特征、毛发异常分布、生殖器幼稚等。

【护理评估】

1. 病因 多与脑垂体、甲状腺、甲状旁腺、肾上腺疾病、部分代谢性疾病及遗传、饮食、年龄等有关。

2. 身体状况 身体外形的改变包括体型、面容、毛发、皮肤变化的特征,有无突眼,甲状腺是否肿大及其大小是否对称,营养状况等全身情况。

(1)体型:身体各部发育的外观表现,包括骨骼、肌肉的成长与脂肪分布状态等。在发育成熟前,腺垂体功能亢进时,身材异常高大称为巨人症;垂体功能减退时,身材异常矮小称为侏儒症;小儿甲状腺功能减退时,出现呆小症;库欣综合征(Cushing 综合征)病人,出现向心性肥胖、满月脸、水牛背。

(2)毛发:质地、分布的改变。皮质醇增多症病人有多毛;甲状腺功能减退症病人会出现头发干燥、稀疏、脆弱,睫毛和眉毛脱落(特别是眉梢为甚),男性胡须生长缓慢。

(3)面容:甲状腺功能亢进症病人可表现为眼球突出、颈部增粗;Cushing 综合征病人常有满月脸、向心性肥胖、痤疮;呆小症病人常表现为面色苍白或蜡黄、鼻短上翘、鼻梁塌陷等。

(4)皮肤:表皮基底层的黑色素增多,以致皮肤色泽加深称为色素沉着,见于原发性肾上腺皮质功能减退症、先天性肾上腺皮质增生症、异位促肾上腺皮质激素综合征和促肾上腺皮质激素依赖性 Cushing 综合征;紫纹是 Cushing 综合征的表现之一;病理性痤疮见于 Cushing 综合征、先天性肾上腺皮质增生症等。

3. 心理、社会状况 心理、社会因素可使机体多种激素水平发生变化,促使内分泌代谢性疾病发生,评估时应重点了解病人的职业、经济、社会保障及婚姻状况,发病前有无过度的精神紧张或精神创伤,发病后有无自我概念紊乱,精神或情绪状态有无改变及其程度,对疾病的认识水平,对人际关系的处理方法,身体外形的改变是否导致病人心理障碍,有无焦虑、自卑、抑郁等。

4. 辅助检查 包括垂体功能、甲状腺功能、甲状旁腺功能和肾上腺皮质功能检查,以及胰岛素水平测定。

【主要护理诊断/问题】

(1)自我形象紊乱 与疾病引起身体外形改变等因素有关。

(2)焦虑 与治疗不佳有关。

【护理目标】

病人身体外形逐渐恢复正常,能接受身体外形改变的事实,焦虑减轻或消失。

【护理措施】

1. 提供修饰指导 观察病人的外形改变,如生长异常、满月脸、水牛背、肥胖、消瘦以及多毛、皮肤黏膜色泽改变等,指导病人改善自身形象,如突眼病人外出戴有色眼镜,保护眼睛免受外界刺激;肥胖症病人穿合体的衣着,恰当的修饰可以增加病人心理的舒适和美感。

2. 心理护理 尊重病人,鼓励和协助病人表达自我感受;与病人交谈时注意语言要温柔,要耐心倾听病人的诉说;关注病人有无自卑、焦虑、抑郁等身心相关问题,给病人提供相关疾病的资料和信息,使其了解治疗效果及疾病转归,树立战胜疾病的信心。

3. 促进社会交往 鼓励病人加入社区中的支持团体。指导家属和周围人群不要歧视病人，避免伤害其自尊。特别要注意病人的行为举止，预防自杀行为的发生。

【护理评价】

病人身体外观是否得到改善；是否接受身体外形改变的事实；是否能够积极配合治疗。

（二）营养失调

多种内分泌代谢性疾病有进食或营养异常，表现为食欲亢进或减退、营养不良或肥胖。

【护理评估】

1. 病因

（1）肥胖：实际体重超过标准体重的20%或体重指数（BMI）≥25 kg/m^2。有单纯性和继发性肥胖。单纯性肥胖多与遗传、营养过剩、活动少有关；继发性肥胖多见于下丘脑疾病、Cushing综合征、甲状腺功能减退症、代谢综合征等。

（2）消瘦：实际体重低于标准体重的20%或体重指数<18.5 kg/m^2。常见于甲状腺功能亢进症、肾上腺皮质功能减退症、内分泌腺的恶性肿瘤等。

2. 身体状况 注意观察病人的发育、营养状态、体型和骨骼、神经精神状态、智能、毛发、皮肤、四肢、眼结膜、视网膜、视力和听力，以及舌、齿、肝、脾等。注意观察垂体前叶和肾上腺功能减退症病人是否出现食欲低下，但不耐饥饿；糖尿病、甲状腺功能亢进症病人是否出现食欲亢进；尿崩症、糖尿病病人是否出现多饮、多尿。

3. 心理、社会状况 许多内分泌疾病是终身疾病，需长期治疗，要了解病人对疾病的认识程度，所制订的治疗方案是否适合他们的家庭和个人，需要正确评估病人的心理状态，以便有针对性地给予心理疏导和支持。

4. 辅助检查

（1）代谢紊乱相关的检查：血糖、血脂、血电解质检测等判断病人水、电解质和代谢紊乱情况；葡萄糖耐量试验了解和观察糖代谢功能；血气分析了解酸碱平衡失调情况。

（2）其他：包括血、尿、便及其他生化检查；溶血及凝血检查；组织病理和细胞学检查；血氨基酸分析；基因诊断等。

【主要护理诊断/问题】

（1）营养失调：低于或高于机体需要量 与机体营养或代谢紊乱有关。

（2）有感染的危险 与营养不良导致机体抵抗力下降有关。

【护理目标】

病人体重恢复正常并保持稳定，病人能够描述导致营养失调的病因、治疗的基本原理和过程，营养状况得到改善，机体抵抗力得以提高。

【护理措施】

1. 饮食护理 了解病人单位时间内体重增减情况，帮助病人制订饮食计划及减轻和增加体重的具体目标。指导肥胖症病人改变不良饮食行为，如只在餐桌前进餐，使用小容量的餐具，保持细嚼慢咽，进食前先饮250 mL水，不进食热量高的食物（煎炸食品、巧克力、方便面、快餐、甜食等）。要监督检查计划执行情况，使每周体重下降0.5～1.0 kg。

2. 运动指导 指导病人长期坚持体育锻炼，否则体重不易下降或下降后出现反弹。指导病人进行有氧运动，如散步、慢跑、游泳、跳舞、打太极拳等。指导病人根据年龄、性别、体力、病情及有无运动并发症等确定运动方式。

3. 用药护理 指导病人正确服用减肥药物，观察和处理药物不良反应。服用奥利司他时肛门常有脂滴溢出，容易污染内裤，指导病人及时更换，并注意肛周皮肤护理；服用西布曲明后血压会轻度增高，故冠心病、充血性心力衰竭、心律失常、脑卒中者禁用。

【护理评价】

病人体重是否恢复正常并保持相对稳定；病人是否知晓导致营养失调的病因、治疗的原理和过程，是否能够采取积极措施。

(三)性功能异常

性功能异常包括生殖器官发育迟缓或发育过早、性欲减退或丧失;女性月经紊乱、溢乳、闭经或不孕;男性勃起功能障碍(erectile dysfunction,ED),可出现乳房发育。

【护理评估】

1. 病因 了解病人性功能异常的发生过程、主要症状、性欲改变情况;评估女性病人的月经及生育史,有无不育、早产、流产、死胎、巨大儿等;评估男性病人有无勃起功能障碍。

2. 身体状况 评估病人有无皮肤干燥、粗糙,毛发脱落、稀疏或增多,女性病人有无闭经、溢乳,男性病人有无乳房发育;外生殖器的发育是否正常,有无畸形。

3. 心理、社会状况 评估病人性功能异常对心理的影响,有无焦虑、抑郁、自卑等。

4. 辅助检查 测定性激素水平有无变化。

【主要护理诊断/问题】

性功能障碍 与内分泌功能紊乱有关。

【护理目标】

病人对性问题有正确的认识,性功能逐渐恢复,达到其希望的性满足。

【护理措施】

1. 心理护理 提供隐蔽、舒适的环境和恰当的时间,鼓励病人描述目前的性功能、性活动与性生活形态,使病人开放讨论其问题。护士要接受病人讨论性问题时所呈现出的焦虑,对病人表示尊重。支持病人询问使其烦恼的有关性爱或性功能方面的问题,给病人讲解所患疾病及用药治疗对性功能的影响,使病人树立信心、积极配合治疗。

2. 专业指导 ①提供可能的信息咨询服务,如专业的医生、心理健康顾问、性咨询门诊等。②鼓励病人与配偶交流彼此的感受,并一起参加性健康教育及阅读有关性教育的材料。③女性病人若有性交疼痛,建议使用润滑剂。

【护理评价】

病人是否知晓其性功能障碍与疾病本身有关,是否能正确对待性问题。病人性功能是否逐渐恢复,是否能采取恰当的方式进行性生活,是否达到其希望的性满足。

(罗宝萍)

第二节 甲状腺疾病病人的护理

一、单纯性甲状腺肿病人的护理

单纯性甲状腺肿(simple goiter),也称非毒性甲状腺肿(nontoxic goiter),是指由多种原因引起的非炎症性或非肿瘤性甲状腺肿大,一般无甲状腺功能异常的临床表现。可分别呈地方性或散发性。当某地区人群中出现单纯性甲状腺肿的患病率超过10%时,称为地方性甲状腺肿。

【护理评估】

(一)病因与发病机制

1. 碘缺乏 缺碘是地方性甲状腺肿的主要原因。碘是甲状腺合成甲状腺素(TH)的重要原料之一,各种原因导致饮水和饮食中碘含量不足使TH合成减少。

2. TH合成或分泌障碍 散发性甲状腺肿原因复杂,主要如下。①摄碘过多:过多的碘盐使甲状腺中碘的有机化障碍,抑制TH合成和释放,可导致高碘性甲状腺肿。②先天性TH合成障碍:由于有些酶的缺陷影响TH的合成和分泌,而引起甲状腺肿。③致甲状腺肿物质或药物:可阻碍TH合成引起甲状腺肿的食物有卷心菜、菠菜、萝卜、核桃,药物有硫脲类药物、保泰松、硫氰酸盐、碳酸锂等。

3. TH 需要量增加 在青春发育期、妊娠期、哺乳期，机体对 TH 需要量增加，出现相对性缺碘而引起生理性甲状腺肿。

（二）身体状况

主要表现为甲状腺肿大，大多无其他症状。早期甲状腺呈轻度或中度弥漫性肿大，质地软、表面光滑、无压痛。病情进一步发展，甲状腺肿大形成多发性结节，显著增大时可出现压迫症状，如压迫食管引起吞咽困难，压迫气管引起呼吸困难，压迫喉返神经时引起声音嘶哑。病程较长者，甲状腺内形成的结节可有自主 TH 分泌功能，也可出现自主性功能亢进。如缺碘严重，可出现地方性呆小症。

（三）心理、社会状况

病人因颈部增粗可出现自卑心理和挫折感，导致焦虑、恐惧等情绪反应。

（四）辅助检查

1. 甲状腺功能检查 血清 T_4 正常或偏低，T_3、TSH 正常或偏高。

2. 甲状腺摄 ^{131}I 率及 T_3 抑制试验 摄 ^{131}I 率增高但无高峰前移，可被 T_3 所抑制。当甲状腺结节有自主功能时，可不被 T_3 抑制。

3. 血清甲状腺球蛋白(Tg)测定 血清甲状腺球蛋白水平增高，增高程度与甲状腺肿大的体积呈正相关。

4. 甲状腺扫描 可见弥漫性甲状腺肿，常呈均匀分布。

（五）诊断要点

病人有甲状腺肿大，但甲状腺功能基本正常是诊断的主要依据，地方性甲状腺肿也有助于本病的诊断。

（六）治疗要点

主要针对病因治疗，治疗措施如下。

1. 碘剂治疗 碘缺乏的病人补充碘剂；地方性甲状腺肿可采用碘化食盐预防；因摄入致甲状腺肿物质者，停用后可自行消失；成年人，特别是结节性甲状腺肿病人，避免大剂量碘治疗，以免诱发碘甲亢。

2. 甲状腺制剂治疗 无原因的单纯性甲状腺肿的病人，可使用甲状腺制剂治疗，补充 TH 的不足，抑制 TSH 的分泌。

3. 手术治疗 一般不宜手术治疗。但出现压迫症状、药物治疗无疗效或疑有癌变应手术治疗，术后需长期服用 TH 替代治疗。

【主要护理诊断/问题】

(1)自我形象紊乱 与甲状腺肿大致颈部增粗有关。

(2)语言沟通障碍 与肿大的甲状腺压迫喉返神经引起声音嘶哑有关。

(3)知识缺乏：缺乏药物使用及正确的饮食知识。

【护理措施】

（一）一般护理

注意劳逸结合，适当休息。指导病人多食海带、紫菜、海蜇皮等海产品及含碘丰富的食物，避免过多食用卷心菜、萝卜、花生等抑制甲状腺素合成的食物。

（二）病情观察

观察病人甲状腺肿大的程度、速度、范围、质地，有无结节及压痛，颈部增粗的进展情况。结节在短期内迅速增大者，应警惕恶变。

（三）用药护理

指导病人遵医嘱准确服药，不可随意增减。碘缺乏者补充碘剂，WHO 推荐的成年人每日碘摄入量为 150 μg，同时可用尿碘监测碘营养水平，尿碘中位数（MUI）100～200 μg/L 是最适当的碘营养状态，如碘过量（MUI＞300 μg/L）可导致自身免疫性甲状腺炎和甲状腺功能亢进症的患病率增加。观察用药后甲状腺肿大是否缩小，是否出现结节；是否出现心悸、出汗、手颤抖等甲状腺功能亢进症状，一旦出现及时报告医生。

(四)心理护理

耐心向病人解释单纯性甲状腺肿的病因及防治知识，使其认识到经补碘等治疗后甲状腺肿可逐渐缩小或消失，帮助病人进行恰当的修饰，改善其自身形象，消除病人的自卑和挫折感，树立信心。

(五)健康指导

1. 预防知识指导 我国是碘缺乏病较严重的国家之一。我国采用全民食盐碘化的方法防治碘缺乏病。此外，在妊娠、哺乳、青春期应增加碘的摄入，预防本病发生。

2. 饮食指导 指导病人多进食含碘丰富的食物，如海带、紫菜等海产品，并食用碘盐；避免摄入大量阻碍 TH 合成的食物，如卷心菜、菠菜、萝卜等。

3. 自我监测病情 指导病人注意观察甲状腺肿大的程度是否缩小或增大，是否出现心动过速、怕热多汗等甲状腺功能亢进症表现，出现甲状腺功能亢进症及时就诊。

4. 用药指导 嘱病人遵医嘱按时服药，避免漏服药或停药。特别是服用甲状腺制剂时应坚持长期服药，以免停药后复发。避免服用阻碍 TH 合成的药物，如保泰松、碳酸锂、硫氰酸盐等。

二、甲状腺功能亢进症病人的护理

教学情境

张某，女，60 岁。恶心、呕吐 1 个月，胸闷、心悸 3 天。身体评估：体温 37.0 ℃，脉搏 107 次/分，呼吸 21 次/分，血压 120/80 mmHg。神志清楚，易疲乏，睡眠差，双侧甲状腺Ⅱ度肿大，心、肺无阳性体征。消化、神经系统未见异常。实验室检查：血液白细胞计数 5.84×10^9/L，中性粒细胞 2.23×10^9/L。医生以"甲状腺功能亢进症"收入住院。

请问：1. 为进一步明确诊断，应做哪些检查？

2. 病人存在哪些护理诊断/问题？

3. 病人因与家人争吵，不久出现高热、大汗、烦躁不安，心率 140 次/分。病人目前发生了什么情况？如何进行护理？

甲状腺功能亢进症(hyperthyroidism)简称甲亢，指由多种病因导致甲状腺素(TH)分泌过多引起的甲状腺毒症。甲状腺毒症是指血液循环中甲状腺素过多引起以神经、循环、消化等系统兴奋性增高和代谢亢进为主要表现的一组临床综合征。引起甲亢的主要病因有弥漫性毒性甲状腺肿(Graves 病)、结节性毒性甲状腺肿及甲状腺自主高功能腺瘤，其中以 Graves 病最常见，占全部甲亢的 80%～85%。本节主要介绍 Graves 病病人的护理。

Graves 病(简称 GD)是一种伴甲状腺素分泌增多的器官特异性自身免疫性疾病。普通人群患病率为 1%，女性显著高发[女性与男性发病率之比为(4～6)：1]，高发年龄为 20～50 岁。其中以 Graves 病最多见，为本节重点阐述内容。

【护理评估】

(一)病因与发病机制

目前病因尚未完全查明，但公认其发生与自身免疫有关。

1. 遗传因素 Graves 病有明显的遗传倾向，它与主要组织相容性复合体(MHC)基因相关。

2. 免疫因素 Graves 病病人的血清中存在针对甲状腺细胞促甲状腺素(TSH)受体的特异性自身抗体，即 TSH 受体抗体(TRAb)，抗体包括 TSH 受体刺激性抗体(TSAb)和 TSH 受体刺激阻断性抗体(TSBAb)。TSAb 与 TSH 受体结合，可产生类似 TSH 的生物学效应，导致甲状腺细胞增生、甲状腺素合成及分泌增加，所以 TSAb 是 Graves 病的致病性抗体。95%未经治疗的 Graves 病病人 TSAb 阳性，母体的 TSAb 也可通过胎盘导致胎儿或新生儿发生甲亢。

3. 环境因素 环境因素对本病有重要的影响，如细菌感染、性激素、精神创伤等，可能是疾病发生和恶化的重要诱因。

（二）身体状况

1. 甲状腺毒症表现

（1）高代谢综合征：甲状激素分泌增多导致交感神经兴奋性增高和新陈代谢加速，病人常有疲乏无力、怕热多汗、皮肤温暖而湿润、低热、多食善饥、体重下降等。

（2）神经精神系统：多言好动、紧张焦虑、焦躁易怒、失眠、记忆力减退及注意力不集中，手、眼睑和舌震颤。

（3）心血管系统：心悸、气短、胸闷、心动过速（静息或睡眠时心率过快）、第一心音亢进。收缩压增高、舒张压降低，脉压增大，可出现周围血管征。合并甲亢性心脏病时，出现心律失常、心脏增大和心力衰竭。心律失常以心房颤动等房性心律失常多见。

（4）消化系统：食欲亢进、消化吸收不良而致排便次数增加，稀便。重者可有肝大及肝功能损害。

（5）运动系统：主要表现为甲亢性周期性瘫痪，多见于青年男性，病变主要累及下肢，伴低钾血症。少数病人可发生甲亢性肌病、肌无力及肌萎缩。甲亢可影响骨骼脱钙而发生骨质疏松。

（6）其他：女性病人常有月经减少或闭经，男性阳痿；循环血液淋巴细胞比例增加，单核细胞增加，但白细胞总数减少，血小板寿命缩短等。

2. 甲状腺肿 多数病人常有不同程度的弥漫性、对称性甲状腺肿大，随吞咽动作上下移动，质软、无压痛；甲状腺上下极可触及震颤，听到血管杂音，为本病的重要体征。甲状腺肿大程度与甲亢病情轻重无明显关系。

3. 眼征 25%～50%Graves 病病人伴有突眼，分为单纯性和浸润性突眼两类。

（1）单纯性突眼：与甲状腺毒症所致的交感神经兴奋性增高有关。表现为轻度突眼；瞬目减少；上眼睑挛缩，睑裂增宽；上视时无额纹出现；眼球集合能力减弱及双眼向下看时，上眼睑不随眼球下落。

（2）浸润性突眼：又称恶性突眼、眼肌麻痹性突眼。发病率占甲亢的 5%～10%，男性多于女性，40 岁以上多见。与眶后组织的自身免疫性炎症有关。病人自诉眼内异物感、胀痛、畏光、复视、斜视、流泪及视力下降；眼球突出明显（突眼度>18 mm），眼睑肿胀，结膜充血水肿，严重者眼球固定，眼睑闭合不全，角膜外露致角膜溃疡、全眼球炎甚至失明。

4. 特殊表现及类型

（1）甲状腺危象：甲状腺毒症急性加重的一个综合征。发病原因可能为交感神经兴奋，垂体-肾上腺皮质轴应激反应减弱，短时间内大量 T_3、T_4 释放入血。常因感染、手术、放射性碘治疗、口服过量甲状腺素制剂、严重精神创伤及严重躯体疾病等诱发。表现为原有甲亢症状加重，并出现高热（体温>39 ℃），心动过速（140 次/分以上）、大汗淋漓、烦躁不安、谵妄、恶心、呕吐、腹泻，严重者可致虚脱、休克、心力衰竭或昏迷等。

（2）甲状腺功能亢进性心脏病：简称甲亢性心脏病，发生率为 10%～22%，绝大多数是成年人，50～70 岁更多见。主要表现为心脏增大、心房颤动和心力衰竭，经有效的抗甲状腺治疗可使病情明显缓解。

（3）淡漠型甲状腺功能亢进症：多见于老年病人。起病隐袭，无明显高代谢综合征、甲状腺肿及眼征。主要表现为明显消瘦、乏力、神志淡漠、反应迟钝、腹泻、厌食，可伴有心房颤动等。因表现不典型易误诊、易发生甲状腺危象。

（4）胫前黏液性水肿：属自身免疫性病变，约见于 5%的 Graves 病病人。多见于胫骨前下 1/3 部位，也见于足背、踝关节、肩部等处。皮损为对称性，早期皮肤增厚、变粗，有广泛大小不等的棕红色、红褐色或暗紫红色突起不平的斑块或结节，边界清楚，直径 5～30 mm。后期皮肤粗厚如橘皮或树皮样，下肢粗大似象皮腿。

（5）亚临床性甲状腺功能亢进症：其特点是血清 T_3、T_4 正常，TSH 降低，本症需在排除其他能够抑制 TSH 水平的疾病前提下，依赖实验室检查结果才能诊断。病因包括 Graves 病、甲状腺肿、甲状腺自主功能腺瘤等，也可能是许多引起甲亢疾病的早期或恢复期的表现。

(三)心理、社会状况

甲亢病人因神经过敏、急躁易怒，出现紧张、焦虑、多疑等心理变化，受到不良刺激后更明显，易与家人或同事发生争执，导致人际关系紧张；由于情绪不稳定及对疾病不了解，可出现不配合治疗及护理。

(四)辅助检查

1. 血清甲状腺素测定

(1)血清游离甲状腺素(FT_4)与游离三碘甲状腺原氨酸(FT_3)：FT_3、FT_4不受血甲状腺结合球蛋白(TBG)影响，直接反映甲状腺功能状态，是临床诊断甲亢的首选指标。

(2)血清总甲状腺素(TT_4)：判断甲状腺功能的基本筛选指标，受TBG等结合蛋白量和结合力变化的影响。

(3)血清总三碘甲状腺原氨酸(TT_3)：受TBG的影响，为早期GD治疗中疗效观察及停药后复发的敏感指标，也是诊断T_3型甲亢的特异性指标。

2. 促甲状腺素(TSH)测定　反映下丘脑-垂体-甲状腺轴功能的敏感指标，也是诊断亚临床型甲亢和亚临床型甲减的重要指标。

3. 甲状腺摄^{131}I率　诊断甲亢的传统方法，但不能反映病情严重程度与治疗中的病情变化，甲亢时^{131}I摄取率表现为总摄取量增高，摄取高峰前移，本方法主要用于甲状腺毒症病因的鉴别；甲状腺功能亢进类型的甲状腺毒症^{131}I摄取率增高；非甲状腺功能亢进类型的甲状腺毒症^{131}I摄取率降低。

4. 甲状腺自身抗体测定　未经治疗的GD病人血中TSAb阳性检出率达80%～100%，有早期诊断意义，可诊断病情活动、复发，还可作为治疗停药的重要指标。

5. 影像学检查　超声、放射性核素扫描、CT、MRI等有助于甲状腺、异位甲状腺肿和球后病变性质的诊断，可根据需要选用。

6. 基础代谢率(BMR)测定　清晨病人起床前在禁食12 h、睡眠8 h以上、静卧空腹状态测定脉率和血压(mmHg)，后按简便公式计算：BMR(%)＝脉率＋脉压－111，正常值为±10%。轻度甲亢为20%～30%，中度为30%～60%，重度在＋60%以上。

(五)治疗要点

甲亢的治疗方法包括抗甲状腺药物(ATD)治疗、放射性碘治疗及手术治疗。

1. 抗甲状腺药物(ATD)治疗　ATD治疗是甲亢的基础治疗，也用于放射性碘治疗和手术前的准备阶段。常用药物有硫脲类和咪唑类两种。硫脲类包括甲硫氧嘧啶(MTU)及丙硫氧嘧啶(PTU)，咪唑类包括甲巯咪唑(MMI，他巴唑)和卡比马唑(CMZ，甲亢平)，常用的是PTU和MMI。

(1)适应证：轻、中度病人；甲状腺轻、中度肿大的病人；年龄＜20岁；放射性碘治疗和手术前的准备；孕妇、高龄或严重疾病不能手术治疗的病人；手术后复发，且不适宜放射性碘治疗者。

(2)剂量与疗程：按病情轻重决定剂量，长期治疗分为初治期、减量期及维持期。治疗中除非有较重反应，一般不宜中断，并定期随访疗效。

(3)停药指标：目前认为ATD维持治疗18个月可以停药。提示甲亢可以治愈的指标为甲状腺肿消失，TSAb转为阴性，T_3抑制试验恢复正常。

2. 放射性碘(^{131}I)治疗

(1)适应证：①对抗甲状腺药物过敏或长期治疗无效者。②中度甲亢、年龄在25岁以上者。③不宜手术，或术后复发，或不愿手术者。

(2)并发症：①甲状腺功能减退症，有暂时性和永久性甲减两种，早期因腺体破坏，后期因自身免疫反应。②放射性甲状腺炎，见于治疗后7～10天，个别可诱发危象。③导致突眼恶化。

(3)禁忌证：年龄在25岁以下；妊娠、哺乳期女性；外周血白细胞在3×10^9/L以下，或中性粒细胞低于1.5×10^9/L者；严重心、肝、肾功能衰竭或活动性肺结核者；重症浸润性突眼症；甲状腺危象。

3. 手术治疗　对长期服药无效或甲状腺巨大、有压迫症状者，可考虑甲状腺次全切除术，其治愈率可达70%以上，但可以引起多种并发症，如出血、呼吸道梗阻、感染、甲状腺危象、暂时性或永久性甲状旁腺功能减退等。

4. 甲状腺危象防治 去除诱因、积极治疗甲亢是预防甲状腺危象的关键，尤其是防治感染和充分的术前准备，一旦发生需积极抢救。①抑制 TH 合成：首选 PTU，口服或胃管注入，待症状缓解后减至一般治疗剂量。②抑制 TH 释放：服 PTU 后 1 h 再加服复方碘口服溶液 5 滴，以后每 8 h 口服 1 次，或碘化钠 1.0 g加入 10%葡萄糖溶液中静脉滴注，一般用药 3～7 天停止。③普萘洛尔、氢化可的松等，如治疗无效可选用血液透析、腹膜透析或血浆置换等降低和清除血浆 TH。④针对诱因和对症支持治疗：监护心、脑、肾功能；纠正水、电解质紊乱和酸碱平衡失调；降温、给氧、防止感染；积极治疗各种并发症。

【主要护理诊断/问题】

(1)营养失调：低于机体需要量　与代谢率增高导致代谢需求大于摄入有关。

(2)活动无耐力　与蛋白质分解增加、甲亢性心脏病、肌无力等有关。

(3)个人应对无效　与性格及情绪改变有关。

(4)潜在并发症：甲状腺危象、甲亢性心脏病等。

【护理目标】

病人能恢复并保持正常体重；能逐步增加活动量，活动时无明显不适感；能够恢复并保持足够的应对能力，了解疾病相关知识，能配合治疗。

【护理措施】

(一)一般护理

1. 休息 轻度病人适当休息、减少活动，以免体力消耗。重度心力衰竭或合并感染者，严格卧床休息，协助病人完成日常生活护理，对大量出汗的病人，随时更换浸湿的衣服和床单，防止受凉和压疮发生。

2. 饮食护理 因病人处于高代谢状态，能量消耗大，所以给予高糖、高蛋白质、高维生素及高矿物质的饮食，膳食中使用无碘食盐，避免摄入刺激性食物，以免引起病人兴奋；避免进食增加肠蠕动及导致腹泻的食物，如高纤维食物等。主食形式多样，增加奶类、蛋类等优质蛋白，以纠正体内的负氮平衡。饮水2000～3000 mL/d，补充由于呼吸加快、出汗、腹泻丢失的水分；但有心脏疾病者避免大量饮水，以防水肿和心力衰竭。

(二)病情观察

监测生命体征改变、出汗、皮肤状况、大便次数、突眼状况、甲状腺肿大程度等，以及有无神经精神症状，每天测量体重，评估体重变化。

(三)用药护理

指导病人正确用药，切忌擅自停药或减量，并密切观察药物的不良反应，及时处理。抗甲状腺药物常见不良反应：①粒细胞减少，多发生于用药后 2～3 个月内，如外周血白细胞低于 3×10^{9}/L 或中性粒细胞低于 1.5×10^{9}/L，应考虑停药，并给予促进白细胞生成药，伴发热、咽痛、皮疹等应立即停药。②药疹多见，轻者用抗组胺类药物控制，无需停药；如皮疹加重，立即停药。③若发生中毒性肝炎、肝坏死，立即停药抢救。

(四)甲状腺危象的抢救配合

1. 休息与体位 绝对卧床休息，呼吸困难时取半卧位，立即给氧，迅速建立静脉通道。避免不良刺激等诱发因素，烦躁不安者遵医嘱给予适量镇静剂。

2. 病情监测 严密监测病人生命体征、神志的变化，准确记录 24 h 出入液量，监测心、脑、肾功能并做记录。

3. 用药护理 遵医嘱及时准确使用 PTU、复方碘溶液、普萘洛尔、氢化可的松等药物。使用 PTU 和碘剂时注意观察有无中毒或过敏反应。

4. 对症护理 高热者给予冰敷或酒精擦浴，必要时使用异丙嗪施行人工冬眠降温，避免用乙酰水杨酸类药物；昏迷者加强口腔、皮肤护理，预防压疮及肺部感染等。

5. 营养支持 维持营养与体液平衡，对呕吐、腹泻、大量出汗的病人可通过口服或静脉及时补充足量的液体。

（五）浸润性突眼的护理

(1)防止强光和异物的刺激:外出时可戴茶色眼镜或单眼覆盖无菌纱布。

(2)保持眼部湿润:经常用眼药水湿润眼部,睡前涂抗生素眼膏,如眼睑不能闭合用无菌纱布或眼罩覆盖双眼。

(3)减轻水肿:限制食盐摄入,取高枕卧位,减轻球后组织水肿。必要时遵医嘱适量使用利尿剂。

(4)注意眼部卫生:指导病人在眼睛有异物感、胀痛或流泪时,勿用手直接揉眼睛。

(5)遵医嘱用药:如糖皮质激素、左甲状腺素片等,以减轻突眼程度。

(6)定期眼科检查:一旦发现角膜溃疡或全眼球炎时,应配合医生做相应处理。

（六）心理护理

鼓励病人表达其内心感受,多与病人沟通、交流,要理解、同情病人,避免出现情绪不安。向病人家属及病房室友解释病人易怒的行为是暂时的,让大家给予宽容和理解。限制探视时间,提醒家人不要传达刺激性的消息,帮助病人设计简单的团体活动,以免因社交障碍产生忧虑。

（七）健康指导

1. 知识指导 嘱病人自我调节心理状态,保持乐观心态,避免过度劳累和各种感染、严重精神刺激和创伤等甲状腺危象的诱因,若出现高热、恶心、呕吐、腹泻等及时就诊。

2. 用药指导 正确指导病人服药方法,切忌擅自停药或减量。服用抗甲状腺药物者,应每周查血象1次,每隔1～2个月做甲状腺功能测定,每天清晨自测脉搏,定期测量体重。体重增加、脉搏减慢是治疗有效的标志。

3. 自我护理 教会病人甲亢的相关知识及保护眼睛的方法;上衣领要宽松,切忌压迫、用手挤压甲状腺以免甲状腺素分泌过多,加重病情。

【护理评价】

病人体重是否恢复至正常范围并保持稳定;病人是否能耐受日常活动,生活是否能够自理,活动耐力是否增加;病人是否能正确处理突发事件。

三、甲状腺功能减退症病人的护理

甲状腺功能减退症(hypothyroidism)简称甲减,是由各种原因引发的低甲状腺素血症或甲状腺素抵抗而引起的全身性低代谢综合征,其病理特征是黏多糖在组织和皮肤堆积,表现为黏液性水肿。起病于胎儿或新生儿的甲减称为呆小病(cretinism),又称克汀病;若起病于儿童,称为幼年型甲减;若起病于成人,称为成年型甲减。前两型常伴有智力障碍。本病多见于中年女性,男女之比为1∶(5～10)。本节主要介绍成年型甲减。

【护理评估】

（一）病因与发病机制

1. 原发性甲状腺功能减退症 占成年型甲减的90%～95%,是甲状腺本身疾病所引起。主要病因有①自身免疫损伤:最常见的是自身免疫性甲状腺炎引起TH合成和分泌减少,包括萎缩性甲状腺炎、亚急性淋巴细胞性甲状腺炎等。②甲状腺破坏:包括甲状腺次全切除、^{131}I治疗等导致甲状腺功能减退。③缺碘或碘过多:缺碘多见于地方性甲状腺肿地区,由于碘缺乏导致TH合成减少。碘过量可致具有潜在性甲状腺疾病者发生甲减、诱发和加重自身免疫性甲状腺炎。④抗甲状腺药物:如锂盐、硫脲类等可抑制TH合成。

2. 继发性甲状腺功能减退症 由于垂体或下丘脑疾病导致TSH不足而继发甲状腺功能减退症。常见原因有肿瘤、手术、放疗或产后垂体缺血性坏死等。

3. TH抵抗综合征 由于TH在外周组织发挥作用的缺陷,引起的一种甲状腺功能减退症。

（二）身体状况

1. 临床表现 多见于中年女性,起病隐袭,发展缓慢,有时长达10余年后开始出现典型表现。

（1）一般表现：容易出现疲劳、怕冷、体重增加、记忆力减退、嗜睡、便秘、月经不调等。典型者可见黏液性水肿面容：表情淡漠、面色苍白，颜面、眼睑和手部皮肤水肿，毛发稀疏。因高胡萝卜素血症，手足皮肤呈姜黄色。

（2）肌肉与关节：肌肉乏力，暂时性肌强直、痉挛、疼痛，胸锁乳突肌可有进行性肌萎缩。

（3）心血管系统：因心肌间质水肿、左心室扩张和心包积液导致心脏增大，称为甲减性心脏病。心肌黏液性水肿导致心肌收缩力减弱、心动过缓、心排血量下降。

（4）血液系统：主要表现为贫血，主要原因有①肠道吸收铁障碍引起铁缺乏；②TH 缺乏致血红蛋白合成障碍；③肠道吸收叶酸障碍致叶酸缺乏；④恶性贫血是与自身免疫性甲状腺炎伴发的器官特异性自身免疫病。

（5）消化系统：多见畏食、腹胀、便秘等，严重者可出现麻痹性肠梗阻或黏液水肿性巨结肠。

（6）内分泌生殖系统：表现为性欲减退，女性常有月经过多或闭经。

（7）黏液性水肿昏迷：见于病情严重者，常在冬季寒冷时发病。常见诱因包括寒冷、感染、手术、严重躯体疾病、中断 TH 替代治疗等。临床表现为嗜睡、体温低（<35 ℃）、呼吸减慢、心动过缓、血压下降、反射减弱或消失，甚至昏迷、休克危及生命安全。

（三）辅助检查

1. 血常规及生化检查　大多为正细胞正色素性贫血。血胆固醇、甘油三酯、低密度脂蛋白常增高，高密度脂蛋白降低。

2. 甲状腺功能检查　血清 TSH 增高，TT_4、FT_4 降低是诊断本病的重要指标。血清 TT_3 和 FT_3 均可在正常范围内，严重病人降低。亚临床甲减仅有血清 TSH 增高，血清 T_4 或 T_3 正常。甲状腺摄 ^{131}I 率降低。

3. 病变定位　TRH 兴奋试验主要用于原发性与中枢性甲减的鉴别。静脉推注 TRH 后，血清 TSH 不增高者是垂体性甲减；延迟增高者是下丘脑性甲减；血清 TSH 在增高的基值上进一步增高，是原发性甲减。

（四）诊断要点

如血清 TSH 增高、FT_4 降低，原发性甲减即可成立。如血清 TSH 正常，FT_4 降低考虑为垂体性或下丘脑性甲减，需做 TRH 兴奋试验来区别。早期甲减需与贫血、垂体瘤、特发性水肿、冠心病等鉴别。

（五）治疗要点

1. 替代治疗　各种类型的甲减，均用 TH 替代，永久性甲减者需终身服用。首选左甲状腺素（L-T_4）口服。治疗最佳目标是以最小剂量纠正甲减而不产生明显不良反应，使血 TSH 和 TH 水平恒定在正常范围内。

2. 对症治疗　贫血者补充铁剂、叶酸、维生素 B_{12} 等。胃酸低者补充稀盐酸，并与 TH 合用疗效更好。

3. 黏液性水肿昏迷的治疗　①立即静脉补充 TH，清醒后口服药物维持治疗。②保温，保持呼吸道通畅，给氧，必要时行气管切开、机械通气等。③氢化可的松 200～300 mg/d 持续静脉滴注，病人清醒后减量。④控制感染，治疗原发病。

【主要护理诊断/问题】

（1）便秘　与代谢率降低及体力活动减少引起的肠蠕动减慢有关。

（2）体温过低　与机体基础代谢率降低有关。

（3）营养失调：高于机体需要量　与代谢率降低致摄入大于需求有关。

（4）活动无耐力　与甲状腺素不足导致肌肉乏力、心功能减退、贫血有关。

（5）性功能障碍　与甲状腺素不足导致内分泌、生殖系统功能低下有关。

【护理措施】

（一）一般护理

1. 饮食护理　进食高蛋白质、高维生素、低脂肪饮食，少量多餐，多食粗纤维食物，如蔬菜、水果，促进胃肠蠕动。摄入足够的水分,2000～3000 mL/d,以保持大便通畅。桥本甲状腺炎所致甲状腺功能减退症者避免摄取含碘食物和药物,以免诱发炎症黏液性水肿。

2. 建立良好的排便习惯 创造良好的排便环境,每天定时排便,养成规律排便的好习惯。鼓励病人进行适度的运动,如散步、慢跑等。教会病人促进便意的技巧,如适当按摩腹部,或手指进行肛周按摩,以促进肠蠕动和引起便意。

(二)病情观察

监测生命体征变化、意识状态,观察病人有无寒战等体温过低及心律不齐等现象,有异常及时报告医生,配合处理。

(三)用药护理

遵医嘱使用甲状腺素,定期检测甲状腺功能,了解治疗效果。必要时根据医嘱给予轻泻剂,观察有无腹胀、腹痛等麻痹性肠梗阻的表现。

(四)体温过低的护理

保持室温在22～23 ℃之间,注意病人保暖。以适当的方法使病人体温缓慢升高,如添加衣服、加盖毛毯或使用热水袋保暖等。

(五)黏液性水肿昏迷的抢救配合

1. 避免诱因 避免寒冷、感染,使用麻醉剂、镇静剂等诱发因素。

2. 病情监测 观察病人神志、生命体征的变化及全身水肿情况。每天记录病人体重。如果出现体温<35 ℃、呼吸浅慢、心动过缓、血压降低、嗜睡等表现,或出现口唇发绀、呼吸深长、喉头水肿等症状,立即通知医生处理。

3. 黏液性水肿昏迷护理 ①建立静脉通道,遵医嘱给予急救药物。②保持呼吸道通畅,给予氧气吸入,必要时配合医生行气管切开。③监测生命体征变化,记录24 h出入液量。④注意保暖,避免局部热敷,以免烫伤和加重循环不良。

(六)健康指导

1. 疾病知识指导 告知病人发病原因及注意事项,注意保暖及个人卫生,预防感染和创伤。慎用药物。

2. 用药指导 对需终身替代治疗者,向家属解释终身服药的必要性。不可随意停药或改变剂量,教会病人自我监测甲状腺素服用过量的症状,如多食、消瘦、脉搏>100次/分、心律失常、发热、大汗等情况时,及时报告医生。长期替代治疗的病人宜每6～12个月监测一次。服用利尿剂时,嘱病人记录24 h出入液量。

3. 病情监测指导 给病人讲解黏液性水肿昏迷发生的原因及表现,教会病人自我观察。若出现低血压、心动过缓、体温<35 ℃等,应及时就医。指导病人定期复查肝肾功能,甲状腺功能等。

(罗宝萍)

第三节　腺垂体功能减退症病人的护理

腺垂体功能减退症是由多种原因引起的一种或多种腺垂体激素减少或缺乏的一组临床综合征。因下丘脑各种刺激(因子)可直接影响垂体分泌细胞,其功能减退可原发于垂体病变,也可继发于下丘脑病变。临床表现复杂多变,但经补充激素后症状可缓解。

【护理评估】

(一)病因与发病机制

可损伤下丘脑、下丘脑-垂体通道及垂体的病因均可引发本病。一般常见原因如下。

1. 肿瘤 垂体瘤是成人腺垂体功能减退最常见的原因,有功能性和非功能性腺瘤两种。瘤体积增大压迫正常垂体组织，使功能减退和(或)亢进，而且位于垂体的转移性瘤等也可压迫垂体引发此病。

2. 垂体缺血性坏死 妊娠期垂体呈生理性肥大，血供丰富，若围生期因前置胎盘、胎盘早期剥离、胎盘滞留、子宫收缩无力等引起大出血、休克、血栓形成，使腺垂体大部缺血坏死和纤维化，以致腺垂体功能低下，临床称为希恩(Sheehan)综合征。糖尿病血管病变致垂体供血障碍也可引发垂体缺血性坏死，垂体瘤体积突然增大、瘤内突然出血，压迫正常垂体组织或邻近神经组织，出现急症危象。

3. 下丘脑病变 肿瘤、炎症、肉芽肿等可直接破坏下丘脑神经内分泌细胞，使释放激素分泌减少，从而减少腺垂体分泌激素。

4. 蝶鞍区手术、创伤或放射性损伤 垂体瘤切除、术后放疗及乳腺癌做切除治疗等，均可导致垂体损伤。鼻咽癌放疗也可损坏下丘脑和垂体，引起垂体功能减退。

5. 感染和炎症 各种感染如病毒、细菌、真菌等引起的脑炎、脑膜炎、流行性出血热、结核病等均可引起下丘脑、垂体损伤而导致功能减退。

6. 糖皮质激素长期治疗 可抑制下丘脑 CRH-垂体 ACTH 释放，突然停用可出现医源性腺垂体功能减退，表现为肾上腺皮质功能减退。

7. 其他 自身免疫性垂体炎、垂体卒中、颞动脉炎、海绵窦处颈内动脉瘤等均可致本病。

(二)身体状况

临床表现 根据垂体的受损程度，一般腺垂体组织被破坏 50%以上才有症状，75%以上症状较明显，95%可有严重垂体功能减退症状。最早表现为 Gn、GH 和 PRL 缺少；TSH 缺乏次之；然后可伴有 ACTH 缺乏。垂体及蝶鞍上肿瘤致本病者还伴占位性病变的症状和体征，有视力下降、头痛、视野缺损或失明。

(1)性腺功能减退：常最早出现。由 Gn、PRL 不足所致。女性多有产后大出血、休克、昏迷病史，有产后无乳、月经稀少等表现；男性性欲减退、阳痿等。生育能力下降或丧失。

(2)甲状腺功能减退：由 TSH 分泌不足所致。出现怕冷、少汗、嗜睡、食欲减退等。

(3)肾上腺皮质功能减退：由 ACTH 缺乏所致，表现为疲乏、软弱无力、厌食、恶心、呕吐、体重减轻、血压下降、低钠血症等。因黑色素细胞刺激激素减少可出现皮肤色素减退、面色苍白、乳晕色素浅淡，有别于慢性肾上腺皮质功能减退症。对胰岛素敏感者可有血糖降低，生长激素缺乏可加重低血糖发作。

(4)生长激素不足：成人一般无特殊症状，儿童可引起侏儒症。

(5)垂体功能减退性危象：简称垂体危象，各种应激(如感染、手术、外伤等)、酗酒及麻醉药、降糖药应用等可诱发垂体危象。根据临床表现不同分为①高热型(体温$>$40 ℃)；②低温型(体温$<$30 ℃)；③低血糖型；④低血压、循环虚脱型；⑤水中毒型；⑥混合型。各型伴有相应的症状，大多表现为消化系统、循环系统和神经精神方面的症状，如恶心、呕吐、高热、循环衰竭、神志不清、抽搐、昏迷等生命垂危状态。

(三)辅助检查

1. 甲状腺功能测定 TT_4 或 FT_4 均降低，而 TT_3、FT_3 可正常或降低。

2. 性腺功能测定 男性有血睾酮水平降低或正常低值，精子数量少、活动度差，精液量少。女性有血雌二醇水平降低，没有基础体温和排卵改变，阴道涂片未见雌激素作用的周期性改变。

3. 腺垂体激素测定 如 FSH、LH、TSH、ACTH、PRL、GH 等水平均有不同程度的降低。

4. 垂体储备功能测定 可做 TRH/PRL 及 LPH 兴奋试验，垂体功能减退者常无增加，延迟上升者可能为下丘脑病变。

5. 肾上腺皮质功能测定 24 h 尿 17-羟皮质类固醇及游离皮质醇排量减少，血浆皮质醇浓度降低，但节律正常，糖耐量试验示血糖呈低平曲线改变。

6. 其他检查 可用 X 线、CT、MRI 检查，了解病变部位、大小及性质。

(四)治疗要点

1. 病因治疗 肿瘤病人可通过手术、化疗或放疗等措施治疗。对于出血、休克导致的垂体缺血性坏死，关键在于预防，加强产妇围生期的监护，及时纠正产科病理状态。

2. 激素替代治疗 多采用靶腺激素替代治疗，宜经口服给药，需长期甚至终身治疗。治疗中先补充糖皮质激素，然后补充甲状腺素，以防肾上腺危象发生。

3. 垂体危象的紧急处理

(1)先静脉推注50%葡萄糖溶液40～60 mL以缓解低血糖,继而补充10%葡萄糖盐水,每500～1000 mL中加入氢化可的松50～100 mg静脉滴注,以解除急性肾上腺危象。

(2)有循环衰竭者按休克原则治疗,感染败血症者应积极抗感染治疗,水中毒者应加强利尿,可以给予泼尼松或氢化可的松。

(3)低温与甲状腺功能减退有关,可给予小剂量激素。采取保暖措施,使病人体温逐渐升高。高热者应予以降温。

(4)禁用或慎用麻醉剂、镇静剂、催眠药,以防诱发昏迷。

【主要护理诊断/问题】

(1)性功能障碍　与促性腺激素分泌不足所致性腺功能减退有关。

(2)自我形象紊乱　与腺体功能减退所致身体外观改变有关。

(3)体温过低　与继发性甲状腺功能减退有关。

(4)便秘　与继发性甲状腺功能减退有关。

(5)潜在并发症:垂体危象。

【护理措施】

(一)一般护理

保持病室适宜的温、湿度,注意保暖。生活要有规律,适当活动,避免劳累,保持情绪的稳定,避免一切不良刺激。戒烟、酒,摄取高蛋白质、高热量、高维生素、清淡、易消化食物。便秘者,多进粗纤维食物,如蔬菜、水果或全麦制品,鼓励每天适度运动、按摩腹部、定时规律排便。血压较低者适当补充钠盐,以稳定血压。注意皮肤、口腔清洁卫生。以防感染。

(二)病情观察

密切观察病人生命体征的变化,定时测量体温、脉搏、血压,注意有无低血糖、低血压、低体温等情况。观察意识状态、瞳孔大小、对光反射等,以便尽早发现垂体危象的征象。

(三)用药护理

按医嘱用药,注意疗效与不良反应。口服靶腺激素替代治疗,往往需要长期,甚至终身维持,才能很好地改善精神和体力活动,改善全身代谢及性功能,防治骨质疏松。治疗时应先补给糖皮质激素,然后补充甲状腺素,以防发生肾上腺危象。糖皮质激素常用氢化可的松,服用时模仿皮质醇生理分泌节律,剂量随病情变化调节,应激时适当增加。甲状腺素宜从小剂量开始,后缓慢递增,以防代谢率增加加重肾上腺皮质负担诱发危象。育龄女性,病情较轻的病人采用人工月经周期治疗,以维持第二性征和性功能,促进排卵和生育。男性病人用丙酸睾酮治疗,可改善性功能,促进蛋白质合成,增强体质。

(四)性功能障碍的护理

1. 评估性功能障碍的形态　鼓励病人讲述目前的性功能、性活动与性生活形态,使病人以开放的态度讨论问题。

2. 提供专业指导　询问病人使其烦恼的有关性爱或性功能方面的问题,给病人讲解所患疾病及用药治疗对性功能的影响,使病人积极配合治疗。

(五)垂体危象的抢救配合

一旦发生垂体危象,立即通知医生并协助抢救。①迅速建立两条静脉通道,补充适当水分,保证激素能及时准确使用。②保持呼吸道通畅,给予氧气吸入。③低温者注意保暖,高热病人给予降温。④做好口腔和皮肤护理,保持排尿通畅。⑤避免诱发因素,如感染、失水、饥饿、寒冷等,禁用或慎用麻醉剂、镇静剂、催眠药或降糖药等。

(六)健康指导

1. 疾病知识指导　注意避免诱因。嘱病人保持情绪稳定,生活规律,避免过度劳累,避免到公共场所,以防发生感染。

2. 饮食指导 嘱病人进食高热量、高蛋白质、高维生素、易消化的饮食，少量多餐，以增强抵抗力。因肾上腺皮质功能减退使体内潴钠排钾能力下降，指导病人保证钠盐充分摄入。

3. 用药指导及病情监测 教会病人知晓所服药物的名称、剂量、用法及不良反应；指导病人知晓随意停药的危险性，要严格遵医嘱服用药物；指导病人识别垂体危象的征兆。

（罗宝萍）

第四节 库欣综合征病人的护理

库欣综合征（Cushing syndrome），又称 Cushing 综合征，是由多种原因引起肾上腺皮质分泌过量糖皮质激素（主要是皮质醇）所致病症的总称。其中最多见的临床类型是库欣病（Cushing 病），即由垂体分泌促肾上腺皮质激素（ACTH）亢进所致，本病多见于成人，女性多于男性。

【护理评估】

（一）病因与发病机制

1. 依赖 ACTH 的库欣综合征 包括：①库欣病：最常见，约占 Cushing 综合征的 70%。垂体分泌 ACTH 过多，伴有肾上腺皮质增生。②异位 ACTH 综合征：垂体以外肿瘤分泌大量 ACTH，刺激肾上腺皮质增生，分泌过量的皮质醇。最常见的是肺癌，其次是胸腺癌、胰腺癌和甲状腺髓样癌等。

2. 不依赖 ACTH 的库欣综合征 包括：①肾上腺皮质腺瘤：占库欣综合征病人的 15%～20%，多见于成人男性。②肾上腺皮质癌：占库欣综合征病人的 5%以下，病情重，进展较快。③不依赖 ACTH 的双侧性肾上腺小结节性增生：又称原发性色素性结节性肾上腺病。病人血中 ACTH 低或测不到，大剂量地塞米松不能抑制。④不依赖 ACTH 的双侧性肾上腺大结节性增生：目前研究认为与 ACTH 以外的激素、神经受体在肾上腺皮质细胞上的异位有关。

（二）身体状况

本病的临床表现主要是由皮质醇分泌过多所致，典型表现如下。

1. 向心性肥胖、满月脸、多血质 病人面如满月、腹大似球形、水牛背，四肢显得相对瘦小。多血质与皮质醇刺激骨髓，红细胞数、血红蛋白含量增多且病人皮肤菲薄有关。

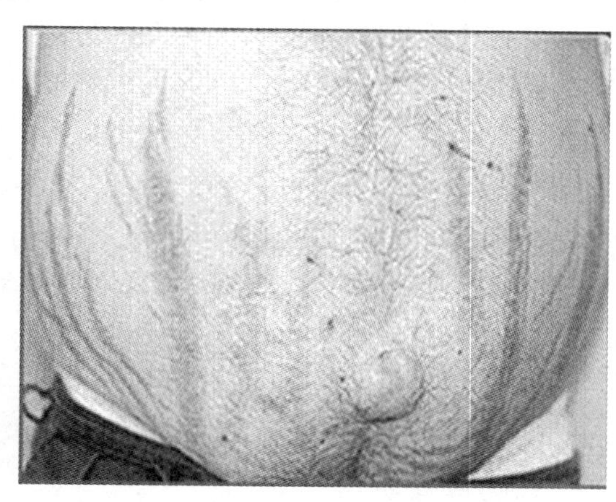

图 7-1 皮肤紫纹

2. 皮肤表现 皮肤薄，微血管脆性增加，轻微损伤可引起淤斑。由于肥胖、皮肤薄、皮肤弹力纤维断裂等原因，病人下腹两侧、大腿外侧等可出现紫红色条纹（图 7-1）。手、脚、指（趾）、肛周容易出现真菌感染。异位 ACTH 综合征及重 Cushing 病病人皮肤色素明显加深。

3. 心血管表现 高血压常见，伴有动脉硬化和肾小球动脉硬化。长期高血压可并发左心室肥大、心力衰竭和脑卒中。

4. 神经系统 常表现为肌无力，下蹲后起立困难。病人常有不同程度的精神、情绪变化，如情绪不稳、烦躁、失眠、严重者精神变态，个别可出现偏执狂症状。

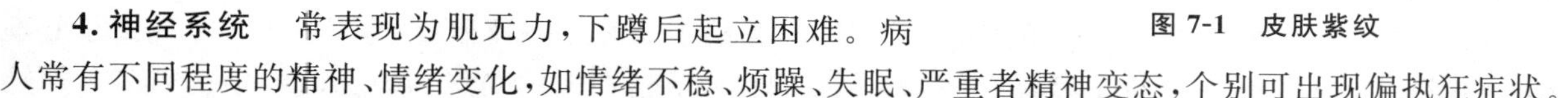

5. 性功能障碍 因肾上腺雄激素产生过多及皮质醇对垂体促性腺激素的抑制作用，女性常出现月经减少、不规则或停经等。男性可出现性欲减退、阴茎缩小、睾丸变软等。

6. 感染 长期皮质醇分泌增多使免疫功能减弱，肺部感染多见；化脓性细菌感染不容易局限化，可发展成蜂窝组织炎、菌血症、感染中毒症。而且病人感染后，炎症反应往往不显著，发热不明显。

7. 代谢障碍 大量皮质醇促进肝糖原异生，使血糖升高，葡萄糖耐量减低，病人易出现继发性糖尿病，称为类固醇性糖尿病。大量皮质醇有潴钠排钾作用，由于皮质醇还有排钙作用，有的病人可出现骨质疏松、身材变矮、骨折等。

(三)辅助检查

1. 皮质醇测定 血浆皮质醇水平增高且昼夜节律消失,24 h 尿 17-羟皮质类固醇升高。

2. 地塞米松抑制试验 ①小剂量地塞米松抑制试验:尿 17-羟皮质类固醇不能被抑制到对照值的 50%以下。②大剂量地塞米松抑制试验:能被抑制到对照值的 50%以下者病变大多为垂体性;不能被抑制者可能为原发性肾上腺皮质肿瘤或异位 ACTH 综合征。

3. ACTH 兴奋试验 异位 ACTH 综合征者和垂体性 Cushing 病常有反应,原发性肾上腺皮质肿瘤者多无反应。

4. 影像学检查 有肾上腺 B 超检查、MRI、CT 等,可显示影像学改变。

(四)治疗要点

治疗原则是尽可能恢复正常的血浆皮质醇水平。根据不同的病因做相应治疗。病因治疗前,对病情严重的病人,可先对症治疗以改善并发症。常用手术、放疗和药物治疗,如经蝶窦切除垂体微腺瘤是治疗 Cushing 病的首选方法,药物治疗主要使用米托坦、美替拉酮、氨鲁米特等糖皮质激素合成阻滞药。

【主要护理诊断/问题】

(1)自我形象紊乱 与库欣综合征导致的身体外观改变有关。

(2)活动无耐力 与蛋白质代谢障碍引起肌肉萎缩有关。

(3)有感染的危险 与皮质醇增多导致机体免疫功能减弱、抵抗力下降有关。

(4)体液过多 与糖皮质激素过多引起水钠潴留有关。

(5)潜在并发症:心力衰竭、脑卒中、类固醇性糖尿病。

【护理措施】

(一)一般护理

1. 休息与饮食 合理休息避免加重水肿。宜平卧位适当抬高双下肢,以利于静脉回流。给予低钠、高钾、高蛋白质、低碳水化合物及低热量的食物,以纠正因代谢障碍所致机体负氮平衡;补充钾,以预防水肿、低钾血症和高血糖;鼓励病人多食柑橘类、枇杷、香蕉、南瓜等含钾高的水果,适当摄取富含钙及维生素 D 的食物以预防骨质疏松。避免刺激性食物,禁烟酒。

2. 感染的预防 保持室内空气新鲜,温、湿度适宜,避免病人暴露在污染的环境内。严格执行无菌操作,减少侵入性治疗,降低感染的危险性;加强皮肤、口腔护理,协助长期卧床病人翻身、拍背,指导深呼吸与咳嗽,及时将口咽分泌物排出。注意保暖,防止受累。

(二)病情观察

定期检查血常规、血糖及电解质;注意有无感染、高血压、心力衰竭等;注意尿量与体重的变化;观察病人有无关节痛或腰背痛等骨质疏松表现,若有异常及时报告医生。

(三)用药护理

使用糖皮质激素合成阻滞药时,应注意观察疗效和副作用。注意有无食欲减退、恶心、呕吐、嗜睡、眩晕、乏力等不良反应。

(四)心理护理

病人因体态、外貌的改变,易产生困扰和悲观情绪,需给予耐心的解释和疏导,同时鼓励家属给予心理支持。对有焦虑、抑郁的病人,向其宣教疾病的有关知识,给予精神上的安慰和鼓励。鼓励病人多参加社会活动,教会病人自我修饰的措施,增强病人的自信心和自尊感。

(五)健康指导

1. 疾病知识指导 告知病人疾病的基本知识和治疗方法。注意个人卫生,注意保暖,以防感染。避免剧烈运动,防止外伤、骨折等,并定期复查。

2. 用药指导 指导病人正确用药和不良反应的观察,并告诫病人随意停用激素会引起肾上腺危象,如出现头晕、发热、恶心、呕吐等应立即就诊。

3. 病情监测 定期检查血压、血糖、血钾、体重等，有异常及时就医。

（罗宝萍）

第五节 糖尿病病人的护理

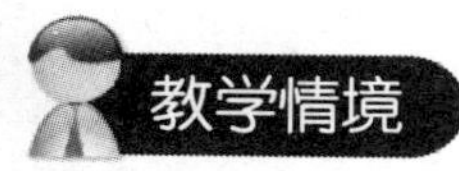

黄某，女，63岁，已退休。多饮、多食、多尿18年，间断头晕半年，加重5天。平时活动较少。身体评估：体温36.5℃，脉搏80次/分，呼吸20次/分，血压160/80 mmHg，身高155 cm，体重63 kg。神志清楚，易疲乏，睡眠差。心肺无阳性体征。消化、神经系统未见异常。为2型糖尿病。

请问：1. 病人主要的护理诊断/问题有哪些？

2. 饮食治疗的目的是什么？如何为病人进行饮食护理？

3. 请为病人制订一份详细的健康教育内容。

糖尿病（diabetes mellitus，DM）是一组由遗传和环境因素互相作用而引起的以慢性高血糖为共同体征的代谢异常综合征。因胰岛素分泌和（或）作用缺陷引起碳水化合物、蛋白质、脂肪、水和电解质等代谢紊乱。临床上出现多饮、多食、多尿、消瘦等表现，久病可导致多系统损害，引起眼、肾、神经、心脏、血管等组织的慢性进行性病变。随着人口老龄化、人们生活方式的改变和生活水平的提高，糖尿病患病人数在逐年增加。据WHO报道，目前全世界约有糖尿病病人1.75亿，我国目前糖尿病病人数量已超过9240万人，居世界第1位。糖尿病已经成为严重威胁人类健康的世界性公共卫生问题。

【护理评估】

（一）病因与发病机制

糖尿病的病因尚未完全阐明，目前公认可能与遗传、自身免疫及环境因素等有关。在糖的代谢过程中，胰岛素的合成、分泌与靶细胞受体结合、促进细胞内物质的代谢，整个过程中任何一个环节发生异常，均可引起糖尿病。

糖尿病的代谢紊乱主要是因为胰岛素的生物活性（或效应）相对或绝对不足引起。葡萄糖在肝、肌肉和脂肪组织的利用减少以及肝糖输出增多是引起高血糖的主要原因。

（二）糖尿病分型

1999年WHO公布的协商性报告，取消了胰岛素依赖型糖尿病和非胰岛素依赖型糖尿病的医学术语。建议将糖尿病分为四大类型，即1型糖尿病、2型糖尿病、其他特殊类型糖尿病和妊娠糖尿病。

1. 1型糖尿病 B淋巴细胞有不同程度的损害，B淋巴细胞受损的程度和速度不同，临床起病缓急不一。约占5%。

2. 2型糖尿病 主要原因是早期胰岛素抵抗伴胰岛素分泌不足，逐渐发展到胰岛素分泌不足伴胰岛素抵抗。占90%以上。

3. 其他特殊类型糖尿病 已明确病因的继发性糖尿病，如B淋巴细胞功能遗传缺陷、胰岛素作用遗传缺陷、胰腺外分泌疾病、内分泌疾病、感染、药物、化学物质所致的糖尿病。

4. 妊娠糖尿病 妊娠过程中初次发现的任何程度的糖耐量异常，不论分娩后是否持续，也不论是否需要饮食治疗或胰岛素治疗，均可认为是妊娠糖尿病。

（三）病理改变

糖尿病时，葡萄糖在肝、肌肉和脂肪组织的利用减少以及肝糖输出增多是发生高血糖的主要原因。由于胰岛素不足，脂肪组织摄取葡萄糖及从血浆移除甘油三酯减少，脂肪合成减少。脂蛋白酯酶活性降低，血游离脂肪酸和甘油三酯浓度升高。当胰岛素极度缺乏时，脂肪组织动员和分解增加，产生大量酮体，若超过机体对酮体的氧化利用能力时，酮体堆积形成酮症或发展为酮症酸中毒。此外，还有蛋白质合成减少，分解代谢加速，出现负氮平衡。

（四）身体状况

1 型糖尿病多在 30 岁以前的青少年时期发病，少数可在 30 岁以后的任何年龄发病。发病急，症状明显，如不给予胰岛素治疗，有自发酮症倾向，以致出现糖尿病酮症酸中毒。2 型糖尿病多见于 40 岁以上的中老年人，但近年来发病趋向低龄化。病人多肥胖，发病缓慢，部分病人可长期无代谢紊乱症状，通过体检发现，随着病程延长可出现各种慢性并发症。

1. 代谢紊乱症群

(1)典型表现：①多尿，血糖升高引起渗透性利尿导致尿量增多。②多饮、多尿导致体内水分不足，病人口渴而多饮水。③多食，机体不能有效利用葡萄糖，导致能量缺乏，病人常感疲乏、易饥多食。④消瘦，由于葡萄糖的分解利用障碍，机体将加速蛋白质和脂肪的分解以给机体供能，引起消瘦、体重减轻。

(2)皮肤瘙痒：由于高血糖及末梢神经病变导致皮肤干燥和感觉异常，病人常有皮肤瘙痒。女性病人可因尿糖刺激局部皮肤，出现外阴瘙痒。

(3)其他症状：有四肢酸痛、麻木、腰痛、性欲减退、阳痿不育、月经失调、便秘等。

2. 并发症

1)急性并发症

(1)糖尿病酮症酸中毒(DKA)：由于胰岛素的生物活性(或效应)相对或绝对不足，在感染、胰岛素治疗不适当减量或治疗中断、饮食不当、妊娠、分娩、创伤、麻醉、手术、严重刺激引起应激状态等因素诱发下，脂肪动员和分解加速，大量脂肪不能完全分解而产生过多中间产物酮体(乙酰乙酸、β-羟丁酸和丙酮，三者统称为酮体)。当血液中酮体持续升高，超过机体的处理能力时，便发生代谢性酸中毒，称为糖尿病酮症酸中毒。出现意识障碍时则称为糖尿病酮症酸中毒昏迷；多数病人在发生意识障碍前感疲乏、四肢无力、极度口渴、多饮、多尿，随后出现食欲减退、恶心、呕吐，病人常伴头痛、嗜睡、烦躁、呼吸深快有烂苹果味(丙酮味)。随着病情进一步发展，出现严重失水、尿量减少、皮肤弹性差、眼球下陷、脉搏细速、血压下降。晚期各种反射迟钝，甚至消失，昏迷。感染等诱因的表现可被糖尿病酮症酸中毒的表现所掩盖。少数病人表现为腹痛等急腹症表现。部分病人以糖尿病酮症酸中毒为首发表现。

(2)高渗性非酮症糖尿病昏迷(高渗性昏迷)：多见于老人，常见诱因有感染、不合理限制水分、急性肠胃炎、透析，以及某些药物如糖皮质激素、利尿剂的应用等。少数因病程早期漏诊而输入葡萄糖溶液，或因口渴而大量饮用含糖饮料等诱发。起病时常先有多尿、多饮，逐渐出现神经精神症状，表现为嗜睡、幻觉、定向力障碍、偏盲、偏瘫等，最后陷入昏迷。

(3)感染：主要为皮肤化脓性感染，常见的如疖、痈等，可致败血症或脓毒血症；也可发生皮肤真菌感染，女性病人常并发真菌性阴道炎；肺结核发病率高，进展快，易形成空洞；泌尿系感染常见肾盂肾炎和膀胱炎，尤其多见于女性，常反复发作，可转为慢性肾盂肾炎。

2)慢性并发症

(1)糖尿病微血管病变：糖尿病引起微血管病变一般病程都在十年以上，可能与长期血糖控制不理想，糖化血红蛋白含量增高引起组织缺氧有关。典型改变为微循环障碍、微血管瘤形成和微血管基膜增厚。病变主要表现在视网膜、肾、神经、心肌组织。①糖尿病视网膜病变：糖尿病微血管病变的重要表现，部分糖尿病病人因为视网膜病变而被发现，也是糖尿病病人失明的主要原因之一。除视网膜病变外，糖尿病还可引起黄斑病、白内障、青光眼、屈光改变、虹膜睫状体病变等。②糖尿病肾病：主要改变是毛细血管间肾小球硬化症，是 1 型糖尿病病人的主要死亡原因。早期出现尿蛋白并逐渐增高，伴水肿、高血压，晚期有氮质血症，最终致肾功能衰竭。③其他：糖尿病心脏微血管病变和心肌代谢紊乱可引起心肌广泛灶性坏死等损害，称为糖尿病心肌病，可诱发心力衰竭、心律失常、心源性休克和猝死。

(2)糖尿病大血管病变：容易引起动脉粥样硬化，病情进展快，这与糖尿病的糖代谢和脂质代谢异常有关。主要侵犯大、中动脉，如主动脉、冠状动脉、大脑动脉、肾动脉和肢体外周动脉等，引起冠心病、脑血管病变(脑出血、脑血栓形成等)、肾动脉硬化、肢体动脉硬化等。肢体外周动脉粥样硬化常以下肢动脉病变为主，表现为下肢疼痛、感觉异常和间歇性跛行。

(3)糖尿病神经病变：以周围神经病变最常见，自主神经病变也较常见。周围神经病变常为对称性，下肢较上肢明显。表现为肢端感觉异常，伴麻木、烧灼、针刺感或如踏棉垫感，呈袜套或手套状分布，有时伴痛觉和过敏。后期累及运动神经，可有肌力减弱以至肌萎缩和瘫痪。

(4)糖尿病足：WHO 将糖尿病足定义为与下肢远端神经异常和不同程度的周围血管病变相关的足部(踝关节或踝关节以下)感染、溃疡和(或)深层组织破坏(图 7-2)。其主要临床表现为足部溃疡与坏疽，是糖尿病病人致残的主要原因之一。由于神经营养不良和外伤的共同作用，可引起营养不良性关节炎，好发于足部和下肢各关节，受累关节有广泛骨质破坏和畸形。

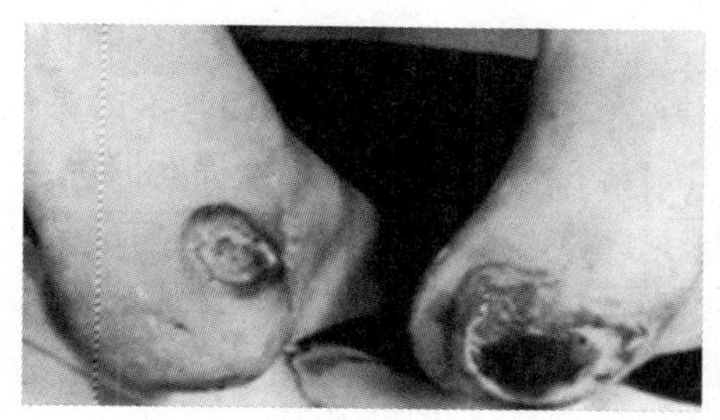
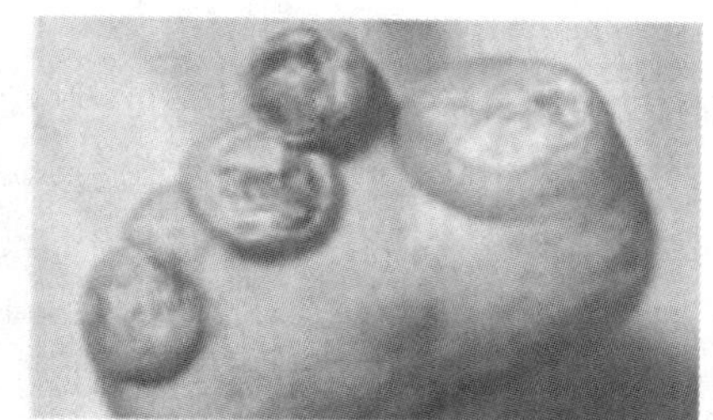

图 7-2　糖尿病足

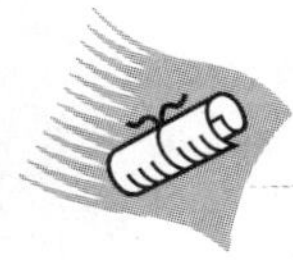

知识链接

尼龙丝触觉试验

利用特制尼龙丝检查肢体触觉的一种方法，已在一些国家推广使用。在正式测试前，在检查者手掌上试验 2～3 次，尼龙丝不可过于僵硬。测试时尼龙丝应垂直于测试的皮肤，施压力尼龙丝弯曲约 1 cm，去除对尼龙丝的压力，测定下一点前应间隔 2～3 s。测定时应避免胼胝(俗称老茧)，但应包括容易发生溃疡的部位，建议测试的部位是大足趾、跖骨头处。在不同研究中测试部位包括足跟和足背。10 g 重的尼龙丝，一头接触病人的大足趾、足跟和前足趾，若能感到足底尼龙丝，则为正常，否则为不正常。不正常者往往是糖尿病足溃疡的高危人群，并有周围神经病变。

(五)心理、社会状况

糖尿病为终身性疾病，病程长、饮食控制严格，部分病人不能遵从治疗方案。血糖控制不理想易致多器官、多组织结构功能障碍，病人会产生焦虑、抑郁等心理反应。护士应详细评估病人对疾病知识的了解程度，患病后有无焦虑、恐惧等心理变化，家庭成员对本病的认识程度和态度，以及病人所在社区的医疗保健服务情况等。

(六)辅助检查

1. 尿糖测定　尿糖阳性为诊断糖尿病的重要线索，但尿糖阴性不能排除糖尿病的可能。

2. 血糖测定　诊断糖尿病的主要依据是血糖升高，可以采静脉血和毛细血管血测定，诊断时需依据静脉血葡萄糖测定，毛细血管血葡萄糖测定仅用于糖尿病的监测。空腹血糖值正常范围为 3.9～6.0 mmol/L(70～109 mg/dL)；血糖测定也是监测糖尿病病情变化和治疗效果的主要指标。当空腹血糖≥7.0 mmol/L(126 mg/dL)或任意时间(有糖尿病症状)血糖≥11.1 mmol/L(200 mg/dL)均可诊断为糖尿病。

3. 葡萄糖耐量试验　当血糖值高于正常范围而又未达到诊断糖尿病标准，需进行葡萄糖耐量试验。口服葡萄糖耐量试验(OGTT)方法：试验前 3 天每天进食碳水化合物量不可少于 150 g。试验当天晨空腹取血后将无水葡萄糖 75 g(儿童为 1.75 g/kg)溶于 250～300 mL 水中，于 3～5 min 内服下，服后 60 min、120 min 取静脉血测葡萄糖含量。

4. 糖化血红蛋白 A1(GHbA1)和果糖胺(FA)测定 GHbA1 与血糖浓度成正相关,测定 GHbA1 可反映取血前 8～12 周血糖的总水平,可作为糖尿病控制情况的监测指标;FA 测定反映 2～3 周血糖总水平,也可作为近期糖尿病控制情况的监测指标。

5. 血浆胰岛素和 C-肽测定 有助于了解胰岛 B 细胞功能(包括储备功能)。C-肽清除率慢且不受外源性胰岛素影响,能较准确地反映胰岛 B 细胞功能。

6. 其他 病情未控制的糖尿病病人,可有高甘油三酯血症、高胆固醇血症,高密度脂蛋白胆固醇(HDL-C)常降低。

(七)诊断要点

1. 空腹血浆葡萄糖(FPG) FPG 3.9～6.0 mmol/L(70～109 mg/dL)为正常;6.1～6.9 mmol/L(110～125 mg/dL)为空腹血糖过高(未达糖尿病,简称 IFG);7.0 mmol/L(126 mg/dL)或以上为糖尿病(需另一天再次证实)。空腹的定义是至少 8 h 没有热量的摄入。

2. OGTT 中 2 h 血浆葡萄糖(2 h PG) 2 h PG≤7.7 mmol/L(139 mg/dL)为正常;7.8～11.0 mmol/L(140～199 mg/dL)为糖耐量减低(IGT);11.1 mmol/L(200 mg/dL)或以上考虑为糖尿病(需另一天再次证实)。

3. 糖尿病的诊断标准 糖尿病症状+随机血浆葡萄糖水平≥11.1 mmol/L(200 mg/dL),或 FPG≥7.0 mmol/L(126 mg/dL),或 2 h PG≥11.1 mmol/L(200 mg/dL)。需另一天再测 1 次,予以证实。不做第 3 次 OGTT。随机是指一天当中的任意时间,而无关上次进餐时间。

(八)治疗要点

强调早期、长期、综合治疗及治疗方法个体化的治疗原则。治疗目标是纠正病人不良的生活方式和代谢紊乱,以防急性并发症的发生和降低慢性并发症发生的风险,提高病人生活质量和使病人保持良好的心态。国际糖尿病联盟对糖尿病的治疗提出了五个要点:饮食控制、运动疗法、血糖监测、药物治疗、糖尿病教育。

1. 饮食治疗 饮食治疗是糖尿病治疗的基础,是糖尿病自然病程中任何阶段预防和控制糖尿病必要的措施。目的是维持理想体重,保证未成年人的正常生长发育,纠正已发生的代谢紊乱,使血糖、血脂达到或接近正常水平。

2. 运动疗法 适当的运动有利于减轻体重,提高胰岛素的敏感性,改善血糖和脂代谢紊乱,还可减轻病人的压力、缓解疾病带来的紧张情绪,使病人心情舒畅。运动锻炼的原则是适量、经常性和个体化。

3. 药物治疗

1)口服药物治疗:包括促胰岛素分泌剂(磺脲类和非磺脲类药物)、增加胰岛素敏感性药物(双胍类和胰岛素增敏剂)和 α-葡萄糖苷酶抑制剂。

(1)促胰岛素分泌剂:只适用于无急性并发症的 2 型糖尿病。①磺脲类:此类药物通过作用于胰岛 B 细胞表面受体促进胰岛素释放,同时能提高机体对胰岛素的敏感性;常用药物有甲苯磺丁脲(D-860)、氯磺丙脲、格列本脲(优降糖)、格列吡嗪、格列齐特(达美康)和格列喹酮等。②非磺脲类:作用机制和磺脲类相似,但降糖作用快而短,主要用于控制餐后血糖;药物有瑞格列奈(诺和龙)和那格列奈。

(2)增加胰岛素敏感性药物:①双胍类是肥胖或超重的 2 型糖尿病病人第一线药物。此类药物可增加外围组织对葡萄糖的摄取和利用,抑制糖原异生和糖原分解,加速糖酵解,降低糖尿病时的高肝糖生成率,改善胰岛素敏感性,减轻胰岛素抵抗。常用药物有二甲双胍。②胰岛素增敏剂是噻唑烷二酮(TZD)类,也称为格列酮类,主要用于胰岛素抵抗明显的 2 型糖尿病病人。主要作用是增强靶组织对胰岛素的敏感性,减轻胰岛素抵抗。常用药物有罗格列酮(文迪雅)、吡格列酮等。

(3)α-葡萄糖苷酶抑制剂:适用于餐后血糖明显升高的 2 型糖尿病病人。此类药物通过抑制小肠黏膜上皮细胞的 α-葡萄糖苷酶活性而延缓葡萄糖、果糖的吸收,降低餐后血糖。常用药物有阿卡波糖(拜糖平)、优格列波糖(倍欣)。

2)胰岛素治疗

(1)适应证:①1 型糖尿病。②2 型糖尿病经饮食及口服降糖药治疗未得到良好控制。③糖尿病酮症酸中毒、高渗性昏迷和乳糖性酸中毒伴高血糖时。④合并重症感染、消耗性疾病、视网膜病变、肾病、神经病变。⑤急性应激状态如急性心肌梗死、脑血管意外等。⑥围手术期、妊娠和分娩。⑦全胰腺切除引起的继发性糖尿病。

(2)制剂类型：按作用快慢和维持作用时间，胰岛素制剂可分为超短效、短效、中效和长效4类。近几年也使用中短效预混胰岛素。几种制剂的特点见表7-1。

表7-1 胰岛素制剂类型及作用时间

作用类别	制剂类型	皮下注射作用时间/h		
		开始	高峰	持续
速(短)效	普通胰岛素	0.5	2～4	6～8
中效	低精蛋白锌胰岛素(NPH)	1～3	6～12	18～26
	慢胰岛素锌混悬液			
长效	精蛋白锌胰岛素(PZI)	3～8	14～24	28～36
	特慢胰岛素锌混悬液			

(3)使用原则和剂量调节：应在一般治疗和饮食治疗的基础上进行，由小剂量开始，根据血糖测定结果调整剂量，直到血糖得到良好的控制。

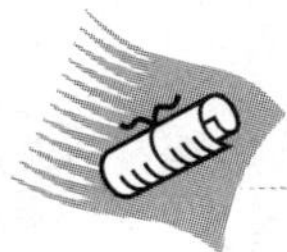

知识链接

人工胰的使用

人工胰是用人工方法取代正常胰腺内分泌功能的一种植入装置，由微机控制。新型人工胰装置包括传感器和泵两部分。植入体内的传感器能即时检测体内所需胰岛素的剂量，然后驱动泵向体内输入适量药剂。安装人工胰后，糖尿病病人便可不必每天接受胰岛素注射，也省去了频繁化验血糖值的麻烦。它能够像医生一样判断人体需要的精确剂量，自动按需给药。人工胰是糖尿病病人胰岛素分泌不足时的一种补充。由于技术和经济上的原因，还未广泛应用。

4. 胰腺和胰岛移植 成功的胰腺和胰岛移植可纠正代谢异常，并可防止糖尿病微血管病变的发生和发展。胰腺移植因其复杂的外分泌处理和严重并发症而受到限制，尚处于临床实验阶段。

5. 糖尿病酮症酸中毒的治疗

(1)输液：抢救DKA首要的、极其关键的措施。开始使用生理盐水，当血糖降至13.9 mmol/L(250 mg/dL)左右时改输5%葡萄糖溶液(每2～4 g糖加1 U胰岛素)。如病人无心力衰竭，开始时补液应快，在2 h内输入1000～2000 mL，后根据脱水情况决定补液量。一般第1个24 h输液总量为4000～5000 mL，严重脱水者可达6000～8000 mL。

(2)胰岛素治疗：通常采用小剂量(速效)胰岛素持续静脉滴注治疗方案。尿酮体消失后，根据病人尿糖、血糖和进食情况调节胰岛素剂量或改为每4～6 h皮下注射普通胰岛素1次，然后恢复平时的治疗。

(3)纠正电解质紊乱和酸碱平衡失调：轻、中度酸中毒经充分静脉补液及胰岛素治疗后即可纠正，无需补碱。严重酸中毒者给予碳酸氢钠静脉滴注。注意监测血钾水平，结合心电图及尿量决定补充钾量。

(4)去除诱因和预防并发症：包括休克、严重感染、心力衰竭、心律失常、肾功能衰竭、脑水肿等。

6. 高渗性非酮症糖尿病昏迷的治疗 治疗上大致与酮症酸中毒相似。病人有严重脱水，应积极补液。输液的同时给予小剂量胰岛素治疗，当血糖降至16.7 mmol/L(300 mg/dL)时，改用5%葡萄糖溶液并加入普通胰岛素，根据尿量补钾。积极消除诱因和治疗各种并发症。

【主要护理诊断/问题】

(1)营养失调:低于机体需要量或高于机体需要量　与糖尿病病人胰岛素分泌或作用缺陷引起糖、蛋白质、脂肪代谢紊乱有关。

(2)有感染的危险　与血糖增高、脂代谢紊乱、营养不良、微循环障碍等因素有关。

(3)知识缺乏:缺乏糖尿病的预防和自我护理知识。

(4)潜在并发症:低血糖、酮症酸中毒、高渗性昏迷、糖尿病足等。

【护理目标】

病人体重恢复正常水平并保持稳定,血糖正常或维持理想水平;能采取有效措施预防糖尿病足的发生,未发生糖尿病足或能有效处理糖尿病足;未发生糖尿病急性并发症或发生时能及时发现并处理。

【护理措施】

(一)一般护理

1.饮食护理　饮食控制是重要的基础治疗措施,应严格并长期坚持执行。饮食控制有利于2型糖尿病病人减轻体重,改善高血糖、脂肪代谢紊乱和高血压,以及减少降糖药物的用量;有利于1型糖尿病病人控制高血糖和防止低血糖的发生。

(1)制订总热量:根据病人性别、身高、年龄调查表,或用简易公式计算出理想体重[理想体重(kg)=身高(cm)-105],继而根据理想体重计算每天所需总热量。成年人休息状态下每天每千克理想体重给予热量105～125.5 kJ(25～30 kcal),轻体力劳动者125.5～146 kJ(30～35 kcal),中度体力劳动者146～167 kJ(35～40 kcal),重体力劳动者167 kJ(40 kcal)以上。儿童、乳母、孕妇及营养不良、消瘦和伴有消耗性疾病者应酌情增加热量,肥胖者酌减少热量,使体重逐渐恢复至理想体重的±5%。

(2)碳水化合物、蛋白质和脂肪的分配:碳水化合物占饮食总热量的50%～60%,建议多食用粗质米、面和一定量的杂粮。蛋白质不超过总热量的15%,成人每天每千克理想体重0.8～1.2 g,儿童、孕妇、乳母、营养不良或伴有消耗性疾病者宜增至1.5～2.0 g。脂肪约占总热量的30%。

(3)每餐热量合理分配:若按每天三餐分配为1/5、2/5、2/5或1/3、1/3、1/3;也可按4餐分配为1/7、2/7、2/7、2/7。治疗过程中,要按病人的生活习惯、病情和配合药物治疗的需要进行适当的调整。

(4)食用膳食纤维:每天饮食中食用膳食纤维的量以不少于40 g为宜,膳食纤维可延缓食物吸收,降低餐后血糖高峰。提倡食用绿叶蔬菜、豆类、粗粮和含糖量低的水果等。

(5)注意事项:①按时进食,对于服用降糖药物和使用胰岛素的病人尤其重要。②在保持总热量不变的情况下,增加一种食物时应减去另一种相应量的食物。当病人因控制饮食出现饥饿的感觉时,可增加碳水化合物含量小于5%的蔬菜,如小白菜、油菜、菠菜、大白菜、芹菜、韭菜、番茄、黄瓜、茄子、茭白、丝瓜、冬瓜等。③严格限制各种甜食,包括各种糖果、甜点心、饼干、冷饮及各种含糖饮料等。体重超重者要忌吃油炸、油煎食物。炒菜宜用植物油,忌用动物油。尽量少食动物内脏、蟹黄、虾子、鱼子等含胆固醇高的食物。限制饮酒。食盐<6 g/d。④病人不宜在空腹时进行体育锻炼,防止低血糖。⑤每周测量体重一次,衣服重量要相同,且用同一磅秤。如果体重改变大于2 kg,应报告医生。

2.运动疗法的护理　有规律的适当运动,根据年龄、性别、体力、病情等不同条件循序渐进和长期坚持。适当运动有利于减轻体重,提高胰岛素敏感性,改善血糖和脂肪代谢紊乱。

(1)运动量的选择:合适的运动强度为活动时病人的心率应达到个体60%的最大耗氧量。个体60%最大耗氧量时心率简易计算法:心率=170-年龄。活动时间为20～30 min,可根据病人的具体情况逐渐延长,每天一次,用胰岛素和口服降糖药物者最好每天定时活动,肥胖症病人可适当增加活动次数。若有心、脑疾病或严重微血管病变者,应按具体情况选择运动方式。

(2)运动方式:提倡做有氧运动,如散步、慢跑、骑自行车、做广播体操、打太极拳、球类运动等,其中步行活动安全,容易坚持,可作为首选的锻炼方式。

(3)运动的注意事项:①尽量避免在恶劣天气运动;随身携带糖果,出现饥饿感、心慌、出汗、头晕、四肢无力或颤抖等低血糖反应时及时食用;身体状况不好时,应暂停运动。②告知病人逐渐增加运动量及活动时间,以不感到疲劳为宜;过度疲劳会使血糖升高,病情恶化。③未注射胰岛素或口服降糖药物的2型糖尿病病人,在运动前不需补充食物;若使用胰岛素且剂量不变而运动量增加时,应在运动前适量进食。

④运动时心脏负担加重、血压升高，有诱发心绞痛、心肌梗死、心律失常的危险，增加玻璃体和视网膜出血的可能性，因此，若出现胸闷、胸痛、视力模糊等应立即停止运动并及时处理。当血糖＞14.0 mmol/L 时，应减少活动，增加休息。⑤运动时随身携带糖尿病卡，卡上写本人的姓名、年龄、家庭住址、电话号码和病情以备急用；运动后应做好运动日记，以便观察疗效和不良反应。

（二）病情观察

1. 观察病人糖尿病是否控制在理想的状态 定期检查血糖、血脂、血压、糖化血红蛋白、眼底、体重等判断病情。临床上常用血糖值判断 2 型糖尿病的病情（表 7-2）。

表 7-2 糖尿病血糖控制目标

		理想	尚可	差
血浆葡萄糖/(mmol/L)	空腹	4.4～6.1	≤7.0	＞7.0
	非空腹	4.4～8.0	≤10.0	＞10.0

2. 低血糖的观察 病人出现饥饿感、心慌、出汗、面色苍白、头晕、四肢无力或颤抖，或睡眠中突然惊醒、皮肤潮湿、多汗等表现时，提示发生低血糖，应立即采取措施。也有少数病人低血糖症状是烦躁不安、狂躁，应在监测血糖后给予对症处理。

3. 急性并发症的观察 病人出现显著软弱无力、极度口渴、尿量增多伴纳差、恶心、呕吐等症状时，应警惕酮症酸中毒的发生；若原来的糖尿病较轻，因嗜睡或摄糖过多等原因使病人出现嗜睡、幻觉、定向力障碍、偏盲、偏瘫甚至昏迷时，应考虑高渗性昏迷；观察体温及相关症状，及时发现感染情况。

4. 糖尿病足的观察 每天检查双足一次，观察足部皮肤的颜色、温度、感觉，注意监测趾甲、趾间、足底皮肤有无鸡眼、甲沟炎、甲癣、红肿、水疱、溃疡、坏死等，及时发现糖尿病足，及时做好处理。

（三）用药护理

1. 口服降糖药 了解各种降糖药的作用、剂量、用法，熟悉药物的副作用和注意事项，指导病人正确服用，及时纠正不良反应。①磺脲类药物：甲苯磺丁脲一般于三餐前服用，而第二代药物常于早餐前半小时 1 次口服，或早、晚餐前 2 次服用；主要副作用是低血糖反应，同时还有不同程度的胃肠道反应、皮肤瘙痒、肝功能损害、血液系统损害等。②双胍类：主要不良反应是胃肠道反应，如口中金属味、厌食、腹泻、恶心等，餐中和餐后服用或从小剂量开始服用可减轻不良反应；严重的不良反应是乳酸性酸中毒。应注意：对正常血糖无降糖作用，单独用药不引起低血糖。③α-葡萄糖苷酶抑制剂：在进食第一口食物后服用，不良反应为腹胀、排气增多或腹泻，一般无全身不良反应。④胰岛素增敏剂：主要不良反应是水肿，有心力衰竭者或肝病者慎用或禁用。

2. 使用胰岛素的注意事项

(1)准确用药：①剂量准确，按时注射。普通胰岛素、预混胰岛素于饭前 30 min 皮下注射，低精蛋白锌胰岛素在早饭前 1 h 皮下注射。②抽吸时应轻轻摇匀药物，但避免剧烈晃动。长、短效胰岛素混合使用时应先抽取短效胰岛素，再抽取长效胰岛素，然后混匀，切不可逆行操作，以免将长效胰岛素混入短效胰岛素中，影响其速效性。③注射部位的选择与更换：宜选择皮肤疏松部位，如上臂三角肌、臀大肌、大腿前侧、腹部等，注射部位应经常交替使用，如在同一区域注射必须与上一次注射部位相距 2 cm 以上，以免形成局部硬结和脂肪萎缩，影响药物的吸收。④胰岛素的保存：未开封的胰岛素需放于冰箱冷藏(2～8 ℃)保存，正在使用的胰岛素在常温下(不超过 28 ℃)可使用 4 周，无需冰箱冷藏保存，避免受热、光照和冻结，否则可因蛋白凝固变性而失效。若超过有效期或药液出现颗粒时不能使用。

(2)不良反应的观察和处理：①低血糖反应是最主要的不良反应，与剂量过大或饮食失调、运动量过大等有关。应及时检测血糖，根据病情进食糖果、含糖饮料或静脉注射 50%葡萄糖溶液 20～30 mL。②胰岛素过敏为注射部位瘙痒、荨麻疹样皮疹，全身性荨麻疹少见，严重过敏反应罕见。需更换胰岛素制剂种类，使用抗组胺药、糖皮质激素及脱敏疗法等，严重者需停止或暂时中断胰岛素治疗。③注射部位皮下脂肪萎缩或增生：采用注射部位的大轮换和小轮换可预防其发生。若已发生则停止该部位注射后可缓慢自然恢复。

(四)对症护理

1. 感染的预防和护理 糖尿病病人抵抗力差，易并发各种感染，且一旦发生感染不易控制，并使病情加重。应指导病人注意个人卫生，保持全身和局部清洁，注意口腔、皮肤和会阴部的清洁，勤洗澡，勤换衣。注射胰岛素时皮肤应严格消毒，以防感染。一旦发生皮肤感染，伤口应做细菌培养及药物敏感试验，以选用敏感的抗生素，局部不可任意用药，尤其是刺激性药物。

2. 足部护理

(1)促进足部血液循环：经常按摩足部，按摩方向是由足端向上，避免直接按摩静脉曲张处；进行适当的运动，以促进血液循环，避免久站，两足交叉；冬季注意足部保暖，使用热水袋时避免烫伤皮肤引起感染。

(2)避免足部受伤：选择宽大、轻巧的鞋子和弹性好、透气性好、散热性好的棉毛质地的袜子；不要赤脚走路，防止刺伤，不要外出时穿拖鞋，防止踢伤；冬季使用电热毯或烤灯时防止烫伤。有鸡眼、脚癣等及时治疗。

(3)保持足部清洁：勤换鞋袜，温水清洁足部，保持清洁干燥；趾甲不能过长，修剪时注意剪平，不要过短以免伤及甲沟；局部出现红、肿、热、痛等感染表现时，应立即治疗。

(4)积极戒烟：防止因吸烟导致局部血管收缩而进一步促进足溃疡的发生。

3. 酮症酸中毒、高渗性昏迷的护理 病人绝对卧床休息，注意保暖，给予吸氧，寻找和去除可能存在的诱因。

(1)迅速建立静脉通道：立即开放两条静脉通道，应用较大的针头时选用较粗直的静脉，先以生理盐水开通静脉，另一通道为滴注胰岛素备用。准备执行医嘱，确保液体和胰岛素的顺利输入。

(2)病情监测：严格观察和记录病人神志、生命体征、呼吸气味、皮肤弹性、四肢温度和 24 h 出入液量等变化。监测并记录血糖、尿糖、血酮水平以及动脉血气分析和电解质的变化，注意有无水、电解质紊乱及酸碱平衡失调。

(五)心理护理

告知病人及家属糖尿病的基本知识和预后，让他们了解糖尿病虽不能根治，但可通过各种治疗和措施避免并发症的发生，可以和正常人一样生活和长寿；鼓励病人说出心里的感受，耐心倾听病人的主诉，消除不良情绪；与病人及家属共同商讨制订饮食、运动计划，鼓励亲友多给予亲情和温暖，使病人获得感情上的支持；鼓励病人多参加糖尿病病友团体，增强病人战胜疾病的信心。

(六)健康指导

糖尿病健康教育是治疗手段之一。良好的健康教育可充分调动病人的主观能动性，使其积极配合治疗，有利于疾病的控制，防止各种并发症的发生和发展，提高病人的生活质量。

1. 增加对疾病的认识 采取多种方法，指导病人及家属增加对疾病的认识，如讲解、放录像、发放宣传资料等，让病人了解糖尿病的病因、临床表现、诊断及治疗方法，提高病人对治疗的依从性，使之乐观积极地配合治疗。

2. 掌握自我监测的方法 指导病人学习和掌握监测血糖、血压、体重指数的方法，如微量血糖仪的使用、血压的测量方法、体重指数的计算等，指导病人了解糖尿病的控制目标。

3. 提高自我护理能力 ①向病人详细讲解口服降糖药及胰岛素的名称、剂量、给药时间和方法，教会病人观察药物疗效和不良反应。对使用胰岛素的病人，应该教会病人或家属正确的注射方法。②强调饮食治疗和运动疗法的重要性，指导病人掌握具体实施及调整的原则和方法。生活规律，戒烟限酒，注意个人卫生。③心理调适，说明情绪、精神压力对疾病的影响，指导病人正确处理疾病所致的生活压力。强调糖尿病的可防、可控性，解除病人及家属的思想负担，树立起与糖尿病做长期斗争和战胜疾病的信心。④病人及家属应熟悉糖尿病常见急性并发症发生时，如低血糖反应、酮症酸中毒、高渗性昏迷等的主要临床表现、观察方法和处理措施。⑤指导病人掌握糖尿病足的预防和护理知识。

4. 指导病人定期复查 一般 2～3 个月复检 GHbA1c，如原有血脂异常，每 1～2 个月监测 1 次，如原无异常每 6～12 个月监测 1 次即可。体重每 1～3 个月测 1 次，以了解病情控制情况，及时调整用药剂量。每 3～6 个月门诊复查，每年全身检查 1 次，以便及早防治慢性并发症。

5. 预防意外发生 指导病人外出时随身携带糖尿病卡，以便发生紧急情况时及时处理。

【护理评价】

(1)病人多饮、多食、多尿的症状是否得到控制,血糖水平是否正常,体重是否恢复或接近正常。

(2)病人足部是否有破损、感染等发生,局部血液循环是否良好。

(3)病人是否有急性并发症的发生或发生时是否得到及时纠正和控制。

(罗宝萍)

第六节 高尿酸血症与痛风病人的护理

痛风(gout)是一组长期嘌呤代谢紊乱、血尿酸增高的异质性疾病。其临床特点有高尿酸血症(hyperuricemia)、反复发作的痛风性关节炎、痛风石、间质性肾炎,严重者呈关节畸形及功能障碍,常伴有尿酸性尿路结石。根据其病因分为原发性和继发性两类,其中以原发性占绝大多数。

【护理评估】

(一)病因与发病机制

原发者属于遗传性疾病,与肥胖、原发性高血压、糖尿病、血脂异常、胰岛素抵抗密切相关。继发者可由肾病、血液病、药物及高嘌呤食物等多种原因导致。

1. 高尿酸血症 嘌呤代谢障碍引起的代谢性疾病,是痛风的生化指标。尿酸是嘌呤代谢的终产物,主要由细胞代谢分解的核酸和其他嘌呤类化合物及食物中的嘌呤经酶的作用分解而来。导致高尿酸血症的主要原因:①尿酸生成增多:当嘌呤核苷酸代谢酶缺陷或(和)功能异常时,嘌呤合成增加而致尿酸水平升高。②尿酸排泄减少:引起高尿酸血症的重要因素是尿酸排泄障碍,以及尿酸盐结晶在泌尿系统沉积。大多数病人有阳性家族史,属多基因遗传缺陷,但确切发病机制不明。

2. 痛风 只有少数高尿酸血症病人发生痛风。痛风的急性发作是尿酸在关节周围组织以结晶形式沉积引起的急性炎症反应和(或)痛风石疾病。

(二)身体状况

多见于中老年男性、绝经后妇女,5%～25%病人有痛风家族史。发病前有高尿酸血症病史。

1. 无症状期 仅有尿酸持续性或波动性增高。从血尿酸增高到症状出现,时间可达数年至数十年,甚至终身不出现症状。随着年龄增长,出现痛风比例增加,其症状与高尿酸血症的水平和持续时间有关。

2. 急性关节炎期 急性关节炎为痛风的首发症状。表现:①突发的单个,偶尔双侧或多关节红肿热痛、功能障碍,常在夜间发作,最易受累部位是跖关节,其次是踝、跟、膝、腕、指、肘等关节。②伴发热、白细胞增多等全身症状。③发作呈自限性,数小时、数天、数周自然缓解,缓解局部出现特有的脱屑和瘙痒表现。缓解期为数月、数年甚至终身。④有关节腔积液,积液白细胞内有尿酸盐结晶,或痛风石针吸活检有尿酸盐结晶。⑤伴高尿酸血症。

3. 痛风石 痛风石为痛风的特征性损害,是尿酸盐沉积所致。除中枢神经系统外,可累及任何部位。通常是多关节受累,且多见于关节远端,受累关节可表现为以骨质缺损为中心的关节肿胀、僵硬及畸形,无一定形状且不对称。痛风石以关节内及附近、耳轮常见,呈黄白色、大小不一的隆起,小如芝麻,大如鸡蛋,初起质软,随着纤维增多逐渐变硬如石。

4. 肾病变 痛风性肾病是痛风特征性的病理变化之一。尿酸盐结晶沉积引起慢性间质性肾炎,进一步累及肾小球血管床,出现蛋白尿、夜尿增多、血尿和等渗尿等。

5. 高尿酸血症与代谢综合征 高尿酸血症常伴有肥胖、原发性高血压、高脂血症、高胰岛素血症为特征的代谢综合征。

(三)辅助检查

1. 血、尿尿酸检查 血尿酸正常男性值为150～380 μmol/L(2.5～6.4 mg/dL),正常女性为100～300 μmol/L(1.6～5.0 mg/dL),更年期后接近男性。男性或绝经后女性血尿酸＞420 μmol/L

(7.0 mg/dL),绝经前女性>350 μmol/L(5.8 mg/dL),可确诊为高尿酸血症。

2. 滑囊液或痛风石检查 关节滑囊液在旋光显微镜下,可见白细胞内有双折光现象的针形尿酸结晶,是诊断本病的依据。痛风石活检也可见此现象。

3. 其他检查 X线检查、关节镜等有助于发现骨、关节的相关病变或尿酸性尿路结石影。

(四)治疗要点

防治目标是迅速终止急性关节炎发作,防止复发;控制高尿酸血症;处理痛风石疾病,提高生活质量。

1. 一般治疗 定期检查,早期发现。合理饮食,预防肥胖;增加尿酸排泄;避免促进尿酸盐形成结晶的诱因。

2. 急性痛风性关节炎期治疗 ①秋水仙碱:治疗痛风急性发作的特效药,作用是抑制炎症细胞的变形和趋化,缓解炎症反应,越早应用效果越好。②非甾体类抗炎药(NSAIDs):抑制前列腺素的合成而达到消炎镇痛作用。药物有吲哚美辛、双氯芬酸、布洛芬、罗非昔布等,效果温和,发作超过 48 h 也可应用。症状消退后减量。③糖皮质激素:以上两种药物无效或禁用时,尽量不用。

3. 发作间歇期和慢性期处理 ①促进尿酸排泄药:能抑制近端肾小管对尿酸盐的重吸收,从而增加尿酸的排泄。常用丙磺舒、磺吡酮、苯溴马隆。服药期间多饮水。②抑制尿酸合成药:通过抑制黄嘌呤氧化酶,使尿酸生成减少。目前仅有别嘌呤醇。③其他:关节体疗,保护肾功能。

4. 继发性痛风治疗 除治疗原发病外,对痛风的治疗原则同前述。

【主要护理诊断/问题】

(1)疼痛:关节痛 与尿酸盐结晶沉积在关节引起炎症反应有关。

(2)躯体活动障碍 与关节受累、关节畸形有关。

(3)知识缺乏:缺乏对痛风及其有关的饮食知识。

【护理措施】

(一)一般护理

1. 休息与活动 痛风性关节炎急性发作时,绝对卧床休息,抬高患肢,避免受累关节负重,减少患部受压,疼痛缓解 72 h 后方可恢复活动。痛风石严重时,可导致局部皮肤溃疡发生,故要注意维持患部清洁,避免发生感染。

2. 饮食护理 指导进食碱性食物,如牛奶、鸡蛋、各类蔬菜,使尿液 pH 值在 7.0 或以上,减少尿酸盐结晶的沉积。避免进食含嘌呤高的食物,如动物内脏、鱼虾类等。病人宜食清淡、易消化食物,忌辛辣和刺激性食物,严禁饮酒。痛风病人热量应限制在 5020.8~6276 kJ/d(1200~1500 kcal/d),蛋白质控制在 1 g/(kg·d),糖类占总热量的 50%~60%。

(二)病情观察

(1)观察疼痛部位、性质、间隔时间,有无午夜因剧痛而惊醒等。

(2)受累关节有无红、肿、热和功能障碍。

(3)有无过度疲劳、寒冷、紧张、饮酒、饱餐等诱因。

(4)有无痛风石的体征,了解结石部位及有无症状。

(5)观察病人体温变化,有无发热等。

(6)监测血、尿尿酸水平变化。

(三)用药护理

嘱病人正确用药,观察药物疗效,及时发现和处理不良反应。①秋水仙碱毒性很大,如病人出现恶心、呕吐、腹泻、肝细胞损坏、骨髓抑制、呼吸抑制等不良反应,及时停药;有骨髓抑制、肝肾功能不全、白细胞减少者禁用;孕妇及哺乳期间不可使用;治疗无效者,不可再重复用药。静脉用药,切忌外漏,避免造成组织坏死。②服用丙磺舒、磺吡酮、苯溴马隆期间,嘱病人多饮水、口服碳酸氢钠等碱性药物。可有皮疹、发热、胃肠道反应等不良反应。③使用 NSAIDs 时,注意有无活动性消化性溃疡或消化道出血发生,饭后服用。④服用别嘌呤醇者除有皮疹、发热、胃肠道反应外,还有肝损害、骨髓抑制等,肾功能不全者,宜减半量服用。

（四）心理护理

病人由于疼痛，担心丧失劳动能力，疾病反复发作导致关节畸形和肾功能损害，容易出现情绪低落、焦虑、抑郁等，护士应宣教痛风的相关知识，给予精神上的安慰和支持。

（五）健康指导

1. 疾病知识指导 给病人和家属讲解痛风的相关知识，说明本病是终身性疾病，但积极治疗可正常生活和工作，嘱其保持乐观心态；生活规律；肥胖者应减轻体重；避免受凉、受累、刺激等诱因等。

2. 合理饮食 指导病人严格控制饮食，避免进食高嘌呤的食物，勿饮酒；多饮水，每天至少 2000 mL，有助于尿酸由尿液排出；肥胖者，减轻体重。

3. 保护关节 指导病人生活中注意：①避免长时间持续进行重体力劳动，可以交替完成轻、重不同的工作；②尽量使用大肌群，如能用肩部负担者不用手，能用手臂者不用手指；③如有关节局部温热和肿胀，尽可能避免活动；④经常改变姿势，保持受累关节舒适。

4. 病情监测 平时用手触摸耳轮及手足关节处，检查是否产生痛风石。要定期复查血尿酸，门诊随访。

（罗宝萍）

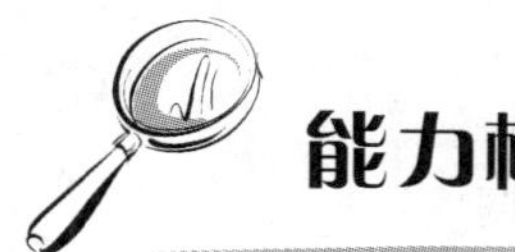

能力检测

A_1型题

1. 下列不是主要内分泌腺的是（　　）。
A. 下丘脑　B. 垂体　C. 甲状腺　D. 肝脏　E. 肾上腺

2. 肥胖是指体重超过理想体重的（　　）。
A. 5%　B. 8%　C. 10%　D. 15%　E. 20%

3. 地方性甲状腺肿的主要原因是（　　）。
A. TH 需要量增加　B. TH 合成障碍　C. 碘缺乏
D. TH 分泌障碍　E. 摄碘过多

4. 单纯性甲状腺肿的诊断要点是（　　）。
A. 甲状腺肿大但甲状腺功能基本正常　B. 甲状腺肿大伴甲状腺功能增高
C. 甲状腺肿大伴甲状腺功能亢进　D. 甲状腺肿大伴甲状腺功能减低
E. 甲状腺肿大伴甲状腺功能减退

5. 有助于单纯性甲状腺肿诊断的是（　　）。
A. 生理性甲状腺肿　B. 高碘性甲状腺肿　C. 地方性甲状腺肿大
D. 呆小症　E. 甲状腺肿大形成多发性结节

6. 甲状腺危象的常见诱因有（　　）。
A. 肥胖　B. 感染　C. 出血　D. 心脏病变　E. 突眼

7. 甲状腺性甲亢中最多见的是（　　）。
A. 多结节性毒性甲状腺肿　B. 弥漫性甲状腺功能亢进症　C. 毒性腺瘤
D. 甲状腺瘤　E. 碘甲亢

8. 预防甲状腺大部分切除手术后出现甲状腺危象最重要的措施是（　　）。
A. 充分做好术前准备　B. 防止损伤甲状旁腺　C. 尽量多地保留甲状腺
D. 保证残余甲状腺的血液供应　E. 手术中尽量少挤压甲状腺

9. 甲状腺手术后最危险的并发症是（　　）。
A. 呼吸困难、窒息　B. 手足抽搐　C. 误咽后呛咳
D. 声音嘶哑　E. 甲状腺危象

10. 甲状腺功能亢进症消化系统的主要特征有(　　)。
A. 大便次数增多　　B. 大便呈糊状　　C. 大便含不消化食物
D. 易饥、多食、体重锐减　　E. 肠鸣音亢进
11. 甲状腺功能减退症可出现黏液性水肿面容,不是黏液性水肿特有的表现是(　　)。
A. 表情淡漠　　B. 情绪低落　　C. 面色苍白
D. 毛发稀疏　　E. 颜面、眼睑和手部皮肤水肿
12. 黏液性水肿昏迷病人常在寒冷季节发病,常见诱因不包括(　　)。
A. 寒冷　　B. 感染和手术　　C. 饮食不当
D. TH 替代治疗中断　　E. 严重躯体疾病
13. 黏液性水肿昏迷病人的临床表现不包括(　　)。
A. 反射减弱或消失　　B. 体温低、呼吸减慢　　C. 心动过速
D. 血压下降　　E. 嗜睡、昏迷、休克
14. 诊断甲状腺功能减退症的重要指标是(　　)。
A. 血清 TSH 降低,TT_4、FT_4 增高　　B. 血清 TSH 增高,TT_4、FT_4 降低
C. 血清 TSH 降低,TT_4、FT_4 降低　　D. 血清 TSH 增高,TT_4、FT_4 增高
E. 甲状腺摄^{131}I 率降低
15. 甲状腺功能减退症病人的主要护理问题是(　　)。
A. 活动无耐力　　B. 性功能障碍　　C. 自我形象紊乱
D. 便秘　　E. 营养失调
16. 腺垂体功能减退症病人主要的护理问题是(　　)。
A. 性功能障碍　　B. 身体意象紊乱　　C. 体温过低　　D. 便秘　　E. 活动无耐力
17. 成人腺垂体功能减退最常见的原因是(　　)。
A. 下丘脑病变　　B. 垂体瘤　　C. 感染和炎症
D. 垂体缺血性坏死　　E. 蝶鞍区手术、创伤或放射性损伤
18. 腺垂体功能减退症最早出现的临床表现是(　　)。
A. 甲状腺功能减退　　B. 肾上腺功能减退　　C. 生长激素不足
D. 性功能减退　　E. 垂体内或其附近肿瘤压迫症群
19. 垂体功能减退性危象的临床表现有多种类型,其中高热型(　　)。
A. 体温>38 ℃　　B. 体温>39 ℃　　C. 体温>40 ℃　　D. 体温>41 ℃　　E. 体温>42 ℃
20. 垂体功能减退性危象的临床表现有多种类型,其中低温型(　　)。
A. 体温<30 ℃　　B. 体温<32 ℃　　C. 体温<34 ℃　　D. 体温<35 ℃　　E. 体温<35.5 ℃
21. 下列不是库欣综合征临床表现的是(　　)。
A. 满月脸　　B. 向心性肥胖　　C. 骨质疏松　　D. 多食消瘦　　E. 皮肤紫纹
22. 库欣综合征病人可能继发的疾病是(　　)。
A. 甲亢　　B. 甲减　　C. 糖尿病　　D. 高钾血症　　E. 酸中毒
23. 糖尿病饮食治疗的主要目的是(　　)。
A. 增加外周组织对葡萄糖的摄取和代谢　　B. 抑制小肠葡萄糖苷酶活性
C. 维持标准体重,减轻胰岛负担　　D. 改善糖尿病病人胰岛素抵抗
D. 防止并发症
24. 1 型糖尿病主要的发病机制是(　　)。
A. 胰岛 β 细胞功能遗传性缺陷　　B. 胰岛素作用遗传性缺陷
C. 胰岛 β 细胞破坏引起胰岛素绝对缺乏　　D. 对胰岛素发生抵抗
E. 感染
25. 糖尿病酮症酸中毒多见于(　　)。
A. 1 型糖尿病　　B. 2 型糖尿病　　C. 其他特殊类型糖尿病

D. 妊娠糖尿病　　E. 非胰岛素依赖型糖尿病

A_2型题

26. 女，25 岁。1 型糖尿病，病程 3 年余，使用胰岛素治疗。近两天出现恶心、呕吐，不能正常进食，突然发生昏迷，测即刻血糖 3.3 mmol/L，考虑为(　　)。

A. 低血糖昏迷　　B. 糖尿病酮症酸中毒昏迷　　C. 糖尿病肾病尿毒症昏迷
D. 高渗性非酮症糖尿病昏迷　　E. 乳酸性酸中毒

27. 女，25 岁，近 1 周来出现畏寒、乏力、少言、动作缓慢、食欲减退及记忆力减退、反应迟钝，入院检查后确诊为甲状腺功能减退症，使用激素替代治疗，腺垂体功能减退症病人采用激素替代治疗时应首先使用(　　)。

A. 性激素　　B. 甲状腺片　　C. 糖皮质激素
D. 促甲状腺素　　E. 升压激素

28. 男，65 岁，颜面水肿，空腹血糖 12.3 mmol/L，尿糖(＋＋)，尿蛋白(＋)，曾不规则治疗，目前降糖治疗应首选(　　)。

A. 单纯控制饮食　　B. 控制饮食＋双胍类药　　C. 控制饮食＋磺脲类
D. 控制饮食＋胰岛素　　E. 控制饮食＋噻唑烷二酮类

29. 女，18 岁，因双侧甲状腺肿大住院。甲状腺扫描可见弥漫性甲状腺肿，均匀分布。医生诊断为单纯性甲状腺肿，支持这一诊断的实验室检查结果是(　　)。

A. T_3、T_4升高，TSH 降低　　B. T_3、T_4降低，TSH 增高　　C. T_3、T_4升高，TSH 正常
D. T_3、T_4降低，TSH 正常　　E. T_3、T_4正常，TSH 正常

30. 女，28 岁，患甲亢 1 年，2 天前受凉感冒，出现体温升高达 39.3 ℃，恶心、呕吐、腹泻、心悸，心率 120 次/分，继而出现昏迷，诊断为甲亢危象，治疗中禁用的药物是(　　)。

A. 氯丙嗪　　B. 阿司匹林　　C. 抗生素　　D. 丙硫氧嘧啶　　E. 补液

31. 女，39 岁，既往体健，近 1 个月来发现记忆力减退、反应迟钝、乏力、畏寒，住院检查：体温 35 ℃，心率 60 次/分，黏液水肿，血 TSH 增高，血 FT_4降低，可能的诊断是(　　)。

A. 甲状腺功能亢进症　　B. 甲状腺功能减退症　　C. 呆小症
D. 痴呆　　E. 幼年型甲减

32. 男，50 岁，下班后与朋友聚餐，很晚回家休息。午夜突发左脚第 1 跖趾关节剧痛，约 3 h 后局部出现红、肿、热、痛和活动困难，遂来急诊就诊。检查血尿酸为 500 μmol/L；X 线检查可见非特征性软组织肿胀。病人可能的诊断是(　　)。

A. 痛风　　B. 假性痛风　　C. 风湿关节炎
D. 类风湿关节炎　　E. 化脓性关节炎

33. 女，40 岁，因近 1 个月怕热、多汗、情绪激动，且经常腹泻、心悸而门诊检查。体检：甲状腺肿大，两手微抖，眼球稍突，以甲状腺功能亢进症收入院，下列不属于护理诊断的是(　　)。

A. 甲状腺肿大　　B. 营养失调　　C. 自我形象紊乱
D. 缺乏知识　　E. 焦虑

34. 女，33 岁，患甲状腺功能亢进症，病人易激动、烦躁易怒、多虑。最主要的护理措施是(　　)。

A. 密切观察病情　　B. 加强饮食护理　　C. 心理护理
D. 对症护理　　E. 突眼护理

35. 某甲状腺功能亢进症病人，突然出现烦躁不安、闷热、呕吐、大汗、心率加快或骤升，可能发生的征象是(　　)。

A. 甲状腺危象　　B. 甲状腺功能亢进性心脏病　　C. 淡漠型甲状腺功能亢进
D. 黏液性水肿　　E. T_3 型甲状腺功能亢进

36. 女，30 岁，自诉全身乏力、心慌、怕热，每天大便 3～4 次，诊断为甲亢，治疗半年好转，后上述症状再次出现，且体重下降 5 kg，护理时发现病人情绪激动，双目有神，甲状腺Ⅱ度肿大，局部可闻及杂音，心率 120 次/分，可能发生的问题是(　　)。

A. 伴发糖尿病　　B. 甲亢复发　　C. 伴发心脏病
D. 出现甲减　　E. 发生亚急性甲状腺炎

37. 女，23 岁，甲亢半年，服用甲硫氧嘧啶治疗，此药的作用机制是(　　)。
A. 抑制甲状腺素合成　　B. 抑制抗原抗体反应
C. 抑制甲状腺素释放　　D. 降低外周组织对甲状腺素的反应
E. 使甲状腺素分泌降低

38. 女，28 岁，患甲亢 1 年，2 天前受凉感冒，出现昏迷，诊断为甲亢危象，治疗时抑制 TH 合成首选药物是(　　)。
A. 甲巯咪唑　　B. 普萘洛尔　　C. 氢化可的松
D. 丙硫氧嘧啶　　E. 复方碘

39. 女，40 岁，近 2 个月怕热、多汗、情绪激动，且经常腹泻、心悸而门诊检查。护理查体：甲状腺肿大，两手微抖，眼球稍突。实验室检查：T_3 2 mmol/L，T_4 254 mmol/L，诊断为甲状腺功能亢进症收入院进一步诊治。你认为下列哪项不属于该病人的护理诊断？(　　)
A. 营养失调：低于机体需要量　　B. 活动无耐力　　C. 个人应对无效
D. 潜在并发症：甲状腺危象　　E. 自我形象紊乱

40. 女，37 岁，甲亢 3 年，短期服他巴唑后病情好转，自动停药。其后复发，3 天来，每天大便 5～7 次，无腹痛，发热 39～40 ℃，多汗、湿衣被、兴奋不安，P 160 次/分，早搏，诊断首先考虑(　　)。
A. 甲亢复发　　B. 细菌性痢疾　　C. 甲亢性心脏病
D. 甲亢伴感染　　E. 甲状腺危象

41. 女，患有库欣综合征，自从出现水牛背，腹大似球形，皮肤出现紫纹，此后不再洗脸、梳头等，请问其符合以下护理诊断的哪一项？(　　)
A. 潜在并发症：骨折　　B. 有感染的危险　　C. 活动无耐力
D. 自我形象紊乱　　E. 体液过多

42. 患病小儿，女，10 岁，患 1 型糖尿病 5 年，用胰岛素治疗，体能测试后，出现心悸、出汗、头晕、手抖、饥饿感，护士正确的诊断是(　　)。
A. 胰岛素过量　　B. 饮食不足　　C. 过度劳累　　D. 低血糖反应　　E. 心源性晕厥

43. 患病小儿，7 岁，近 1 年多饮、多食、多尿、体重减轻，为 1 型糖尿病。治疗关键是(　　)。
A. 控制饮食　　B. 保持体重　　C. 运动治疗　　D. 胰岛素治疗　　E. 口服降糖药

44. 男，55 岁，糖尿病不规则服药，血糖波动在 8.6～9.8 mmol /L，尿糖(＋＋)～(＋＋＋)，近日感尿频、尿痛，昨日起突然神志不清，血糖 28 mmol /L，尿素 7.8 mmol/L，血钠 148 mmol /L，尿糖(＋＋＋)，酮体(＋＋)，诊断为(　　)。
A. 低血糖昏迷　　B. 糖尿病酮症酸中毒　　C. 乳酸性酸中毒
D. 高渗性非酮症糖尿病昏迷　　E. 急性脑血管病

45. 女，50 岁，有糖尿病史，体温 37.8 ℃，有尿频、尿急、尿痛，尿沉渣中有大量白细胞，诊断考虑为(　　)。
A. 糖尿病　　B. 糖尿病肾病　　C. 糖尿病合并泌尿系统感染
D. 糖尿病合并尿毒症　　E. 糖尿病合并肾乳头坏死

46. 女，42 岁，糖尿病病史 3 年，某日餐前突然感到饥饿、难忍、全身无力、心慌、出虚汗，继而神志恍惚，护士应该立即采取的措施是(　　)。
A. 配血、备血　　B. 协助饮糖水　　C. 进行血压监测
D. 建立静脉通道　　E. 专人护理

47. 男，31 岁，糖尿病病史 2 年，病情稳定，2 天前因事外出未服降糖药，并过度进食，之后感乏力、恶心、口渴、头痛，呼吸深大且有烂苹果味，意识不清，皮肤弹性差，初步诊断为(　　)。
A. 糖尿病酮症酸中毒　　B. 胃炎　　C. 昏迷
D. 呼吸性酸中毒　　E. 脑血管病

48. 患病小儿，男，8 岁，多饮、多尿、多食、体重下降，被诊断为 1 型糖尿病收入院治疗，其饮食热量分配方法是（　　）。

A. 早餐 2/5，中餐 1/5，晚餐 2/5　　B. 早餐 2/5，中餐 2/5，晚餐 1/5
C. 早餐 1/5，中餐 2/5，晚餐 2/5　　D. 早餐 3/5，中餐 1/5，晚餐 1/5
E. 早餐 1/5，中餐 1/5，晚餐 3/5

49. 女，26 岁，妊娠 7 个月，体格检查发现，尿糖（+++），血糖 7.8 mmol/L，餐后 2 h 血糖 16.7 mmol/L。治疗主要选择（　　）。

A. 饮食治疗　B. 体育锻炼　C. 口服降糖药　D. 胰岛素治疗　E. 注意观察血糖变化

50. 女，19 岁，因甲状腺肿大就诊，查甲状腺Ⅱ度肿大，无结节，TSH 在正常范围，甲状腺功能正常，可能的诊断是（　　）。

A. 甲亢　B. 慢性甲状腺炎　C. 甲减
D. 亚急性甲状腺炎　E. 单纯性甲状腺肿

51. 女，20 岁，因血压升高，血糖升高，向心性肥胖，脸部皮肤薄、红住院，查血压 180/100 mmHg，月经量少不规则，CT 结果为垂体生长肿物，X 线显示骨质疏松，该病人可能患的是（　　）。

A. 库欣综合征　B. 糖尿病　C. 高血压　D. 妇科病　E. 肿瘤

52. 在护理 1 型糖尿病病人时，护士应指导病人家属注意调整饮食，控制血糖，以延缓糖尿病慢性并发症的发生。1 型糖尿病病人死亡的主要原因是（　　）。

A. 糖尿病肾病　B. 急性心肌梗死　C. 脑出血　D. 感染　E. 糖尿病酮症酸中毒

53. 女，60 岁，因视力障碍入院，空腹血糖 10 mmol/L，餐后血糖 18 mmol/L，病人可能是（　　）。

A. 老视　B. 糖尿病视网膜病变　C. 动脉硬化
D. 黄斑变性　E. 角膜溃疡

54. 男，43 岁，因肾病长期服用糖皮质激素，出现向心性肥胖，对该病人的护理措施不包括（　　）。

A. 注意个人卫生　B. 补充含钙丰富的食物　C. 补充含钾丰富的食物
D. 高钠饮食　E. 低脂饮食

55. 1 型糖尿病病人，在治疗过程中出现心悸、出汗、头晕、饥饿感，意识模糊，护士应立即采取的措施是（　　）。

A. 使用胰岛素　B. 报告值班医生　C. 做心电图检查
D. 静脉注射 50% 葡萄糖溶液　E. 静脉注射生理盐水

A_3/A_4 型题

（56～57 题共用题干）

女，55 岁。糖尿病病史 7 年，长期胰岛素治疗，某日凌晨突然感到饥饿难忍、全身无力、心慌、出虚汗，继而神志恍惚。

56. 护士首先考虑发生了（　　）。

A. 低血糖反应　B. 胰岛素过敏　C. 糖尿病酮症酸中毒早期
D. 高渗性昏迷早期　E. 血容量不足

57. 护士应采取的措施是（　　）。

A. 通知家属　B. 进行血压监测　C. 建立静脉通道
D. 协助病人饮糖水　E. 专人护理

（58～60 题共用题干）

男，46 岁，发现口渴、多饮、消瘦 3 个月，突发昏迷 2 天。血糖 30 mmol/L，血钠 132 mmol/L，血钾 4.0 mmol/L，尿素氮 9.8 mmol/L，CO_2 结合力 18.3 mmol/L，尿糖、尿酮体强阳性。

58. 该病人首选治疗是（　　）。

A. 快速静脉滴注高渗盐水＋小剂量胰岛素　B. 快速静脉滴注生理盐水＋小剂量胰岛素
C. 快速静脉滴注低渗盐水＋小剂量胰岛素　D. 快速静脉滴注生理盐水＋大剂量胰岛素
E. 快速静脉滴注碳酸氢钠溶液＋大剂量胰岛素

59. 治疗 8 h 后，神志渐清，血糖 12.8 mmol/L，血钾 3.2 mmol/L。此时可采取的治疗是(　　)。
A. 输入 5%葡萄糖溶液＋普通胰岛素
B. 输入 10%葡萄糖溶液＋普通胰岛素
C. 输入碳酸氢钠溶液＋普通胰岛素
D. 输入 5%葡萄糖溶液＋普通胰岛素＋适量钾
E. 输入生理盐水＋普通胰岛素＋适量钾

60. 该病人最可能的诊断是(　　)。
A. 高渗性昏迷
B. 糖尿病乳酸性酸中毒
C. 糖尿病合并脑血管意外
D. 糖尿病酮症酸中毒
E. 应激性高血糖

第八章 风湿性疾病病人的护理

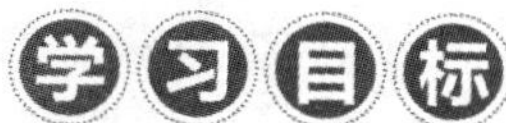

1. 掌握风湿性疾病病人的常见症状、体征及其护理措施。
2. 熟悉风湿性疾病的特点，风湿性疾病常见的临床表现、护理诊断及护理措施。
3. 了解风湿性疾病常见的病因、发病机制、辅助检查及治疗要点。
4. 能运用护理程序为病人进行护理评估，实施整体护理。

第一节 概 述

风湿性疾病(rheumatic diseases)简称风湿病，是指病变累及骨、关节及其周围软组织，包括肌肉、肌腱、滑膜、韧带、神经、血管等，以内科治疗为主的一组疾病。其主要临床表现是关节疼痛、肿胀、活动功能障碍，本病病程进展缓慢，发作与缓解交替出现，部分病人可发生脏器功能损害，甚至功能衰竭。风湿性疾病病情复杂，主要与感染、免疫、代谢、内分泌、环境、遗传、肿瘤等因素有关，根据发病机制、病理、临床特点分类，主要包括弥漫性结缔组织病、脊柱关节病、骨与软骨病变、感染性关节炎、伴风湿性疾病表现的代谢和内分泌性疾病等。其中弥漫性结缔组织病(diffuse connective tissue disease，DCTD)简称结缔组织病，是风湿性疾病中的一大类，它除了具有风湿性疾病的慢性病程、关节肌肉病变外，其特点是以血管和结缔组织的慢性炎症为病理基础，可引起多器官、多系统损害。主要疾病有类风湿关节炎(RA)、系统性红斑狼疮(SLE)、硬皮病、多肌炎等。

风湿性疾病在我国并不少见，由于人口老龄化和环境因素变化等原因，风湿性疾病的患病率呈逐年上升趋势。据统计，在我国 16 岁以上的人群中，系统性红斑狼疮的患病率为 0.07%，原发性干燥综合征的患病率约为 0.3%，类风湿关节炎的患病率为 0.32%～0.36%，骨性关节炎在 50 岁以上者达 50%，痛风性关节炎也日渐增多。有研究推测，风湿性疾病很有可能成为除心脑血管疾病、肿瘤之外，危害人类健康的第三大疾病。

一、风湿性疾病的临床特点

1. 呈发作与缓解交替的慢性病程 如系统性红斑狼疮、类风湿关节炎、痛风等都是病程漫长，病情时好时坏，由于多次发作可造成组织及脏器的严重损害。

2. 异质性 同一疾病的临床表现个体差异很大，以系统性红斑狼疮为例，有的病人以皮肤损害为主，出现典型的蝶形红斑；有的病人无皮肤损害，却发生狼疮性肾炎，甚至肾功能衰竭。

3. 免疫学异常或生化改变 风湿性疾病病人常有免疫学异常或生化异常，如类风湿关节炎病人类风湿因子(rheumatoid factor，RF)多呈阳性；痛风有血尿酸增高；系统性红斑狼疮病人抗双链 DNA 抗体阳性等。

4. 治疗效果有较大的个体差异 不同病人对抗风湿药的耐受量、疗效及不良反应等都有较大差异。

二、风湿性疾病常见症状和体征

风湿性疾病常见的症状和体征有关节疼痛与肿胀、关节僵硬与活动受限、皮肤受损等。

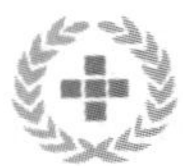

（一）关节疼痛与肿胀

【护理评估】

1. 病因 关节疼痛是关节受累的首发症状，也是风湿性疾病病人就诊的主要原因。不同的风湿性疾病其关节疼痛的起病形式、部位、性质等均不同，根据各自的特点有助于诊断和鉴别诊断。

应了解疼痛的起始时间、起病特点、发病年龄、与活动的关系、是单关节还是多关节、是否可逆等。

2. 身体状况 疼痛的关节均有肿胀和压痛，多由关节腔积液或滑膜肥厚所致，是滑膜炎或周围组织炎的体征。如类风湿关节炎可侵犯任何可动关节，以近端指间、掌指、腕关节等小关节多见，呈对称性多关节受累，持续性疼痛，活动后疼痛减轻；骨关节炎（OA）也累及多关节，但多侵犯远端指间关节及第一腕掌、膝、腰等关节，多于活动后疼痛加剧；强直性脊柱炎（AS）主要侵犯脊柱中轴关节，以髋、膝、踝关节受累最为常见，多为不对称性，呈持续性疼痛；风湿热关节痛多为游走性；痛风多累及单侧第一跖趾关节，疼痛剧烈。是否伴随其他症状，如长期低热、乏力、食欲不振、蛋白尿、少尿、血尿、皮肤日光过敏、皮疹或呼吸系统症状、口眼干燥等。

3. 心理、社会状况 疼痛反复发作，而且逐渐加重，影响病人的日常生活，使病人失去信心，感到焦虑和绝望。

4. 辅助检查 了解自身抗体测定结果、滑液检查及关节X线检查结果，以明确病因。

【主要护理诊断/问题】

(1)疼痛：慢性关节疼痛　与炎症反应有关。

(2)躯体活动障碍　与关节持续疼痛、活动受限有关。

(3)焦虑　与疼痛反复发作、病情迁延不愈有关。

【护理目标】

病人学会应用减轻疼痛的技术和方法；关节疼痛减轻或消失，最大程度保持躯体活动水平；焦虑程度减轻，生理上和心理上舒适感有所增加。

【护理措施】

1. 一般护理

(1)休息与体位：急性期关节肿胀伴体温升高时，应卧床休息。帮助病人采取舒适的体位，尽可能保持关节功能位置，必要时给予石膏托、小夹板固定。避免疼痛部位受压，可用支架支起床上盖被。

(2)饮食护理：给予优质蛋白质、高维生素、低热量、低脂肪饮食，以保证机体的消耗和必要的营养。戒烟和禁饮咖啡，不能进食冷冻的食品和饮料。活动期出现食欲不振，饮食宜清淡，少量多餐。缓解期，尤其是糖皮质激素治疗后食欲亢进，应注意规律进食，避免暴饮暴食。

2. 病情观察 观察病人营养状况、生命体征、关节肿胀程度，受累关节有无压痛、触痛、局部发热及活动受限等情况。

3. 用药护理 常用非甾体类抗炎药，有布洛芬、萘普生、阿司匹林、吲哚美辛等，宜饭后服用，以减轻对胃黏膜的刺激。告诉病人按医嘱服药的重要性和有关药物的不良反应。

4. 疼痛的护理 提供适宜的休养环境，应用非药物性止痛措施，如松弛术、皮肤刺激疗法、分散注意力，或根据病情使用蜡疗、水疗、磁疗，超短波、红外线等物理疗法缓解疼痛，也可按摩肌肉、适当活动关节，防治肌肉挛缩和关节活动障碍。

5. 躯体活动障碍的护理

(1)功能锻炼：解释活动对维持关节功能的作用，鼓励缓解期病人多活动，进行有规律的功能锻炼。病人活动时可能感到短时间疼痛，若活动后疼痛持续数小时，说明活动过量，应减少活动量。活动持续时间与活动量以病人能忍受为宜。

(2)日常生活活动锻炼：鼓励病人生活自理，进行日常生活活动锻炼。

6. 心理护理 鼓励病人说出自身感受，评估其焦虑程度，说明焦虑对身体的不良影响，帮助病人提高解决问题的能力。劝导家属对病人多关心、理解及心理支持。对于脏器功能受损、预感生命受到威胁而悲观失望者，应主动介绍治疗成功病例及治疗进展，鼓励其树立战胜疾病的信心。

【护理评价】

病人能否正确运用减轻疼痛的技术和方法，疼痛是否减轻或消失；焦虑程度是否减轻，舒适感是否有所增加。

（二）关节僵硬与活动受限

僵硬是指经过一段时间的静止或休息后，病人试图再活动某一关节时，感到局部不适、难以达到平时关节活动范围的现象。常在晨起时表现最明显，故又称为晨僵。晨僵是判断滑膜关节炎症活动性的客观指标，其持续时间与炎症的严重程度呈正比。

【护理评估】

1. 病因 评估关节僵硬与活动受限发生的时间、部位、持续时间、缓解方式，关节僵硬与活动的关系，活动受限是突发的还是渐进的，僵硬对病人生活的影响，病人以前减轻僵硬的措施及效果。

2. 身体状况

（1）关节僵硬与活动受限的变化过程：早期关节活动受限主要由肿胀、疼痛引起，晚期则主要由关节骨质破坏、纤维骨质粘连和关节半脱位引起，此时关节活动严重障碍，最终导致功能丧失。

（2）伴随症状：关节僵硬与活动受限往往伴有关节畸形和功能障碍，活动受限导致皮肤受损，长期卧床可引起下肢深静脉血栓形成，出现腓肠肌痛、肢体发红、局部肿胀、温度升高等。

3. 心理、社会状况 关节僵硬与活动受限逐渐加重，病情漫长，病人预感预后不良，对疾病的治疗失去信心，产生沮丧、悲观、绝望等情绪。

4. 辅助检查 自身抗体测定、关节影像学和关节镜等检查有助于明确病因、判断骨关节受损程度。

【主要护理诊断/问题】

（1）躯体活动障碍　与关节疼痛、僵硬以及关节、肌肉功能障碍有关。

（2）生活自理缺陷　与疼痛和关节、肌肉功能障碍有关。

【护理目标】

病人关节僵硬和活动受限程度减轻，能进行基本的日常生活活动和工作。

【护理措施】

1. 一般护理

（1）生活护理：根据病人活动受限程度，协助病人洗漱、进食、大小便及个人卫生等，将经常使用的物品放在病人健侧伸手可及之处，鼓励病人使用健侧手臂从事自我照顾的活动，尽可能帮助病人恢复生活自理能力。

（2）休息与锻炼：注意病变关节保暖，预防晨僵。关节肿痛时应限制活动。急性期后，鼓励病人定时进行被动和主动的全关节活动锻炼，以恢复关节功能，加强肌肉力量和耐力。活动量以病人能够忍受为度。必要时给予辅助工具如拐杖、助行器、轮椅等，并教会使用方法及注意事项，坚持锻炼，有助于康复。

2. 病情观察 注意病人的营养状况；密切观察患病肢体疼痛、肿胀程度，受压皮肤有无压疮、血栓性静脉炎等表现。

3. 用药护理 僵硬与活动受限易发生便秘，保证足够的液体入量，必要时遵医嘱给予缓泻剂。

4. 心理护理 帮助病人接受活动受限事实，重视发挥自身残存活动能力。在活动中予以鼓励，以增强病人自我照顾的能力和信心。鼓励病人表达自己的感受，注意疏导、理解、支持和关心病人。

【护理评价】

关节疼痛、僵硬程度是否减轻，能否进行适度的关节活动；能否独自进行穿衣、进食、如厕等日常生活活动或参加工作。

（三）皮肤受损

风湿性疾病常见的皮肤损害有皮疹、红斑、水肿、溃疡等，多由血管炎引起。

【护理评估】

1. 病因 了解皮肤损害的起始时间、演变特点，有无日光过敏、口眼干燥、胸痛等伴随症状。

2. 身体状况 类风湿性血管疾病累及皮肤，可见棕色皮疹、甲床淤斑；系统性红斑狼疮病人最具特征性的皮肤损害为面部蝶形红斑，口腔、鼻黏膜主要表现为溃疡或糜烂；类风湿关节炎病人可有皮下结节，多位于肘鹰嘴附近,枕、跟腱等关节隆突及受压部位的皮下。结节呈对称性分布,质硬,无压痛,大小不一,直径数毫米至数厘米不等;皮肌炎皮损为对称性眼睑、眼眶周围紫红色斑疹;有实质性水肿。部分病人可出现因寒冷、情绪激动等原因刺激,导致突然发作,肢体暴露部位皮肤苍白而青紫再发红,并伴有局部发冷、疼痛的表现,称为雷诺现象。

3. 心理、社会状况 由于皮肤受损影响病人的外表形象,使病人产生自卑、焦虑等悲观心理。

4. 辅助检查 可做皮肤狼疮带试验、肌活检等检查,了解皮肤受损的原因。

【主要护理诊断/问题】

(1)皮肤完整性受损 与血管炎症反应及应用免疫抑制剂等因素有关。

(2)自我形象紊乱 与皮肤受损影响外貌有关。

【护理目标】

病人受损皮肤面积缩小或完全修复;学会自我护理皮肤的方法。

【护理措施】

1. 一般护理

(1)饮食护理:鼓励病人摄入足够的蛋白质、维生素和水分,以满足组织修复需要。忌食富含补骨脂素的食物,如芹菜、无花果、香菜、蘑菇、无鳞鱼、干咸海产品、苜蓿等。避免浓茶、辣椒等刺激。避免抽烟、饮咖啡,以防交感神经兴奋,使病变小血管痉挛,加重组织缺血、缺氧。

(2)生活护理:寒冷天气注意保暖,尽量减少户外活动或工作,外出时需穿保暖衣服,注意保持肢体末梢的温度,指导病人戴帽子、口罩、手套和穿保暖袜子,洗涤时宜用温水。

2. 病情观察 观察皮损的部位、形态、面积大小,有无口腔、鼻、指尖和肢体溃疡,肢体末梢的颜色和温度,有无发冷及感觉异常,皮肤有无苍白、发绀等。观察雷诺现象的诱因、发作频率、持续时间和范围等。

3. 用药护理 遵医嘱使用非甾体类抗炎药、糖皮质激素、免疫抑制剂等药物,注意观察用药效果及其不良反应。

4. 皮肤护理 见“系统性红斑狼疮”相关章节。

【护理评价】

病人能否说出皮肤防护及避免血管收缩的方法,皮肤受损面积是否缩小并渐愈合;病人是否能够接受外貌的改变,并且学会适当的修饰。

(吉慧姝)

第二节 类风湿关节炎病人的护理

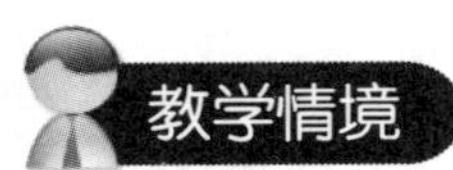

钱女士,39岁,两侧近端指关节及足关节酸痛2年,加重伴低热、纳差半月余。体检见两侧近端指关节明显梭状肿胀,肘关节鹰嘴突处可触及一个米粒大小结节,坚硬如橡皮。心肺未见异常,肝肋下未及,脾肋下一指。实验室检查:血红蛋白90 g/L,血沉45 mm/h,白细胞计数8.1×10^9/L,抗核抗体(—),抗“O”试验效价正常。X线检查:关节周围软组织肿胀,关节腔变窄。

请问:1. 该病人最可能的疾病诊断是什么?

2. 主要护理诊断是什么?应采用哪些护理措施?

类风湿关节炎(rheumatoid arthritis,RA)是以慢性对称性多关节炎为主要临床表现的异质性、系统性、自身免疫性疾病。主要表现为双手、腕和足关节的对称性多关节炎,受累关节可表现为疼痛、肿胀及功能障碍,同时可伴有发热、贫血、皮下结节及淋巴结肿大等关节外表现。血清中可出现多种自身抗体。本病是慢性、进行性、侵蚀性疾病,如未适当治疗,病情逐渐加重。因而早期诊断、早期治疗非常重要。

本病呈全球分布,是造成人类丧失劳动力和致残的主要原因之一,不同人种患病率不同。我国的患病率较世界水平略低。可发病于任何年龄,但发病高峰在30~50岁。女性多发,男、女发病比例为(1∶3)~(1∶4)。

【护理评估】

(一)病因与发病机制

目前认为类风湿关节炎是一种自身免疫性疾病,其发生及病程迁延是病原学和遗传学相互作用的结果,是一种多因素疾病。类风湿关节炎的基本病理改变是滑膜炎,类风湿结节和类风湿血管炎是类风湿关节炎重要的病变。病因尚不完全清楚,可能与以下因素有关。

(1)遗传因素:单卵双生子同患类风湿关节炎的概率为27%,而异卵双生子的概率为13%,均远高于普通人群。不同地区的研究均表明 $HLA\text{-}DR_4$ 单倍型与类风湿关节炎有相关性。

(2)感染因素:许多研究表明类风湿关节炎病人的血清中某些病原体特异性抗体增高,并且滑膜或软骨中分离到了病原体基因,表明感染因素可能参与了类风湿关节炎的发病过程。一般认为微生物感染是类风湿关节炎的诱发或启动因素。

(3)内分泌因素:类风湿关节炎病人体内雌激素及其代谢产物水平明显降低,更年期女性类风湿关节炎发病率明显高于同龄男性及老年女性。大多数病人妊娠后明显好转,而分娩后1~3个月病情明显加重,甚至不少病人是在分娩后3个月内发生类风湿关节炎的。提示孕激素水平的下降或雌、孕激素失调可能参与类风湿关节炎的发病及病情进展。

(4)其他因素:类风湿关节炎的发生还与寒冷、潮湿、疲劳、外伤、吸烟及精神刺激等有关。

(二)身体状况

多缓慢、隐匿起病,在明显关节症状前可有数周的低热,少数病人可有高热、乏力、全身不适、体重下降等症状,以后逐渐出现典型关节症状。

1. 关节表现 多数呈对称性、多发性关节炎表现,受累的关节以双手小关节(尤其是近端指间及掌指关节)、腕和足关节为常见,大关节也受累。病情呈反复发作。

(1)晨僵:出现在95%以上的病人。晨僵可见于多种关节病变。但以类风湿关节炎最为突出,是观察本病活动的指标之一。

(2)痛与压痛:本病最早的表现,多呈持续性、对称性和游走性,时轻时重,伴有压痛。其程度因人而异,一般与炎症部位、积液形成速度及量的多少有关。

(3)关节肿胀:凡受累的关节均可肿胀,由关节腔内积液或关节周围软组织炎症引起。关节炎性肿大而附近肌肉萎缩,关节呈梭形,是类风湿关节炎的特征。受累关节周围皮肤可出现褐色色素沉着。

(4)关节畸形:多见于晚期病人。由于滑膜炎的绒毛破坏了软骨和软骨下的骨质结构造成关节纤维性或骨性强直,加之关节周围的肌腱、韧带损害使关节不能保持正常位置,出现手指关节半脱位如手指尺侧偏斜、"天鹅颈样"畸形、"钮孔花"畸形等。

(5)关节活动障碍:关节肿痛和结构破坏都会引起关节活动障碍,导致日常生活与工作能力不同程度下降。

2. 关节外表现

(1)皮肤:类风湿结节见于15%~25%类风湿关节炎的病人,病情控制后可缩小或消失,多发于尺骨鹰嘴下方,膝关节及跟腱附近等易受摩擦的骨突起部位,是一个反映疾病活动程度的指标。

(2)血管炎:关节外损害的病理基础,可发生在任何部位,如出现指(趾)坏疽、梗死、皮肤破溃、紫癜、网状青斑、多发性单神经炎、巩膜炎、角膜炎、视网膜血管炎或肝脾肿大。

(3)肺和胸膜:见于10%~30%的类风湿关节炎病人,其中肺间质纤维化及胸膜炎最为常见。

(4)心脏:心脏损害可出现于病程的任何阶段,多见于伴发血管炎及类风湿因子阳性的病情活动性病人,以心包炎最常见。

(5)肾脏:可出现膜性及系膜增生性肾小球肾炎、间质性肾炎、局灶性肾小球硬化及淀粉样变性。此外,药物相关的肾脏损害也很常见,如非甾体类抗炎药、青霉胺和金制剂等容易引起间质性肾炎。

(6)神经系统:可伴发周围神经病变,出现感觉异常或同时伴有远端肌无力、肌萎缩等运动性神经损害表现。

(7)干燥综合征:30%～40%的病人有继发性干燥综合征,可出现口干、眼干和肾小管酸中毒。

(三)心理、社会状况

类风湿关节炎病人因反复发作的关节疼痛、活动功能障碍、久治不愈而产生不良心理反应,表现为情绪低落、抑郁或焦虑、急躁,又担心致残后生活不能自理,甚至对生活失去信心,产生轻生想法。

(四)辅助检查

1. 血液检查 活动期血小板增多,白细胞及嗜酸性粒细胞轻度增加,血沉增快。部分病人可有贫血。

2. 免疫学检查 类风湿因子(RF)是一种自身抗体,IgM型类风湿因子阳性见于70%的病人,其滴度与本病的活动性和严重程度成正比。C反应蛋白水平与类风湿关节炎骨质破坏的发生和发展呈正相关。

3. 关节滑液检查 滑液多呈炎性特点,白细胞计数可达10.0×10^9/L,滑液的黏度差,含糖量较低。

4. 关节X线检查 对类风湿关节炎的诊断、关节病变的分期、病变的演变均很重要。临床以手指和腕关节的X线摄片应用最多。典型的X线表现是近端指间关节的梭形肿胀、关节面模糊或毛糙及囊性变。晚期出现关节间隙变窄甚至消失。关节病变X线检查分4期。①Ⅰ期:关节端骨质疏松、关节周围软组织肿胀。②Ⅱ期:关节间隙变得狭窄。③Ⅲ期:关节面出现虫蚀样改变。④Ⅳ期:关节半脱位,关节破坏后的纤维性和骨性强直。

5. 类风湿结节活检 其典型的病理改变有助于诊断本病。

(五)诊断要点

目前类风湿关节炎的诊断仍沿用美国风湿病学会1987年修订的分类标准:①关节内或周围晨僵每天持续至少1 h。②至少同时有3个关节区软组织肿胀或积液。③腕、掌指、近端指间关节区中,至少1个关节区肿胀。④对称性关节炎。⑤有类风湿结节。⑥血清类风湿因子阳性(所用方法正常人群中不超过5%阳性)。⑦X线片改变(至少有骨质疏松和关节间隙狭窄)。

符合7项中4项或4项以上即可确诊为类风湿关节炎(①至④项病程至少持续6周)。

(六)治疗要点

治疗的目的是缓解关节症状、控制病情发展、提高生活质量。早期诊断和早期治疗可以明显改善预后。以药物治疗为主。

1. 一般治疗 包括休息、关节制动(急性期)、关节功能锻炼(恢复期)、物理疗法等。

2. 药物治疗 包括改善症状类药物,如非甾体类抗炎药(NSAIDs)、缓解病情抗风湿药(DMARD)、糖皮质激素;控制疾病发展的药物,如免疫抑制剂、生物制剂及植物药等。

(1)非甾体类抗炎药(NSAIDs):为一线抗风湿药。主要通过抑制炎症介质的释放和炎症反应过程而发挥作用,但不能阻止疾病进展。必须与改变病情的药物同服。常用药物有塞来昔布(有磺胺类过敏者禁用)、美洛昔康、双氯芬酸、吲哚美辛、布洛芬等。

(2)缓解病情抗风湿药:有改善和延缓病情进展的作用。一般首选甲氨蝶呤(MTX),并将它作为联合治疗的基本药物。

(3)糖皮质激素:可有效地减轻炎症,缓解疼痛。适用于关节炎症状严重、有关节外症状或急性发作期的病人,但其不能根治疾病,且不良反应明显。

(4)其他:如生物制剂治疗、免疫净化疗法、植物药(如白芍、雷公藤)治疗。

3. 外科治疗 适用于严重关节功能障碍者,包括肌腱修补术、滑膜切除及关节置换等。

【主要护理诊断/问题】

(1)疼痛:慢性疼痛 与关节滑膜炎症有关。

(2)有废用综合征的危险 与关节疼痛、畸形引起功能障碍有关。

(3)预感性悲哀 与疾病久治不愈、关节可能致残、影响生活质量有关。

【护理目标】

关节疼痛减轻或消失,最大程度保持躯体活动水平;悲哀程度减轻,生理上和心理上舒适感有所增加。

【护理措施】

（一）一般护理

在急性发作期、高热和内脏受累时卧床休息，制动关节，将关节保持功能位。病情改善后逐步增加活动量。恢复期加强关节功能锻炼，注意保暖、防寒和防潮。食用高蛋白质、高维生素饮食，多进高钙食物（牛奶、蛋、绿色蔬菜等）以防低血钙，不宜多进食糖类食物，适当控制钠盐。

（二）病情观察

观察关节症状的变化，如疼痛、肿胀、晨僵发作、畸形及功能障碍的程度和发作的时间。观察病人的活动状况，有无关节外的表现，如胸闷、心前区疼痛、腹痛、消化道出血、头痛、发热、咳嗽、呼吸困难等，提示病情严重，应及时报告医生。

（三）对症护理

关节肿痛明显时可以行冰敷、热敷、盆浴、石蜡浴、漩涡浴，必要时按医嘱给予止痛药。移动肢体时轻柔并握住患肢，利用夹板、支架或牵引以固定或支托关节。指导病人尽可能将关节伸直，避免肢体外旋，两膝间可放枕头。晨僵时教会病人早晨起床前先活动关节再下床活动。卧床休息应睡硬床垫，足部置放足托板以防垂足。在症状基本控制后，鼓励病人及早下床活动，必要时提供辅助工具。肢体锻炼由被动过渡到主动运动，活动强度以病人能承受为限；也可配合理疗、按摩等，以增加局部血液循环，松弛肌肉，活络关节，防止关节失用。

（四）心理护理

病人因病情反复发作、顽固的关节疼痛、疗效不佳等原因，常表现为情绪低落、忧虑、孤独，对生活失去信心。护士态度要和蔼，要激发病人对家庭、社会的责任感，鼓励自强，正确认识、对待疾病，积极与医护人员配合，争取得到好的治疗效果。与病人一起制订康复计划，对已经发生关节功能残障的病人，要鼓励发挥健康肢体的作用，尽量做到生活自理或参加力所能及的工作，体现生存价值。

（五）健康指导

1. 疾病知识指导 帮助病人及家属了解疾病的性质、病程和治疗方案。避免感染、寒冷、潮湿、过劳等各种诱因，注意保暖。

2. 饮食指导 给予足量蛋白质、高维生素、营养丰富的饮食，饮食宜清淡、易消化，忌辛辣、刺激性食物，戒烟、酒。

3. 生活指导 认识休息和治疗性锻炼的重要性，养成良好的生活方式和习惯，每天有计划地进行锻炼，增强机体的抗病能力。鼓励病人早晨起床后先行温水浴，或用热水浸泡僵硬的关节，而后活动关节。夜间睡眠戴弹力手套、保暖，可减轻晨僵。指导和鼓励病人及早下床活动，必要时提供辅助工具，避免长时间不活动，防止关节肌肉废用。

【护理评价】

关节症状是否得到改善；悲哀等心理反应有无减轻，身体和心理的舒适感是否增加。

（吉慧姝）

第三节　系统性红斑狼疮病人的护理

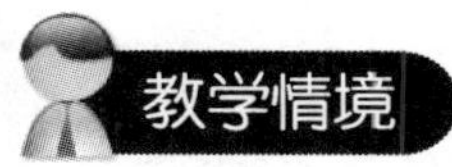

方女士，28岁。面部红斑，伴发热、关节疼痛2年，病人自觉日晒后症状较前加重，直至面部红斑呈现蝶状、红褐色。近5个月来全身关节疼痛明显加重，且疼痛、发热、口干等症状反复发作，伴口腔糜烂。身体评估：体温38.2℃，舌质红、苔薄根微黄，脉沉细，心肺无异常，颜面蝶形红褐色、两颊明显，可见毛细血管扩张。实验室检查:抗核抗体(+)、抗DNA抗体(+)、蛋白尿(++)。

请问:1.病人可能患有哪种疾病?

2.病人主要护理诊断/问题有哪些?

3.如何做好皮肤、关节的护理?

系统性红斑狼疮(systemic lupus erythematosus,SLE)是一种累及多系统、多器官的慢性自身免疫性疾病,血清中出现多种自身抗体。我国患病率为(14.6~122)/(10万)。通过早期诊断及综合性治疗,本病的预后有较明显改善。有内脏、中枢神经损害者预后较差。

【护理评估】

(一)病因与发病机制

系统性红斑狼疮病因未明,可能与遗传、性激素、环境等多因素协同引起机体细胞和体液免疫调节功能的紊乱有关,使机体丧失正常免疫耐受性,出现自身免疫反应导致组织炎性损伤。

(1)遗传因素:调查资料表明有系统性红斑狼疮家族史、同卵双生、系统性红斑狼疮易感基因的人群及有色人种患病率明显高于正常人群。多年研究已证明系统性红斑狼疮是多基因相关疾病。

(2)性激素:系统性红斑狼疮的发生与雌激素水平有关,好发于生育年龄段女性,多见于15~45岁年龄段,女、男发病率之比为(7~9):1。

(3)环境因素:食物、药物、化学试剂及病原微生物等环境因素与系统性红斑狼疮发病有关。40%的系统性红斑狼疮病人对阳光过敏,紫外线使皮肤上的细胞出现凋亡,新抗原暴露成为自身抗原,甚至诱发疾病急性发作。

(二)病理改变

系统性红斑狼疮的基本病理变化为炎症反应和组织损伤,可出现在身体任何组织和器官。中、小血管管壁炎症、坏死、继发性血栓形成,导致管腔狭窄,局部组织、器官缺血、坏死及功能障碍。受损器官的特征性改变是狼疮小体(苏木紫小体)、"洋葱皮样"病变即在脾中央动脉及其他小动脉周围有显著的向心性纤维增生。在免疫荧光(及)电镜检查下几乎都可发生肾病变。

(三)身体状况

临床表现 大多数病人起病缓慢,但也有急性发病者。临床可分为全身症状及各器官受累的相应表现。早期症状往往不典型。

(1)全身症状:90%以上的病人在病程中出现发热,以低、中度热为常见,还可有疲倦、乏力、食欲减退、体重下降等。

(2)皮肤黏膜:约占80%,表现多种多样,为皮肤暴露部位出现各种类型的对称性皮疹,最典型的是面部蝶形红斑。部分病人还可有盘状红斑、指掌部和甲周红斑、躯干皮疹、口腔溃疡和脱发等。

(3)关节及肌肉:约90%的病人有关节肿痛,往往是就诊的首发症状,最易受累的是手近端指间关节,膝、足、踝、腕关节均可累及,关节肿痛多呈对称性。约半数病人有晨僵,一般不引起关节畸形。肌肉酸痛、无力是常见症状。

(4)肾脏:最常见的受累脏器,肾小球、肾小管及肾血管均可受累。狼疮性肾炎是一个慢性过程,时有加重和缓解。轻型可无症状,或有高血压和夜尿增多,血尿、蛋白尿多为间歇性的。尿毒症是系统性红斑狼疮死亡的主要原因。

(5)呼吸系统:胸膜受累为36%,肺脏受累为7%。以胸膜炎、胸水常见,尚可有狼疮性肺炎、慢性间质性肺病合并纤维化、肺泡出血、呼吸肌及膈肌功能不良等。

(6)心血管系统:以心包炎最常见,可有心包积液,但心包填塞或缩窄性心包炎非常少见。8%~25%的病人可有心肌炎。

(7)消化系统:表现有食欲不振、恶心、呕吐、腹痛、腹泻等;肠壁或肠系膜血管炎可引起胃肠道出血、坏死、穿孔或梗阻。

(8)血液系统:常出现贫血、白细胞减少、血小板减少。活动期可有全身淋巴结肿大,常见于颈部、腋部及腹股沟,一般较软,无压痛及粘连。部分病人可出现轻度肝、脾肿大。

(9)神经系统：神经系统受损约占25%，一旦出现，多提示病情危重。以脑损害多见，称为神经精神狼疮(NP-SLE)，其病变为脑局部血管炎微血栓形成，颅内压增高，表现为头痛、呕吐、意识障碍、偏瘫、癫痫样发作等。

(10)其他：部分病人可出现继发性干燥综合征，眼底变化如出血、视乳头水肿、视网膜渗出物等，甚至致盲。

(四)心理、社会状况

因病情反复发作及皮肤损害，严重影响病人的日常生活、工作和社会活动，使病人出现紧张、郁闷、焦虑、悲观厌世等心理表现。

(五)辅助检查

1. 一般检查 血、尿常规的异常代表血液系统和肾受损。血沉增快表示疾病控制尚不满意。

2. 免疫学检查

(1)抗核抗体(ANA)：敏感性高，特异性低，是目前最佳的筛选试验。

(2)抗双链DNA抗体(ds-DNA)：特异性较高(95%)，阳性率较低(70%)。诊断系统性红斑狼疮的标记抗体之一，多出现在系统性红斑狼疮活动期，抗双链DNA抗体含量与疾病活动性密切相关。

(3)抗Sm抗体：特异性为99%，敏感性低(25%)，是系统性红斑狼疮的标记抗体之一，有助于早期和不典型病人的诊断或回顾性诊断，它与病情活动性不相关。

(4)其他自身抗体：抗RNP抗体、抗rRNP抗体、抗磷脂抗体、抗组织细胞抗体、抗红细胞膜抗体、抗血小板相关抗体、抗神经元抗体等。

(5)补体：目前常用总补体(CH_{50})、C_3和C_4的检测。补体低下，尤其是C_3低下常提示有系统性红斑狼疮活动。C_4低下除表示系统性红斑狼疮活动性外，尚可能是系统性红斑狼疮易感性(C_4缺乏)的表现。

(6)狼疮带试验：免疫荧光法检测皮肤的真皮和表皮交界处是否有免疫球蛋白沉积带，系统性红斑狼疮的阳性率约为50%，狼疮带试验阳性代表系统性红斑狼疮活动性。必须采取手腕上方的正常皮肤做检查。

(7)肾活检病理：对狼疮性肾炎的诊断、治疗和预后估计均有价值，尤其对指导狼疮肾炎治疗有重要意义。

3. 影像学检查 有助于早期发现器官损害。

(六)诊断要点

对系统性红斑狼疮的诊断，目前普遍采用的是美国风湿病学会(ACR)1997年推荐的诊断分类标准；该分类标准的11项中，符合4项或(和)4项以上者，在排除感染、肿瘤和其他结缔组织疾病后，可诊断为系统性红斑狼疮。11项分类标准中，免疫学异常和高滴度抗核抗体更具有诊断意义。病人患病初期症状简单，随着病情的发展逐渐出现符合诊断标准的若干项目，一旦病人免疫学异常，即使临床诊断不够条件，也应密切观察随访，尽早做出诊断和及时治疗。

(七)治疗要点

目前仍无法根治，治疗的目的在于控制病情。宜早发现、早治疗。

1. 一般治疗 去除诱因，包括避免日晒、停用可疑药物及预防感染等。

2. 药物治疗

(1)非甾体类抗炎药：主要适用于以关节、肌肉疼痛为主，而无重要脏器明显损伤的病人。常用药物有布洛芬、双氯芬酸、阿司匹林等。

(2)糖皮质激素：目前治疗系统性红斑狼疮的首选药物。适用于急性、暴发性狼疮病人或肾、中枢神经系统、心肺等脏器受损者，急性溶血性贫血、血小板减少性紫癜等病人。若疗效不佳可加用免疫抑制剂。

(3)免疫抑制剂：当激素治疗效果不佳或因不良反应不能继续使用时，应用免疫抑制剂。常用的药物有环磷酰胺、环孢素A等。

(4)其他药物：抗疟药羟氯喹或氯喹，口服后主要聚集于皮肤，对皮疹、光过敏和关节症状有一定疗效。但久用可引起视网膜退行性变。雷公藤对狼疮肾炎有一定疗效，但有性腺毒性的不良反应。

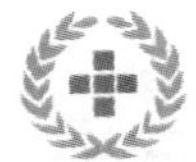

3. 免疫球蛋白(IVIG) 大剂量免疫球蛋白静脉注射疗法近年来逐渐用于治疗系统性红斑狼疮。适用于某些病情严重或(和)并发全身性严重感染者,对重症血小板减少性紫癜有效。

4. 血浆置换疗法 对于危重病人或经多种治疗无效的病人有迅速缓解病情的效果。

【主要护理诊断/问题】

(1)皮肤完整性受损 与自身免疫反应所致皮肤炎症性损伤、光敏感有关。

(2)慢性疼痛:关节疼痛 与关节炎性病变有关。

(3)口腔黏膜受损 与自身免疫反应、长期使用激素等有关。

(4)自我形象紊乱 与面部蝶形红斑有关。

(5)潜在并发症:慢性肾功能衰竭。

【护理目标】

病人皮肤损害明显好转;疼痛减轻;口腔溃疡得到控制;能接受患病事实,生理上、心理上舒适感有所增加。

【护理措施】

(一)一般护理

1. 休息与活动 保持病室环境安静、整洁,温度适宜。病床宜安排在无日光直射的地方。急性活动期病人以卧床休息为主,缓解期可适当活动,但应避免过度劳累。

2. 饮食护理 高蛋白质、高维生素、低热量、低脂肪饮食,以保证机体的消耗和必要的营养。戒烟和禁饮咖啡,不能进食冷冻的食品和饮料。少食多餐。避免进食辛辣等刺激性食物,忌食芹菜、无花果、蘑菇及烟熏食物等富含补骨脂素的食物,以免诱发和加重病情。有肾功能损害者,给予低盐、优质低蛋白饮食。

(二)病情观察

监测病人生命体征、体重,观察皮肤的损害,观察全身各系统有无异常,监测血清电解质、血清肌酐、尿素氮的改变。重点了解病人皮疹出现的时间及变化情况,有无关节和肌肉疼痛及其部位、性质、特点等。

(三)用药护理

1. 非甾体类抗炎药 本类药物具有抗炎、解热、镇痛作用,能迅速减轻炎症引起的症状。最主要的不良反应为胃肠道反应,并可引起胃黏膜损伤,饭后或同时服用胃黏膜保护剂、H_2 受体拮抗剂或米索前列醇等,可减轻损害;长期使用还可出现肝肾毒性、抗凝作用及皮疹等,用药期间应监测肝、肾功能。

2. 糖皮质激素 有较强的抗炎、抗过敏和免疫抑制作用,能迅速缓解症状,但可能引起继发感染、无菌性骨坏死、向心性肥胖、血压升高、血糖升高、电解质紊乱,加重或引起消化性溃疡、骨质疏松等。在服药期间,给予低盐、高蛋白及含钾、钙丰富的食物,定期监测血压、血糖、尿糖变化。做好皮肤护理和口腔黏膜的护理。强调按医嘱服药的必要性,不能自行停药或减量过快,以免引起"反跳"。

3. 免疫抑制剂 通过不同途径产生免疫抑制作用,主要不良反应有白细胞减少,也可引起胃肠道反应、黏膜溃疡、皮疹、肝、肾功能损害、脱发、出血性膀胱炎、畸形等。应鼓励病人多饮水,观察尿液颜色,及早发现膀胱出血情况。育龄女性在服药期间严格避孕。有脱发者,建议剪短发、戴假发,以增强自尊,并做好心理护理。

(四)对症护理

1. 口腔溃疡护理 保持口腔清洁,每天早晚、饭前饭后、睡前漱口或用双氧水漱口。发生口腔溃疡者,漱口后使用冰硼散、锡类散涂敷溃疡部;有口腔感染者,遵医嘱局部使用抗生素。

2. 皮肤护理

(1)保持皮肤的清洁卫生,可用温水湿敷红斑处,3 次/天,每次 30 min。忌用碱性肥皂。

(2)避免在烈日下活动,必要时穿长袖长裤,戴遮阳帽、打伞,避免阳光直接照射裸露的皮肤,忌日光浴。避免局部皮肤长时间受压。皮疹或红斑处可遵医嘱用抗生素治疗,做好局部清创换药处理。

(3)避免接触刺激性物品,如化妆品、染发剂、定型发胶、农药等。

(4)避免服用容易诱发风湿性疾病症状的药物,如普鲁卡因、肼屈嗪等。

（五）心理护理

加强与病人的沟通，并向其解释本病的相关知识，介绍成功的病例。做好思想工作，解除病人的恐惧和思想压力，增强其战胜疾病的信心。鼓励家属体贴、关怀病人，使病人获得感情支持。

（六）健康指导

1. 疾病知识指导 向病人及家属介绍本病的有关知识，帮助病人正确对待疾病，积极配合治疗。指导病人避免一切可能诱发本病的因素，如阳光直射、妊娠、分娩、药物、手术、劳累、感冒及精神刺激等。注意个人卫生，保持口腔、皮肤的清洁。育龄妇女应避孕。

2. 生活指导 生活规律，保持乐观情绪和正常心态，避免过度劳累。给予优质蛋白质、低脂肪、低盐、低糖、富含维生素和钙的饮食。忌食芹菜、无花果等含补骨脂素食物，忌食海鲜及辛辣食品，戒除烟酒。

3. 用药指导 严格按医嘱服药，不可擅自改变药物剂量或突然停药。向病人详细介绍所用药物名称、剂量、给药时间和方法等，并教会其观察药物疗效和不良反应。定期门诊复查，争取病情稳定、长期缓解，减少复发。

【预后】

随着早期诊断的手段增多和治疗系统性红斑狼疮水平的提高，系统性红斑狼疮预后已明显改善。目前 1 年生存率为 96%，5 年和 10 生存率分别达 85% 和 75%。少数病人可无症状、长期处于缓解状态。肾和中枢神经系统受累、严重贫血、持续低补体血症、弥漫性血管炎者预后较差。狼疮性肾炎的分型与预后也有密切关系，一般认为，系膜型病变预后较好，弥漫性增殖型病变预后最差。系统性红斑狼疮病人死亡的主要原因是肾功能衰竭、脑损害、心力衰竭和感染。

（吉慧姝）

第四节 骨质疏松症病人的护理

骨质疏松症（osteoporosis，OP）是一种系统性骨病，其特征是低骨量和骨的微细结构破坏，导致骨脆性增加和易于骨折的代谢性骨病。骨质疏松症是一种多因素所致的慢性疾病，属于风湿性疾病中骨与软骨病变的一类。在骨折发生之前，通常无特殊临床表现。该病女性多于男性，常见于绝经后妇女和老年人。

【护理评估】

（一）分类

骨质疏松症可分为三大类。

1. 原发性骨质疏松症 随着年龄的增长必然发生的一种生理性退行性病变。该型又分 2 型：Ⅰ型为绝经后骨质疏松，见于绝经后妇女；Ⅱ型为老年性骨质疏松，见于老年人。

2. 继发性骨质疏松症 病因明确，常由内分泌代谢疾病（如性腺功能减退症、甲状腺功能亢进症、甲状旁腺功能亢进症、库欣综合征、1 型糖尿病）或全身性疾病（如肾功能衰竭、白血病等）或药物等因素所诱发的骨质疏松症。

3. 特发性骨质疏松症 多见于 8～14 岁的青少年或成人，多半有遗传家庭史，女性多于男性。妇女妊娠及哺乳期所发生的骨质疏松也可列入该类型。

（二）病因与发病机制

骨质疏松症的具体病因尚未完全明确，凡使骨吸收增加和（或）骨形成减少的因素都会致使骨质疏松症的发生（图 8-1、图 8-2）。骨质疏松症体型演变见图 8-3。

1. 内分泌因素 女性由于雌激素缺乏造成骨质疏松，男性则为性功能减退所致睾酮水平下降引起的。绝经后妇女尤其多见，雌激素减少是发生骨质疏松的重要因素。一般认为老年人的骨质疏松和甲状旁腺功能亢进有关。血降钙素水平的降低可能是女性易患骨质疏松的原因之一。其他内分泌失调性疾病如库

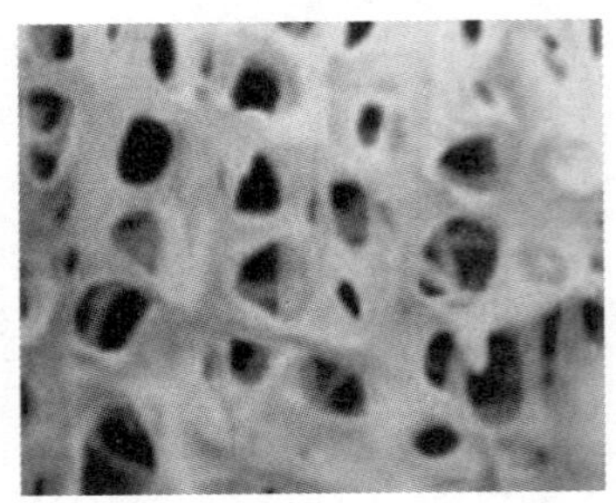
图 8-1 正常骨骼

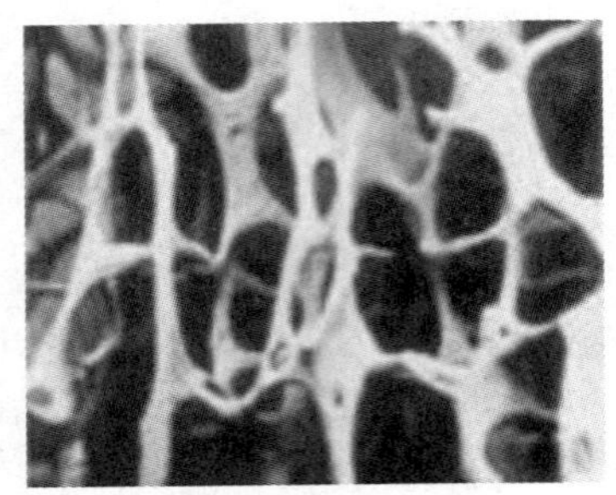
图 8-2 骨质疏松的骨骼

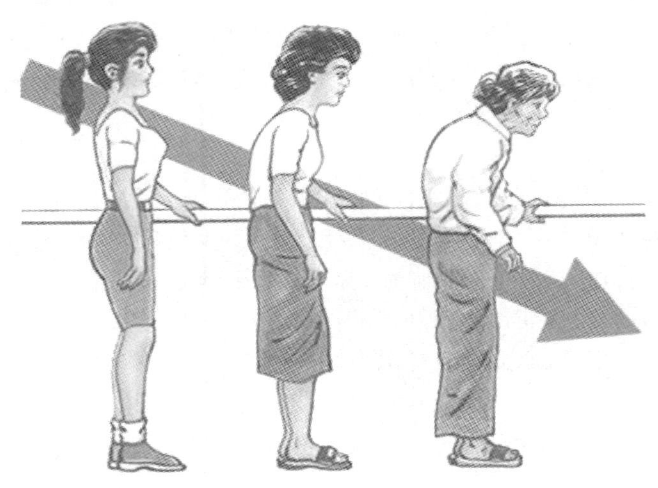
图 8-3 骨质疏松体型演变示意图

欣综合征导致骨的吸收或排泄增加，均与骨质疏松症形成有关。

2. 营养因素 钙的缺乏导致甲状旁腺激素(PTH)分泌和骨吸收增加，故低钙饮食者易发生骨质疏松。维生素D的缺乏导致骨基质的矿化受损，可出现骨质软化症。长期蛋白质缺乏造成骨机制蛋白合成不足，导致新骨生成落后，如同时有钙缺乏，骨质疏松则加快出现。维生素C在骨基质羟脯氨酸合成中不可缺少，能保持骨基质的正常生长和维持骨细胞产生足量的碱性磷酸酶，如缺乏维生素C则可使骨基质合成减少。

3. 废用因素 老年人活动减少或长期卧床不活动，肌肉强度减弱、机械刺激少、骨量减少，同时肌肉强度的减弱和协调障碍使老年人较易摔跤，伴有骨量减少时则易发生骨折。

4. 药物及疾病因素 某些药物可降低肠道对钙的吸收，如抗惊厥药、糖皮质激素等。肿瘤尤其是多发性骨髓瘤的肿瘤细胞产生的细胞因子能激活破骨细胞，以及儿童或青少年的白血病和淋巴瘤，后者的骨质疏松常为局限性。

5. 遗传因素 多基因的表达水平和基因多态性可影响峰值骨量、骨转换和骨质量。遗传因素决定了70%～80%的峰值骨量。

6. 其他因素 酗酒对骨有直接毒性作用，吸烟能增加肝脏对雌激素的代谢以及对骨的直接作用。

(三)身体状况

1. 疼痛和肌无力 本病最常见、最主要的症状，以腰背痛为多见，多为酸痛。其次是膝关节、肩背部、手指、前臂。由安静状态起身活动时出现，久坐、久站之后变换姿势时疼痛，弯腰、运动、咳嗽、大便用力时加重，夜间和清晨醒来时加重，日间减轻，负重能力减弱，活动后常导致肌劳损和肌痉挛，疼痛加重。

2. 身长缩短、驼背 多在疼痛后出现。脊椎椎体前部几乎多为松质骨组成，而且此部位是身体的支柱，负重量大，尤其第11、12胸椎及第3腰椎，负荷量更大，容易压缩。老年人骨质疏松时椎体压缩，每椎体缩短2 mm左右，身长平均缩短3～6 cm。

3. 骨折 骨折是骨质疏松症最常见和最严重的并发症，一般骨量丢失20%以上时即发生骨折。常因轻微活动或创伤而诱发,如弯腰、负重、挤压或跌倒后发生骨折。骨折在老年前期以桡骨远端骨折(Colles骨折)多见,老年期以后腰椎和股骨上端骨折多见。其中髋部骨折(股骨颈骨折)最常见,危害也最大,病死率可达10%~20%,致残率为50%,再发或者反复骨折的概率明显增加。幸存者自理能力下降,需长期卧床,从而加重骨丢失,使骨折极难复合。

4. 呼吸功能下降 驼背程度加重,还导致胸廓畸形,影响肺活量,病人往往出现胸闷、气短、呼吸困难,容易并发呼吸道感染。

(四)辅助检查

1. 骨矿密度测量 诊断骨质疏松症最有价值的检查。常用单光子吸收测定法、双能X线吸收测定法、定量CT、超声波等。

2. X线检查 目前X线仍是较易普及的检查骨质疏松症的方法,但该方法只能定性,不能定量,且不够灵敏。一般在骨量丢失30%以上时,X线才能有阳性所见。

3. 骨生化检查 测定血、尿的矿物质及某些生化指标,对骨质疏松症的鉴别诊断有重要意义。

(五)治疗要点

强调综合治疗、早期治疗和个体化治疗。合适的治疗可减轻症状,改善预后,降低骨折发生率。

1. 一般治疗 改善营养状况,补充钙剂和维生素D,加强运动,避免使用致骨质疏松症药物等。

2. 药物治疗

(1)骨吸收抑制药物:减少骨量的进一步丢失。常用药物如下。①雌激素:使破骨细胞功能减弱,骨丢失减少。主要用于绝经后骨质疏松症。②降钙素:直接抑制破骨细胞对骨的吸收,使骨骼释放钙减少。用降钙素前需补充钙剂和维生素D。③二膦酸盐:抑制破骨细胞生成和骨吸收,用药期间需补充钙剂。常用制剂有阿仑膦酸钠、依替膦酸二钠、帕米膦酸钠等。

(2)促进骨形成药物:可增加骨量。常用药物有小剂量氟化物、雄激素、生长激素等。

(3)改善骨质量药物:促进骨钙沉着,增加骨量。常用药物如下。①维生素D:可促进钙吸收,抑制PTH分泌,适用于各种骨质疏松症。常用制剂有骨化三醇、阿法骨化醇等。②钙剂:适用于各种骨质疏松症。常用制剂有碳酸钙、葡萄糖酸钙、枸橼酸钙等。

3. 对症处理 疼痛可给予非甾体类镇痛药如阿司匹林或吲哚美辛。骨折时给予牵引、固定、复位或手术治疗。

【主要护理诊断/问题】

(1)有受伤的危险 与骨质疏松导致骨骼脆性增加有关。

(2)疼痛:骨痛 与骨质疏松有关。

【护理措施】

(一)一般护理

1. 休息与活动 适当的运动可增加和保持骨量,并使老年人躯体及四肢肌肉和关节的协调性和应变力增强,能够预防跌倒、减少骨折的发生。运动类型和运动量根据病人具体情况而定,并适当进行负重锻炼,避免肢体制动。多从事户外活动,多晒太阳。若因骨痛需暂时卧床,应睡硬板床,以减轻疼痛。酌情在床上进行四肢和腹背肌肉的主动或被动运动,防止骨质疏松进一步加重。疼痛改善后尽早争取起床锻炼。

2. 合理膳食 在饮食上要注意合理配餐,烹调时间不宜过长。主食以米、面、杂粮为主,做到品种多样,粗细合理搭配。多进食富含异黄酮类的食物,如大豆等对保持骨量有一定作用。副食应多吃含钙和维生素D的食物,含钙的食物有奶类、鱼、虾、海产品、豆类及其制品、鸡蛋、燕麦片、坚果类、骨头汤、绿叶蔬菜及水果。对胃酸分泌过少者在食物中放入少量醋,以增加钙的吸收。一般情况下绝经期妇女每天摄入钙1200~1500 mg为宜。含维生素D多的食物有鱼类、蘑菇类、蛋类等。膳食中蛋白质应适量。近年有很多研究表明,蛋白质的摄入量是影响骨质疏松的因素,低蛋白质摄入使骨量的丢失增加,而过高动物蛋白质的摄入可增加骨折的危险性。提倡低钠、高钾、高钙、高非饱和脂肪酸饮食,戒烟、酒,忌辛辣、过咸、过甜等刺激性食品。吸烟、酗酒、浓茶、咖啡等是骨质疏松发病的危险因素。

(二)观察病情

观察骨痛部位、程度、性质,观察病人站立姿势、步态平衡情况,观察病人生活、饮食习惯,是否经常户外活动及活动量、活动方式等,观察有无并发症等。

(三)用药护理

指导病人必须按医嘱使用性激素,注意观察乳腺癌、中风和血栓形成等并发症。补充钙剂和维生素D时要定期监测血钙、磷变化,防止发生高钙血症和高磷血症。服用钙剂时注意增加饮水量,同时服用维生素D。指导病人空腹服用二磷酸盐时,同时饮清水200～300 mL,至少半小时内不能进食或喝饮料,也不能平卧,取立位或坐位,以减轻对食管的刺激。避免使用致骨质疏松症的药物:如苯妥英钠、苯巴比妥、扑米酮、氯硝西泮、乙琥胺等。

(四)对症护理

1. 疼痛护理 为减轻疼痛可使用硬板床,卧床休息数天至1周,可缓解疼痛。酌情使用骨科辅助物,如背架、紧身衣等。酌情可对疼痛部位热敷、理疗等,促进血液循环,减轻疼痛,也可用超短波、微波或分米波疗法、低频及中频电疗法、磁疗法和激光等达到消炎止痛的目的。药物的使用包括止痛剂、肌肉松弛剂或抗炎药等。要准确评价疼痛的程度,遵医嘱用药。观察药物的效果与副作用。

2. 预防跌倒 保证住院环境安全,如楼梯及病房走廊设有扶手,病房和浴室地面干燥,灯光明暗适宜,过道避免有障碍物等。加强日常生活护理,将日常所用物如水杯、呼叫器等尽量放置在病人易取的位置。加强巡视,对住院病人在漱口及用餐时间,应加强意外预防。当病人使用利尿剂或镇静剂时,要严密注意其因频繁如厕及神志恍惚所发生的意外。

(五)心理护理

护士应与病人多沟通,做到关心、耐心、细心,以建立良好的护患关系。认真倾听病人的感受,了解他们的心理活动和生活情况,对有心理问题的病人给予开导,鼓励他们参加社交活动,适当娱乐、听音乐、冥想,使情绪放松以减轻疼痛。这样不仅有利于消除病人的心理压力、减轻症状、提高疗效、促进康复,还有利于改善病人的生活质量。

(六)健康指导

1. 知识指导

(1)三级预防措施:目前骨质疏松症的治疗还没有特效的方法,发病之后很难使骨组织微细结构完全修复。因此,最好的方法是加强三级预防措施。①一级预防:儿童、青少年注意合理膳食营养,多食用含钙、磷高的食品,坚持体育锻炼。②二级预防:中年期,尤其妇女绝经后要定期检查骨密度,及早采取预防对策。③三级预防:对老年骨质疏松症病人,应积极进行抑制骨吸收、促进骨形成的药物治疗,同时加强防摔、防碰等措施。

(2)骨质疏松症防治三要素:加强营养、适当运动、预防跌倒。注意养成良好的饮食习惯,多食含钙、适量高蛋白质、高维生素食物,避免浓茶、咖啡等饮料,戒烟、酒;多到户外活动,进行适量日光浴,以增加维生素D的生成;户外活动、外出、夜间起床应倍加小心,减少和避免受伤,以免引起骨折。一旦发生骨折,即需卧床休息,并用夹板或支架妥善固定,及时送往医院医治。

(3)不滥用药物:某些药物对骨代谢有不良影响,因此用药时要权衡利弊,不随意用药,不滥用药物,特别是要慎用激素类药物。注意避免受凉、感冒,避免到人多处。主动配合治疗、护理。主动观察、了解药物不良反应。主动到户外加强锻炼。

2. 配合治疗 遵医嘱用药,勿自行减量或停药,让病人了解所用药物作用及不良反应。

3. 定期复查 密切监测骨质变化情况,及时调整治疗方案。

【预后】

绝经后OP对雌激素替代治疗有良好反应,预后较佳,老年骨质疏松症的治疗较困难,而继发性骨质疏松症的预后取决于原发病的性质和治疗效果。

（吉慧姝）

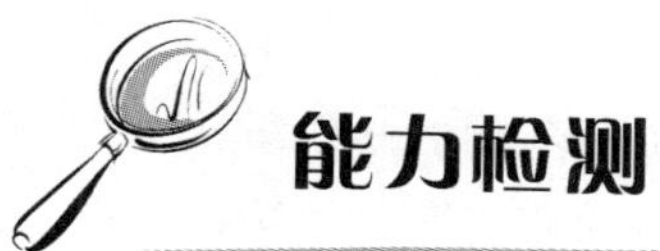

能力检测

A_1型题

1. 系统性红斑狼疮面部典型皮损的特征为(　　)。

A. 盘状红斑　　B. 环形红斑　　C. 蝶形红斑　　D. 网状红斑　　E. 丘疹状红斑

2. 系统性红斑狼疮最常见的皮肤损害部位是(　　)。

A. 颈部　　B. 胸部　　C. 腹部　　D. 四肢　　E. 颜面部位

3. 诱发骨质疏松的病因不包括(　　)。

A. 长期服用补充维生素的药物　　B. 膳食结构中缺乏钙、磷或维生素 D 等物质

C. 妇女在停经后缺乏雌激素的分泌　　D. 妊娠或哺乳期妇女会大量流失钙

E. 长期大量的饮酒、饮咖啡、吸烟

4. 类风湿关节炎病人早期最显著的关节症状是(　　)。

A. 晨僵　　B. 局部发红　　C. 局部肿胀　　D. 局部发热　　E. 关节强直与畸形

5. 类风湿关节炎最常累及的关节是(　　)。

A. 肘关节　　B. 膝关节　　C. 肩关节　　D. 脊柱小关节　　E. 四肢小关节

A_2型题

6. 王女士，29 岁，已婚，入院诊断：系统性红斑狼疮。护理体检：T 38.5 ℃，面部蝶形红斑、有少许鳞屑，胸腹检查无异常，尿常规和肾功能检查正常，ANA 阳性，抗双链 DNA 抗体阳性。总补体和补体 C_3 降低。给予强的松 45 mg/d 治疗。护理措施是(　　)。

A. 安置于阳光充足的病室卧床休息　　B. 低蛋白质、低维生素、低盐饮食

C. 多食芹菜、香菜等含补骨脂素的食物　　D. 外出戴宽边帽子并穿长袖衣及长裤

E. 预防感染，紫外线消毒病室每天 2 次

7. 男，30 岁，4 年来先下身渐全身骨疼痛，1 年来行动困难，身高缩短 10 cm，半年前不明原因的肋骨和股骨上段骨折。诊断应考虑(　　)。

A. 骨癌　　B. 增生性骨关节炎　　C. 类风湿关节炎

D. 骨质疏松　　E. 骨髓炎

8. 陈小姐，21 岁，大学生，因患系统性红斑狼疮两次住院。本次住院面部红斑明显、脱发，在病房时哭时笑，不肯与别人接触，有一次她对着镜子和护士说："这不像我，我该怎么办？我的世界完蛋了。"并常猜测将会发生的可怕后果，拒绝接受糖皮质激素的治疗。目前陈小姐最主要的护理诊断是(　　)。

A. 绝望　　B. 思维过程改变　　C. 有感染的危险

D. 皮肤完整性受损　　E. 潜在药物副反应

9. 某女青年，患类风湿关节炎已 5 年，现关节肿痛已减轻，但两侧腕、掌指关节强直、畸形，被固定于屈位，并有消瘦、乏力，目前应用雷公藤和甲氨蝶呤治疗。该病人目前主要的护理诊断是(　　)。

A. 疼痛　　B. 自理缺陷　　C. 个人应对无效

D. 潜在药物副反应　　E. 有废用综合征的危险

10. 王女士，26 岁，面部蝶形红斑，系统性红斑狼疮入院，护理措施错误的是(　　)。

A. 避免烈日下活动　　B. 外出时戴宽边帽　　C. 局部用清水冲洗

D. 脱屑处用碱性肥皂清洗　　E. 勿用刺激性化妆品

11. 赵小姐，26 岁，系统性红斑狼疮病人，面部有较严重的蝶形红斑，且有脱发及糖皮质激素治疗引起

的容貌改变，该病人最主要的护理诊断是(　　)。

A. 疼痛　　B. 活动无耐力　　C. 自我形象紊乱
D. 知识缺乏　　E. 焦虑

12. 女，36岁，因风湿关节炎引起关节疼痛，在服用阿司匹林时，护理人员嘱其饭后服用的目的是(　　)。

A. 减少对消化道的刺激　　B. 提高药物的疗效　　C. 降低药物的毒性
D. 减少对肝的损害　　E. 避免尿少时析出结晶

13. 女，24岁，红斑狼疮5年，半月前面部出现红斑，胸闷不适，全身关节酸痛，并伴有低热，疑为系统性红斑狼疮。病人治疗后病情控制可出院回家，护士对病人的指导正确的是(　　)。

A. 不生育者可口服雌性避孕药避孕
B. 自觉不适，自行增加激素用量，症状缓解后自行减药
C. 长期用药，定期随访，不可擅自改变药物剂量或突然停药
D. 一旦怀孕即停服激素并以免疫抑制剂替代
E. 怀孕后停服糖皮质激素以外的一切药物，并每天晒太阳30 min以上

14. 以下要求不符合系统性红斑狼疮的护理要求的是(　　)。

A. 床单位清洁、干燥　　B. 床单位阳光充足　　C. 病室空气流通
D. 病室内温度18～20 ℃　　E. 病室内湿度50%～60%

15. 某女性病人，因全身关节痛、面有蝶形红斑、查血抗Sm抗体(+)确诊为系统性红斑狼疮，医嘱病室避免日光直射，病室紫外线消毒时应回避，外出穿长袖上衣及长裤、戴帽或撑伞遮阳，禁日光浴，原因是(　　)。

A. 紫外线是本病重要诱因　　B. 紫外线可致雌激素作用强　　C. 紫外线直接破坏表皮细胞
D. 紫外线加强关节滑膜炎　　E. 紫外线直接损害细胞DNA

16. 某女性病人已确诊为系统性红斑狼疮，因发热出现全身关节痛、皮疹、蝶形红斑，此时应给予何类药物？(　　)

A. 糖皮质激素　　B. 雄激素　　C. 非甾体类抗炎药
D. 甲状腺素　　E. 醛固酮

17. 邢女士，22岁，患系统性红斑狼疮2年，鼻梁及面颊两侧呈蝶形水肿性红斑。不正确的护理措施是(　　)。

A. 病人床位安置在没有阳光直射的地方　　B. 外出穿长袖衣裤，打伞遮阳
C. 适当使用化妆品掩饰红斑　　D. 忌用碱性肥皂清洗面部
E. 避免服用普鲁卡因胺等药物

18. 女性患系统性红斑狼疮时以下处理哪项不妥？(　　)

A. 避孕　　B. 不吃含激素的避孕药
C. 病情稳定时无需避孕　　D. 妊娠前3个月停用所有免疫抑制剂
E. 告知可能流产、早产

19. 某女性病人因发热、各关节痛、面部有蝶形红斑及血中抗Sm抗体(+)，确诊为系统性红斑狼疮，医嘱不能食用含有补骨脂素的芹菜、香菜、无花果，原因是(　　)。

A. 可增强雌激素作用　　B. 可损害肾小球　　C. 可加重表皮细胞损害
D. 增强对紫外线敏感　　E. 可加重关节滑膜炎

A_3/A_4型题

(20～21题共用题干)

高女士，32岁，已婚。不规则发热伴大、小关节疼痛月余。护理体检：T 38.4 ℃，面部未见红斑，口腔、鼻腔有溃疡灶，右膝及左踝、趾关节轻度红肿、压痛、无畸形。化验：尿蛋白(+)，颗粒管型(+)；外周血WBC 3.5×10^9/L；抗核抗体(+)。门诊以“系统性红斑狼疮”收入院。

20. 对高女士进一步做实验室检查，还可能出现的结果是(　　)。

A. 红细胞增多　B. 血小板减少　C. 抗 Sm 抗体阴性
D. 抗双链 DNA 抗体阴性　E. 总补体和补体 C_3 增高

21. 护士对高女士做健康教育正确的是(　　)。
A. 血小板低者勿用手挖鼻腔　B. 出现皮肤斑丘疹时可用手挤压
C. 加强户外锻炼，多晒太阳增强体质　D. 口服避孕药避孕以免妊娠致病情恶化
E. 进高蛋白质、营养丰富的饮食，多食芹菜、香菜

(22～24 题共用题干)

刘女士，27 岁，4 年来全身各关节疼痛，伴有晨僵，活动后减轻，拟诊为类风湿关节炎。

22. 下列关于类风湿关节炎的描述哪项不正确？(　　)
A. 基本病变为滑膜炎　B. 发病与自身免疫有关　C. 有皮下结节示病情活动
D. 类风湿因子常为阳性　E. 不引起脏器损害

23. 该病关节病变的特点以下描述不正确的是(　　)。
A. 多对称　B. 关节可畸形　C. 发作时疼痛
D. 关节周围软组织可受累　E. 远端指间关节最常受累

24. 以下不作为该病人首选药物的是(　　)。
A. 雷公藤　B. 布洛芬　C. 阿司匹林　D. 泼尼松　E. 环磷酸铵

(25～27 题共用题干)

张女士，24 岁，腕、踝关节疼痛及脱发 2 年，今晨在海边游泳时发现面部出现紫红斑，遂就医。查体：头发稀疏，面颊及颈部均有不规则圆形红斑，口腔有溃疡。化验：血中查出狼疮细胞。

25. 头发护理时，以下护理措施哪项不妥？(　　)
A. 温水洗发　B. 每周洗发两次　C. 洗发时，边洗边按摩
D. 梅花针轻刺头皮　E. 烫发可使毛发增生

26. 给病人做健康指导以下哪项不妥？(　　)
A. 介绍本病基本知识　B. 告知有关药物知识　C. 病情缓解后也不能怀孕
D. 避免日晒、劳累　E. 保持乐观情绪

27. 口腔溃疡如有细菌感染，以下措施正确的是(　　)。
A. 呋喃西林溶液漱口　B. 碳酸氢钠溶液漱口　C. 制霉菌素溶液漱口
D. 生理盐水漱口　E. 无菌蒸馏水漱口

第九章 神经系统疾病病人的护理

1. 掌握神经系统疾病常见症状、体征的护理。
2. 掌握神经系统常见疾病的护理评估、护理措施。
3. 熟悉神经系统疾病病人主要的护理诊断/问题。
4. 了解神经系统常见疾病的病因、发病机制、辅助检查及治疗要点。
5. 能对病人进行健康指导，实施肢体、言语、思维等康复训练护理。
6. 能够独立进行神经系统常用护理技术操作。

第一节 概　　述

神经系统包括中枢神经系统和周围神经系统两个部分。前者包括脑（大脑、间脑、脑干及小脑）和脊髓，分析综合体内、外环境传来的信息，后者包括12对脑神经（其中第Ⅰ、Ⅱ对在脑内部分是其二级和三级神经元的神经纤维束，其他10对脑神经与脑干联系）和31对脊神经，传递神经冲动。神经系统疾病是指脑、脊髓、周围神经及骨骼肌由于感染、血管病变、外伤、肿瘤、变性、中毒、免疫障碍、遗传、先天发育异常、营养缺陷、代谢障碍等原因引起的疾病，大多数有明确的病理变化。神经系统病变时可出现意识、认知、运动、感觉、反射、自主神经等神经功能异常，病情复杂而危重，易发生各种并发症，其发病率、死亡率、致残率高，严重威胁人们的生存和生活质量。

神经系统疾病病人的症状、体征与病变部位的相应功能紧密相关，其常见表现有头痛、感觉障碍、运动障碍、言语障碍和意识障碍等。

一、头痛

头痛（headache）指额部、顶部、枕部和颞部的疼痛。颅内的血管、神经、脑膜以及颅外的骨膜、血管、头皮、颈肌、韧带等均为疼痛的敏感结构，这些敏感结构受挤压、牵拉、移位、炎症影响，血管的扩张或痉挛、肌肉的紧张性收缩等均可引起头痛。

【护理评估】

1. 病因

（1）颅内病变：①感染，如脑膜炎、脑炎、脑脓肿等。②血管病变，如脑出血、蛛网膜下腔出血、脑梗死、脑血管畸形、高血压脑病、脑供血不足等。③占位性病变，如脑肿瘤、颅内白血病细胞浸润、颅内囊虫病等。④颅脑外伤，如脑震荡、颅内血肿、脑挫伤等。

（2）颅外病变：如颅骨骨折、颅骨肿瘤、颈部病变、神经痛、青光眼、中耳炎、鼻窦炎、牙髓炎等。

（3）全身性疾病：①急性感染，如肺炎、流感等发热性疾病。②心血管疾病，如高血压病、心力衰竭等。③中毒，如一氧化碳、有机磷农药、药物等中毒。④其他，如尿毒症、低血糖、中暑、肺性脑病、肝性脑病等。

（4）神经症：神经衰弱及癔症性头痛。

2. 身体状况　根据头痛的性质及部位不同，头痛的分类如下。

（1）偏头痛：由颅内、外血管舒缩功能障碍引起，常为一侧或双侧颞部搏动性头痛，反复发作，伴恶心、呕吐。典型偏头痛在发作前可有视物模糊、眼前闪光等视觉先兆，服止痛片或经休息、睡眠后头痛缓解，常有家族史。

(2)颅内高压性头痛：颅内肿瘤、血肿、囊肿、脓肿等占位性病变使颅内压增高，常为整个头部持续性的胀痛，阵发性加剧，并伴有喷射性呕吐及视力障碍。

(3)眼源性头痛：因青光眼、虹膜炎、视神经炎、眶内肿瘤等眼部疾病以及屈光不正而引起头痛，常位于眼眶周围及前额，一旦眼部疾病治愈，头痛将得到缓解。

(4)耳源性头痛：因急性中耳炎、外耳道疖肿、乳突炎等引起，表现为单侧颞部持续性或搏动性头痛，常伴有乳突压痛。

(5)鼻源性头痛：鼻窦炎症常引起前额部头痛，可伴有发热、鼻腔脓性分泌物等。

(6)神经性头痛：亦称精神性头痛或紧张性头痛，其部位不固定，表现为持续性闷痛，常伴有心悸、多梦、多虑、紧张、失眠等症状。

3. 心理、社会状况 询问病人情绪、精神及睡眠状况，了解头痛对日常生活、工作和社会交往的影响，病人是否因长期反复头痛而产生紧张、焦虑、失眠和抑郁的心理。

4. 辅助检查 脑脊液检查有无压力增高，有无血性或炎性改变；CT 或 MRI 检查有无颅内病变。

【主要护理诊断/问题】

(1)疼痛：头痛 与颅内、外血管舒缩功能障碍或颅内占位性病变等因素有关。

(2)焦虑 与反复头痛或头痛病因不明有关。

【护理目标】

病人能说出引起头痛加重的因素，并能尽量避免。头痛发作次数减少或程度减轻；焦虑感减轻或消失。

【护理措施】

1. 休息与活动 充分休息，保持环境安静、舒适、光线柔和，避免各种刺激。给予易消化、清淡的食物，保持大便通畅，戒烟、酒。

2. 避免诱因 告知病人可引起或加重疼痛的因素，如情绪紧张、饥饿、失眠、噪声、强光和气候的变化，偏头痛病人吃奶酪、熏鱼、酒类、巧克力也可诱发头痛，女性病人服避孕药可加重头痛，使病人学会避免各种诱因。对器质性病变所致的头痛，应积极检查，尽早治疗。

3. 观察病情 观察病人头痛的性质、部位、持续时间、频率以及程度，了解病人头痛的原因。持续性、进行性加重的头痛可能是颅内占位性病变所致的颅内高压症引起，低颅压性头痛与体位有明显关系，立位时出现或加重，卧位时减轻或消失。颅内高压可引起脑疝，一旦有脑疝先兆如瞳孔不等大、不等圆，意识障碍，呼吸不规则等，立即报告医生处理。

4. 对症护理

(1)松弛疗法：如精神放松、听轻音乐，可引起松弛，减轻疼痛。

(2)气功疗法：通过自我意识，集中精力使全身各部分的肌肉放松，从而增强病人对疼痛的耐受性。

(3)皮肤刺激疗法：如冷敷(注意脑梗死病人禁止冷敷)或热敷(脑出血病人禁止热敷)。另外理疗、按摩、加压等方法均可减轻头痛，如偏头痛可用手指压迫颈总动脉或单侧头部动脉等，可短暂性地控制血管的扩张而缓解头痛。

5. 用药护理 按医嘱给药，让病人了解止痛药的依赖性或成瘾性的特点，及长期用药的副作用。

6. 心理护理 长期反复发作的头痛，可使病人有焦虑、紧张心理，护士应安慰病人，消除其紧张情绪，以减少发作次数。

【护理评价】

病人能否说出诱发或加重头痛的因素，是否能运用有效的方法减轻头痛；焦虑感有无减轻。

二、意识障碍

意识是指机体对自身和周围环境的刺激做出应答反应的能力。意识障碍(disorders of consciousness)是指人对外界环境刺激缺乏反应的一种精神状态。凡导致脑干网状结构上行激活系统或广泛的大脑皮质损害的各种原因,均能引起意识障碍。

【护理评估】

1. 病因 常见病因:①颅脑疾病,如脑血管疾病、颅脑感染、颅内占位性病变、颅脑损伤、癫痫等。②全身感染性疾病,如败血症、肺炎、中毒性细菌性痢疾等。③内分泌与代谢障碍,如甲状腺危象、糖尿病性昏迷、肝性脑病、尿毒症等。④心血管疾病,如高血压脑病、重度休克、心律失常等。⑤中毒性疾病,如安眠药、有机磷农药、一氧化碳中毒等。

2. 身体状况 判断意识障碍的程度及其类型,评估病人全身状况。

1)意识障碍程度 临床上可通过病人的言语反应,对疼痛的刺激反应,瞳孔对光反射,吞咽反射,角膜反射等来判断意识障碍的程度,可分为嗜睡、意识模糊、昏睡、昏迷等。国际通用 Glasgow 昏迷评定量表较为准确地评价意识障碍程度(表 9-1),总分 15 分,最低 3 分。按得分多少,评定其意识障碍程度:13～14 分为轻度障碍,9～12 分为中度障碍,3～8 分为重度障碍(多呈昏迷状态)。

表 9-1 Glasgow 昏迷评定量表

检查项目	临床表现	评分
A 睁眼反应	自动睁眼	4
	呼之睁眼	3
	疼痛引起睁眼	2
	不睁眼	1
B 言语反应	定向正常	5
	应答错误	4
	言语错乱	3
	言语难辨	2
	不语	1
C 运动反应	能按照指令做动作	6
	对刺痛能定位	5
	对刺痛能逃避	4
	刺痛肢体屈曲反应	3
	刺痛肢体过伸反应	2
	无动作	1
3～15 分,8 分以上恢复机会较大,7 分以下预后较差,3～5 分伴有脑干反射消失,有潜在死亡危险		

2)特殊类型的意识障碍

(1)去皮质综合征:去皮质意识障碍,或称为无皮质状态。见于缺氧性脑病,其次为皮质损害较广泛的脑血管病及脑外伤。病人对外界的刺激不能产生有意识的反应,对言语、疼痛刺激无反应。病人能无意识地睁、闭眼,眼球能活动,瞳孔对光反射、角膜反射恢复,肌张力增高,病理反射阳性。吸吮反射、强握反射可出现。大小便失禁,存在觉醒与睡眠周期,身体姿势为上肢屈曲,下肢伸直性强直。与去大脑强直的区别为后者四肢均为伸直性强直。

(2)无动性缄默症:又称睁眼昏迷,较少见。为脑干上部和(或)丘脑的网状激活系统有损害,而大脑半球及其传导通道无病变。病人能注视检查者和周围的人,貌似醒觉,但缄默不语,不能活动。肌肉松弛,无锥体束征,大小便失禁。任何刺激也不能使其真正清醒,存在睡眠觉醒周期。

(3)闭锁综合征:又称为去传出状态,是由脑桥腹侧部病变引起,如脑血管病、肿瘤等。神志清楚,眼球活动正常,但不能言语、不能活动,仅以眼球活动示意。脑电图正常有助于与真正的意识障碍相区别。

3. 心理、社会状况 评估病人的家庭背景,家属的精神状态、心理承受能力、对病人的关心程度,病人及家属对疾病预后的期望。

4. 辅助检查 脑电图、血糖、血氨、肝/肾功能、血气分析、脑CT、磁共振等检查。

【主要护理诊断/问题】

意识障碍 与脑部病变、脑组织受损有关。

【护理目标】

病人意识障碍无加重。病人不发生误吸、窒息、外伤、感染、压疮等各种并发症。

【护理措施】

1. 生活护理 协助做好日常生活的护理，保持床单清洁、干燥，每2～3 h翻身一次，防止发生压疮及坠积性肺炎。保持大便的通畅，必要时遵医嘱服通便药，小便失禁病人防止尿路感染。保护病人以防止可能的损伤，如癫痫发作时引起气道梗阻或误吸。如需约束病人应使病人处于侧卧位，病床安装床栏，防止坠伤，制订必要的保护措施。慎用热水袋，防止烫伤。

2. 饮食护理 给予高维生素、高热量饮食，补充足够的水分。对于昏迷病人应保证营养的供给，必要时给予鼻饲流质。喂食前、后抬高床头防止食物反流。

3. 观察病情 判断意识障碍程度，严密观察生命体征、瞳孔的变化、角膜反射等。观察有无恶心、呕吐及呕吐物的性状与量，准确记录24 h出入液量，预防消化道出血和脑疝发生。

4. 意识恢复训练护理 根据不同的意识障碍程度，进行相应的意识恢复训练。如意识模糊病人，纠正其错误概念或定向错误、辨色错误、计算错误，提供他(她)所熟悉的物品(如照片等)，帮助病人恢复记忆力；对嗜睡病人避免各种精神刺激；协助指导病人完成各种细小的日常生活小事。

【护理评价】

病人意识障碍程度是否减轻；是否不出现各种并发症。

三、言语障碍

言语障碍(language disorders)可分为失语症和构音障碍。由大脑皮质言语功能区病变使其听、说、阅读和书写能力丧失或残缺称为失语症。因发音肌肉的瘫痪、共济失调或肌张力增高所引起者称为构音障碍。

【护理评估】

1. 病因 评估病人的职业、文化水平与语言背景，如出生地、生长地及方言等；过去和目前的语言能力；病人的意识水平、精神状态及行为表现，是否意识清楚、配合检查，有无定向力、注意力、记忆力和智力障碍。

2. 身体状况

1)失语症 由大脑皮质中与言语功能有关的区域损害所致，是优势大脑半球损害的重要症状之一。根据对病人自发语言、对话、理解力、复述能力的观察和检查可以将失语分为以下几种类型。

(1)运动性失语：又称表达性失语或布罗卡(Broca)失语。由言语运动中枢病变引起，为优势半球额下回后端的盖部及三角部皮质受损。病人不能说话，或只能讲一、两个简单的字且不流利，常用词不当，但对别人的言语能理解，对自己用错词也知道，对书写的东西也能理解，但读出来有困难和差错，也不能流畅地诵诗、唱歌，常伴有右上肢为主的轻偏瘫。

(2)感受性失语：又称Wernicke失语或听觉性失语，为优势半球颞上回后部病变引起。病人自己发音虽然流利，但内容不正常，不能理解别人言语，也不能理解自己所言，在发音用词方面有错误。病人虽有言语缺陷，但无自知力，言语增多。

(3)命名性失语：又名遗忘性失语。由优势侧颞中回及颞下回后部病变引起。病人称呼物件及人名的能力丧失，但能说出某物是如何使用的。别人提示名称时，他能辨别是否正确。

(4)传导性失语：病灶部位大多在优势半球缘上回皮质或深部白质内的弓状纤维。以复述不成比例、受损为突出特点，病人言语流畅，用字发音不准，复述障碍与听理解障碍不成比例，病人能听懂的词和句却不能正确复述。神经系统检查常无阳性体征，但偏身感觉障碍及轻偏瘫也可见，也可见同向性偏盲和象限盲。

(5)完全性失语：也称混合性失语，由优势半球大脑中动脉分布区的广泛区域受损所致，是最严重的一种失语类型,所有言语功能都有明显障碍,预后差。

(6)失写:为书写不能,由优势半球额中回后部病变引起。病人手部肌肉无瘫痪,但不能书写或写出的句子常有遗漏差错,抄写能力仍保存。

(7)失读:由优势侧顶叶角回病变所引起。病人尽管无失明,但对视觉性符号的认识能力丧失,因此不识词句、图画。失读与失写常同时存在,病人不能阅读,不能自发地书写,也不能抄写。

2)构音障碍　指神经系统器质性疾病引起的发音不清而用词正确,与发音清楚、用词不正确的失语不同。下运动神经病变如面瘫可产生唇音障碍;迷走神经和舌下神经的周围性或核性麻痹时发音不清楚、无力、带鼻音;上运动神经元疾病如急性脑血管病所致一侧锥体束病变只引起暂时的发音困难;一侧广泛的皮质运动区病变引起持久的发音不清;脑性瘫痪、两侧半球脑血管病等所致双侧锥体束损害时均产生构音不清;小脑病变因发音肌的共济失调,以致发音生硬、声调高低不一、音节停顿不当或停顿延长。

3. 心理、社会状况　评估病人的心理状况,观察有无孤独、抑郁、烦躁或自卑感,是否能得到亲人朋友的关心、体贴、尊重与鼓励,病人是否处于一种和谐的亲情氛围和语言学习环境中。

4. 辅助检查　头部CT、磁共振检查、新斯的明试验等检查,有助于明确病因。

【主要护理诊断/问题】

语言沟通障碍　与大脑言语中枢病变或发音器官的神经肌肉受损有关。

【护理目标】

病人及家属对沟通障碍表示理解,能配合言语训练。病人语言功能逐渐恢复或者能采取有效的沟通方式表达自己。

【护理措施】

1. 心理护理　向病人及家属说明病情并共同制订语言训练计划,帮助病人学习非语言沟通的技巧,树立战胜疾病的信心,避免出现悲观、失望的情绪。仔细观察病人情况,做到理解病人的问题并及时解决、答复。尊重病人,多与病人交谈,缓慢、清楚地对逐个问题进行解释,直到病人理解为止,营造一种良好的语言交流氛围和和谐的亲情氛围。

2. 语言康复训练　鼓励病人大声说话,病人进行尝试和获取成功时给予鼓励。对不能很好地理解语言的病人,配以手势或实物一起交谈,通过语言与逻辑性的结合,训练病人理解语言的能力。对说话有困难的病人可以借书写方式来表达,并逐渐训练其发音。对失去阅读能力的病人应将日常用词、短语、短句写在卡片上,由简到繁、由易到难、由短到长地教他(她)朗读,进行刺激法和复述训练。循序渐进地进行各种语言训练。在对病人进行语言训练时要耐心,切不可急于求成,要持之以恒,才能达到语言恢复的目的。

【护理评价】

病人及家属对沟通障碍能否表示理解,能否配合言语训练。病人语言功能是否逐渐恢复或者是否能采取有效的沟通方式表达自己。

四、感觉障碍

感觉障碍(sensation disorders)是指机体对各种形式刺激的无感知、感知减退或异常的综合征。感觉分为内脏感觉(由自主神经支配)、特殊感觉(包括视、听、嗅和味觉,由脑神经支配)和一般感觉。一般感觉由浅感觉(痛、温度和触觉)、深感觉(运动觉、位置觉和振动觉)和复合感觉(实体觉、图形觉和两点辨别觉等)所组成。

【护理评估】

1. 病因　常见于神经系统的感染、血管病变、中毒、肿瘤、脑外伤及全身代谢性疾病等。

2. 身体状况

1)感觉障碍的性质　可分为抑制性症状和刺激性症状两类。

(1)抑制性症状:感觉传导路径被破坏或功能受抑制时,出现感觉缺失或感觉减退。感觉缺失有痛觉缺失、温度觉缺失、触觉缺失和深感觉缺失等。在同一部位各种感觉均缺失,称为完全性感觉缺失。如果在同一部位只有某种感觉障碍(如皮肤痛觉缺失)而其他感觉保存者,称为分离型感觉障碍。

(2)刺激性症状:感觉传导路径受到刺激或兴奋性增高时出现感觉过敏、感觉过度、感觉倒错、感觉异常或疼痛，其中感觉过敏属感觉障碍的“量”的改变，感觉过度、感觉倒错、感觉异常属感觉障碍的“质”的改变。①感觉过敏：轻微刺激引起强烈的感觉，如一个轻的疼痛刺激引起较强的疼痛感受。②感觉过度：感觉的刺激阈值增高，不立即产生疼痛，达到阈值时产生一种定位不明确的、强烈的不适感，持续一段时间才消失。③感觉倒错：非疼痛性刺激而诱发出疼痛感觉，如轻划皮肤而有痛感，冷觉刺激当做热觉刺激。④感觉异常：没有外界任何刺激而发生的感觉，常见的感觉异常有麻感、痒感、发重感、针刺感、冷或热感、蚁行感、肿胀感、电击感、紧束感等。⑤疼痛。局部疼痛：病变部位的局限性疼痛。放射性疼痛：神经干、神经根或中枢神经受到病变刺激时，疼痛不仅发生于刺激局部，而且可扩展到受累感觉神经的支配区。灼性神经痛：一种烧灼样的剧烈疼痛，迫使病人用冷水浸湿患肢，正中神经和坐骨神经受损后多见。扩散性疼痛：疼痛由一个神经分支扩散到另一个神经分支而产生疼痛，牵涉性疼痛属于此类型。

2)感觉障碍的部位　同解剖部位的损伤产生不同类型的感觉障碍，而典型的感觉障碍具有特殊的定位诊断价值(图 9-1)。①末梢型：表现为袜子或手套型痛，温、触觉减退，如多发性周围神经病。②节段型：脊髓某些节段的病变产生受累节段的感觉缺失或感觉分离，如脊髓空洞症时的痛觉消失，触觉存在。③传导束型感觉障碍：感觉传导束损害引起病损以下部位的感觉障碍，其性质可为感觉缺乏或感觉分离。④交叉型：延髓外侧的脑桥病变时，常产生病变同侧的面部和对侧身体的感觉缺失，为交叉型感觉障碍。⑤皮质型：病变损害某一部分，常常产生对侧的一个上肢或一个下肢分布的感觉障碍，称为单肢型感觉障碍。

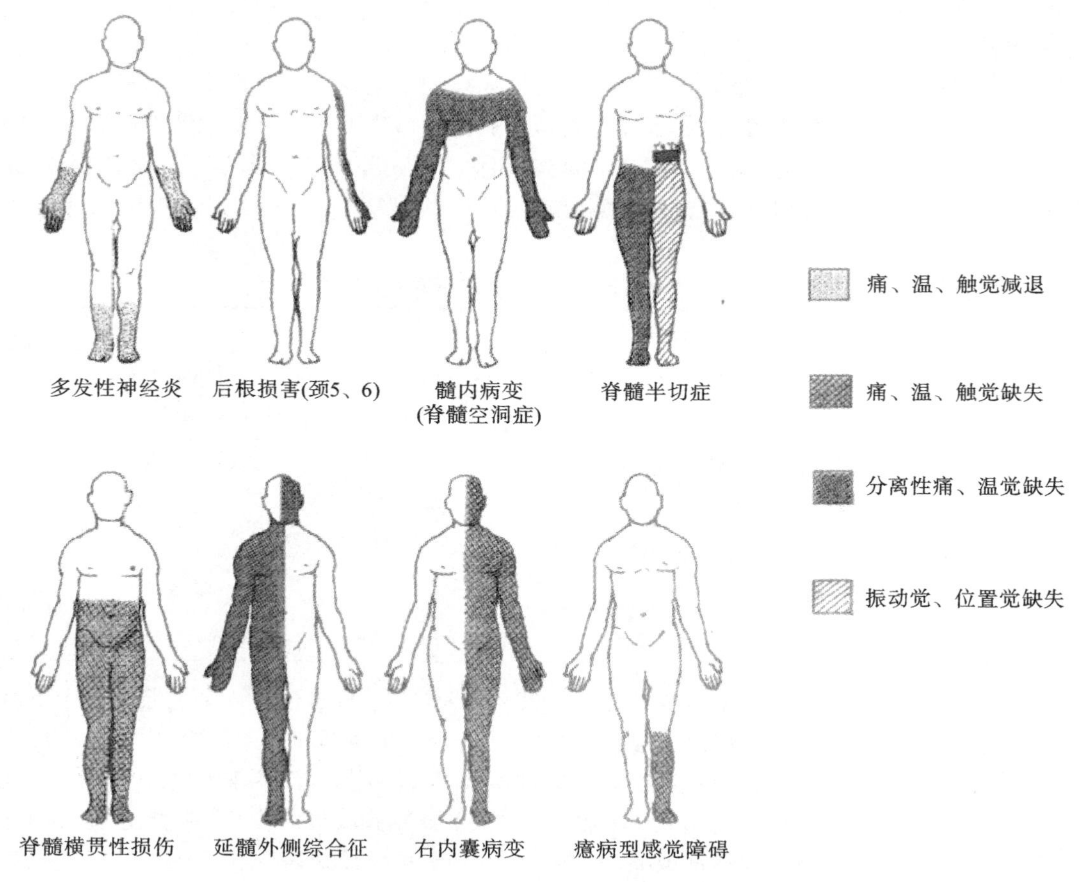

图 9-1　各种感觉障碍分布图

3. 心理、社会状况　病人是否因感觉异常而产生失眠、焦虑和抑郁的心理。

4. 辅助检查　肌电图、诱发电位及磁共振等检查，可帮助诊断。

【主要护理诊断/问题】

感知改变　与脑部病变、周围神经受损有关。

【护理目标】

病人能适应感觉障碍的状态。感觉障碍减轻或逐渐消失。

【护理措施】

1. 生活护理 注意避免烫伤、冻伤，肢体保暖需用热水袋时，应外包毛巾，水温不宜超过 50 ℃。对感觉过敏的病人，尽量减少不必要的刺激。每天用温水擦洗感觉障碍的部位，以促进血液循环和感觉恢复。

2. 心理护理 针对感觉障碍的程度、类型，详细讲清其病情变化。安慰病人不必紧张，消除不安感，教会病人放松的技巧，积极配合医生的药物治疗，督促病人按时服药。

3. 感觉训练 指导病人做知觉训练，对肢体进行拍打、按摩、理疗、针灸以及被动运动等。被动活动关节时反复适度挤压关节，牵拉肌肉、韧带，让病人注视患肢并仔细体会其位置、方向及运动感觉，让病人闭目寻找患肢的不同位置，促进病人的本体感觉恢复；用砂纸、毛线刺激触觉；用冷水、温水刺激温度觉；用针尖刺激痛觉等。

【护理评价】

病人配合康复训练，感觉障碍减轻。日常生活能力增强，无烫伤、冻伤和其他损伤。

五、瘫痪

运动是指骨骼肌的活动，包括随意运动、不随意运动和共济运动。瘫痪是因肌力下降而出现的运动障碍，是随意运动功能减低或丧失，是上、下运动神经元病变所致，是神经系统的常见症状。

【护理评估】

1. 病因 主要见于神经系统的各种感染、血管病变、肿瘤、外伤、中毒等病变。

2. 身体状况

(1)瘫痪的分类：按受累部位可分为上运动神经元性瘫痪和下运动神经元性瘫痪两种。不伴肌张力增高者称为弛缓性瘫痪(又称为软性瘫痪、周围性瘫痪)，伴肌张力增高者称为痉挛性瘫痪(又称硬性瘫痪、中枢性瘫痪)；肌力完全丧失而不能运动者为完全性瘫痪，而保存部分运动功能者为不完全性瘫痪；按瘫痪的临床表现可分为偏瘫、交叉性瘫痪和四肢瘫、截瘫、单瘫、局限性瘫痪等。上、下运动神经元性瘫痪的区别如表 9-2。

表 9-2 上、下运动神经元性瘫痪的鉴别

体　　征	上运动神经元性瘫痪	下运动神经元性瘫痪
瘫痪分布	以整个肢体为主(如单瘫、偏瘫、截瘫等)	以肌群为主
肌张力	增高	减低
腱反射	增强	减低或消失
病理反射	阳性	阴性
肌萎缩	无或轻度失用性萎缩	明显
肌束颤动	无	有
肌电图	神经传导正常，无失神经电位	神经传导异常，有失神经电位

(2)瘫痪的临床类型：①单瘫，单个肢体的运动不能或运动无力，可表现为一个上肢或一个下肢。病变部位为大脑半球、脊髓前角细胞、周围神经和肌肉等。②偏瘫，一侧面部和肢体瘫痪，常见于一侧大脑半球病变，如内囊出血，一侧半球肿瘤、脑梗死等。③交叉性瘫痪，病变侧颅神经麻痹和对侧肢体的瘫痪。交叉性瘫痪常见于脑干肿瘤、炎症和血管性病变。④截瘫，常见于脊髓胸腰段的炎症、外伤、肿瘤等引起的脊髓横贯性损害。⑤四肢瘫痪，四肢不能运动或肌力减退。见于高颈段脊髓病变和周围神经病变(格林-巴利综合征)等。⑥局限性瘫痪，某一神经根支配区或某些肌群的无力。如单神经病变、局限性肌病、肌炎等。

(3)瘫痪的程度：根据肌力下降的程度按 0～5 级的分级法进行评价。

0 级：完全瘫痪，肌肉无收缩。

1 级：肌肉可收缩，但不能产生动作。

2 级：肢体能在床面上移动，但不能抬起。

3 级：肢体能抗地心引力而抬离床面，但不能抗阻力。

4 级：能做抗阻力的运动，但未达正常。

5级:正常肌力。

3. 心理、社会状况 因瘫痪不能行走,影响正常的工作和生活,并给家庭带来沉重的负担,容易产生急躁、焦虑、悲观或抑郁的心理。

4. 辅助检查 CT、磁共振可了解中枢神经系统有无病灶;肌电图检查了解脊髓前角细胞、神经传导速度及肌肉有无异常;血液生化检查检测血清铜蓝蛋白、抗"O"、血沉、血清钾有无异常;神经肌肉活检可鉴别各种肌肉疾病和周围神经病变。

【主要护理诊断/问题】

(1)躯体移动障碍 与平衡或协调能力降低、偏瘫、肌张力增高有关。

(2)有废用综合征的危险 与肢体瘫痪、长期卧床有关。

(3)有皮肤完整性受损的危险 与长期卧床有关。

【护理目标】

病人能适应进食、穿衣、洗漱或如厕等生活自理缺陷的状态;病人能配合运动训练,生活自理能力逐渐增强。不发生受伤、压疮、肢体挛缩或畸形等并发症。

【护理措施】

1. 生活护理 指导或帮助病人进食、洗漱等日常生活。注意皮肤护理。对偏瘫或四肢瘫痪的病人协助其翻身,每2 h 1次,并做到勤按摩、勤更换、勤整理、勤擦洗,防止压疮发生。每天全身用温水擦拭1~2次,促进肢体血液循环。鼓励病人摄取充足的水分和营养均衡的饮食,养成定时排便的习惯。需要在床上大小便时,指导病人学会使用便器。保持口腔清洁。

2. 安全护理 清除病人活动范围内的障碍物,在无陪护的情况下,不要自行起立和移动身体,以免发生跌倒及意外。病人恢复期练习行走时,应搀扶病人。要有保护性床栏,走廊、厕所要装扶手,地面应保持平整、干燥,防滑、防湿,病人最好穿防滑软橡胶底鞋。床头安有呼叫器,经常使用的物品应置于病人伸手可及处。墙壁应安有壁灯,运动场所应宽敞,没有障碍物。上肢肌力下降病人不要自行打开水或用热水壶倒水,防止烫伤。

3. 功能锻炼 向病人及其家属详细讲解功能锻炼的重要性,制订训练方案,教会病人或陪住人进行多种康复训练的方法,被动或主动肢体功能训练,3~4次/天。锻炼和提高平衡和协调能力的技巧(如坐位时着力为臂部,注意保护病人安全;站立时着力为双足部,集中注意力,保持病人身体处于平衡)。对单侧下肢不能行走的可以用拐杖慢慢地练习行走,双下肢不能行走的可以用手摇式轮椅。教病人坐稳后练习屈伸、抓握、捻动,使用勺筷、扣纽扣以及系鞋带等训练,训练手部精细动作。

4. 心理护理 常与病人交谈生活中出现的问题,并鼓励病人树立与疾病做斗争的勇气。鼓励病人做力所能及的事情,获得自强、自尊的心态。

【护理评价】

病人是否能适应运动障碍的状态,情绪稳定。是否能配合运动训练,日常生活自理能力是否逐渐增强。有无发生受伤、压疮、肢体挛缩或畸形等并发症。

(王小凤 黄小丽)

第二节 周围神经系统疾病病人的护理

周围神经系统疾病指原发于周围神经系统的结构改变或功能障碍的疾病。引起周围神经系统病变的原因很多,包括炎症、压迫、外伤、代谢、遗传、变性、肿瘤、免疫、中毒等。周围神经再生能力很强,不管何种原因引起的周围神经损害,只要能保持神经元完好,均有可能经再生而修复,但其再生速度极为缓慢。

一、三叉神经痛病人的护理

三叉神经痛(trigeminal neuralgia)是一种原因未明的三叉神经分布区内短暂、闪电样、反复发作的阵发性剧痛，又称为原发性三叉神经痛。70%～80%病人见于40岁以上中老年人，男女之比为1∶(2～3)。

【护理评估】

(一)病因与发病机制

本病病因尚不清楚，可能为致病因子使三叉神经脱髓鞘产生异位冲动而放电，也有人认为是半月节附近的动脉硬化，小血管团压迫三叉神经根等原因引起。继发性的三叉神经痛常为脑桥小脑角占位性病变、多发性硬化等所致。

(二)身体状况

多为一侧发作。以面部三叉神经分布区内突发的短暂剧痛为特点，似触电、刀割、火烫样疼痛。可固定累及某一分支，尤其以第二、三支多见，也可同时累及两支，三支同时受累少见。以面颊部、上下颌或舌痛最明显；口角、鼻翼、颊部和舌等处最敏感，轻触即可诱发，故有“触发点”或“扳机点”之称。严重者洗脸、刷牙、说话、咀嚼都可诱发，以致病人不敢做这些动作。每次发作时间为数秒至2 min不等，其发作来去突然，间歇期完全正常。发作时病人常常双手紧握拳或用力按住疼痛部，以减轻疼痛。久之可引起面部皮肤粗糙、色素沉着、眉毛脱落等。

原发性三叉神经痛者起始时发作次数较少，间歇期长，随病程进展而使发作逐渐频繁，间歇期缩短，甚至终日疼痛不止。本病可缓解，但极少自愈。神经系统检查多无阳性体征。

(三)辅助检查

周围血象、脑脊液检查等无明显改变。必要时可进行脑桥臂或颅底摄片、鼻咽部活检等协助诊断。

(四)治疗要点

迅速有效的止痛是治疗本病的关键。

1. 药物治疗 卡马西平为三叉神经痛的首选药物，开始为0.1 g，2次/天，以后每天增加0.1 g，直到疼痛停止，后再逐渐减少，最小有效维持量一般为0.6～0.8 g/d。其次可选用苯妥英钠、氯硝西泮、氯丙嗪等。轻者也可服用解热镇痛药。

2. 射频电凝治疗 经半月神经节采用射频电凝治疗对大多数病人有效，可缓解疼痛数月至数年。

3. 封闭治疗 药物治疗无效者可行三叉神经无水乙醇封闭治疗。

4. 手术治疗 以上治疗无效时可考虑三叉神经终末支或半月神经节内感觉支切断术，也可行微血管减压术，止痛效果良好。

5. γ刀治疗 近年来有报道γ刀治疗三叉神经痛有效。

【主要护理诊断/问题】

(1)疼痛：面颊部三叉神经分布区疼痛　与三叉神经损害有关。

(2)焦虑　与疼痛反复发作、疼痛剧烈有关。

【护理措施】

(一)一般护理

尽可能减少刺激因素如洗脸、刮胡子、咀嚼等。保持周围环境安静，室内光线柔和。护士护理过程中注意动作应轻柔。

(二)对症护理

病人疼痛剧烈，应指导其保持生活的规律性，保证充分的休息，鼓励病人参加一些娱乐活动，如看电视、杂志、听音乐、跳交谊舞等，保持心情愉快，以减轻疼痛和消除紧张情绪。指导病人运用想象、分散注意力、放松、适当按摩疼痛部位等技巧减轻疼痛。

(三)用药护理

按时服药，并将药物副作用向病人说明，使之更好合作。如用卡马西平可致眩晕、嗜睡、恶心、步态不稳，多在数天后消失；偶有皮疹、白细胞减少，需停药。

(四)心理护理

帮助病人树立与疾病做斗争的信心。应怀着同情心去关心理解和体谅病人，做好解释工作，向病人解释疾病的过程、治疗及预后等。

（五）健康指导

护士应帮助病人掌握本病有关治疗方法，洗脸、刷牙动作轻柔，吃软食，禁吃较硬的食物，以免诱发疼痛。遵医嘱合理用药，学会识别药物不良反应。不要随便更换药物或停药。若有眩晕、步态不稳、皮疹等及时就诊。

二、特发性面神经麻痹病人的护理

特发性面神经麻痹（idiopathic facial palsy）是由茎乳孔内面神经非特异性炎症所致的周围性面瘫，又称为面神经炎（facial neuritis），或贝耳（Bell）麻痹，是最常见的自发性面神经瘫痪的疾病。任何年龄、任何季节均可发病，男性略多。

【护理评估】

（一）病因与发病机制

尚未完全阐明。受凉、感染、中耳炎、茎乳孔周围水肿，面神经在神经管出口处受压、缺血、水肿等均可导致发病。除局部神经水肿外，严重者并发髓鞘脱失、轴突变性。

（二）身体状况

通常急性发病，于数小时或1～3天达高峰。常于起床后刷牙时，从病侧口角漏水而发现。病初可有麻痹侧耳后或下颌角后疼痛。主要症状为一侧面部表情肌瘫痪，额纹消失，不能皱额蹙眉，眼裂闭合不能或闭合不完全。病侧鼻唇沟浅，口角歪向健侧，不能吹口哨、鼓腮等。少数病人可有乳突和茎乳孔附近压痛。

面神经病变在中耳鼓室段者可出现讲话时回响过度和病侧前2/3味觉缺失。影响膝状神经节者，除上述表现外，还出现病侧乳头部疼痛，耳廓与外耳道感觉减退，外耳道或鼓膜出现疱疹，称为Hunt综合征。

周围性面瘫与中枢性面瘫的鉴别见表9-3。

表9-3　周围性面瘫与中枢性面瘫的鉴别

	周围性面瘫	中枢性面瘫
病变部位	面神经核及核以下损害	面神经核以上损害
瘫痪肌肉	病灶同侧全部面肌	病灶对侧下半部面肌
额纹、眼裂	额纹减少、眼裂增大	正常
闭目、皱额	不能完成	正常
口角偏斜	露齿时口角偏向健侧	露齿时口角偏向患侧
常见疾病	面神经炎等	脑血管病、颅内肿瘤等

（三）辅助检查

面神经传导检查对早期（起病后5～7天）完全瘫痪者的预后判断是一种有用的检查方法。如受累侧诱发的动作电位M波波幅为对侧正常的30%或以上者，则在2个月内可望完全恢复；如为10%～29%者则需2～8个月恢复，且可有一定程度的并发症；如仅为10%以下者则需6个月到1年才能恢复，且常伴有并发症（面肌痉挛）；如病后10天内出现失神经电位，恢复时间将延长。

（四）治疗要点

应改善局部血液循环，减轻面神经水肿，促进功能恢复。

1. 药物治疗　急性期应尽早使用糖皮质激素，可用泼尼松30 mg口服，1次/天，或地塞米松静脉滴注10 mg/d，疗程7天左右，并用大剂量维生素B_1、维生素B_{12}肌内注射。如为带状疱疹引起者，可口服无环鸟苷，疗程7～10天。眼裂不能闭合者，可使用眼膏、眼罩或缝合以保护角膜。

2. 理疗　急性期可用茎乳孔附近红外线照射或超短波透热疗法，恢复期可进行面肌的被动或主动运动锻炼,也可行理疗、针灸。

3. 手术治疗 在病后2～3个月,自愈较差的高危病人可行面神经减压手术,以争取恢复的机会。发病后1年以上仍未恢复,可考虑整容手术或面-舌下神经或面-副神经吻合术。

【主要护理诊断/问题】

自我形象紊乱 与面神经受损而致口角歪斜有关。

【护理目标】

病人能正确对待疾病,克服自卑心理。面瘫逐渐恢复。

【护理措施】

(一)一般护理

急性期注意休息,防风防寒,特别是患侧耳后茎乳孔周围应加以保护,如外出时戴口罩、系围巾、穿高领风衣等,预防诱发。给予清淡饮食,避免粗糙、干硬、辛辣食物,严重者予以流质饮食。有味觉障碍的病人应注意食物的冷热度,以免烫伤或冻伤。

(二)用药护理

使用糖皮质激素治疗,应注意药物疗效及副反应。监测血压、血糖,注意有无感染、消化道出血等征象。

(三)对症护理

不能闭眼者,可用眼罩、滴眼药水或涂眼膏等方法保护角膜,防止损伤;瘫痪者易引起食物残留,应指导病人饭后漱口,进行口腔护理,保持口腔清洁,预防口腔感染。

(四)功能训练

加强面肌的主动和被动运动,可对着镜子做皱眉、闭眼、露齿、鼓腮或吹口哨等动作,每天数次,每次5～15 min,并辅助以按摩、推拿运动、理疗、针灸等治疗,促进早日康复。

(五)心理护理

因病人口角歪斜,尤其是在说话时面神经抽搐加剧,造成心理负担重,护士在与病人接触时要表现出自信和平静、热情和耐心,要关心病人。应鼓励病人表达自身的感受,给予正确的指导。鼓励病人尽早治疗,消除心理障碍,告诉病人疾病的过程、治疗手段及预后,以增强病人的信心。

(六)健康指导

注意保暖,防止受凉、感冒,按医嘱服药。恢复期可进行面肌的被动或主动运动锻炼。树立信心,保持心情愉快,消除自尊紊乱心理。面瘫不完全者起病1～2周后开始恢复,1～2个月内明显好转而后痊愈。本病多数预后良好,罕有不能恢复者。

三、急性炎症性脱髓鞘性多发性神经病病人的护理

急性炎症性脱髓鞘性多发性神经病(acute inflammatory demyelinating polyneuropathy,AIDP)又称吉兰-巴雷综合征(Guillain-Barrés Syndrome,GBS),为急性或亚急性起病的大多可恢复的多发性脊神经根(可伴脑神经)麻痹和肢体瘫痪的一组疾病。主要病变为周围神经广泛的炎症性节段性脱髓鞘,部分病人伴有远端轴索性变性,病前可有非特异性病毒感染或疫苗接种史,病人中60%在病前有空肠弯曲菌感染。任何年龄均可发病,呈双峰分布,即16～25岁和45～60岁最多见,夏、秋季多见,北方和农村多见。

【护理评估】

(一)病因与发病机制

本病的病因与发病机制尚未完全阐明。一般认为属于一种迟发性过敏性的自身免疫性疾病。本病发生前有上呼吸道、肠道病毒感染史;有些地区当肠道病毒流行时本病有流行倾向;预防流感的病毒疫苗接种后,本病的发生率增加。病变及其发病机制类似于T淋巴细胞介导的实验性变态反应性神经病,其免疫致病因子可能为存在于病人血液中的抗周围神经髓鞘抗体或对髓鞘有毒性的细胞因子等。

（二）身体状况

半数以上病人病前1～4周有上呼吸道或消化道感染症状，少数有疫苗接种史。

1. 运动障碍 首发症状常为四肢对称性无力，可自远端向近端发展或相反，或远、近端同时受累，并可累及躯干。严重病人可因累及肋间及膈而致呼吸肌麻痹，引起呼吸困难，是造成病人死亡的主要原因。瘫痪为弛缓性，腱反射减低或消失，病理反射阴性。

2. 感觉障碍 感觉障碍比运动障碍轻，表现为肢体远端感觉异常和（或）手套袜子型感觉减退。

3. 脑神经损害 约半数病人可合并不同程度脑神经麻痹，常见的有双侧面神经麻痹、吞咽困难或构音障碍以及眼外肌麻痹。

4. 自主神经功能障碍 可有多汗、皮肤潮红、手足肿胀及营养障碍，严重者可有心动过速、直立性低血压。括约肌功能一般不受影响。

（三）辅助检查

典型的脑脊液改变为细胞数正常，而蛋白质明显增高（为神经根的广泛炎症所致），称为蛋白-细胞分离现象，为本病的重要特点。蛋白质增高在起病后第3周最明显。

（四）治疗要点

1. 辅助呼吸 抢救呼吸肌麻痹是增加本病的治愈率、降低病死率的关键。正确使用呼吸机，严密监测病情，对有呼吸困难者及时进行气管切开和人工辅助呼吸。

2. 血浆置换疗法 由于体液免疫系统在周围神经脱髓鞘中的作用，病人血液中存在与发病有关的抗体、补体及细胞因子等。在发病后2周内接受此疗法，可缩短、缓解病人临床症状的时间，缩短需用呼吸机的时间，减少并发症发生，迅速降低抗周围神经髓鞘抗体滴度。

3. 免疫球蛋白 应用大剂量的免疫球蛋白治疗急性期病人，可获得与血浆置换治疗相接近的效果，且安全。但有部分病人症状可复发，再治疗仍然有效。

4. 糖皮质激素 近年来临床研究未发现其效果优于一般治疗，且有可能发生并发症，现多已不主张应用。但慢性病型病人对激素仍有良好的反应。

5. 其他 免疫抑制剂如环磷酰胺对部分病人有效。B族维生素、辅酶A、ATP、加兰他敏、地巴唑等药物营养神经，辅助治疗。

【主要护理诊断/问题】

（1）低效性呼吸型态　与呼吸肌无力、神经肌肉受累有关。

（2）躯体移动障碍　与四肢肌肉进行性瘫痪有关。

（3）恐惧　与呼吸困难、濒死感或害怕气管切开有关。

【护理措施】

（一）一般护理

保持呼吸道通畅，及时排出呼吸道分泌物，鼓励病人咳嗽、深呼吸，帮助病人翻身、拍背或体位引流，必要时吸痰。

（二）对症护理

向病人及家属讲明翻身及肢体运动的重要性，使之能接受2～3 h翻身1次。保持床单平整、干燥，帮助病人建立舒适卧位。如有吞咽困难插胃管，给予高蛋白质、高维生素、高热量且易消化的鼻饲流质食物，保证机体足够的营养，维持正氮平衡。保证肢体轻度伸展，帮助病人被动运动，防止肌萎缩，维持运动功能及正常功能位置。防止足下垂、爪形手等后遗症。必要时用T形板固定双足。配合针灸、理疗等促进肢体功能恢复。鼓励病人进行生活自理活动，以适应回归家庭及社会的需要。

（三）观察病情

密切观察病人的呼吸，如出现呼吸无力、吞咽困难应及时通知医生。抬高床头，持续低流量吸氧。如有缺氧症状如呼吸困难、烦躁、出汗、指（趾）甲及口唇发绀，肺活量降至20～25 mL/kg以下，血氧饱和度降低，动脉血氧分压低于9.3kPa，宜及早使用呼吸机。一般先用气管内插管，如1天以上无好转，则行气管切开(用外面围有气囊的Y形导管插管),外接呼吸机。护士应熟悉血气分析的正常值,随时调整呼吸机各项指标。

(四)用药护理

护士应熟悉病人所用的药物,药物的使用时间、方法及副作用应向病人解释清楚。根据病人的血、痰培养结果合理使用抗生素,在使用激素时,应防止应激性溃疡导致消化道出血。不轻易使用安眠、镇静剂。

(五)心理护理

本病发病急,病情进展快,恢复期较长,加之长期活动受限,病人常产生焦虑、恐惧、失望等情绪。长期情绪低落给疾病的康复带来不利。护士应及时了解病人的心理状况,积极主动地关心病人,认真倾听病人的诉说,了解其苦闷、烦恼并加以分析和解释,取得病人的信任,告诉病人本病经积极治疗和康复锻炼,绝大多数可以恢复,以增强病人与疾病做斗争的信心。

(六)健康指导

病人出院后要按时服药,保证足够的营养,坚持每天被动或主动的肢体锻炼。病愈后仍应坚持适当的运动,加强机体抵抗力,避免受凉及感冒。起病后症状迅速进展,约半数病人在1周内达高峰,最长可达8周。通常症状稳定1~4周后开始恢复。本病一般预后良好,85%的病人完全或接近完全恢复。病死率为3%~4%,主要死因为呼吸肌麻痹、肺部感染及心力衰竭。2%~10%的病人可有明显的病残后遗症。

(王小凤　黄小丽)

第三节　脑血管疾病病人的护理

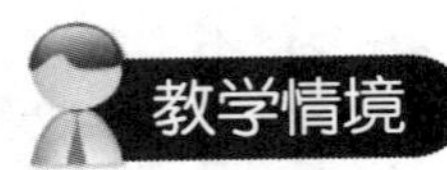

方先生,67岁,3天前因事生气,闷闷不乐,昨晨起床时突然眩晕跌倒于地,经家人扶起,发现右侧上、下肢运动失灵,口角歪斜,言语不清,但意识清楚,急送医院,诊断为"脑血栓形成"收住入院。身体评估:言语不清加重,逐渐意识不清,处于昏睡状态。T 38 ℃,P 76次/分,BP 195/120 mmHg,呼吸有暂停。经1周抢救病人已清醒,语言仍不清,右侧上、下肢瘫痪,有尿失禁。病人常叹气,心情郁闷。

请问:1.该病人存在哪些护理诊断/问题?

2.如何给予心理护理?

3.急性期和康复期如何给予肢体护理?如何进行言语训练?

一、概述

脑血管疾病(cerebral vascular disease,CVD)是指由于各种脑血管病变所引起的局限性或弥漫性脑功能障碍性病变。急性脑血管病又称脑卒中(stroke),是指急性起病、脑部血液循环障碍,迅速出现局限性或全面性脑功能缺失征象的脑血管性临床事件,症状持续时间至少24 h。

脑血管疾病是神经性疾病的常见病、多发病,是中老年人主要的致死、致残性疾病,与心脏病和恶性肿瘤构成人类的三大致死病因。近年来我国流行病学资料表明,脑血管疾病分别列于城市和农村人口死因的第一、第二位。我国城市和农村脑卒中的年发病率为219/(10万)和185/(10万),年死亡率为116/(10万)和142/(10万)。我国脑卒中发病率北方高于南方,西部高于东部,寒冷季节发病率高。男性高于女性,男女之比(1.3~1.7)∶1。

(一)脑血管疾病的分类

脑血管疾病根据起病的形式可分为急性脑血管疾病和慢性脑血管疾病两种类型。慢性脑血管疾病是指因慢性血液供应不足而导致脑代谢障碍和功能衰退,症状隐袭,进展缓慢,如脑动脉硬化症、脑血管性痴呆。按病程发展可分为短暂性脑缺血发作、进展性脑卒中和完全性脑卒中。按脑的病理改变可分为缺血性脑卒中和出血性脑卒中，前者包括脑血栓形成、脑栓塞和腔隙性脑梗死，后者包括脑出血和蛛网膜下腔出血。1995 年中国第四届脑血管疾病学术会议将我国脑血管疾病进行了如下分类(表 9-4)。

表 9-4　1995 年中国脑血管疾病分类简表

Ⅰ.短暂性脑缺血发作 　1.颈动脉系统 　2.椎-基底动脉系统 Ⅱ.脑卒中 　1.蛛网膜下腔出血 　2.脑出血 　3.脑梗死 　(1)动脉粥样硬化性血栓性脑梗死 　(2)脑栓塞 　(3)腔隙性脑梗死 　(4)出血性脑梗死 　(5)无症状性梗死 　(6)其他 　(7)原因未明	Ⅲ.椎-基底动脉供血不足 Ⅳ.脑血管性痴呆 Ⅴ.高血压脑病 Ⅵ.颅内动脉瘤 Ⅶ.颅内血管畸形 Ⅷ.脑动脉炎 Ⅸ.其他动脉疾病 Ⅹ.颅内静脉病、静脉窦及脑部静脉血栓形成 Ⅺ.颅外段动静脉疾病

(二)脑的血液供应

脑的血液供应由颈内动脉系统和椎-基底动脉系统两大系统组成(图 9-2)。

1. 颈内动脉系统(又称前循环)　颈内动脉向上走行穿颅骨进入颅内，分支供应垂体、眼球及大脑等，其主要延续性分支为眼动脉、后交通动脉、脉络膜前动脉、大脑前动脉和大脑中动脉。颈总动脉的分叉部是最容易发生粥样硬化狭窄的部位，狭窄严重时就会造成脑供血不足。

2. 椎-基底动脉系统(又称后循环)　起自锁骨下动脉。主要分支：小脑后下动脉、小脑前下动脉、脑桥动脉、内听动脉和小脑上动脉等。

3. 脑底动脉环(Willis 环)　颈内动脉系统和椎-基底动脉系统之间由 Willis 环连通，该环由前交通动脉、双侧大脑前动脉、颈内动脉、大脑后动脉和后交通动脉组成，使两侧大脑半球、一侧大脑半球的前、后部形成丰富的侧支循环。当该环某一处血管狭窄或闭塞时，可通过此环调节大脑血液供应。

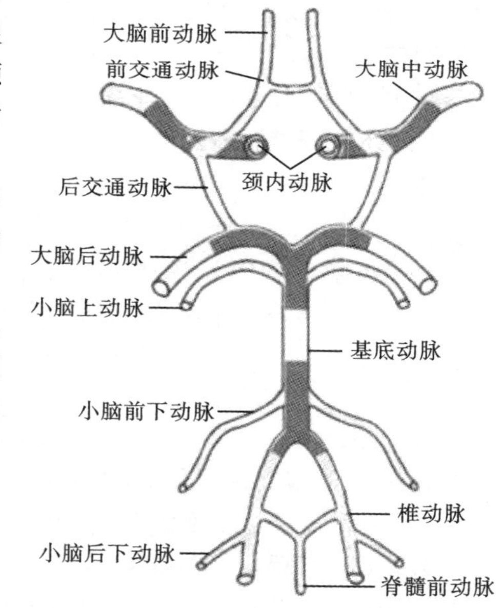

图 9-2　脑动脉分支示意图

(三)脑血管疾病的病因和危险因素

1. 病因

(1)血管壁病变：大多数脑血管疾病发生的基础，主要原因有动脉粥样硬化和高血压性细小动脉硬化，导致管壁增厚、变硬，失去弹性和管腔变小，甚至完全闭塞，或易于破裂。其次有动脉炎，包括感染性如风湿、结核、梅毒、寄生虫等动脉炎，非感染性的结缔组织病性脉管炎、巨细胞动脉炎。此外，还有发育异常(先天性颅内动脉瘤、脑动静脉畸形)、外伤、药物反应(过敏、中毒等)引起血管壁病变。

(2)血液成分改变和血液流变学异常：如白血病、严重贫血、红细胞增多症、糖尿病、高脂血症、血黏度异常、凝血功能异常等。

(3)血流动力学改变：高血压、低血压以及心脏功能障碍等。

(4)其他：如动脉栓塞，来自心脏、大动脉或其他器官的栓子，随血流进入颅内动脉造成脑血管阻塞。

颈椎病、肿瘤等压迫邻近大血管,影响供血。心律失常、心肌梗死等也可影响脑血液循环,导致脑卒中。

2. 危险因素

(1)不可干预的危险因素:年龄、性别、种族和遗传因素等。

(2)可干预的危险因素:高血压、心脏病和糖尿病是多数学者公认的脑血管疾病发病的最重要危险因素。心房纤颤、高脂血症、血黏度增高、颈动脉狭窄、吸烟、肥胖、酗酒、口服避孕药、饮食因素等均与脑血管疾病的发病有关。

(四)脑血管疾病的三级预防

迄今为止,脑血管疾病仍无有效的治疗方法,而且其复发普遍,使致残率和死亡率明显增加,因此,预防脑血管疾病的发生、降低再次发生脑卒中的危险性相当重要。脑血管疾病的预防分为三级。

1. 一级预防 发病前的预防,即通过早期改变不健康的生活方式,积极控制各种危险因素,达到使脑血管疾病不发生或推迟发生的目的。主要包括防治高血压、糖尿病、心脏病、高脂血症等,戒烟限酒、控制体重。

2. 二级预防 针对已发生过一次或多次脑卒中或有短暂性脑缺血发作病史的病人,寻找事件病因,纠正所有可干预的危险因素,从而达到降低疾病复发率的目的。

3. 三级预防 脑卒中发生后积极治疗,防治并发症,减少致残,提高病人的生活质量,预防复发。

二、短暂性脑缺血发作病人的护理

短暂性脑缺血发作(transient ischemic attack,TIA)是指颈动脉或椎-基底动脉系统一过性供血不足,导致供血区的局灶性神经功能障碍,出现相应的症状和体征。一般症状在 5 min 内即达到高峰,一次发作通常持续 5～20 min,最长不超过 24 h,常可反复发作,不遗留神经功能缺损的症状和体征。当今临床研究表明:症状持续 3 h 以上的短暂性脑缺血发作病人可有影像学及病理学改变,故目前对短暂性脑缺血发作时间的限定尚存争议。

【护理评估】

(一)病因与发病机制

短暂性脑缺血发作的病因尚不完全清楚,其发病与动脉粥样硬化、动脉狭窄、心脏病、血液成分改变及血流动力学改变等多种因素有关。

1. 微栓塞 这一学说的提出是基于短暂性黑矇发作的病人在眼底检查时可观察到白色栓子流过。微栓子主要来自颅外动脉,特别是颈内动脉起始部的动脉粥样硬化斑块及其发生溃疡时附壁血栓凝块的碎屑。这些微栓子随血液进入脑中形成微栓塞,出现局部缺血症状,但因栓子小、易破裂,或经酶的作用而分解,或因栓塞远端血管缺血扩张使栓子向血管更远端移动,以致血供恢复,症状消失。

2. 血流动力学改变 病人原有某一动脉严重狭窄或闭塞,平时靠侧支循环尚可维持该处的血液供应,一旦血压降低,脑血流量减少,靠侧支循环供血区即可发生一过性缺血症状。各种原因致高凝状态及低血压和心律失常等所致的血流动力学改变都可引起短暂性脑缺血发作。

3. 颈部动脉受压 多属椎-基底动脉系统。椎动脉因动脉硬化或先天性迂曲、过长而扭曲,或颈椎骨质增生压迫椎动脉,当头颈过伸或向一侧转动时常可出现症状。

4. 其他 尚有脑动脉盗血综合征、脑血管痉挛、脑实质的血管炎或小灶出血等。

(二)身体状况

1. 短暂性脑缺血发作临床特点 ①好发于 50～70 岁,男多于女。②发作突然,历时短暂,一次发作通常持续数秒至 24 h,一般为 5～20 min。③症状完全恢复,一般不遗留神经功能障碍。④常反复发作,椎-基底动脉系统复发频率较颈动脉系统多。⑤常有高血压、糖尿病、心脏病或高脂血症等病史。

2. 颈动脉系统短暂性脑缺血发作症状 以发作性偏侧和单侧肢体轻瘫最常见,主侧半球病变常可出现失语。如出现发作性偏瘫,并有瘫痪对侧一过性失明或视觉障碍,可考虑为失明侧颈动脉系统短暂性脑缺血发作。颈内动脉系统短暂性脑缺血发作时也可出现偏身感觉减退或偏盲。

3. 椎-基底动脉系统短暂性脑缺血发作症状 最常见的症状是阵发性眩晕,常伴恶心、呕吐,很少出现耳鸣。大脑后动脉供血不足可出现一侧或双侧视力障碍或视野缺损，若脑干、小脑受累则可出现复视、眼球震颤、共济失调、平衡障碍、吞咽困难、构音障碍及交叉性瘫痪等。少数病人可有猝倒发作，通常在迅速转头时出现双下肢无力而倒地，意识清楚，常可立即自行站起。

（三）辅助检查

血常规和生化检查有助于病因诊断，头颅CT或MRI检查多正常，数字减影血管造影（DSA）或彩色经颅多普勒超声波检查可发现动脉粥样硬化斑块、血管狭窄等。

（四）心理、社会状况

因突然发作，眩晕或肢体无力，而且反复发作，病人易产生焦虑、紧张甚至是恐惧感。

（五）治疗要点

1. 病因治疗 消除病因，减少及预防发作，保护脑功能。对短时间内反复发作者应采取积极有效的治疗，防止脑梗死的发生。有效控制高血压、高血糖、高脂血症，治疗心律失常或心肌病变，纠正血液成分异常等。

2. 脑血管扩张剂及扩容剂 可用低分子右旋糖酐500 mL，维脑路通、血塞通等。亦可口服烟酸等血管扩张剂等。

3. 抗血小板凝集剂 减少微栓子的发生，对预防复发有一定的作用。如无溃疡病或出血性疾病常可用阿司匹林治疗，据统计长期服用可使缺血性中风发病率减少22%。常用药物：①阿司匹林，目前主张使用小剂量，50～100 mg，1次/天。阿司匹林通过抑制环氧化酶达到抗血小板凝集的作用。②双嘧达莫，通过抑制磷酸二酯酶达到抗血小板凝集的作用，25～50 mg，3次/天。③噻氯吡啶，一种新型的抗血小板凝集剂，疗效优于阿司匹林。

4. 抗凝治疗 对频发短暂性脑缺血发作，或持续时间长，每次发作症状逐渐加重，同时又无明显的抗凝禁忌证者，可及早进行抗凝治疗。可用肝素、华法林等抗凝剂。因有出血并发症，目前国内较少采用抗凝治疗。

5. 钙通道阻滞剂 可扩张血管，防止脑动脉痉挛。如尼莫地平20～40 mg，3次/天。

6. 外科手术治疗和血管内介入治疗 经血管造影证实有颈部动脉粥样硬化斑块引起明显狭窄或闭塞者，可考虑选用外科手术治疗和血管内介入治疗。

【主要护理诊断/问题】

(1)焦虑 与突发眩晕和一侧肢体活动障碍有关。

(2)有受伤的危险 与突发眩晕和一过性瘫痪有关。

(3)潜在的并发症：脑卒中。

【护理措施】

（一）一般护理

1. 安全指导 病人因为一过性失明或眩晕，容易跌倒和受伤，指导病人合理休息和运动，采取适当的防护措施。发作期间取平卧位休息，减少活动，缓解症状。枕头不宜过高，以15°～20°为宜，以免影响脑部的血液供应。仰头或者头部转动时动作应缓慢、轻柔，转动幅度不宜过大，以免导致疾病突然发作而跌伤。适当的运动和规律的体育锻炼可以改善心脏功能，增加脑血流量，改善微循环。应鼓励病人增加适当的体育运动，如散步、慢跑、踩脚踏车、打太极拳等，做到劳逸结合。频繁发作的病人应避免重体力劳动和剧烈运动，必要时如厕、沐浴以及外出时有家人陪伴。

2. 饮食护理 给予低盐、低脂、低胆固醇、适量碳水化合物、丰富维生素饮食，忌烟、酒及辛辣食物，勿暴饮暴食或过分饥饿。

3. 避免各种引起循环血容量减少、血压降低的因素 如大量呕吐、腹泻、高热、大汗等，以防血液浓缩而诱发脑血栓形成。防止情绪激动，体位突变如突然仰头、转头、站立或用力大便等以免影响脑血流改变加重脑缺血。

（二）监测病情

短暂性脑缺血发作是出现脑血管疾病的先兆，故应严密监测，协助早期诊断，及时治疗，防止脑卒中。

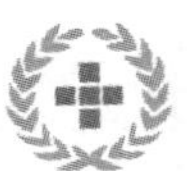

注意有无一过性肢体单瘫或偏瘫、偏身麻木、失语及一侧视力障碍等。有无发作性眩晕、一侧或两侧肢瘫、感觉障碍、交叉性瘫痪、眼球震颤、复视、构音障碍、吞咽困难、共济失调等征象,及时报告医生。

(三)用药护理

在用抗凝药治疗时,应密切观察有无出血倾向。临床上有少数病人可出现全身出血点及淤斑,个别病人有消化道出血。使用阿司匹林等抗血小板凝集剂治疗时,可出现食欲不振、皮疹或白细胞减少等不良反应,发现这些现象应立即报告医生处理。

(四)心理护理

了解病人及其家属的思想顾虑,评估病人的心理状态,帮助病人消除焦虑或恐惧心理,树立与疾病做斗争的信心,养成良好的生活习惯,注意锻炼身体,加强功能运动。解释疾病特点,告诉病人,该疾病如能积极配合医生治疗,按时服药,预后良好。

(五)健康指导

1. 疾病知识指导 克服恐惧的心态,积极治疗已有的高血压、动脉硬化、心脏病、糖尿病和高脂血症。部分病人反复发作未产生后遗症而自认为是"小毛病"不予重视。应向病人强调此病的危害性,及时治疗,争取早日康复。

2. 生活指导 避免精神紧张和过度劳累,保持情绪稳定,向病人及家属讲清本病可能发生脑梗死及脑出血,经常发作的病人避免过重的体力劳动及单独外出,以防疾病发作时跌倒。坚持身体锻炼,戒烟、酒。

3. 用药指导 遵医嘱服药,不可随意停药或换药,定期复查。

【预后】

本病如未经适当治疗而任其发展,约有 1/3 的病人在数年内发生完全性卒中;约有 1/3 的病人经历长期的反复发作而损害脑的功能;仅有 1/3 的病人可能出现自我缓解。因此短暂性脑缺血发作为脑卒中的一种先兆和警报,在防治急性脑血管疾病的工作中,及早诊断和正确处理短暂性脑缺血发作已经被普遍认为是一个关键性的环节。如治疗积极,预后良好。

三、脑梗死病人的护理

脑梗死(cerebral infarction,CI)又称缺血性脑卒中(cerebral ischemic stroke,CIS),是指脑部血液供应障碍,缺血、缺氧引起的局限性脑组织的缺血性坏死或脑软化。脑梗死是脑血管疾病中最常见者,约占75%。临床上常见类型有脑血栓形成、脑栓塞、脑分水岭梗死及脑腔隙性梗死。本文就前两者加以介绍。

Ⅰ 脑血栓形成

脑血栓形成(cerebral thrombosis,CT)是缺血性脑血管疾病中最常见的类型。由于供应脑的动脉因动脉粥样硬化等自身病变使管腔狭窄、闭塞,或在狭窄的基础上形成血栓,造成脑局部急性血流中断,发生脑组织缺血、缺氧,软化、坏死,出现相应的神经系统症状,常出现偏瘫、失语。

【护理评估】

(一)病因与发病机制

1. 病因 最常见的病因为动脉粥样硬化,且常伴高血压;少见的原因有动脉壁的炎症,如结核性、梅毒性、化脓性、钩端螺旋体感染、结缔组织病、变态反应性动脉炎等;还可见于先天性血管畸形、真性红细胞增多症、血高凝状态等。

2. 病理 动脉粥样硬化好发于大血管的交叉及转弯处,闭塞血管内可见血栓形成栓子、动脉粥样硬化或血管炎等改变。由于脑动脉有丰富的侧支循环,管腔狭窄需达 80%以上才能影响脑血流量,逐渐发生的动脉化斑块一般不出现症状,当血管内膜损伤破裂形成溃疡后,血小板及纤维素等血中有形成分黏附、聚集、沉着形成血栓,有时血栓的碎屑脱落阻塞远端动脉(血栓-栓塞),或血压下降、血流缓慢、脱水等使血液黏度增高,致供血减少或促使血栓形成的情况下,即出现急性缺血症状。

脑动脉闭塞 6 h 以内脑组织改变尚不明显,属可逆性。8～48 h 缺血最重的中心发生软化即梗死,脑组织肿胀、变软,灰、白质界限不清,如病变范围大,脑组织高度肿胀时,可向对侧移位,甚至形成脑疝。

（二）身体状况

1. 临床表现 多见于50～60岁及以上患有动脉硬化的老年人，常伴高血压、冠心病或糖尿病。多于安静或休息状态下发病，约25%病人病前有短暂性脑缺血发作史。多数病人症状经过数小时甚至1～2天达到高峰。通常意识清楚，生命体征平稳，但当大脑大面积梗死或基底动脉闭塞病情严重时，意识可不清，甚至出现脑疝，引起死亡。

2. 临床类型 ①完全型：起病6 h内病情即达到高峰者，常为完全性偏瘫。②进展型：局限性脑缺血症状逐渐发展，呈阶梯式加重，可持续6 h甚至数天。③缓慢进展型：起病2周后症状仍进展，常与全身或局部因素所引起的脑灌流减少，侧支循环代偿不良，血栓向近心端逐渐扩展有关。④可逆性缺血性神经功能缺失：缺血出现的神经症状一般在24～72 h才恢复，最长可持续3周，不留后遗症。

3. 不同动脉闭塞时的临床表现

（1）颈内动脉：临床表现较为复杂多样。常见症状为对侧偏瘫、偏身感觉障碍，优势半球病变时可表现为失语。如颈内动脉近端血栓影响眼动脉，可出现特征性的病变，即同侧一过性的视力障碍和Horner征。

（2）大脑中动脉：主干及其分支是最易发生闭塞的血管。主干闭塞引起对侧偏瘫、偏身感觉障碍和同向性偏盲。优势半球受累还可出现失语，严重者可引起颅内压升高、昏迷，甚至可导致死亡。皮质支闭塞时偏瘫和偏身感觉障碍以面部及上肢为重，优势半球受累可有失语，非优势半球受累可出现对侧、偏侧忽视症等体象障碍。深支闭塞时内囊部分软化，出现对侧偏瘫，一般无感觉障碍及偏盲，优势半球受损时，可有失语。

（3）大脑前动脉：前交通支以后阻塞时，额叶内侧缺血，出现对侧下肢运动及感觉障碍，因旁中央小叶受累，排尿不易控制。深穿支闭塞时，内囊前支和尾状核缺血，出现对侧中枢性面舌瘫及上肢轻瘫。双侧大脑前动脉闭塞时，可出现淡漠、欣快等精神症状及双侧脑性瘫痪。

（4）大脑后动脉：梗死时常见对侧同向性偏盲及一过性视力障碍如黑矇等。深穿支阻塞累及丘脑和上部脑干，出现丘脑综合征，表现为对侧偏身感觉障碍，如感觉异常、感觉过度、丘脑痛。

（5）椎-基底动脉：常出现眩晕、眼球震颤、复视、构音障碍、吞咽困难、共济失调、交叉性瘫痪等症状。基底动脉主干闭塞时出现四肢瘫痪、延髓性麻痹、意识障碍，常可迅速死亡。脑桥基底部梗死可出现闭锁综合征，病人意识清楚，因四肢瘫痪、双侧面瘫、延髓性麻痹、不能言语、不能进食、不能做各种动作，只能以眼球上、下运动来表达自己的意愿。

（三）心理、社会状况

病人常在几小时或几天内出现肢体瘫痪或不能讲话，且恢复时间较长，还可能有后遗症，给家庭和工作带来影响和负担，病人及家属很难接受。应评估病人及照顾者对疾病的认识程度，家庭条件及经济状况，社区就医环境及对疾病的支持情况。

（四）辅助检查

CT或MRI检查：发病24～48 h后梗死区出现低密度灶。脑血管造影可显示血栓形成的部位、程度及侧支循环情况。彩色经颅多普勒超声波检查、脑局部血流量测定均可发现异常，有助于诊断。

（五）治疗要点

1. 急性期治疗 调整血压，预防并发症，防止血栓进展及减少梗死范围。

（1）溶栓治疗：适用于超早期病人（指发病6 h以内）及进行性卒中。常用的溶栓药如下。①尿激酶：国内应用最多的溶栓药，可产生全身溶栓作用。②链激酶：常用量10万～50万单位。③组织型纤溶酶原激活剂（rt-PA），只引起局部溶栓。常用量10～30 mg。④乙酰化纤溶酶激活剂复合物（APSAC），常用量10～20 mg，静脉推注2～3 min。上述4种溶栓药均可经静脉滴注或放射介入溶栓。溶栓治疗必须在超早期给予，若能在发病后3 h内给药更为理想，尽快使用溶栓药是治疗成功的关键。

（2）抗凝治疗：对进展型脑梗死病人，可选择应用抗凝治疗。必须严格掌握适应证、禁忌证。对出血性脑梗死或有高血压者均禁用抗凝治疗。

（3）调整血压：急性期血压应维持在发病前平时所测的或病人年龄应有的稍高水平。一般不应使用降压药物，以免减少脑血流量加重梗死。

(4)降低颅内压防治脑水肿：常用甘露醇、10%复方甘油等。20%甘露醇溶液 100～200 mL 快速静脉滴注，2～4 次/天，通常用 7～10 天。广泛梗死时治疗时间更长，并可使用激素如地塞米松 10～20 mg 加入葡萄糖盐水中静脉滴注，持续 3～5 天。

(5)血管扩张剂：不主张常规使用血管扩张剂。在脑血栓形成发病 2 周后，脑水肿已基本消退，可适当应用血管扩张剂。

(6)抗血小板凝集剂治疗：不能进行溶栓治疗者，在排除脑出血性疾病的前提下，应尽快给予阿司匹林或其他抗血小板制剂。静脉溶栓 24 h 后，加用抗血小板制剂。

(7)改善微循环：低分子右旋糖酐可降低血液黏度并有抗血小板凝集作用，从而改善微循环。对有出血倾向或左心衰竭的病人应慎用。

(8)脑代谢活化剂：胞二磷胆碱、脑复康、γ-氨酪酸、都可喜、心脑通、脑通等。

(9)中药治疗：一般采用活血化淤、通经活络的治疗原则，可用丹参、川芎、红花等。

(10)高压氧舱治疗：高压氧舱治疗可提高血氧供应，增加病变部位脑血液灌注，促进神经组织的再生和神经功能的恢复。若呼吸道没有明显分泌物，呼吸正常，无抽搐及血压正常，宜尽早配合高压氧舱治疗。

2. 恢复期治疗　主要是促进神经功能和恢复。要求病人积极而系统地进行患肢运动和语言功能的训练及康复治疗。

【主要护理诊断/问题】

(1)躯体移动障碍　与脑梗死压迫神经细胞和锥体束有关。

(2)生活自理缺陷　与偏瘫、认知障碍、体力不支有关。

(3)语言沟通障碍　与脑梗死的部位有关。

(4)潜在的并发症：脑疝。

【护理措施】

(一)一般护理

1. 休息与活动　急性期安静平卧，取头低位，保证脑部血液供应，禁用冰袋及冷敷以免血管收缩加重病情。加强皮肤护理，每 2～3 h 翻身一次，以免形成压疮。协助病人完成日常生活如穿衣、洗漱、沐浴、如厕等。病情稳定后，鼓励病人早期做主动或被动肢体运动，逐渐增加肢体活动量，做到强度适中，循序渐进。

2. 饮食护理　起病第 1～2 天不能进食者，可按医嘱静脉补充营养，病情稳定者 48 h 可给予鼻饲。给予低盐、低脂饮食，如有吞咽困难、饮水反呛时，可给予糊状流质或半流质小口慢慢喂食。保持呼吸道通畅，预防窒息和吸入性肺炎。有糖尿病者予以糖尿病饮食。

(二)监测病情

注意生命体征变化，如呼吸频率、节律、深度，血压波动，神志意识变化，有无大小便失禁、瞳孔一侧散大、光反射迟钝等脑疝先兆，一旦出现脑水肿、脑疝等，应及时通知医生，给予快速脱水等抢救措施。

(三)用药护理

静脉应用扩血管药物时，滴速宜慢，30 滴/分，起床动作宜缓慢，注意血压的变化。使用改善微循环的药物，如低分子右旋糖酐，可有过敏反应，如发热、皮疹等，应注意观察。用溶栓、抗凝药物时严格注意药物剂量，有无出血倾向。口服阿司匹林的病人应注意有无黑便情况。

(四)心理护理

因偏瘫常使病人产生自卑、消极的心理，又因生活不能自理，而变得性情急躁，甚至发脾气，这样常常会使血压升高、病情加重。护士应主动关心病人，教会病人简单的哑语，嘱家属要给予病人物质和精神上的支持，鼓励或组织病友之间进行养身经验的交流，树立病人战胜疾病的信心。

(五)言语功能训练

失语者应早期语言训练，开始练好发音，逐步引导说单字、单词、短句。同时配合针灸，耐心训练护理，加强病人的言语、意识与思维能力。

（六）健康指导

1. 疾病知识指导 告诉病人积极治疗原发病的重要性，控制高血压、高血糖及高血脂，延缓动脉硬化。对短暂性脑缺血发作应积极治疗，以减少脑血栓形成的发病率。

2. 生活指导 平时适度参加一些体育活动，以促进血液循环。以低脂、低胆固醇、高维生素饮食为宜，忌烟、酒。注意老年人晨间睡醒时不要急于起床，最好安静 10 min 再起床，以防体位性低血压致脑血栓形成。

3. 用药指导 遵医嘱坚持服用药物，注意观察药物不良反应。有异常及时告诉医生。

4. 康复训练 注意加强肢体、言语功能的训练，持之以恒，循序渐进，减少肌肉萎缩和致残率。

5. 其他 脑血栓形成或急性期病死率为 5%～15%。有昏迷、脑水肿、出血性梗死、严重肺部感染等并发症，预后差。存活者中约 1/3 可部分或完全恢复工作。

Ⅱ 脑栓塞

脑栓塞(cerebral embolism)是指各种栓子（血液中异常的固体、液体、气体）随血流进入脑动脉造成血流阻塞，引起相应供血区脑组织缺血、坏死出现脑功能障碍。占脑卒中的 15%～20%。

【护理评估】

（一）病因与发病机制

1. 病因 栓子来源可分为三类。

(1)心源性：脑栓塞中最常见者，尤见于风湿性心脏病二尖瓣狭窄合并心房颤动时；其他如亚急性细菌性心内膜炎瓣膜上的炎性赘生物脆易脱落，心肌梗死或心肌病时心内膜病变形成的附壁血栓脱落均可形成栓子。

(2)非心源性：主动脉弓及其发出的大血管动脉粥样硬化斑块和附着物脱落（血栓-栓塞）也是脑栓塞的重要原因。还可见于感染性栓子、肿瘤栓子、脂肪栓子、寄生虫卵、空气栓子以及异物栓子等。

(3)来源不明：少数病变虽经检查仍未明确栓子来源。

2. 病理和病理生理 脑栓塞多见于颈内动脉系统，特别是大脑中动脉。椎-基底动脉栓塞少见，仅占脑栓塞的 10%左右。由于栓子突然堵塞动脉不但引起供血区的急性缺血，而且常引起血管痉挛使缺血范围更加扩大。脑栓塞所引起的病理改变与脑血栓基本相同，但可多发，且出血性梗死更为常见。脑栓塞可多发，当栓子来源未消除时，还可反复发生。同时肺、脾、肾等脏器，末梢动脉及皮肤黏膜均可出现栓塞。

（二）身体状况

风湿性心脏病引起者以中青年为多，冠心病及大动脉病变引起者以中老年为多。一般发病无明显诱因，安静和活动时均可发病，常无前驱症状，发病急骤，在数秒或数分钟之内症状即达高峰，是所有脑血管疾病中进展最快者，且多属完全性卒中。半数病人起病时有短暂的程度不等的意识障碍。由于发病快，常引起血管痉挛，癫痫发作较其他血管病常见，一般为局限性抽搐，如为全身性大发作，常提示栓塞范围较大。少数病人还有头痛、多限于病侧。常见偏瘫、失语、偏身感觉障碍及偏盲等。

心源性栓塞同时有心脏病的症状及体征，或有心脏手术经过。脂肪栓塞常发生于长骨骨折或手术后，常先有肺部症状，如呼吸困难、胸痛、咯血等，以后出现神经系统症状。

（三）辅助检查

1. CT 及 MRI 检查 不仅可确定梗死的部位及范围，而且可明确是单发还是多发。一般于 24～48 h 后可见低密度梗死区，如在低密度区中有高密度影提示为出血性梗死。

2. 脑脊液检查 脑脊液可正常，亦可压力增高，有出血性梗死时可见红细胞。感染性梗死者脑脊液中的白细胞可增加。脂肪栓塞时，脑脊液、尿、痰中可见脂肪球。

3. 其他检查 胸部 X 线检查有助于了解心脏情况及肺部有无感染、肿瘤等。心电图应列为常规检查，必要时可做超声心动图进一步确定心脏情况。疑有亚急性细菌性心内膜炎时应注意血象变化、血沉及查尿，必要时做血培养。疑有主动脉弓大血管或颈部血管病变时，可做脑血管造影。

（四）治疗要点

治疗原则是积极改善侧支循环，减轻脑水肿，防治继发出血和治疗原发病。

1. 脑部病变的治疗 基本上与脑血栓相同，主要是改善脑循环，减轻脑水肿，减少梗死范围。主张抗凝治疗，但如 CT 显示为出血性梗死或脑脊液中含红细胞，或由亚急性细菌性心内膜炎并发的脑栓塞均应禁用抗凝治疗。脂肪栓塞病人除按脑梗死治疗外，有人主张用肝素 10～50 mg，6～8 h 一次，或用氢化可的松(因其为乙醇溶液)或 5%碳酸氢钠溶液 250 mL 静脉滴注，均有助于脂肪颗粒溶解。

2. 原发病的治疗 整体治疗的一部分，不可忽视。如心源性栓塞病人需卧床休息数周，以减少栓塞复发，同时纠正心律失常，控制心力衰竭，防治心力衰竭。防止栓塞复发。

【主要护理诊断/问题】

见“脑血栓形成”病人的护理。

四、脑出血病人的护理

脑出血(cerebral hemorrhage，ICH)是指原发性非外伤性脑实质内出血，占全部脑卒中的 20%～30%，死亡率高。

【护理评估】

(一)病因与发病机制

1. 病因 高血压合并动脉硬化引起脑动脉粥样硬化是脑出血最常见的病因。少数为其他原因所致，如先天性动脉瘤、脑动静脉畸形、血液病(白血病、再生障碍性贫血、血小板减少性紫癜和血友病等)、梗死性出血、抗凝或溶栓治疗、类淀粉样血管病、脑底异常血管网(Moyamoya 病)及脑动脉炎等。此外，绒癌脑转移及其他恶性肿瘤均可破坏血管引起脑内出血。

2. 病因与发病机制 脑出血 80%位于大脑半球，主要在基底节的壳核及内囊区(图 9-3)，是脑出血的好发部位。主要因为供应此区的豆纹动脉是从大脑中动脉呈垂直发出的，在原有高血压和脑血管病变的基础上，用力或者情绪激动等情况下，容易受到压力较高的血液冲击而破裂。加之脑动脉外膜及中层在结构上远较其他器官动脉薄弱，容易破裂，或血管壁病变在血流冲击下会导致脑小动脉形成微动脉瘤，血压剧烈波动时容易破裂引起出血。出血部位其次是各脑叶的皮质下白质，其余见于脑干及小脑。壳核出血，向内常侵入内囊，出血量大时可破入侧脑室。脑出血血肿周围脑组织受压，水肿明显，颅内压增高，脑组织可移位，常常出现小脑幕疝，如中线部位下移可形成中心疝，颅内压增高明显或小脑出血较重时均易发生枕骨大孔疝，这些都是导致病人死亡的直接原因。

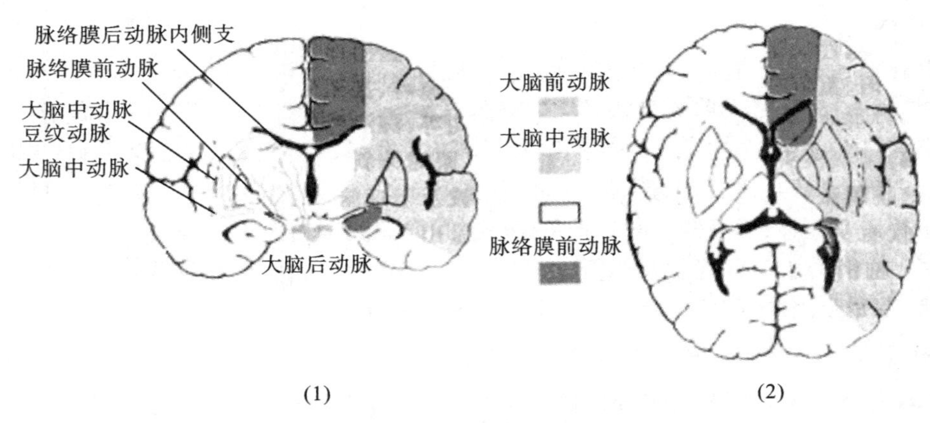

图 9-3　大脑半球血供分布图

(二)身体状况

本病以 50～70 岁的高血压病人最多见。多在白天情绪紧张、兴奋、排便、用力时发病，少数在静态发病，气候变化剧烈时发病较多。发病突然，一般在数分钟至数小时达高峰，多表现为突然头痛、头晕、恶心、呕吐、偏瘫、失语、意识障碍、大小便失禁。呼吸深沉常带鼾音，重则呈潮式呼吸或不规则呼吸。病人深昏迷时四肢呈弛缓状态，局部性神经体征不易确定。血压多增高、根据出血部位不同，临床表现各异。

1. 基底节区出血 为脑出血中最多见者，其中壳核出血最多，约占脑出血的 60%，常累及内囊并以内囊损害为突出表现，故又称为内囊区出血。内囊是最常见的出血部位。典型病人表现为出血灶对侧出现不同程度的偏瘫、偏身感觉障碍及偏盲(三偏征)，两眼可向病灶侧凝视，优势半球出血可有失语。出血量大时可出现意识障碍，也可引起脑疝甚至死亡。丘脑出血出现特征性眼征，如两眼向内或向下方凝视，瞳孔缩小，对光反射消失。尾状核出血临床表现与蛛网膜下腔出血相似，常无明显偏瘫和意识障碍。

2. 脑叶出血　约占脑出血的 10%。出血以顶叶最常见，其次为颞叶、枕叶、额叶。常表现为头痛、呕吐、脑膜刺激征及出血脑叶的局灶定位症状，如额叶出血可有偏瘫、Broca 失语等；颞叶可有 Wernicke 失语、精神症状等。抽搐较其他部位出血常见，昏迷较少见。

3. 脑桥出血　占脑出血的 10%左右。出血量少时，病人意识可清楚，出现脑桥一侧受损体征，如面、展神经交叉性瘫痪，双眼向病灶对侧凝视。出血量大(>5 mL)、病情严重者出现昏迷、四肢瘫痪、双侧瞳孔极度缩小呈针尖样、中枢性高热，同时呼吸不规则，多于 24～48 h 内死亡。

4. 小脑出血　约占脑出血的 10%。发病突然，眩晕明显，频繁呕吐，枕部疼痛，病变侧共济失调，可见眼球震颤、同侧周围性面瘫、颈项强直等。病情如继续增重，颅内压增高明显，昏迷加深，极易发生枕大孔疝死亡。

5. 脑室出血　占脑出血的 3%～5%。出血量少，仅部分脑室出血，其临床表现为头痛、呕吐、脑膜刺激征阳性，意识清楚或一过性意识障碍，脑脊液血性，酷似蛛网膜下腔出血，预后良好，可以完全恢复正常；出血量大、全部脑室均被血液充满者，发病即昏迷、呕吐、瞳孔极度缩小，两眼分离斜视或眼球浮动，四肢弛缓性瘫痪，去大脑强直，呼吸不规则，打鼾，预后极差，多迅速死亡。

(三)心理、社会状况

病人因突然发生失语、肢体残疾或瘫痪卧床，生活需依赖他人照顾，而产生焦虑、恐惧甚至是绝望的心理。病人及家属往往因无有效应对措施、担心经济状况出现紧张或烦躁心理。

(四)辅助检查

1. 影像学检查　CT 应作为首选，发病后立即出现高密度出血影，可与梗死相鉴别。同时 CT 可显示血肿的部位、大小、是否有脑移位、有无破入脑室，以便决定治疗方针。MRI 检查可发现 CT 不能确定的脑干或小脑少量出血。脑血管造影适用于寻找出血原因，如脑血管畸形、脑动脉瘤、脑底异常血管网等。

2. 脑脊液检查　脑脊液压力常增高，多呈血性。有脑疝及小脑出血者禁做腰穿。

3. 其他　血及尿常规、血糖、血尿素氮应列为常规检查。

(五)治疗要点

急性期的治疗原则是保持安静，防止继续出血；控制脑水肿，防治并发症，降低死亡率和致残率。

(1)一般治疗：绝对卧床休息，保持呼吸道通畅，吸氧，预防感染等。

(2)控制脑水肿：减轻脑水肿，降低颅内压，防止脑疝形成是治疗脑出血的重要措施。应立即、快速使用脱水剂，常用 20%甘露醇溶液 125～250 mL 静脉滴注，每 6～8 h 一次，病情比较平稳时可用 10%复方甘油 500 mL 静脉滴注，1～2 次/天。也可用速尿脱水，在使用脱水剂时要注意维持水、电解质平衡和肾功能。

(3)控制高血压：脑出血病人一般血压比平时更高，这是因为颅内压增高时为了保证脑组织供血的代偿性反应。当颅内压下降时血压也随之下降，故一般不应使用降血压药物。如收缩压超过 200 mmHg，可适当给予作用温和的降压药物如速尿及硫酸镁等。

(4)外科手术治疗：适应证如下。①小脑出血血肿>10 mL，直径>3 cm，可考虑手术治疗；血肿>20 mL 或有脑干受压征应紧急手术清除血肿，否则随时可能发生脑疝死亡。②壳核出血血肿>50 mL，或颅内压明显增高有可能形成脑疝者。③丘脑出血血肿>10 mL，病情继续恶化者。对重症原发性脑室出血或丘脑内侧出血血液大量破入脑室者，可行颅骨钻孔，脑室外引流加腰穿放液治疗。

【主要护理诊断/问题】

(1)急性意识障碍　与脑出血、脑水肿致大脑功能受损有关。

(2)潜在并发症：脑疝、上消化道出血等。

(3)有感染的危险　与意识障碍、长期卧床等有关。

(4)有废用综合征的危险　与意识障碍、运动障碍、言语障碍或长期卧床有关。

(5)知识的缺乏　与病人不了解疾病的发病原因、诱因、康复训练、预防等知识有关。

【护理目标】

病人意识障碍程度逐渐减轻;不发生上消化道出血、脑疝或感染;病人及家属懂得疾病相关知识,能理解绝对卧床的重要性,生活需要得到满足。

【护理措施】

(一)一般护理

1. 体位与休息　急性期绝对卧床休息 2～4 周,抬高床头 15°～30°,以减轻脑水肿。保持环境安静,避免不必要的搬动、探视及声、光等各种刺激。

2. 饮食护理　意识障碍、不能经口进食的病人,发病 2～3 天应禁食,可静脉补充营养;2～3 天后,如神志仍不清楚,不能进食者,应鼻饲流质饮食,头偏向一侧,注意无菌操作,每次鼻饲前要抽吸胃液,若病人有呃逆、腹部饱胀、胃液呈咖啡色或解黑便,应立即通知医生处理。灌食不宜过多、过快、过冷、过热,以免呕吐诱发消化道出血等。并注意维持水、电解质平衡。保持大便通畅,便秘者使用缓泻剂,必要时用开塞露,切忌用力排便,以免再次发生脑出血。

3. 生活护理　定时更换体位,应用气垫防止压疮形成。保持皮肤、床单清洁、干燥。保持呼吸道通畅,必要时配合医生切开气管。大小便失禁者保持会阴部、肛周皮肤清洁、干燥,及时更换床单、尿垫。尿潴留者留置导尿管,注意无菌操作,每 2～4 h 放尿一次,可行膀胱冲洗。

(二)监测病情,防治并发症

1. 脑疝　严密监测生命体征及病情变化,每 30 min 测一次血压、呼吸、脉搏,意识障碍程度,瞳孔是否等大,有无剧烈头痛、呕吐、视乳头水肿等颅内压增高症状。如瞳孔缩小多因大脑半球出血,脑疝时一侧瞳孔散大、光反射迟钝,脑桥出血时瞳孔呈针尖样、眼球固定。如有脑水肿、脑疝症状及体征应及时通知医生,配合抢救。

2. 上消化道出血　注意观察病人有无呃逆、腹部饱胀、呕血、便血、血压下降、脉搏增快、面色苍白、口唇发绀、烦躁不安、呼吸急促、尿量减少等。若出现上述症状及体征,应立即通知医生处理。

(三)用药护理

迅速建立静脉通道,及时准确执行医嘱,遵医嘱快速给予脱水、降颅内压药(使用甘露醇要在 15～30 min内滴完),记录 24 h 出入液量。用降压药时密切监测血压,防止血压下降过快、过低。

(四)对症护理

呼吸困难、发绀者保持呼吸道通畅,吸痰,给氧,流量为 2～4 L/min。高热者每 4 h 测一次体温,及时降温,头戴冰帽以减轻脑部耗氧量。

(五)心理护理

因发病急,病情重,病人及家属往往紧张、害怕,无法积极应对疾病。护士要耐心解释疾病的相关知识,限制家属探视,并取得家属的理解和配合。关心病人,态度和蔼,鼓励病人安静休养。急性期应用非语言沟通,给予病人心理支持,以保持情绪稳定,提高治疗信心。

(六)健康指导

1. 疾病知识指导　向病人及家属介绍脑出血的基本知识,说明积极治疗原发病、去除诱因的重要性,积极配合医生将血压控制在适当水平。

2. 生活指导　避免情绪激动和不良刺激,戒烟、忌酒,给予低脂饮食,养成定时排便习惯,保持大便通畅;注意劳逸结合,不可突然用力过猛。

3. 康复指导　病情稳定后,注意坚持肢体、膀胱、言语及思维的训练。提高生活自理能力,提高生活质量。

【预后】

脑出血病人的预后取决于出血部位、出血量、全身情况及是否有并发症。轻型脑出血治疗后可明显好转,甚至恢复工作;重症者病死率高,多在发病后数小时至数天内,因脑疝死亡。昏迷1周以上者常死于并发症。

五、蛛网膜下腔出血病人的护理

蛛网膜下腔出血(subarachnoid hemorrhage,SAH)是指多种原因所致脑底部或脑及脊髓表面的血管破裂,血液直接进入蛛网膜下腔引起的急性出血性脑血管疾病,又称原发性蛛网膜下腔出血,它占所有脑卒中的10%~15%。

【护理评估】

(一)病因与发病机制

1. 病因 以颅内动脉瘤最常见,占50%~85%,其次是脑血管畸形和高血压动脉硬化。还可见于脑底异常血管网症(烟雾病),各种感染引起的动脉炎、肿瘤破坏血管、血液病、抗凝治疗的并发症等。

2. 发病机制 脑动脉瘤好发于动脉分叉部,多见于脑底动脉环前部,特别是颈内动脉与后交通动脉、大脑前动脉与前交通动脉分叉处最为常见。动脉瘤虽为先天性,但通常在青年时才发展。有人研究直径在4 mm以下的动脉瘤一般不破裂,15 mm以上者几乎全部破裂。脑血管畸形多为血管壁发育不全,厚薄不一,常位于大脑中动脉和大脑前动脉供血的脑表面。脑底动脉粥样硬化,因脑动脉中纤维组织代替了肌层,内弹力层变性断裂和胆固醇沉积于内膜,经过血液冲击逐渐扩张形成梭形动脉瘤也可破裂出血。当重体力劳动、情绪变化、用力排便、血压突然升高、饮酒特别是酗酒时,脑底部或脑表面血管发生破裂。

3. 病理生理变化 ①血液进入蛛网膜下腔后,颅内容积增加致颅内压增高,严重者发生脑疝;②血细胞崩解释放各种炎性物质,刺激血管,引起脑血管痉挛,这种痉挛多数为局限性,严重时可导致脑梗死;③血液及各种炎性物质发生无菌性化学性脑膜炎,引起剧烈头痛和脑膜刺激征;④血液在脑底或脑室发生凝固或粘连,阻塞脑脊液循环通道,引起阻塞性脑积水和颅内压增高;⑤血液及其分解物质直接刺激致下丘脑功能紊乱,出现发热、血糖升高及心律失常等。

(二)身体状况

各个年龄组均可发病,青壮年多见,女性多于男性。先天性动脉瘤破裂者多见于20~40岁的年轻人,动脉硬化者引起的多见于50岁以上者。发病突然,可有情绪激动、用力、排便、咳嗽等诱因。最常见的症状是突然剧烈头痛、恶心呕吐、面色苍白、全身冷汗。半数病人可有不同程度意识障碍,以一过性意识不清为多,重者昏迷。部分病人可有抽搐、精神症状眩晕、项背或下肢疼痛等。脑膜刺激征明显,常在1~2天即出现。后交通支动脉瘤破裂可出现一侧动眼神经麻痹。少数病人可出现一侧肢体轻瘫、感觉障碍、失语等,早期出现者多因出血破入脑实质和脑水肿所致,晚期往往是迟发血管痉挛引起。眼底检查可见玻璃体膜下片块状出血,这种出血在发病1 h内即可出现。这是诊断蛛网膜下腔出血相当有力的依据。部分病人可见视乳头水肿。

蛛网膜下腔出血容易发生脑血管痉挛,早期痉挛常发生于起病不久,历时数十分钟或数小时即缓解。迟发痉挛多发生在病后5~15天,主要表现为意识障碍、局限性神经系统体征、精神障碍等,应与再出血鉴别。

(三)辅助检查

1. CT检查 诊断蛛网膜下腔出血的首选方法,多数可见脑沟、脑池或外侧裂中有高密度影,可确定出血原因,如增强扫描后可显示血管畸形等。

2. 脑脊液检查 具有诊断价值和特征性。脑脊液压力多增高,外观呈均匀一致性。镜检可见大量红细胞。发病数小时非炎症性白细胞(无菌性化学性脑膜炎)即出现,2~3天达高峰。蛋白常偏高,糖及氯化物正常。3~4周后脑脊液恢复正常。

3. 脑血管造影或数字减影脑血管造影 确定蛛网膜下腔出血的病因诊断,最具有意义的辅助检查。

(四)治疗要点

控制继续出血,防治继发性脑血管痉挛,去除出血的原因和防止复发。

1. 一般处理 绝对卧床休息4~6周,避免一切可能引起血压或颅内压增高的原因。应用足量的止痛、安定和镇静剂,保证病人安静休息。适当限制入水量。对脑水肿者可给予脱水剂,有抽搐发作者应及时给予抗痉药物，血压高者应予以降血压药。

2. 防治再出血　为了防止动脉瘤周围的血块溶解引起再度出血，主要用较大剂量的抗纤维蛋白溶解剂以抑制纤维蛋白溶酶原的形成。此类药物还有减轻脑血管痉挛的作用。常用的药物有6-氨基己酸、止血芳酸、止血环酸、安络血、止血敏等药物。防治继发性脑血管痉挛，可早期使用钙离子拮抗剂如尼莫地平20～40 mg，3次/天，连用3周以上。也可用异丙肾上腺素以松弛平滑肌。

3. 降低颅内压　快速使用脱水剂，如20%甘露醇溶液125～250 mL静脉滴注，每6～8 h一次。

4. 手术治疗　对脑血管畸形，应采用手术全切除，血管内介入治疗及γ刀治疗；颅内动脉瘤可行手术切除或血管内介入治疗。

【主要护理诊断/问题】

(1)疼痛：头痛　与蛛网膜下腔出血致颅内压增高有关。

(2)恐惧　与突然发病、担心再发有关。

(3)潜在并发症：脑疝、再出血。

【护理措施】

(一)一般护理

1. 休息　耐心向病人解释头痛的原因，说明休息及避免各种诱因的重要性，嘱病人严格绝对卧床休息4～6周，减少探视人员，以保证充分的休息。避免剧烈活动、用力排便、咳嗽、打喷嚏、情绪激动等，尽量减少搬动病人，尤其避免震动病人头部，以免诱发再出血。指导病人使用放松术，如缓慢的深呼吸、全身肌肉放松、冥想等保持情绪稳定，避免精神刺激，也有利于病人及早康复。

2. 饮食护理　意识清醒者，每天进食易消化半流质食物，给予足够的蛋白质、碳水化合物、适量脂肪、一定的维生素，增加纤维素，如水果、蔬菜，以保持大便通畅。昏迷者鼻饲流质饮食。

(二)观察病情

密切观察病人是否有脑疝先兆，如剧烈头痛、呕吐、视乳头水肿、血压升高、脉搏变慢、呼吸不规则、瞳孔改变、意识障碍加重等，一旦出现，应及时通知医生，迅速建立静脉通道，遵医嘱快速给予脱水、降颅内压药配合抢救。控制液体摄入量，输液量不宜过快、过多，注意维持水、电解质平衡。

(三)用药护理

(1)按医嘱使用脱水剂、止血药。在使用20%甘露醇脱水时，一定要注意快速滴入，切勿漏入组织中，以防组织坏死。在使用抗血纤溶芳酸时，静脉滴注速度应缓慢，以免导致血压下降。

(2)遵医嘱使用尼莫地平，以防止继发性脑血管痉挛。在尼莫地平治疗过程中可能出现头晕、头痛、胃肠不适、皮肤发红、多汗、心动过缓或过速等，少数病人可出现失眠、不安、激动、易激惹等中枢神经系统过敏反应。调节控制好输液速度，应密切观察，如有异常及时报告医生处理。

(四)心理护理

指导病人了解疾病的诱因、过程及预后，告知病人头痛的原因，随着出血的停止，血肿吸收，头痛会逐渐缓解，消除病人的紧张、恐惧或焦虑的心理。告知保持情绪稳定有利于止血，增强战胜疾病的信心，配合治疗和护理。家属应关心体贴病人，为其创造良好的治疗与休养环境，促进其康复。

(五)健康指导

1. 疾病知识指导　向病人讲解再次出血的危害性。配合医生及早做好脑血管造影或必要时手术治疗，去除发病原因。指导病人避免各种诱因，女性病人1～2年内应避免妊娠及分娩。

2. 生活指导　多吃维生素丰富的食物，如蔬菜、水果，养成良好的排便习惯，保持稳定的情绪，避免剧烈活动及从事重体力劳动。注意保暖，防止受凉。避免情绪激动、用力排便、咳嗽、憋气等。

【预后】

蛛网膜下腔出血的预后与病因、出血部位、出血量、有无并发症及是否得到适当治疗有关。颅内动脉瘤出血急性期病死率约为30%，存活者1/3复发，其中60%复发在发病2周内，第1次出血存活时间越长，复发机会越小。第2次出血病死率为30%～60%，第3次几乎是100%。脑血管畸形引起的蛛网膜下腔出血预后较动脉瘤为好，病死率为10%～15%，复发率也较低。存活的蛛网膜下腔出血经2～3周后症状大多消失，一般不留后遗症，仅个别病人于出血后数月至数年发生正常颅压脑积水，病人出现智力减退、步态不稳和尿失禁，可考虑做分流手术。

（王小凤　黄小丽）

第四节　帕金森病病人的护理

帕金森病(Parkinson disease，PD)又称震颤麻痹，是中老年人常见的神经系统变性疾病，也是中老年人最常见的锥体外系疾病，主要病变在黑质和纹状体通道，多巴胺生成减少。65岁以上人群患病率为1000/(10万)，随年龄增长而增高，男性稍多于女性。该病以静止性震颤、动作迟缓及减少、肌张力增高、姿势不稳等为主要特征。

【护理评估】

（一）病因与发病机制

迄今为止，帕金森病的病因仍不清楚，发病机制复杂。目前的研究倾向于与年龄老化、遗传易感性和环境毒素的接触等综合因素有关。

1. 年龄老化　帕金森病主要发生于中老年人，40岁以前发病少见，提示老龄与发病有关。研究发现，自30岁以后，黑质多巴胺能神经元、酪氨酸氧化酶和多巴脱羧酶活力、纹状体多巴胺递质水平随年龄增长逐渐减少。然而，仅少数老年人患此病，说明生理性多巴胺能神经元蜕变不足以致病，年龄老化只是本病发病的促发因素。

2. 环境因素　流行病学调查发现，帕金森病的患病率存在地区差异，所以人们怀疑环境中可能存在一些有毒的物质，如工业毒物、某些杀虫剂、除草剂等，损伤了大脑的神经元。

3. 遗传因素　该病有家族聚集的倾向，约10%的病人有家族史，呈不完全外显的常染色体显性遗传或隐性遗传。

（二）身体状况

呈隐袭性发病，慢性进展性病程，5～8年后约半数病人需要帮助。首发症状多为震颤，随疾病进展出现体征表现。

(1)静止性震颤：震颤是因肢体的促动肌与拮抗肌节律性交替收缩而引起，多自一侧上肢远端开始，逐渐扩展到同侧下肢及对侧上、下肢。上肢的震颤常比下肢重。手指的节律性震颤形成所谓“搓丸样动作”。在本病早期，震颤仅于肢体处于静止状态时出现，做随意运动时可减轻或暂时停止，情绪激动使之加重，睡眠时完全停止，称之为“静止性震颤”。强烈的意志和主观努力可暂时抑制震颤，但过后有加剧趋势。

(2)肌强直：促动肌和拮抗肌的肌张力都增加。当关节做被动运动时，增高的肌张力始终保持一致，而感到均匀的阻力，称为“铅管样强直”。如病人合并有震颤，则在伸屈肢体时感到在均匀的阻力上出现断续的停顿，如齿轮在转动一样，称为“齿轮样强直”。以颈肌、肘、腕、肩和膝、踝关节活动时肌强直更显著。

(3)运动迟缓：帕金森病致残的主要原因。病人随意运动减少、减慢，多表现为运动启动困难和速度减慢，如坐下后不能起立，卧床时不能自行翻身。面肌强直使面部表情呆板，双眼凝视，瞬目少，笑容出现和消失缓慢，形成“面具脸”为其特有面貌。手指精细动作很难完成，书写困难，所写的字弯曲不正，越写越小，称为“写字过小症”等。

(4)姿势步态异常：行走时，起步困难，但一迈步后，即以极小的步伐向前冲去，越走越快，不能及时停步或转弯，称为慌张步态。病人行走常发生不稳、跌倒，尤其在转弯，上、下楼梯时更易发生。

（三）心理、社会状况

早期病人动作迟缓、表情淡漠、流涎，容易产生自卑、忧郁心理，拒绝参加社交活动。病人在情绪紧张、激动或窘迫情况下，肢体震颤加重，而情绪平静时震颤减轻，精神因素可使病情恶化。随着病程延长，病情进行性加重,病人丧失劳动能力、生活自理能力,产生焦虑、孤独甚至悲哀心理。

(四)辅助检查

1. 生化检测 脑脊液中多巴胺及其代谢产物降低。尿中多巴胺及其代谢产物也减少。血清肾上腺素活力降低、酪氨酸含量减少;黑质和纹状体内 NE、5-HT 含量减少,谷氨酸脱羧酶(GAD)活性较对照组降低 50%。

2. 正电子发射断层扫描(PET) 可做帕金森病高危人群中早期诊断,是判断病情严重程度的一种客观指标,对了解多巴制剂应用疗效、鉴别原发帕金森病和某些继发帕金森病均有很大作用。

3. CT、MRI 影像表现 缺乏特征性改变,具有普遍性脑室扩大等脑萎缩征象。

(五)治疗要点

1. 药物治疗 当影响日常生活和工作时进行适当药物治疗。①抗胆碱能药物:适用于早期轻症或由药物诱发的 PD,如苯海索 2 mg 口服,3 次/天,东莨菪碱 0.2~0.4 mg,3 次/天。②多巴胺替代疗法:左旋多巴及复方左旋多巴制剂。复方左旋多巴制剂可增强左旋多巴的疗效和减少其外周不良反应,如美多巴口服,自 62.5 mg 开始,2~3 次/天,根据症状控制情况,缓慢增加剂量和服药次数,最大不超过 250 mg,3~4次/天。③多巴胺受体激动剂:溴隐亭,自 0.625 mg/d 开始,缓慢增加,最大量不超过 20 mg/d;培高利特,自 25 μg/d 开始逐渐增加,一般不超过 200 μg/d。

2. 外科治疗 症状限于一侧或一侧较重的病人药物治疗不满意,可考虑立体定向手术。

【主要护理诊断/问题】

(1)躯体活动障碍 与锥体外系功能障碍、震颤、肌强直、随意运动异常有关。

(2)长期自尊低下 与震颤、流涎等身体形象改变,生活依赖他人照顾有关。

(3)营养失调:低于机体需要量 与吞咽困难、饮食减少、机体消耗有关。

(4)知识缺乏 与病人缺乏本病相关用药及预防保健知识有关。

【护理措施】

(一)一般护理

1. 生活护理 老年病人常有免疫功能低下,对环境适应能力差,宜注意居室的温度、湿度、通风及采光等。根据季节、气候、天气等情况增减衣服,决定室外活动的方式、强度,预防感冒。疾病发生至一定程度时,病人生活自理能力显著降低。此时应注意病人活动中的安全问题,走路时持拐杖助行。病人如厕下蹲及起立困难时,可置高凳坐位排便。病人动作笨拙,常多失误,餐时中谨防烧、烫伤等事故发生。端碗、持筷有困难者,为其准备金属餐具。无法进食者,需有人喂汤饭。穿脱衣服,扣纽扣,系腰带、鞋带有困难者,给予帮助。晚期卧床病人要按时翻身,做好皮肤护理,以防止尿便浸渍和压疮的发生。结合口腔护理,翻身、拍背,以预防吸入性肺炎和坠积性肺炎。翻身时,应注意有无皮肤压伤、擦伤。

2. 饮食护理 根据病人的年龄、活动量给予足够的热量、高维生素、高纤维素、低盐、低脂、易消化食物,食物应细软、便于咀嚼和吞咽,可按半流质或软食供给。膳食中注意满足糖、蛋白质的充分供应,以植物油为主。适量进食海鲜类,能够提供优质蛋白质和不饱和脂肪酸,有利于防止动脉粥样硬化;多吃新鲜蔬菜和水果,能够提供多种维生素、足够纤维素,能促进肠蠕动,防治大便秘结。病人出汗多,应注意补充水分。牛奶中蛋白质成分可能对左旋多巴药物疗效有一定的影响,为了避免影响白天的用药疗效,建议将牛奶安排在晚上睡前饮用。

(二)运动护理

本病早期,病人运动功能无障碍,能坚持一定的劳动,应指导病人尽量参与各种形式的活动。如鼓腮、伸舌、噘嘴、吹吸等面肌功能锻炼,改善面部表情和吞咽困难,协调发音;四肢各关节做最大范围的屈伸、旋转等活动,加强肢体功能锻炼,以预防肢体挛缩、关节僵直的发生。晚期病人做被动肢体活动和肌肉、关节的按摩。以促进肢体的血液循环,防止和延缓骨关节的并发症。

(三)用药护理

观察药物效果及副反应。长期服用左旋多巴类药可出现不同程度的消化道症状,一般选择进食后服药或减少剂量。注意左旋多巴应用过程中出现的"开关现象"、"剂末现象"和"异动症"。"开关现象"指症状在突然缓解(开期,常伴有异动症)与加重(关期)两种状态之间波动,多见于病情严重者,一般与服药时间和剂量无关,不可预料,适当加用多巴胺受体激动剂可防止或减少发生。"剂末现象"指每次服药后药物作用时间逐渐缩短,表现为症状随血药浓度发生规律性波动,可以预知,适当增加服药次数或每次服药剂量,或改用缓释剂可以预防。"异动症"表现为舞蹈症或手足徐动症、肌强直或肌阵挛,可累及头面部、躯干和四肢,有时表现为单调刻板的不自主动作或肌张力障碍,更换左旋多巴控释片为标准片或加用多巴胺受体激动剂可缓解。

(四)心理护理

本病病程长,且进行性加重,对病人精神上产生一定的压力。良好的心理护理,对于克服病人的悲观失望、焦急烦恼等消极情绪,树立正确的生死观,向疾病做斗争,保持心态平衡很有意义。

(1)了解并掌握病人的心理状态,针对其心理需要进行心理护理。疾病早期,病人心理变化不大。随着病情的发展,肢体震颤加重,动作迟缓而笨拙,病人有自卑感,不愿到公共场合,回避人际交往,并感到孤独,也可产生恐惧或绝望。到疾病后期阶段,病人生活不能自理,可产生悲观失望或厌世轻生的心理。晚期病人常有痴呆存在,可以淡化心理活动。

(2)医护人员要建立和保持良好的护患关系,促进病人产生有利于稳定情绪、树立抗病信心的积极的心理活动。护理人员要加强自身的心理休养,讲究语言艺术,掌握病人心理特征的形成和心理活动的规律,有的放矢地进行心理护理。鼓励病人尽量维持过去的兴趣爱好,多与他人交往,不要独立自己。指导家属关心、体贴病人,少指责,为病人营造良好的亲情氛围,减轻病人的压力。

(3)指导病人做自我修饰,督促进食后及时清洁口腔。随时携带纸巾擦干净口角分泌物,注意个人卫生,尽量维护自我形象。

(五)健康指导

1. 疾病知识指导 告知病人本病的病因与发病、常见症状以及治疗和预后的关系,帮助病人及家属学会病情观察,掌握自我护理的方法。

2. 生活指导 生活规律,平衡心态,避免情绪紧张、激动。合理饮食,保证足够营养。勤洗勤换,保持皮肤清洁,长期卧床,注意翻身,预防压疮。

3. 安全指导 指导病人避免登高和操作高速运转的机器,不要单独使用煤气、热水器及锐利器械,防止伤害事故发生。外出时,有人陪伴,随身携带安全卡片。

4. 用药指导 告知药物治疗可使多数病人症状得到缓解,但不能阻止病变的进程,需要长期或终身用药。指导病人及家属了解药物种类、用药方法、注意事项和不良反应,指导正确服药,坚持门诊随访。

5. 康复指导 指导病人进行康复训练的方法,坚持适度锻炼,包括语音、语速锻炼,面肌、手部、四肢及躯干锻炼。鼓励病人维持兴趣,坚持散步、打太极拳。卧床病人协助被动运动。

6. 对家庭照顾者指导 照顾者应关心、体贴病人,协助进食、服药和日常生活护理,细心观察,积极预防并发症,及时识别病情变化。定时陪同病人到门诊复查。

【预后】

PD是慢性进展性疾病,目前无根治方法,多数病人发病数年仍能继续工作,也可迅速发展致残。疾病晚期可因严重肌强直和全身僵硬,终致卧床不起。死因常为肺炎、骨折等并发症。

(王小凤　黄小丽)

第五节　癫痫病人的护理

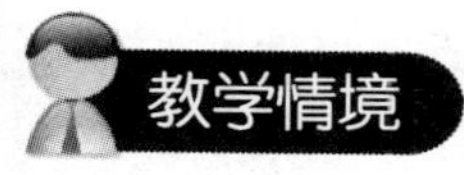

陈先生,22岁,某日中午回家途中横穿马路时突然尖叫一声,跌倒在地,头向后仰,上肢屈曲,下肢伸

直,不停抽动,口吐血沫。警察赶来时此人停止抽动,但仍神志不清,遂将病人移至路边平躺地上。急救医生赶到发现病人口吐血沫,意识丧失,所穿长裤似已被尿湿。检查血压、呼吸均正常,心、肺无异常,无外伤表现,无运动障碍,有尿失禁,舌咬伤,意识不清,急诊送往医院抢救。

请问:1.该病人可能的医疗诊断是什么,为什么?

2.你若正在现场,该如何抢救?

3.病人清醒后如无大的病伤,如何对病人做健康指导?

癫痫(epilepsy)是一组反复发作的由大脑神经元异常放电所致暂时性中枢神经系统功能失常的临床综合征。根据病变累及大脑的部位和放电扩散的范围,临床上可表现为运动、感觉、意识、行为以及自主神经等不同程度的障碍。每次发作或每种发作称为痫性发作(seizure)。癫痫在神经性疾病中是最常见的疾病之一,是仅次于脑血管疾病的第二大顽症。流行病学资料统计,我国一般人群的年发病率为(50～70)/(10万),患病率约为5‰。多数病人通过规律治疗可获得满意疗效,还有25%病人为难治性。

【护理评估】

(一)病因与发病机制

1.病因 癫痫不是一个独立的疾病,而是一组疾病或综合征,其病因非常复杂。依据现有的检查方法,癫痫分为以下几种。

(1)特发性癫痫(原发性):病因不明,脑内无器质性病变。与遗传因素密切相关。

(2)症状性癫痫(继发性):占癫痫的大多数,可发生于各个年龄组,药物治疗效果较差。由脑部器质性病变和代谢疾病所引起,如脑先天性疾病、脑积水、颅脑外伤(特别是产伤)、各种脑炎、脑膜炎、中毒、中暑、窒息、休克、颅内肿瘤、脑血管疾病、尿毒症、肝性脑病、遗传性代谢病等。

(3)隐源性癫痫:临床表现提示为症状性癫痫,目前的检查手段不能发现明确病因。

2.环境因素 年龄、内分泌、睡眠等环境因素与癫痫发生有关。疲劳、饥饿、过饱、饮酒、感情冲动以及各种一过性代谢紊乱和过敏反应都可能使癫痫发作。部分病人仅在特定的条件下发作,如闪光、音乐、下棋、刷牙、惊吓、沐浴等,但一旦去除有关状态即不再发作。这类癫痫统称为反射性癫痫。

3.发病机制 大脑皮质神经元过度放电是各种癫痫发作的病理基础,推测癫痫发作是由于异常神经元集合体高度同步化电活动的结果。

(二)身体状况

癫痫有多种发作形式,具有短暂性、刻板性、间歇性、反复发作的特征。1981年国际抗癫痫联盟制订了痫性发作分类标准(表9-5),分为部分性发作、全面性发作和不能分类的发作三大类。

表9-5 痫性发作的国际分类

1.部分性发作 局部起始
(1)单纯性:无意识障碍
(2)复杂性:有意识障碍
(3)继发泛化:部分性发作起始,发展为全面性发作
2.全面性发作 双侧对称性发作,有意识障碍,包括失神发作、肌阵挛发作、阵挛性发作、强直性发作、失张力发作、全面性强直-阵挛发作
3.不能分类的发作

1.部分性发作 部分性发作为最常见的类型。发作起始症状和脑电图特点均提示起于一侧脑结构。根据发作期间是否伴有意识障碍可分为发作不伴有意识障碍,称为单纯部分性发作;伴有意识障碍,发作后不能回忆,称为复杂部分性发作。

1)单纯部分性发作 又称局限性发作。持续时间短,一般不超过1 min,无意识障碍。痫性发作起始症状常提示痫性灶在对侧脑部。

(1)部分运动性发作:指局部肢体的抽搐,大多见于一侧口角、眼睑、手指或足趾,也可涉及整个一侧面部或一个肢体远端。如自一侧拇指沿腕部、肘部、肩部扩散，称为 Jackson 癫痫。

(2)部分感觉性发作：常为肢体的麻木感和针刺感，多数发生在口角、舌部、手指或足趾，病灶在中央后回体感觉区。特殊感觉性发作包括视觉性、听觉性、嗅觉性和眩晕性发作，可为复杂部分性发作或全面强直-阵挛发作的先兆。

(3)自主神经发作：如烦渴、多汗、呕吐、排尿欲、苍白或潮红等，很少单独出现。

(4)精神性发作：各种类型的遗忘精神症状，可单独发作，但常为复杂部分性发作的先兆，有时为继发的全面性强直-阵挛发作的先兆。

2)复杂部分性发作　亦称精神运动性发作。多数为颞叶病变引起，又称为颞叶癫痫。发作起始出现精神症状或特殊感觉症状等先兆，如错觉、幻觉等，随后出现意识障碍、遗忘症、自动症等。做出一些似有目的的动作，即自动症，如先凝视前方不动，然后做出无意识动作：机械重复吸吮、咀嚼、舔舌、解扣、脱衣等，病灶多在颞叶海马回、扣带回、杏仁核、额叶眶部等。

3)部分性发作继发全面性发作　先出现上述部分性发作，继而出现全面性发作。

2. 全面性发作

(1)失神发作：典型失神发作表现为意识短暂丧失，持续 5～10 s，无先兆和局部症状，发作和停止均突然，每天发作数次至数百次不等，病人可停止当前活动，呼之不应，两眼瞪视，手中持物可坠落，一般不会跌倒，事后立即清醒，继续原来的活动，对发作无记忆。

(2)肌阵挛发作：为突然、快速、短暂的肌肉收缩，累及全身，也可限于面部、躯干或肢体。清晨或刚入睡时发作频繁，发作时间短，间隔时间长，一般不伴有意识障碍。

(3)阵挛性发作：仅见于婴幼儿，为全身重复性阵挛发作。

(4)强直性发作：多见于儿童或少年，睡眠中发作较多见。全身强直性肌痉挛，肢体伸直，头、眼偏向一侧，伴短暂意识丧失，一般不跌倒，发作后立即清醒。常伴有自主神经症状，如苍白或潮红、瞳孔散大等。躯干的强直性发作可造成角弓反张。

(5)失张力发作：部分或全身肌肉张力突然降低导致垂颈、张口、肢体下垂和跌倒。持续数秒或 1 min。

(6)全面性强直-阵挛发作(GTCS)：又称癫痫大发作，为最常见的发作类型之一，以全身抽搐和意识障碍为特征，其发作经过分为三期。①强直期：突然意识丧失，跌倒在地，全身骨骼肌持续收缩，眼球上窜，喉肌痉挛，发出尖叫。口部先强直后突闭，可咬破舌头。颈部和躯干先屈曲后反张。上肢先上举、后旋，再转为内收、前旋，下肢自屈曲转为伸直，常持续 10～20 s。②阵挛期：不同肌群强直和松弛交替出现，由肢端延及全身。阵挛频率逐渐减慢，松弛期逐渐延长，此期 0.5～1 min。最后一次强直-阵挛后抽搐停止，所有肌肉松弛。上述过程伴心率增快，血压升高，汗、唾液和支气管分泌物增多，瞳孔散大等自主神经征象；瞳孔光反射及深、浅反射消失，病理征出现以及呼吸暂停导致皮肤发绀。③惊厥后期：首先恢复呼吸，口鼻喷出泡沫和血沫。心率、血压、瞳孔等恢复正常，意识逐渐恢复。自发作开始到意识恢复为 5～10 min。醒后觉头痛、疲乏，对抽搐过程不能回忆。一些病人意识障碍减轻后进入昏睡，少数在完全清醒前有自动症和意识模糊。

3. 癫痫持续状态　GTCS 若在短期内频繁发生，以致发作间歇期内意识持续昏迷，或一次癫痫发作持续 30 min 以上不能自行停止，称为癫痫持续状态，是癫痫病的危重表现。病人常有低氧、高热、脱水、酸中毒、脑水肿等，如不及时抢救可因呼吸、循环、脑功能衰竭而死亡。多由于突然停用抗癫痫药或不规则使用抗癫痫药或感染等引起，其他诱因包括饮酒、妊娠、分娩、过度疲劳等。

(三)心理、社会状况

病人因频繁、反复抽搐发作，大小便失禁，周围人的异常眼光和家人的遗弃，产生自卑感，自尊心被损伤，出现情绪低落、孤僻、交往障碍。由于抽搐发作、肢体肌肉痉挛、意识障碍，影响正常工作和日常生活。

(四)辅助检查

1. 脑电图　诊断癫痫最重要的辅助检查。典型表现为棘波、尖波、棘-慢或尖-慢复合波。

2. 其他检查　脑血管造影、头部放射性核素、CT、MRI 等检查可发现脑部病变。

（五）治疗要点

主要采用药物治疗，达到控制发作或最大限度减少发作次数。

1. 病因治疗 积极治疗原发病，如脑寄生虫病、低血糖、低血钙等，颅内占位性病变首先考虑手术治疗。

2. 发作时治疗 病人全身抽搐和意识障碍时，原则上是预防外伤及其他并发症，而不是立即用药。应立即让病人就地平躺，头偏向一侧，松解衣领、裤带，保持呼吸通畅，防止舌咬伤和骨折。

3. 发作间歇期治疗 定期服用抗癫痫药，用药原则：①从单一药物开始，剂量由小到大，逐步增加。②不能控制者加用第二种药。③偶尔发病，脑电图异常而无癫痫症状和 5 岁以下，伴发热的儿童，一般不用抗癫痫药。④经药物治疗，控制发作 2～3 年，脑电图随访痫性活动消失可开始减少药量，不能突然停药，应首先由联合用药转为单一用药，逐减剂量。

特发性 GTCS 首选丙戊酸钠，次选苯妥英钠；特发性失神发作首选乙琥胺，次选丙戊酸钠；单纯部分发作首选卡马西平，次选苯妥英钠。

4. 癫痫持续状态的治疗 在给氧、防护的同时，迅速控制发作。可选用：①安定 10～20 mg 静脉注射，儿童一次静注量为 0.25～1 mg/kg，不超过 10 mg。偶有呼吸抑制，则需停止注射。②异戊巴比妥 0.5 g 溶于注射用水 10 mL 做静脉注射，其速度不超过 0.1 g/min，每天极量 1 g，注意呼吸抑制和血压降低。③苯妥英钠静脉注射。④水合氯醛灌肠。给药同时必须保持呼吸通畅，经常吸痰，必要时人工呼吸或气管切开等。高热时物理降温，发生脑水肿时快速注射甘露醇脱水。

【主要护理诊断/问题】

(1)有受伤的危险　与发作时意识障碍等有关。

(2)有窒息的危险　与癫痫发作时喉头痉挛、气道分泌物增多有关。

(3)知识的缺乏　与病人缺乏长期、正确服药知识有关。

(4)有孤独的危险　与疾病反复发作、不正常生活有关。

【护理目标】

病人能得到家人的关怀，能自信地与人交往；癫痫发作时病人呼吸道通畅，不发生各种并发症；能够理解癫痫的病因、症状、用药等相关知识，坚持长期、正确服药。

【护理措施】

（一）一般护理

1. 预防发作 对住院病人首先应了解癫痫发作前先兆，严密观察。保持病房环境安静，减少探视，避免闪光、惊吓、噪声和光线刺激。保持良好的生活规律，避免过度劳累、睡眠不足和情绪激动。摘除眼镜及义齿，出门时有人陪护。

2. 饮食护理 清淡饮食，少吃辛辣食物，避免过饱和饮酒。每天总热量 8.4 MJ，足量维生素，水每天不超过 1500 mL。不能经口进食者，给鼻饲流质，少量多餐，灌食速度宜慢，不可强行喂食。

（二）病情观察

注意观察有无发作先兆，如幻觉、头疼、肢体发麻、疲乏无力、惊恐、躁动、心悸、出汗、唾液分泌增多或自动症等。发作期严密监测神志、瞳孔、面色、呼吸、血压和脉搏等的变化，有无大小便失禁、呕吐、外伤、意识行为障碍等。注意抽搐部位、顺序、持续时间、间歇时间等，以便及时发现和判断病情，及时处理。

（三）用药护理

癫痫病人需要坚持数年不断用药，部分需终身用药。一次少服或漏服可能导致癫痫发作，甚至成为难治性癫痫或癫痫持续状态。指导病人坚持长期、规则用药，不随意减量、换药或停药，在完全控制发作后应再用 3～5 年，停药应缓慢和逐渐减量。注意观察药物疗效、副反应，如苯妥英钠可致牙龈增生、毛发增多、乳腺增生、皮疹、粒细胞减少和眼球震颤、小脑共济失调等毒副反应，轻者可坚持服药，严重者应停药。卡马西平可引起粒细胞减少、骨髓抑制。苯巴比妥、扑痫酮等均有不同程度的肝脏损害。因此，服药前后应做血、尿常规和肝肾功能检查，以备对照和观察。连续抽搐者应防止缺氧而致脑水肿，可遵医嘱静脉快速脱水，并给予吸氧，镇静。

（四）对症护理

强直-阵挛发作时，要有专人护理。病人就地躺下，头放低，偏向一侧，使唾液由口角流出，及时吸除痰液，保持呼吸道通畅。松解衣扣、裤带，利于呼吸。必要时伸颈，下颌向前，将舌拉出或插入口腔通气管，防止舌后坠堵塞呼吸道。取出活动性义齿，用牙垫或厚纱布包裹压舌板塞在上、下臼齿间以防咬伤舌头及颊部。将肢体轻轻平放，不可用力按压，以免骨折；加设床栏，以免摔伤。床旁桌上不要放热水瓶、玻璃杯等危险物品。关节骨突处用棉垫保护，以免擦伤。极度躁动者必要时给予约束带，但切勿过紧，以免影响血液循环。放置"谨防跌倒、小心舌咬伤"等警示牌，加强保护，防止自伤或他伤。

（五）心理护理

病人因长期反复发作而产生焦虑、悲观、自卑、离群感，因此医护人员应该多关心、鼓励病人，理解、尊重病人，告诉病人及其家属疾病发生和发病相关知识，增强其责任感和信心，缓解思想压力和负担，面对现实，坚持长期用药，配合治疗和护理。

（六）健康指导

1. 疾病知识指导 向病人及家属介绍疾病相关知识及发作时家庭紧急处理方法。告诉病人癫痫发作的诱因，以免除不利因素，减少发作次数。

2. 生活指导 保持良好的生活规律和饮食习惯，避免过度疲劳、便秘、睡眠不足和情感冲动，食物以清淡且营养丰富为宜，避免辛辣、咸、过饱，戒烟、酒。外出时随身带个人健康资料，以备癫痫发作时及时了解及联系。特发性癫痫且有家族史的女性病人，婚后不宜生育，双方均有癫痫，或一方有癫痫，另一方有家族史者不宜结婚。

3. 职业指导 适当的参加体力和脑力活动对健康有利，应予以鼓励。但禁止从事带有危险的活动如攀高、游泳、驾驶以及在炉火旁或高压电机旁作业等，以免发作时对生命有危险。

4. 用药指导 详细解释控制癫痫发作需长时间服药的道理。在院外仍应坚持、按时服药，不可随意停药、更换药和增减剂量，定期门诊复查。

5. 预后 癫痫是可治性疾病，大多预后良好。个别病人因窒息、吸入性肺炎或溺水而遭不幸，也可导致骨折、脱臼或严重跌伤。癫痫持续状态应予以重视，可能因并发症而死亡，癫痫小发作、10 岁以前预后良好，发作缓解可达 80%，典型小发作后伴有智能障碍者，预后较差。

（王小凤　黄小丽）

第六节　神经系统疾病常见诊疗技术及护理

一、腰椎穿刺术

腰椎穿刺术（lumbar puncture）是通过穿刺第 3～4 腰椎或第 4～5 腰椎间隙进入蛛网膜下腔放出脑脊液的技术。常用于检查脑脊液的性质，对诊断脑膜炎、脑血管病变、脑瘤等神经系统疾病有重要意义。有时也可用于鞘内注射药物，以及测定颅内压力和了解蛛网膜下腔是否阻塞等。

【目的】

1. 诊断性穿刺 测定脑脊液压力（必要时进行脑脊液的动力学检查）。进行脑脊液常规、生化、细胞学、免疫学和细菌学等检查，并可向蛛网膜下腔注入造影剂，进行空气或碘水脊髓造影等。

2. 治疗性穿刺 引流血性脑脊液、炎性分泌物或造影剂等，或向蛛网膜下腔注入各种药物。在某些脑膜炎、正压性脑积水和脑炎时，也可放适量脑脊液以降低颅内压和改善临床症状。

【适应证】

1. 诊断性穿刺 脑血管病，中枢神经系统炎症（如乙脑、流行性脑膜炎、结核性脑膜炎、真菌性脑膜炎等），脑肿瘤，脊髓病变，脑脊液循环障碍（如吸收障碍、脑脊液鼻漏等）。

2. 治疗性穿刺 颅内出血性疾病、炎症性病变和颅脑手术后的病人引流炎性或血性脑脊液。颅内感染、中枢神经系统白血病等可鞘内注射抗生素或化疗药治疗。

【禁忌证】

(1)穿刺部位的皮肤、皮下软组织或脊柱有感染时,穿刺后可将感染带入中枢神经系统。

(2)颅内占位性病变,特别是有严重颅内压增高或已出现脑疝迹象者,可引起脑疝,引起呼吸甚至心跳停止而死亡。

(3)高颈段脊髓肿物或脊髓外伤的急性期,可加重脊髓的受压,引起呼吸骤停或死亡。

(4)开放性颅脑损伤或有脑脊液漏者。

(5)明显出血倾向者或病情危重不宜搬动者。

【操作前护理】

(1)评估病人文化水平、合作程度以及心理状况等,指导病人了解穿刺目的、特殊体位、过程与注意事项,消除病人的紧张、恐惧心理,征得病人和家属的签字同意。

(2)备好穿刺包、压力表包、无菌手套、所需药物、氧气等,用普鲁卡因局麻时先做好过敏试验。

(3)指导病人排空大小便,在床上静卧 15～30 min。

【操作过程】

(1)嘱病人去枕侧卧于硬板床上,背齐床沿,头向前胸部屈曲,两手抱膝紧贴腹部,使躯干呈弓形;或由助手在术者对面用一手抱住病人头部,另一手挽住双下肢腘窝处并用力抱紧,使脊柱尽量后凸以增宽椎间隙,便于进针。

(2)确定穿刺点,以髂后上棘连线与后正中线的交会处为穿刺点,一般取第 3～4 腰椎棘突间隙或第 4～5腰椎棘突间隙。

(3)常规消毒穿刺部位皮肤,术者戴无菌手套、铺孔巾,用 1%普鲁卡因溶液或 0.5%～2%利多卡因溶液 1～2 mL,自皮肤到椎间韧带做局部浸润麻醉。

(4)术者用左手固定穿刺点皮肤,右手持穿刺针(套上针芯)以垂直背部的方向(针头斜面向上)缓慢刺入,成人进针深度为 4～6 cm,儿童则为 2～4 cm。当针头穿过韧带与硬脑膜时,可感到阻力突然消失、有落空感。此时可将针芯慢慢抽出(以防脑脊液迅速流出,造成脑疝),即可见脑脊液流出。

(5)正常侧卧位脑脊液压力为 80～180 mmH_2O 或 40～50 滴/分。超过 200 mmH_2O 为颅内压升高,低于 80 mmH_2O 为低颅压。若脑脊液压力显著高于正常(超过 300 mmH_2O),则一般不放脑脊液,防止发生脑疝。

(6)若了解蛛网膜下腔有无阻塞,可做压颈试验(Queckenstedt 试验)。即在测定初压后,由助手先压迫一侧颈静脉约 10 s,然后压另一侧,最后同时按压双侧颈静脉;正常时压迫颈静脉后,脑脊液压力立即迅速升高一倍左右,解除压迫后 10～20 s,迅速降至原来水平,称为梗阻试验阴性,示蛛网膜下腔通畅。若压迫颈静脉后,不能使脑脊液压力升高,则为梗阻试验阳性,示蛛网膜下腔完全阻塞;若施压后压力缓慢上升,放松后又缓慢下降,示有不完全阻塞。凡颅内压增高者,禁做此试验。

(7)撤去测压管,收集脑脊液 2～5 mL 送检;如需做培养时,应在试管口及棉塞处用酒精灯火焰灭菌法留标本。

(8)术毕,将针芯插入后一起拔出穿刺针,覆盖消毒纱布,用胶布固定。嘱病人去枕俯卧(如有困难则平卧)4～6 h,以免引起术后低颅压头痛。

【操作后护理】

(1)嘱病人去枕俯卧(如有困难则平卧)4～6 h,告知卧床期间不可抬高头部,以免引起术后低颅压头痛,可适当转动身体。

(2)观察病人有无头痛、腰背痛、脑疝及感染等穿刺后并发症。穿刺后头痛最常见,多发生于 1～7 天,可能为脑脊液量放出或持续脑脊液外漏所致低颅内压。应指导多进饮料、多饮水,延长卧床时间至 24 h,遵医嘱静脉滴注生理盐水等。

(3)保持穿刺部位纱布干燥,观察有无渗液、渗血,告知 24 h 内不宜淋浴。

【注意事项】

(1)严格掌握禁忌证,凡疑有颅内压升高者必须先做眼底检查,如有明显视乳头水肿或有脑疝先兆者,禁忌穿刺。凡病人处于休克、衰竭或濒危状态以及局部皮肤有炎症、颅后窝有占位性病变者均禁忌穿刺。

(2)穿刺时病人出现呼吸、脉搏、面色异常等症状时,应立即停止操作,并做相应处理。

(3)鞘内给药时,应先放出等量脑脊液,然后等量转换性注入药液。

二、高压氧舱治疗

高压氧舱治疗是让病人在密闭的加压装置中吸入高压力(2～3 个大气压)、高浓度的氧,使其大量溶解于血液和组织,从而提高血氧张力,达到治疗效果。

【目的】

高压氧舱治疗通过提高血氧张力,增加血氧含量,收缩血管和加速侧支循环形成;以利于降低颅内压,减轻脑水肿,纠正脑广泛缺血后所致的乳酸中毒或脑代谢产物积聚,改善脑缺氧,促进神经功能恢复。

【适应证】

(1)各种中毒:如一氧化碳中毒、二氧化碳中毒、硫化氢中毒、氢化物中毒、氨气中毒、光气中毒、农药中毒等。

(2)缺血性脑血管疾病。

(3)感染:气性坏疽、破伤风及其他厌氧菌感染,病毒性脑炎等。

(4)溺水、自缢、电击伤、麻醉意外以及其他原因引起的脑缺氧、脑水肿、减压病等。

(5)神经性耳聋、多发性硬化、脊髓及周围神经外伤、老年期痴呆等。

【禁忌证】

(1)恶性肿瘤,尤其是已经发生转移的病人。

(2)活动性出血、颅内血肿、颅内病变诊断不明者。

(3)血压过高,超过 21.33/14.67 kPa,心功能不全者。

(4)严重肺气肿疑有肺大疱、肺部感染、活动性肺结核、肺空洞、未经处理的气胸病人。

(5)上呼吸道感染,原因不明的高热,急、慢性鼻窦炎,中耳炎,咽鼓管通气不良者。

(6)病人有头痛、恶心、心跳加快等不能耐受高压氧者。

(7)女性妊娠或者月经期。

【操作前护理】

(1)详细了解病情及治疗方案,协助医生做好入舱前的各项检查和准备工作。

(2)评估病人的文化水平、心理状态,详细介绍高压氧舱治疗的目的、过程和治疗环境,以及升压过程的正常反应,消除病人的恐惧心理和紧张情绪。

(3)进舱前指导病人了解预防气压伤的基本知识,掌握调节中耳气压的具体方法,如捏鼻鼓气法、咀嚼法、吞咽法等。

(4)告诉病人进舱前勿饱食、饥饿和酗酒,不宜进食产气的食物和饮料,一般在餐后 1～2 h 进舱治疗。指导进舱前排空大小便,特殊情况下将大小便器放入舱内备用。生活不能自理者,进舱前应做好皮肤及外阴部清洁,避免将不良气味带入舱内。

(5)高压氧舱治疗是在密闭的舱室内进行,且舱内氧浓度较高,故应高度重视防火、防爆,确保安全。确保病人及陪护人员未携带易燃、易爆物品(如火柴、火机、含酒精和挥发油制品、电动玩具等)入舱,不将手表、钢笔、保温杯等带入舱内,以免损坏。进舱人员必须按要求更换治疗室内准备的纯棉服装入舱。

(6)首次入舱病人及陪护人员进舱前用 1%麻黄碱滴鼻,发热、严重疲劳者应暂停治疗。

(7)向病人介绍舱内供氧装置及通讯系统的使用方法,教会病人正确使用吸氧面罩,掌握间歇吸氧方法。

(8)治疗前检查阀门、仪表、通信、照明、供气、供氧等设备,确认系统运转正常。告诉病人不可随意搬弄或扭动舱内仪表、阀门等设备。

(9)严格执行治疗方案,备好抢救物品及药品于舱内。

【操作过程】

高压氧舱治疗包括加压、稳压、减压三个过程,每一阶段应做好相应准备和护理。

1. 加压过程护理

(1)控制加压速度:加压初期稍慢,边加压边询问病人有无耳痛或其他不适,若病人耳痛明显,应减慢加压速度或暂停加压,督促病人做好调压动作,并向鼻内滴1%麻黄碱,经处理疼痛消除后方可继续加压。若经各种努力,调压仍不能成功,应减压出舱。

(2)加压时关闭各种引流管:对密封式水封瓶等装置必须密切观察、调整,防止液体流入体腔。

(3)调节好舱内温度:夏季24～48 ℃,冬季18～22 ℃,舱内相对湿度不超过75%。

(4)监测病情:加压过程中应密切观察血压、脉搏、呼吸的变化,危重病人应有医护人员陪护。如出现血压升高、心率呼吸减慢,是正常加压反应,告诉病人不要惊慌。若发现病人烦躁不安、颜面或口周肌肉抽搐、出冷汗或突然干咳、气急,或病人诉四肢麻木、头晕、眼花、恶心、无力等症状时,可能为氧中毒,应立即报告医生,并摘除面罩,停止吸氧,改吸舱内空气;出现抽搐时,应防止外伤和咬伤。

2. 稳压过程护理

(1)当舱内压升到所需的治疗压力并保持不变,称为稳压。整个稳压期间,应使舱压保持恒定不变,波动范围不应超过0.005 MPa。

(2)稳压时指导病人戴好面罩吸氧,嘱病人保持安静和休息状态,吸氧时不做深呼吸。

(3)随时观察病人有无氧中毒症状,如出现立即摘除面罩,停止吸氧,改吸舱内空气,必要时,医护人员应入舱处理或终止治疗减压出舱。

(4)空气加压舱供氧压力一般为稳压压力+0.4 MPa,供氧量一般为10～15 L/min。注意通风换气,使舱内氧浓度控制在25%以下,二氧化碳浓度低于1.5%。

3. 减压过程护理

(1)严格执行减压方案,不得随意缩短减压时间。

(2)减压前告知舱内人员做好准备后才能开始减压。

(3)减压时指导病人自主呼吸,决不能屏气。因为屏气时肺内压增高,当超过外界压力10.67～13.33 kPa时,肺组织可被撕裂造成严重的肺气压伤。

(4)输液应采用开放式。因为减压时莫菲氏管内气体发生膨胀,导致瓶内压力增高,气体可进入静脉,造成空气栓塞。

(5)各种引流管都要开放,如胃管、导尿管、胸腔引流管、腹腔引流管、脑室引流管等;气管插管的气囊在减压前应打开,以免减压时气囊膨胀压迫气管黏膜造成损伤。

(6)减压过程中因气体膨胀,舱内温度急剧下降,出现雾气,属正常现象,适当通风,并控制减压速度,减少该现象出现。嘱病人注意保暖。

(7)减压初期,中耳室及鼻旁窦中气体膨胀,可有耳胀感,当压力超过一定程度后,气体即可排出,耳胀感可缓解或消失。

(8)减压时病人出现便意、腹胀等现象,是胃肠道内气体膨胀、胃肠蠕动加快所致。

【操作后护理】

(1)病人减压出舱后,应观察和询问病人有无皮肤瘙痒、关节疼痛等不适,注意早期发现减压病症状和及时处理。认真仔细填写各项记录和签名。

(2)所有设备恢复到治疗前状态,以备下次使用,断开总电源。进行舱内卫生工作和消毒工作。

【注意事项】

(1)高压氧不是一个固定的模式,由于压力的不同,吸氧浓度的不同,治疗效果不同;不同的疾病可能选择不同的治疗压力和吸氧方式。

(2)每次吸氧的时间不宜过长,一般控制在60～90 min,要采取间接吸氧,避免氧中毒。

(3)不得将易燃、易爆物品带入舱内,不能穿化纤衣物进舱,以免发生火灾。

(4)病人进舱前不吃产气多的食物,如豆制品、薯类等。进舱前还应排空大小便。病人要服从医护人员的安排,掌握吸氧的方法。

(5)治疗中发现异常,应通过舱内电话与医护人员联系。

三、脑血管造影

脑血管造影术是检查脑血管疾病的最有效方法之一。它是通过将含碘造影剂注入颈内动脉、椎动脉或股动脉内,使脑血管显影,来了解脑血管本身的形态和病变,以及病变的性质和范围。造影剂所经过的血管轨迹连续摄片,通过电子计算机辅助成像为数字减影脑血管造影(DSA),对诊断脑血管疾病具有特殊价值。

【目的】

脑血管造影不但能清楚地显示颈内动脉、椎-基底动脉、颅内大血管及大脑半球的血管图像,还可测定动脉的血流量,已被应用于脑血管疾病检查,特别是对于动脉瘤、动静脉畸形等定性定位诊断。其不但能提供病变的确切部位,而且对病变的范围及严重程度也可清楚地了解,为手术提供较可靠的客观依据。另外,对于缺血性脑血管疾病,也有较高的诊断价值。数字减影脑血管造影(DSA)可清楚地显示动脉管腔狭窄、闭塞、侧支循环建立情况等。对于脑出血、蛛网膜下腔出血,可进一步查明导致出血的病因,如动脉瘤、动静脉畸形、动静脉瘘等。

【适应证】

(1)颅内血管性疾病,如动脉粥样硬化、栓塞、狭窄、闭塞性疾病、动脉病、动静脉畸形、动静脉瘘等。

(2)颅内占位性病变,如颅内肿瘤、脓肿、囊肿、血肿等。

(3)颅脑外伤所致各种脑内血肿、硬膜外或硬膜下血肿。

【禁忌证】

(1)穿刺部位皮肤感染者。

(2)有严重心、肾、肝功能不全者。

(3)造影剂过敏者。

(4)有严重出血倾向者。

【操作前护理】

(1)告知脑血管造影的必要性和操作方法,以及操作过程中可能出现的反应,消除病人的紧张、恐惧心理,征得家属的同意及签字,取得病人的合作。儿童及烦躁不安者应使用镇静剂或在麻醉下进行。

(2)检查病人出血/凝血时间,血小板计数,做普鲁卡因和碘过敏试验。

(3)穿刺部位备皮 5 cm×5 cm,经股、肱动脉穿刺插入导管者,按外科术前准备要求备皮。

(4)术前 4～6 h 禁食、禁水,术前 30 min 排空大小便。

(5)备好 60%泛影葡胺、1%普鲁卡因溶液或 0.5%利多卡因溶液、生理盐水、肝素钠、股动脉穿刺包、无菌手套、沙袋及抢救药物。

【操作过程】

1. 数字减影脑血管造影(DSA) 经股动脉插管数字减影脑血管造影(DSA)方法如下:①选择穿刺点,在耻骨联合-髂前上棘连线的中点、腹股沟韧带下 1～2cm 股动脉搏动最强点进行穿刺。②络合碘消毒皮肤,利多卡因局部麻醉。③将穿刺针与皮肤成 30°～45°角刺入股动脉,将导丝送入血管 20cm 左右,撤出穿刺针,迅速沿寻丝置入导管鞘或导管,撤出导丝。④在电视屏幕监护下将导管送入各头臂动脉。⑤进入靶动脉后注入少量造影剂确认动脉,然后造影。

2. 颈动脉造影 取头过伸仰卧位,不要转动头部,常规消毒皮肤及铺巾,取 1%普鲁卡因溶液或 0.5%利多卡因溶液局部麻醉后,在病变侧颈部用穿刺针,刺入颈动脉。以 60%泛影葡胺 10 mL 快速(1 s)注入,当注入最后 3 mL 立即拍片,6 s 内连续拍片 2～3 张,造影剂总量不宜超过每千克体重 1 mL。拔针后压迫 10～20 min,防止颈部形成血肿。

3. 椎动脉造影 经皮穿刺法较常用,于颈椎 5～6 横突孔处直接穿刺椎动脉,造影剂用量、注入速度以及摄片方法同颈动脉造影。摄片位置采用侧位及额枕位。

【操作后护理】

(1)密切观察血压、呼吸、意识及瞳孔等变化,注意穿刺部位有无渗血、血肿,穿刺部位按压 30 min,用沙袋压迫止血 6～8 h,穿刺侧肢体应制动(取伸展位,不可屈曲)2～4 h,同时应观察足背动脉及远端肢体皮肤颜色、温度等。

(2)嘱病人平卧,于穿刺后 8 h 可行侧卧位,24 h 内卧床休息,尽量不吃高蛋白饮食。24 h 后如无异常方可起床活动。

(3)术后 24 h 多饮水,以促进造影剂排泄。

【注意事项】

(1)造影前应禁食、禁水,避免术中恶心、呕吐。造影时保持安静,不要随意转动头部。

(2)造影结束后需平卧,并保持穿刺下肢制动不少于 2 h,多喝水以利于造影剂排出。

(3)造影可能出现局部并发症、全身并发症以及神经系统并发症。常见局部并发症有穿刺部位出血、血肿、血管痉挛、血栓形成等。全身性并发症一般是对造影剂的过敏反应,如荨麻疹、恶心、呕吐、休克及肾功能损害等,因此术前需常规做碘过敏试验。神经系统并发症包括脑血管痉挛、脑梗死、失明、面瘫及神经系统损害等,发生率仅为 0.6%～1.9%。脑血管造影比较安全,但少数病人在颈部穿刺部位可形成血肿,一般数天后会逐渐消失。

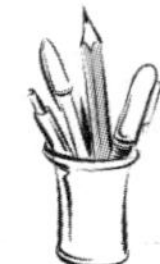

本章小结

神经系统疾病病情一般较危重,意识不清的病人更容易发生一系列并发症,如气道阻塞、窒息、感染、应激性溃疡、脑水肿、脑疝等,因此,护理工作应当谨慎细致,严密监测病情,预防各种并发症的发生,降低死亡率。康复后容易遗留各种后遗症,如肢体功能、言语、意识及认知等功能障碍,因此,护士应做好各种康复训练,减少后遗症的发生,降低致残率,提高病人的生活质量。同时,在社区护理工作中,开展脑血管疾病的三级预防等知识宣教,真正做到从个人、家庭到面向社区的护理干预,减少神经系统疾病的发生,提高居民整体素质。

(王小凤)

能力检测

A_1 型题

1. 某下肢瘫痪者,经检查肢体不能自行抬起,此肌力应判断为(　　)。

A. 0 级　B. 1 级　C. 2 级　D. 3 级　E. 4 级

2. 我国当前最常见的脑血管疾病是(　　)。

A. 脑出血　B. 蛛网膜下腔出血　C. 脑血栓形成　D. 脑栓塞　E. 短暂性脑缺血发作(TIA)

3. 引起脑出血最常见的原因是(　　)。

A. 高血压　B. 脑动脉狭窄　C. 颈动脉硬化　D. 脑动脉瘤　E. 脑血管畸形

4. 内囊出血病人特征性的临床表现是(　　)。

A. 同侧偏瘫　B. 对侧偏瘫　C. 同侧偏盲　D. 三偏征　E. 交叉性偏瘫

5. 急性脑血管病病人颅内压增高最急需的措施是(　　)。

A. 头颅 MRI　B. 腰穿　C. 脑血管造影

D. 静脉注射甘露醇　　E. 头颅 CT

6. 缺血性脑血管疾病的主要治疗措施是(　　)。

A. 血管扩张剂　B. 利尿剂　C. 抗凝治疗　D. 脱水剂　E. 镇静剂

7. 反复的短暂性脑缺血发作将会导致下列何种结果?(　　)

A. 脑出血　B. 蛛网膜下腔出血　C. 脑血栓形成

D. 脑栓塞　E. 脑膜炎

8. 脑梗死病人 CT 图像为(　　)。

A. 起病 1 周后才改变　B. 起病后即可见异常低密度影

C. 起病后即可见异常高密度影　D. 起病 24～48 h 后可见异常低密度影

E. 起病 24～48 h 后可见异常高密度影

9. 脑血管疾病首选的检查方法是(　　)。

A. 腰穿　B. 脑血管造影　C. 脑电图

D. 头部 CT 或 MRI　E. 脑超声

10. 脑梗死易发生在夜间休息状态下的主要原因是(　　)。

A. 晚间过饱　B. 气温较低　C. 血压低、血液黏稠

D. 低枕平卧　E. 血糖过低

11. 脑梗死病人头部禁用冷敷,其目的是为了防止(　　)。

A. 意识障碍加深　B. 体温不升　C. 颅内压降低

D. 脑缺血加重　E. 神经功能恢复延缓

12. 出血性脑卒中病人出现哪项表现时应迅速给予处理?(　　)

A. 生命体征变化　B. 心动过速　C. 意识瞳孔的变化

D. 颅内压明显增高　E. 血压降低

13. 脑出血病人急性期头部抬高卧位的主要目的是(　　)。

A. 有利于口腔分泌物的引流　B. 促进脑部静脉回流　C. 防止呕吐

D. 减轻头痛　E. 防止脑缺氧

14. 脑出血病人死亡的主要原因是(　　)。

A. 坠积性肺炎　B. 压疮感染　C. 脑疝　D. 呼吸深沉　E. 大小便失禁

A_2型题

15. 男,66 岁,有心房颤动病史。清晨起床上厕所时摔倒,家人发现其口角歪斜,自诉左侧肢体麻木。送医院检查,神志清楚,左侧偏瘫,CT 见低密度影。最可能的诊断是(　　)。

A. 脑出血　B. 脑挫伤　C. 脑震荡

D. 蛛网膜下腔出血　E. 脑梗死

16. 黄先生,60 岁,突然出现剧烈头痛,伴有喷射状呕吐,很快出现意识模糊,脑膜刺激征阳性,可能的诊断是(　　)。

A. 脑出血　B. 脑血栓形成　C. 蛛网膜下腔出血

D. 脑栓塞　E. 脑梗死

17. 男,58 岁,渐发性双上肢震颤、活动不利半年。既往体健,无慢性疾病史。头颅 MRI 无异常发现。体检:面部表情呆滞,四肢肌张力增高,齿轮样,双上肢向前平伸时可见 4～5 次/分震颤,双手指鼻试验正常。体检时不可能发现的体征是(　　)。

A. 搓丸样动作　B. 路林手现象　C. 写字过小征　D. "齿轮样"强直　E. "开-关"现象

18. 男,42 岁,既往体健,近日因寒冷突然出现左侧面部剧痛,医院诊断为三叉神经痛,首选治疗药物是(　　)。

A. 阿司匹林　B. 6-氨基己酸　C. 卡马西平　D. 地西泮　E. 新斯的明

19. 张先生,32 岁,因突然头痛、呕吐、脑膜刺激征阳性入院,初步诊断为蛛网膜下腔出血,病因诊断的主要依据为(　　)。

A. 脑脊液检查　B. CT 检查　C. MRI 检查　D. 脑血管造影　E. 超声检查

20. 男,34 岁,因三叉神经痛就诊。下列哪项不符合三叉神经痛的临床特点?(　　)

A. 多见于 40～60 岁的女性　B. 突发疼痛　C. 多为两侧同时发作

D. 严重疼痛时伴发痛侧面肌抽搐　E. 说话、刷牙、冷风刺激可诱发疼痛

21. 女,一侧嘴角歪斜,眼睑下垂,入院诊断为特发性面神经麻痹,以下哪项不是急性期的治疗方法?(　　)

A. 抗生素治疗　B. 红外线照射　C. 维生素 B_1、维生素 B_{12}

D. 超短波透热　E. 短期口服皮质类固醇激素

22. 男,26 岁,昨日上午感觉双下肢无力,尚能行走,晨起发现自己无法下床,四肢麻木。关于吉兰-巴雷综合征的临床特征,不应包括(　　)。

A. 肌萎缩　B. 呈对称性分布　C. 受累部位以四肢近端为主

D. 感觉、运动和自主神经可受损　E. 手指(趾)疼痛、麻木呈手套和袜套样分布

23. 男,26 岁,因双下肢弛缓性瘫痪急诊入院,如诊断为急性炎症性脱髓鞘性多发性神经病,该病人最危险的情况是(　　)。

A. 四肢瘫痪　B. 肺部感染　C. 消化道出血　D. 心力衰竭　E. 呼吸肌麻痹

24. 男,68 岁,神志不清,血压 180/100 mmHg,右侧偏瘫,送医院诊断为脑血栓形成。首选治疗方案为(　　)。

A. 低分子右旋糖酐静脉滴注　B. 甘露醇静脉滴注　C. 尿激酶静脉滴注

D. 胞二磷胆碱静脉滴注　E. 烟酸静脉滴注

25. 女,70 岁,有高血压病史 25 年,突然出现剧烈头痛伴左侧上、下肢瘫痪,诊断为“脑出血”,此时正确的护理措施是(　　)。

A. 头部热敷　B. 补充血容量　C. 12 h 后给予鼻饲流质饮食

D. 发病 48 h 内避免搬动　E. 去枕平卧位

26. 男,56 岁,左侧肢体抖动 1 年余。体检:血压 180/100 mmHg,神志清楚,表情呆板,左侧上、下肢可见静止性震颤,肌张力增高。此病人合适的治疗药物为(　　)。

A. 新斯的明　B. 左旋多巴　C. 强的松　D. 苯妥英钠　E. 甘露醇

27. 女,21 岁,突发意识丧失,全身骨骼肌持续性强直收缩,此时不妥的护理措施是(　　)。

A. 使病人就地平卧　B. 不喝水、不喂药　C. 移去身边危险物品

D. 用力按压肢体,制止抽搐发作　E. 磨牙间塞入牙垫

28. 男,66 岁,高血压史 20 年。18 时发现病人剧烈头痛,迅速昏迷不醒,呕吐咖啡样液体,急送入院。体检:深昏迷,双侧瞳孔呈针尖样,交叉性瘫痪,体温 39.8 ℃。该病人的病情应考虑为(　　)。

A. 基底节区出血　B. 脑桥出血　C. 小脑出血

D. 蛛网膜下腔出血　E. 脑叶出血

29. 男,56 岁,与人争吵,突然出现剧烈头痛、呕吐,左侧肢体瘫痪。入院诊断为脑出血。目前病人最主要的护理诊断或医护合作问题是(　　)。

A. 疼痛　B. 躯体移动障碍　C. 生活自理缺欠

D. 有受伤的危险　E. 潜在并发症:脑疝

A_3/A_4 型题

(30～33 题共用题干)

女,20 岁。突发双眼上翻,牙关紧闭,口吐白沫,双上肢屈曲,双手紧握拳,双下肢伸直,持续约 30 s,病人仍神志不清,间隔 20 min 后,再次出现此症状,持续约 10 s,有大小便失禁,约 3 h 后,病人能唤醒,但有烦躁。入院。

30. 该病人最恰当的诊断是(　　)。

A. 失神发作　B. 肌阵挛发作　C. 癫痫持续状态

D. 强直发作　E. 阵挛性发作

31. 该病发作时护理措施正确的是(　　)。

A. 当病人处于意识丧失和全身抽搐时,原则上是预防外伤及其他并发症

B. 立即将病人抱到床上,平卧,保持呼吸道通畅,及时吸氧

C. 必要时用约束带约束四肢以防自伤

D. 立即口服抗癫痫药

E. 及时为病人进行心电监护

32. 控制癫痫持续状态首选药是(　　)。

A. 地西泮　B. 丙戊酸钠　C. 氯丙嗪　D. 卡马西平　E. 苯妥英钠

33. 本病的首选辅助检查(　　)。

A. MRI　B. 诱发电位　C. 脑电图检查　D. CT 扫描　E. 脑脊液检查

(34～35 题共用题干)

男,26 岁,发作性抽搐 8 年。因恐惧突然大叫一声,随之意识丧失,跌倒在地,全身肌肉强直收缩,头向后仰,口吐白沫、双眼上翻 20 s,两手握举,双下肢伸直强直。入院诊断为癫痫大发作。

34. 癫痫大发作的最重要护理措施是(　　)。

A. 避免外伤　B. 严密观察生命体征和意识、瞳孔的变化

C. 不可用力按压肢体　D. 保持呼吸道通畅

E. 禁用口表测试体温

35. 癫痫大发作最具特征的表现是(　　)。

A. 肢体麻木　B. 牙关紧闭和大小便失禁　C. 头痛剧烈

D. 口腔分泌物增多　E. 发作性强直、阵挛抽搐及意识障碍

第十章 传染病病人的护理

学习目标

1. 掌握传染病的有关概念、感染的表现形式、传染病流行的基本环节及传染病的预防。
2. 熟悉传染病的基本特征及临床特点、传染病的消毒隔离措施。
3. 掌握常见传染病的临床表现、护理措施。
4. 熟悉常见传染病病人的主要的护理诊断/问题。
5. 了解常见传染病的病因、流行病学、发病机制、辅助检查及治疗要点。
6. 能运用护理程序为病人进行护理评估,实施整体护理。

第一节 概 述

传染病是由病原体感染人体后引起的具有传染性的疾病。常见的病原体有病毒、细菌、衣原体、立克次体、支原体、螺旋体、真菌、原虫、蠕虫等。其中,由原虫和蠕虫感染后引起的疾病又称为寄生虫病。传染病属于感染性疾病,但并非所有的感染性疾病都有传染性,有传染性的感染性疾病才是传染病。随着医学技术水平的提高,有些传染性疾病如天花、脊髓灰质炎、白喉、百日咳都已被消灭或有效控制;有些传染病如病毒性肝炎、肾综合征出血热、感染性腹泻等仍广泛存在;有些传染病如结核病已经得到有效控制但发病率又有上升趋势;新的传染病如传染性非典型性肺炎、人高致病性禽流感等不断出现,对人类的健康和生命构成了严重的威胁。传染病护理是防治传染病工作的重要组成部分,不仅关系到病人能否早日康复,而且对终止传染病在人群中的传播也具有重要的意义。目前传染病的防治工作仍任重而道远。

一、感染与免疫

(一)感染的概念及其表现形式

感染是指病原体侵入机体后与人体相互作用、相互斗争的过程。病原体侵入机体后与机体相互斗争的结果取决于病原体的致病力和机体的免疫功能,因此感染的过程有不同的表现。临床上症状明显的传染病,只是感染过程的表现形式之一。感染过程的表现如下。

1. 病原体被清除 病原体侵入人体后,人体通过非特异性免疫和特异性免疫将病原体消灭或排出体外,人体不出现病理损害和任何临床表现。

2. 隐性感染 又称亚临床感染,病原体侵入人体后,仅引起机体发生特异性免疫应答,没有(或仅有很轻微的)组织损伤,临床上无症状、体征,甚至无生化改变,只有通过免疫学检查才能发现。大多数传染病中,隐性感染在感染过程中最常见。隐性感染过程结束后,大多数人获得对该传染病的特异性免疫力,病原体被清除。少数人转变为病原携带状态。

3. 显性感染 病原体侵入人体后,不但引起机体发生免疫应答,而且通过病原体的致病作用或机体的变态反应,使机体发生组织损伤,导致病理改变,出现临床特有的症状、体征。少数传染病以显性感染多见,如麻疹。显性感染结束后,病原体可被清除,机体获得特异性免疫力;也有部分感染者由于病后免疫不牢固,可发生再次感染;还有少数成为病原携带者。

4. 病原携带状态 病原体侵入人体后，在人体继续生长、繁殖，并排出体外。而人体不出现任何疾病表现的状态。按照病原体种类不同分为带病毒者、带细菌者与带虫者等。由于病原携带者向外排出病原体，如伤寒、痢疾、白喉、流行性脑脊髓膜炎和乙型病毒性肝炎，成为重要的传染源。

5. 潜在性感染 病原体侵入人体后，寄生在机体某个部位，机体的免疫功能使病原体局限而不引起发病，但又不能将病原体清除，病原体潜伏于体内。当机体免疫功能下降时，可导致机体发病。常见的潜伏性感染有单纯疱疹、带状疱疹、疟疾、结核等。

上述感染的 5 种表现形式在一定条件下可以相互转化，在不同的传染病中各有侧重。一般来说，隐性感染最常见，病原携带状态次之，显性感染比例最少，而且一旦出现，容易识别。

（二）感染过程中病原体的致病作用

1. 侵袭力 侵袭力是指病原体侵入机体并在体内扩散的能力。有些病原体可直接侵入机体，如钩端螺旋体；有些借其分泌的酶类破坏组织，如霍乱弧菌分泌肠毒素；有些细菌的表面成分可抑制机体的吞噬作用而使病原体扩散，如伤寒杆菌。

2. 毒力 包括内毒素和外毒素。外毒素通过与靶细胞的受体结合，从而进入细胞内起作用；内毒素可通过激活单核-巨噬细胞释放因子而起作用。

3. 数量 就同一种病原体，入侵的数量与其致病能力成正比，但不同的病原体引起机体出现感染的最少数量差别较大。

4. 变异 病原体可因遗传或环境因素而发生变异，通过抗原变异而逃避机体的特异性免疫，从而不断引起疾病，如流行性感冒、艾滋病等。

（三）感染过程中机体的免疫作用

免疫应答对感染过程的表现起着重要的作用。免疫反应可分为非特异性免疫反应和特异性免疫反应两种。

1. 非特异性免疫反应 机体对进入体内异物的一种清除机制，通过遗传获得，又称为先天性免疫。

(1)天然屏障：外部屏障如皮肤、黏膜及其分泌物，内部屏障如血-脑屏障、胎盘屏障。

(2)吞噬作用：单核-巨噬细胞系统具有非特异性吞噬功能，可清除体液中的颗粒状病原体。

(3)体液因子：存在于体液中的补体、溶菌酶和各种细胞因子，如干扰素、肿瘤坏死因子、白介素等，可直接或通过免疫调节作用而清除病原体。

3. 特异性免疫反应 又称为获得性免疫反应，是指对抗原识别后产生的针对该抗原的特异性免疫应答，是通过后天获得的一种主动免疫，包括 B 淋巴细胞介导的体液免疫和 T 淋巴细胞介导的细胞免疫。

二、传染病的流行过程及影响因素

（一）流行过程的基本条件

1. 传染源 传染源是指病原体已在体内生长、繁殖并将其排出体外的人和动物，包括以下 4 种。

(1)病人：重要的传染源。病人可借其排泄物或呕吐物而促进病原体的播散。在不同传染病中不同临床类型的病人其流行病学意义各异。轻型病人、症状不典型者数量多而不易被发现，慢性病人可长期污染环境。

(2)隐性感染者：由于无任何症状、体征而不易被发现。在某些传染病如脊髓灰质炎，隐性感染者是重要的传染源。

(3)病原携带者：病原携带者(尤其是慢性病原携带者)能排出病原体成为传染源，由于不出现症状而不易被识别，在某些传染病中，如细菌性痢疾，有重要的流行病学意义。

(4)受感染的动物：某些传染病，如狂犬病、鼠疫等，可由动物体内排出病原体导致人类发病。

2. 传播途径 传播途径是指病原体离开传染源后，到达另一个易感者所经过的途径。

(1)空气、飞沫、尘埃：主要见于以呼吸道为进入门户的传染病，如肺结核、麻疹、白喉等。

(2)水、食物：主要见于以消化道为进入门户的传染病，如痢疾、伤寒、霍乱、甲型病毒性肝炎等通过此方式传播。

(3)手、生活用品、玩具:传染源的分泌物或排泄物通过污染日常生活用品,如餐具、玩具、洗漱用品等传播疾病。它既可传播消化道传染病如痢疾,也可传播呼吸道传染病,如白喉。

(4)媒介昆虫:分为生物性传播和机械性传播。前者通过吸血节肢动物,如蚊子、跳蚤、白蛉、恙虫等,在患病动物与人之间叮咬、吸吮血液传播疾病,如蚊子传播乙脑;后者通过媒介昆虫携带病原体污染食物、水源,使易感者感染,如苍蝇传播痢疾等。

(5)血液、血制品、体液:见于乙型、丙型病毒性肝炎、艾滋病等。

(6)土壤:当病原体的芽胞或幼虫、虫卵污染土壤时,则土壤成为这些传染病的传播途径,如破伤风、钩虫病等。

3. 人群易感性 对某种传染病缺乏特异性免疫力的人称为易感者,易感者在某一特定人群中的比例决定该人群的易感性。人群对某种传染病易感性的高低明显影响该传染病的发生和传播。易感人群越多,传染病越容易发生。普遍推行人工自动免疫,可把人群易感性降到最低,使流行不再发生。

(二)影响流行过程的因素

1. 自然因素 主要包括地理、气候和生态环境等,对传染病流行过程的发生和发展起重要作用。传染病的地区性和季节性与自然环境有密切关系,自然因素可直接影响病原体在体外环境中的生存能力,如7、8、9月三个月是气温、雨量和蚊子密度的高峰期,所以以蚊子为主要传播媒介的乙脑主要在此季节发病;也可通过降低机体的非特异性免疫力而促进流行过程的发展,如寒冷可减弱呼吸道抵抗力,所以呼吸道传染病多发生在冬、春季节。某些自然生态环境为传染病在野生动物之间的传播创造良好的条件,如鼠疫、恙虫病等,人类进入这些地区时也可受感染。

2. 社会因素 社会因素包括社会制度、经济、生活条件、文化水平与风俗习惯等,对传染病的流行过程有决定性的影响。

三、传染病的基本特征和临床特点

(一)传染病的基本特征

1. 有病原体 每种传染病都是由特异性病原体所引起的,如肾综合征出血热是由汉坦病毒引起的;肺结核是由结核杆菌引起的。临床上检出病原体对明确疾病诊断有重要意义。

2. 有传染性 这是传染病与其他感染性疾病的主要区别。各种传染病都具有一定的传染性,但不同传染病的传染性强弱不等,即使同一种传染病,处于不同时期,其传染性也各不相同。传染病病人具有传染性的时期称为传染期,是决定病人隔离期限的重要依据。

3. 有流行病学特征 传染病的流行过程在自然因素和社会因素的影响下,表现出各种特征,称为流行病学特征。

(1)流行性:在一定条件下,传染病能在人群中广泛传播蔓延的特性称为流行性。按其强度可分为以下几种。①散发:在一定地区内某种传染病的发病率呈历年一般水平。②流行:某种传染病的发病率显著高于当地常年发病率数倍(一般3~10倍)。③大流行:某种传染病在一定时间内迅速蔓延,波及范围广泛,超出国界或洲界。④暴发:传染病病人的发病时间分布高度集中于一个短时间之内(通常为该病的潜伏期内),这些病人多由同一传染源或同一传播途径所引起,如流行性感冒、细菌性痢疾等。

(2)季节性:某些传染病的发生和流行受季节的影响,在每年一定季节出现发病率升高的现象。如冬、春季节,呼吸道传染病发病率升高;夏、秋季节,消化道传染病发病率升高。

(3)地方性:某些传染病仅局限在一定地区内发生,这种传染病称为地方性传染病,如血吸虫病多发生在长江以南有钉螺存在的地区。以野生动物为主要传染源的疾病,称为自然疫源性传染病,如鼠疫、肾综合征出血热等。

4. 感染后免疫 人体感染病原体后,无论显性或隐性感染,均能产生对病原体及其产物(如毒素)的特异性免疫,称为感染后免疫。感染后免疫属于主动免疫,通过抗体转移而获得的免疫均属于被动免疫。不同病原体的感染后免疫持续时间和强弱不同。一般来说,病毒性传染病(如麻疹、甲型病毒性肝炎)的感染后免疫持续时间最长,往往可以保持终身,但也有例外(如流行性感冒)。细菌、螺旋体、原虫性传染病感染后免疫持续时间较短，仅为数月或数年，但也有例外（如伤寒）。

（二）传染病的临床特点

1. 病程发展的阶段性 按传染病的发生、发展和转归，传染病通常分为4期。

（1）潜伏期：从病原体侵入人体到出现临床症状为止的一段时间。各种传染病的潜伏期长短不一，同一种传染病潜伏期可有一个相对不变的限定时间，并呈常态分布，通常相当于病原体在体内繁殖、转移、定位，引起组织损伤和功能改变，导致临床症状出现之前的整个过程。了解潜伏期对传染病的诊断与检疫有重要意义。

（2）前驱期：从起病到该病出现明显症状为止的一段时间。该期属于非特异性的全身反应，多表现为发热、乏力、头痛、肌肉酸痛、食欲不振等，为许多传染病所共有。起病急骤者可无前驱期。

（3）症状明显期：某些传染病病人在经过传染期后，病情逐渐加重而达到高峰，出现某种传染病特有症状和体征，如发热、皮疹、腹泻等。本期传染性较强且易产生并发症。

（4）恢复期：人体免疫力增加到一定程度，体内病理生理过程基本终止，病人的症状、体征逐渐消失，食欲和体力逐渐恢复，血清中抗体效价逐渐上升到最高水平。此期病人体内可能还有残余病理或生化改变，病原体还未完全清除，病人的传染性还可持续一段时间。恢复期结束后，机体功能仍长期未能恢复正常者，称为后遗症。某些传染病病人进入恢复期后，已经稳定退热一段时间，由于潜伏于体内的病原体再度繁殖至一定程度，使初发病的症状再度出现，称为复发。有些病人进入恢复期时，体温尚未恢复正常，又再发热，称为再燃。

2. 临床类型 根据传染病临床过程的长短可分为急性、亚急性、慢性；根据病情轻重可分为轻型、中性、重型和极重型。

3. 毒血症状 病原体及其各种代谢产物包括细菌毒素可引起发热以外的多种症状，如皮疹、全身不适、头痛、关节痛等中毒症状，严重者可有意识障碍，呼吸、循环衰竭等表现，单核-巨噬细胞系统可出现充血、增生等反应，表现为肝、脾、淋巴结肿大。这些毒血症状是多种传染病的常见共同表现。

四、传染病的预防

做好传染病的预防工作，对减少传染病的发生及流行、最终达到控制和消灭传染病的目的有重要意义。预防主要是针对构成传染病流行过程的3个环节采取综合性预防的措施。

（一）管理传染源

1. 对病人的管理 对病人应尽量做到五早：早发现、早诊断、早报告、早隔离、早治疗。建立健全的医疗卫生防疫机构，开展传染病卫生宣传教育，提高人群对传染病的识别能力，对早期发现、早期诊断传染病具有重要意义。一旦发现疑似病人或传染病病人，应立即隔离治疗。治疗期限由传染病的传染期或化验结果而定，应在临床症状消失后做2～3次病原学检查，结果均为阴性时方可解除隔离。

传染病报告制度是早期发现传染病的重要措施。根据2004年12月1日起实施的《中华人民共和国传染病防治法》，将法定传染病分为甲、乙、丙三类。

甲类传染病：强制管理传染病，共2种，包括鼠疫、霍乱。

乙类传染病：严格管理传染病，包括传染性非典型肺炎、艾滋病、病毒性肝炎、脊髓灰质炎、麻疹、肾综合征出血热、狂犬病、流行性乙型脑炎、登革热、炭疽、细菌性和阿米巴痢疾、肺结核、人感染高致病性禽流感、伤寒和副伤寒、百日咳、白喉、新生儿破伤风、猩红热、流行性脑脊髓膜炎、布氏菌病、淋病、梅毒、钩端螺旋体病、血吸虫病、疟疾、甲型 H_1N_1 流感（2009年新加）等。

丙类传染病：监测管理传染病，包括流行性感冒、风疹、急性出血性结膜炎、麻风病、流行性和地方性斑疹伤寒、黑热病、包虫病、丝虫病，除霍乱、流行性腮腺炎、细菌性和阿米巴痢疾、伤寒和副伤寒以外的感染性腹泻、手足口病（2008年新加）。

根据《传染病信息报告管理规范》中的传染病报告时限规定：责任报告单位和责任疫情报告人发现甲类传染病和乙类传染病中的肺炭疽、传染性非典型肺炎、脊髓灰质炎、人感染高致病性禽流感的病人或疑似病人时，或发现其他传染病或不明原因疾病暴发时，应于2 h内将传染病报告卡通过网络报告；未实行网络直报的责任报告单位应于 2 h 内以最快的通讯方式向当地县级疾病预防控制机构报告，并于 2 h 内寄出传染病报告卡。对其他乙、丙类传染病病人、疑似病人或规定报告的传染病病原携带者在诊断后，实行网络直报的责任报告单位应于 24 h 内进行网络报告；未实行网络直报的责任报告单位应于 24 h 内寄出传染病报告卡。县级疾病预防控制机构收到无网络直报条件的责任报告单位报送的传染病报告卡后，应于 2 h 内通过网络直报。

2. 对接触者的管理 对接触者及其携带物品实施医学观察、留验、隔离、卫生检查和必要的卫生处理的措施称为检疫，包括根据情况进行紧急免疫接种或药物预防。检疫期限由最后接触之日起，至该病最长潜伏期。医学观察指对接触者的日常活动不加限制，但每天进行必要的诊察，以了解有无早期发病的征象，主要用于乙类传染病。留验又称隔离观察，是对接触者的日常活动加以限制，并在指定场所进行医学观察，确诊后立即隔离治疗，主要用于甲类传染病。对集体单位的留验又称为集体检疫。

3. 对病原携带者的管理 应做到早期发现。凡是传染病接触者、有传染病史者、流行区居民以及服务性行业、幼托机构与供水行业的工作人员，应定期普查，检出病原携带者。对病原携带者必须做好登记，加强管理，指导其养成良好的卫生习惯，并随访观察。必要时，调离工作岗位或隔离治疗。

4. 对感染动物的管理 对动物传染源，有经济价值且非烈性传染病的动物，应隔离治疗，必要时宰杀并加以消毒处理；如无经济价值或危害性大的动物应予以消灭、焚毁。

(二)切断传播途径

根据各种传染病的不同传播途径采取措施。对于消化道传染病，应加强饮食卫生、个人卫生及粪便管理，保护水源，消灭苍蝇、蟑螂、老鼠等。对于呼吸道传染病，应加强空气消毒，提倡外出时戴口罩，传染病流行期间少去公共场所，不随地吐痰等。对于虫媒传染病，应大力开展爱国卫生运动，采取措施防虫、杀虫、驱虫。对于血源性传染病，加强血液和血制品的管理。消毒是切断传播途径的重要措施。

(三)保护易感人群

1. 增强非特异性免疫力 养成良好的卫生习惯和生活规律，改善营养，加强体育锻炼，保持心情愉快等，可增强人体的非特异性免疫力。

2. 增强特异性免疫力

(1)人工主动免疫：有计划地将减毒或灭活的病原体、纯化的抗原和类毒素制成疫苗接种到人体内，使人体于接种后 1～4 周产生抗体，称为人工主动免疫。免疫力可保持数月至数年。

(2)人工被动免疫：将制备好的含抗体的血清或抗毒素注入易感者体内，使机体迅速获得免疫力的方法，称为人工被动免疫。免疫持续时间仅 2～3 周。常用于治疗或接触者的紧急预防。

3. 药物预防 对某些尚无特异性免疫方法或免疫效果不理想的传染病，在流行期间可给易感者口服药物预防，可降低发病率，如口服乙胺嘧啶预防疟疾。

五、传染病的隔离消毒

(一)传染病的隔离

1. 隔离的定义 把处于传染期的传染病病人、病原携带者安置于指定地点，与健康人和非传染病病人分开，防止病原体扩散和传播。隔离是预防和管理传染病的重要措施。

2. 隔离的原则 病人与健康人严格分开；确诊病人与未确诊病人分开；清洁物品与污染物品严格分开。

3. 隔离的种类

(1)接触隔离：适用于经接触传播的疾病，如肠道感染、多重耐药菌感染、皮肤感染等。病人的隔离措施包括以下几点。①限制活动范围。②减少搬运，如需转运时，应采取有效措施，减少对其他病人、医护人员和环境表面的污染。医护人员的防护措施包括以下几点。①接触隔离病人的血液、体液、分泌物、排泄物等物质时，应戴手套；离开隔离室前和接触污染物品后，应摘除手套、洗手并消毒。手上有伤口时应戴双层手套。②进入隔离病室，从事可能污染工作服的操作时，应穿隔离衣；离开病室前，脱下隔离衣，按要求悬挂，每天更换、清洗并消毒。若使用一次性隔离衣，用后按医疗废物管理要求进行处置。接触甲类传染病应按要求穿防护服，离开病室前，脱去防护服，防护服按医疗废物管理要求进行处置。

（2）飞沫隔离：适用于经飞沫传播的疾病，如流行性感冒、麻疹、流行性腮腺炎、流行性脑脊髓膜炎等。病人的隔离措施包括以下几点。①在隔离原则的基础上，限制病人的活动范围，减少转运。如必须转运，医护人员应注意加强防护。②病情允许时，应戴外科口罩，并定期更换。③病人之间、病人与探望者之间相隔距离应在 1 m 以上，探视者应戴外科口罩，做好隔离。④加强病房通风或对病房进行空气消毒。医护人员的防护措施包括：①应严格按照区域流程，在不同的区域穿戴不同的防护用品，离开时按规定摘脱，并正确处理使用后的物品；②与病人近距离接触时，应戴帽子、医用防护口罩；进行可能产生喷溅的诊疗操作时，应戴防护目镜或防护面罩，穿防护服；当接触病人血液、体液、分泌物及排泄物等物质时，应戴手套。

（3）空气隔离：适用于经空气传播的疾病，如肺结核、水痘等。病人的隔离措施包括：①无条件收治时，尽早将病人转运至有条件收治呼吸道传染病的医疗机构，转运过程医护人员注意自我防护。②病情允许时，应戴外科口罩，定期更换，并限制病人活动范围。③严格执行空气消毒。医护人员的防护措施包括以下几点。①应严格按照流程进行，在不同的区域穿戴不同的防护用品，离开时按规定摘脱，并正确处置使用后的物品。②进入确诊或可疑病人病房时，应戴帽子、医用防护口罩；进行可能产生喷溅的诊疗操作时，应戴防护目镜或防护面罩，穿防护服；当接触病人血液、体液、分泌物及排泄物等物质时，应戴手套，做好自我保护。

（二）传染病的消毒

1. 消毒的定义 通过物理、化学或生物法，消除或杀灭环境中病原微生物的一系列方法，是切断传播途径，阻止病原体传播，控制传染病发生、蔓延的主要措施。

2. 消毒的种类

（1）疫源地消毒：对目前存在或曾经存在传染源的地区进行消毒，目的是消灭由传染源排到外界中的病原体。疫源地消毒包括终末消毒和随时消毒。终末消毒指当病人痊愈或死亡后对其居住地进行的最后一次彻底消毒，包括对病人所处环境、所接触物品及排泄物的消毒，也涵盖病人出院前的自身消毒或死亡后对尸体的消毒处理。随时消毒指对传染源的排泄物、分泌物及其污染物品及时消毒。

（2）预防性消毒：虽未发现传染源，但对可能受到病原体污染的场所、物品和人体进行消毒。如对饮用水源、餐具、食物的消毒，医院病房、手术室和医护人员手的消毒。

3. 消毒的方法

（1）物理消毒法：有热力灭菌法、辐射消毒法。热力灭菌法包括煮沸消毒、高压蒸汽灭菌、预真空型压力蒸汽灭菌和脉动真空压力蒸汽灭菌、巴氏消毒法和干热灭菌法，其中高压蒸汽灭菌是医院最常用的消毒灭菌法。辐射消毒法包括非电离辐射消毒灭菌法和电离辐射消毒灭菌法，如日晒、紫外线、微波、γ 射线等。

（2）化学消毒法：常用的有含氯消毒剂、氧化消毒剂、醛类消毒剂、杂环类气体消毒剂、碘类消毒剂、醇类消毒剂及其他消毒剂。

4. 消毒效果监测 消毒效果的监测是评价其消毒效果是否可靠的手段，是消毒工作中的重要环节，主要方法包括物理测试法、化学指示剂法、生物指示剂法、自然菌采样测定法和无菌检查法。

（王萍丽）

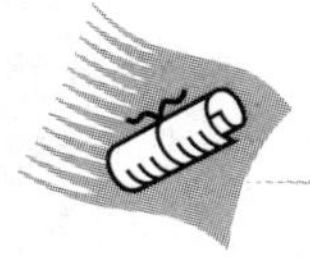

知识链接

了解埃博拉出血热，防患于未然

“埃博拉”是刚果北部的一条河流的名字，1976 年一种不知名的病毒光顾这里，疯狂地虐杀“埃博拉”河沿岸 55 个村庄的百姓，致使数百人死亡，有的家庭甚至无一幸免，“埃博拉病毒”也因此而得名。自 2014 年 3 月以来，非洲利比里亚、几内亚、塞拉利昂、尼日利亚等西非国家先后发生埃博拉出血热疫情，是由埃博拉病毒引起的一种急性出血性传染病，WHO 近期将其命名为埃博拉病毒病。截至 2014 年 10 月，已经造成 5000 多人死亡，10000 多人感染，病死率为 53%。埃博拉病毒被称为“世界上最可怕的病毒”，是“世界上最神秘的六种病毒”之首。人主要通过接触感染，临床表现主要为突起发热、出血和多脏器损害。

第二节　病毒性肝炎病人的护理

病毒性肝炎(viral hepatitis)简称肝炎，是由多种肝炎病毒引起的以肝脏病变为主的一组传染性疾病。目前已经确定的有甲型肝炎、乙型肝炎、丙型肝炎、丁型肝炎及戊型肝炎。各型肝炎临床表现基本相似，以食欲减退、疲乏无力、肝脏肿大及肝功能损害为主要表现，部分病人出现黄疸；但多数为无症状感染者。

甲型及戊型肝炎主要表现为急性肝炎，乙型、丙型及丁型肝炎易发展为慢性肝炎并可发展为肝硬化，甚至可发生肝细胞肝癌。

【护理评估】

(一)病原学

1. 甲型肝炎病毒(HAV)　属于小 RNA 病毒科的嗜肝病毒，无包膜，呈球形。HAV 对外界抵抗力较强，耐酸碱，能耐受 56 ℃的温度 30 min，室温下可生存 1 周，在贝壳类动物、污水、海水、泥土中可存活数月。60 ℃ 12 h 部分灭活，煮沸 5 min 全部灭活。紫外线(1.1 W，0.9 cm 深)1 min、1.5～2.5 mg/L 余氯 15 min、3%甲醛 5 min 均可使之灭活。

2. 乙型肝炎病毒(HBV)　属于嗜肝 DNA 病毒科。在电镜下可见 3 种病毒颗粒：①Dane 颗粒，又称为大球形颗粒，是完整的 HBV 颗粒，由胞膜与核心两部分组成。包膜内含表面抗原(HBsAg)、糖蛋白与细胞脂肪。核心部分含双股 DNA、DNA 聚合酶(DNAP)和核心抗原(HBcAg)，是病毒复制的主体。②小球形颗粒。③管状颗粒。小球形颗粒及管状颗粒是不完整的病毒颗粒，仅含包膜蛋白。HBV 的抵抗力很强，能耐 60 ℃ 4 h 及一般浓度的消毒剂，在血清中 30～32 ℃可保存 6 个月，－22 ℃可保存 15 年，但煮沸 10 min 或高压蒸汽消毒可使之灭活。

3. 丙型肝炎病毒(HCV)　属于黄病毒科丙型肝炎病毒属，为单股正链 RNA 病毒。HCV 是多变异的病毒，是 5 种肝炎病毒中最易发生变异的一种。HCV 对有机溶剂敏感，如 10%氯仿可将其杀灭。煮沸、紫外线也可使 HCV 灭活。甲醛溶液(1∶1000)37 ℃时 96 h、100 ℃时 5 min 可使之灭活。

4. 丁型肝炎病毒(HDV)　一种缺陷 RNA 病毒，需要有 HBV 或其他嗜肝 DNA 病毒辅助才能复制、表达。

5. 戊型肝炎病毒(HEV)　一种单股正链 RNA 病毒。主要在肝细胞内复制，通过胆道排出。HEV 对高热、氯仿、氯化铯敏感。

(二)流行病学

1. 甲型肝炎

(1)传染源：主要是急性期病人和隐性感染者。甲型肝炎病人在起病前 2 周和起病后 1 周，从粪便排出的 HIV 最多，传染性最强。

(2)传播途径：主要经粪-口传播。污染的水源、食物可导致暴发流行，日常生活密切接触大多为散发。

(3)易感人群：抗-HAV 阴性者均易感。6 个月以下婴儿由于从母体获得了抗-HAV-IgG 而不易感染，6 个月以后抗体逐渐消失而成为易感者。在我国，初次接触 HAV 的儿童最为易感，故学龄前儿童发病率最高，其次是青年人。

2. 乙型肝炎

(1)传染源：急性、慢性乙型肝炎病人和病毒携带者。慢性乙型肝炎病人和病毒携带者是乙型肝炎最主要的传染源，其中以 HBeAg(＋)、HBV DNA(＋)的病人传染性最强。

(2)传播途径：①血液传播是主要的传播方式，包括不洁注射、针刺、输注含有肝炎病毒的血液及血制品、手术、拔牙、器官移植、血液透析等。②母婴传播也是主要的传播途径，包括经胎盘、产道分娩、哺乳、喂养等。③生活上的密切接触主要与接触各种体液和分泌物有关，唾液、精液和阴道分泌物中均可存在 HBV。

(3)易感人群：HBsAg 阴性者均易感染。婴幼儿期是获得 HBV 感染最危险的时期。HBsAg(+)母亲的新生儿、同住者中有 HBsAg(+)、反复输血或血制品者、血液透析病人、静脉吸毒者及接触血液的医务工作者、职业献血员等均是 HBV 的高危人群。

3. 丙型肝炎

(1)传染源：急性、慢性丙型肝炎病人和病毒携带者。尤以病毒携带者意义重大。

(2)传播途径：①血液传播是 HCV 感染的主要方式，包括输血和血制品、静脉注射毒品、不洁注射、侵袭性的操作等。②性传播。③生活上的密切接触、母婴传播均可传播 HCV。

(3)易感人群：各年龄段普遍易感。

4. 丁型肝炎 传染源和传播途径与乙型肝炎相似。人群对 HDV 普遍易感。

5. 戊型肝炎 传染源和传播途径与甲型肝炎相似。发病者主要见于成年人。

(三)发病机制与病理改变

1. 发病机制

(1)甲型肝炎：HAV 侵入肝脏后，在肝细胞内增殖，病毒由胆道进入肠腔，最后由粪便排出。病毒增殖并不直接引起肝细胞病变，肝细胞损伤的机制可能是通过免疫介导引起。

(2)乙型肝炎：HBV 进入机体后，迅速通过血液到达肝脏和肝外其他组织、器官，引起肝脏及肝外组织的病理改变和免疫功能改变，以肝脏的病变最为突出。它并不直接引起肝细胞病变，肝细胞损伤主要是由病毒诱导的免疫反应引起。

(3)丙型肝炎：HCV 引起肝细胞损伤的机制与 HCV 的直接致病作用及免疫损伤有关。丙型肝炎的慢性化机制可能与 HCV 变异、免疫耐受和免疫紊乱有关。

(4)丁型肝炎：HDV 的外壳是 HBsAg 成分，其发病机制与乙型肝炎相似。

(5)戊型肝炎：HEV 引起肝细胞损伤的主要原因可能是细胞免疫，同时病毒进入血中也可导致病毒血症。

2. 病理改变 基本病理改变为肝细胞肿胀，气球样变性或嗜酸性变性，可有点灶状或融合性坏死或凋亡小体，炎症细胞浸润及库普弗细胞增生。慢性病人可见胶原纤维组织增生及形成纤维间隔。肝功能衰竭可见大量肝细胞坏死。

(四)身体状况

各型肝炎的潜伏期长短不一。甲型肝炎 5～45 天，平均 30 天；乙型肝炎 30～180 天，平均 70 天；丙型肝炎 15～150 天，平均 50 天；丁型肝炎 28～140 天；戊型肝炎 10～70 天，平均 40 天。

1. 急性肝炎 急性肝炎分为急性黄疸型肝炎和急性无黄疸型肝炎。

1)急性黄疸型肝炎 典型的临床表现分为 3 个阶段。

(1)黄疸前期：平均 5～7 天。①病毒血症：畏寒、发热、乏力、全身不适。②消化系统症状：食欲减退、厌油、恶心、呕吐、腹胀、腹痛或腹泻。③其他症状：少数病人可出现上呼吸道感染症状，或皮疹、关节痛等症状。

(2)黄疸期：持续 2～6 周。前期症状好转，而黄疸逐渐加深，尿色深如浓茶，巩膜及皮肤黄染，多于 2 周内达高峰，然后逐渐下降。有些病人可有大便颜色变浅、皮肤瘙痒、心动过缓等肝内阻塞性黄疸的表现。肝脏肿大，可达肋缘下 1～3 cm，有压痛及叩击痛，部分病人有轻度脾肿大。血清胆红素和转氨酶升高。

(3)恢复期：平均持续 4 周。上述症状消失，黄疸逐渐消退，精神及食欲好转。肿大的肝脏逐渐回缩，触痛及叩击痛消失。肝功能恢复正常。

2)急性无黄疸型肝炎 较黄疸型肝炎常见。主要表现在消化道，而不出现黄疸，或仅出现轻微黄疸。肝功能呈轻、中度异常。由于症状较轻且无特征性，一般不易被发现，因此成为重要的传染源。

2. 慢性肝炎 肝炎病毒感染后，症状迁延或反复发作，病程超过半年。许多病人以慢性肝炎为首发症

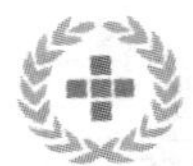

状。多见于乙型、丙型、丁型肝炎。根据病情可将其分为3种。

(1)轻度:病情轻,症状不明显,或虽有症状,但只有1～2项生化指标轻度异常。

(2)中度:介于轻度、重度之间。

(3)重度:症状明显,如乏力、纳差、腹胀,有肝病面容、肝掌、蜘蛛痣、肝脾肿大,肝功能明显异常。

3. 重型肝炎

(1)临床表现:①黄疸迅速加深。血清胆红素高于171 μmol/L或每天升高超过17.1 μmol/L。②肝脏进行性缩小,出现肝臭。③出血倾向,凝血酶原活动度<40%。④迅速出现腹水,中毒性鼓肠,腹胀明显。⑤肝性脑病:早期可出现精神行为异常、睡眠障碍、烦躁不安、定向力障碍,晚期出现昏迷。⑥肝肾综合征:少尿或无尿,电解质紊乱、酸碱平衡失调及血尿素氮、肌酐异常。

(2)分型:可分为3型。①急性重型肝炎:亦称暴发型肝炎。起病急,病情发展迅猛,起病10天内出现Ⅱ度以上肝性脑病,极度乏力,明显消化系统症状,凝血酶原活动度<40%,肝脏进行性缩小。②亚急性重型肝炎:急性黄疸型肝炎起病10天以上出现上述症状者属于此型,精神、神经症状多出现于疾病的后期。③慢性重型肝炎:表现同亚急性重型肝炎,但有慢性肝炎或肝炎后肝硬化或乙型肝炎表面抗原携带史者,预后差,病死率高。

4. 淤胆型肝炎 以肝内胆汁淤积为主要表现的一种特殊类型的肝炎。其病程较长,可达2～4个月或更长时间。其临床表现类似急性黄胆型肝炎,但乏力及食欲减退等症状较轻而黄疸重且持久,有皮肤瘙痒、大便颜色变浅或灰白色等梗阻性黄疸的表现;血清碱性磷酸酶、谷氨酰转肽酶和胆固醇显著增高,尿中胆红素增高而尿胆原减少或消失。

5. 肝炎后肝硬化 在肝炎基础上发展为肝硬化,表现为肝功能异常及门静脉高压。

(五)辅助检查

1. 肝功能检测

(1)血清酶:谷丙转氨酶(ALT)是判断肝细胞损害的重要指标,急性黄疸型肝炎明显升高。ALT升高时谷草转氨酶(AST)也升高,γ-GT也可升高。血清胆碱酯酶(CHE)活性明显降低常提示肝损害严重。

(2)血清白蛋白:白蛋白主要由肝脏合成,当肝功能损害并持续时间较长时,可致血清白蛋白减少。如果白蛋白明显减少,可使白/球下降。

(3)胆红素:黄疸型肝炎间接胆红素和直接胆红素均升高,尿胆红素和尿胆原也升高。淤胆型肝炎时,尿胆红素增加,而尿胆原减少或阴性。

(4)凝血酶原活动度(PTA):PTA与肝脏的损害程度成正比,可用于肝功能衰竭的临床诊断和预后判断。肝功能衰竭病人PTA<40%,PTA越低,预后越差。

2. 肝炎病毒标志物检测

1)甲型肝炎 ①血清抗-HAV-IgM(+)是近期感染的标志,是确诊甲型肝炎最主要的标志物。②血清抗-HAV-IgG(+)为保护性抗体,是获得免疫力的标志,可见于甲型肝炎疫苗接种后或既往感染HAV的病人。

2)乙型肝炎

(1)表面抗原(HBsAg)与表面抗体(抗-HBs抗体):①HBsAg(+)见于HBV感染。HBV感染后3周血中首先出现HBsAg。除血液外,HBsAg还存在于唾液、尿液、精液等各种体液和分泌物中。②抗-HBs(+):主要见于预防接种乙型肝炎疫苗后或过去感染HBV并产生了对HBV的特异性免疫力者。

(2)e抗原(HBeAg)与e抗体(抗-HBe抗体):①HBeAg一般只出现在HBsAg阳性病人的血清中。HBeAg(+)提示HBV复制活跃,传染性强。②抗-HBe抗体在HBeAg消失后出现。抗-HBe(+)在临床上有两种可能:一是标志HBV复制减少,传染性降低;二是与HBV基因突变有关,此时HBV仍然复制活跃,易加重病情或演变为肝硬化。

(3)核心抗原(HBcAg)与核心抗体(抗-HBc抗体):HBcAg主要存在于受感染的肝细胞核内,也存在于血液中Dane颗粒的核心部分。HBcAg阳性意义同HBeAg,但一般方法不能检出。抗-HBc-IgM存在于急性期感染或慢性乙型肝炎急性发作期;抗-HBc-IgG是过去感染的标志,可保持多年。

(4)乙型肝炎病毒脱氧核糖核酸(HBV DNA):反映HBV感染最直接、最特异和最灵敏的指标。

HBV DNA(+)提示 HBV 的存在、复制,传染性较强。HBV DNA 定量检测有助于抗病毒治疗病人的选择及疗效判断。

3)丙型肝炎　抗-HCV 无保护性。血清中抗-HCV 和 HCV RNA,提示病毒复制并具有传染性。

4)丁型肝炎　血清或肝组织中的 HDV Ag 和(或)HDV RNA 阳性均提示感染。

5)戊型肝炎　常检测抗-HEV-IgM 及抗-HEV-IgG。由于抗-HEV-IgG 持续时间不超过 1 年,两者均可作为近期感染的指标。

3. 影像学检查　超声检查是诊断肝病最常用的手段,优点是便于动态观察。其他还有 CT、MRI 检查。

(六)治疗要点

病毒性肝炎目前尚无特效治疗。治疗原则为综合治疗,以休息、营养为主,辅以适当药物治疗,避免饮酒、使用肝毒性药物及其他对肝脏不利的因素。

1. 急性肝炎　甲、戊型肝炎多为自限性疾病。若能在早期得到及时休息、合理营养及一般支持疗法,大多数病人能在 3～6 个月临床治愈。

(1)保肝药物:根据病情可选择维生素、还原型谷胱甘肽、葡醛内酯、辅酶 A、肌苷等对肝细胞有保护作用的药物。

(2)抗病毒治疗:甲、戊型肝炎不需要抗病毒治疗。丙型肝炎应早期应用干扰素,300 万 U,皮下注射,隔天 1 次,疗程 3～6 个月。

(3)中药治疗:急性肝炎的治疗应清热利湿、芳香化浊、调气活血。热偏重者可用茵陈蒿汤、栀子柏皮汤加减;湿偏重者可用茵陈四苓散、三仁汤加减。

2. 慢性肝炎　除了休息和营养外,还需要保肝、抗病毒和对症治疗等。根据慢性肝炎的临床分度、黄疸、病毒复制、肝功能受损的情况及肝纤维化的程度进行治疗。

(1)一般保肝及支持疗法:①补充维生素,如 B 族维生素;②促进解毒作用,如还原型谷胱甘肽、葡醛内酯等;③促进能量代谢,如易善复、凯西莱、肌酐、ATP、CoA 等;④改善微循环,如山莨菪碱、丹参等。

(2)降转氨酶治疗:如甘利欣、联苯双脂、水飞蓟宾等。

(3)免疫调控治疗:如胸腺素、猪苓多糖等。

(4)抗病毒药物治疗:①干扰素,能抑制病毒在宿主肝细胞内的复制。干扰素 500 万 U 皮下注射或肌内注射,隔日 1 次。或聚乙二醇干扰素 180 μg,1 次/周,疗程 6～12 个月。对于慢性丙型肝炎只要 HCV RNA 阳性者均应进行抗病毒治疗,干扰素 300 万 U,皮下注射,隔日 1 次,疗程 6～12 个月,联合使用利巴韦林可提高疗效。②核苷(酸)类似物,对 HBV DNA 复制有较强的抑制作用,无明显不良反应。常用的药物有拉米夫定、阿德福韦、替比夫定、恩替卡韦等。

(5)中医药治疗:可选择活血化淤的药物,如丹参、赤芍等。

3. 重型肝炎　应及早采取合理的综合治疗措施,加强护理,密切观察病情变化,及时纠正各种严重紊乱,防止病情进一步恶化。

(1)一般治疗:①严格卧床休息,密切观察病情。②减少食物中蛋白质的摄入,补充足够的热量,可输入新鲜血浆、白蛋白或新鲜血。③维持电解质和酸碱平衡。

(2)促进肝细胞再生:可选用胰高血糖素-胰岛素(G-I)疗法或肝细胞生长因子治疗。

(3)防治并发症:加强对肝性脑病、出血、肝肾综合征等的防治。

(4)人工肝支持疗法:如血液透析、血浆交换、肝脏移植等,代替丧失的肝脏功能。

【主要护理诊断/问题】

(1)活动无耐力　与肝功能受损、能量代谢障碍有关。

(2)营养失调:低于机体需要量　与食欲下降、呕吐、消化和吸收功能障碍有关。

(3)潜在并发症:出血、肝性脑病、肝功能衰竭、肝肾综合征等。

【护理措施】

1. 休息与活动　急性肝炎、慢性肝炎活动期及肝功能衰竭病人应卧床休息,待症状好转、肝功能恢复后,逐渐增加活动量,以不感到疲劳为原则。肝功能正常 1～3 个月后可恢复日常活动及工作,但应避免活动过度或重体力活动。

2. 饮食护理

(1)肝炎急性期:宜进食清淡、易消化、富含维生素的流质饮食。如进食太少,可静脉补充葡萄糖、脂肪乳、维生素等。

(2)黄疸消退期:食欲好转后,可逐渐增加饮食,少量多餐。在慢性期及恢复期,适当增加蛋白质摄入量,1.5~2.0 g/(kg·d),以优质蛋白质为主,如牛奶、瘦肉、鱼肉等;热量供应要充足,多食水果、蔬菜等增加维生素的摄入。

(3)营养状态评估:每周准确测量一次体重。定期监测红细胞计数、血红蛋白、血浆白蛋白等指标。

3. 潜在并发症的护理 密切观察病情,及时发现出血、肝性脑病、肝功能衰竭等临床表现,并及时报告医生,配合处理。

4. 干扰素不良反应的护理

(1)遵医嘱用药:不能自行减量或停药,用药不当易引起病毒变异或导致药物不良反应增加。

(2)治疗过程中监测血常规、肝功能、病毒学标志物,定期评价精神状态。

(3)药物的不良反应处理方法:①发热反应一般在初始用药时明显,随着用药时间延长逐渐减轻。用药期间要多饮水,注意休息。②胃肠道反应重者可对症处理,严重者应停药。③骨髓抑制主要表现为白细胞减少,若白细胞在 3×10^9/L 以上应坚持治疗;当显著减少,低于 3×10^9/L 或中性粒细胞低于 0.75×10^9/L 时,可减少干扰素的剂量,甚至停药。

5. 健康指导

(1)疾病预防指导:甲、戊型肝炎应预防消化道传播,重点在于加强粪便管理,保护水源,加强食品和餐具消毒。乙、丙、丁型肝炎主要是预防血液和体液传播。严格筛查献血员,HBsAg(+)或肝功能异常者不得献血。加强对血液及血制品的管理,做好血制品的 HBsAg 检测工作,阳性者不得出售和使用。非必要时不输血或血制品。推广一次性注射用具,重复使用的医疗器械要严格消毒灭菌。服务行业使用的理发、剃须、穿刺、修脚、扎耳孔等器具要严格消毒。漱洗用品及食具专用。有条件时应开展抗-HCV 测定,抗-HCV 阳性者不得献血。

(2)保护易感人群:甲型肝炎易感人群应接种甲型肝炎病毒减毒活疫苗,接触者可接种人血免疫球蛋白以防止发病。乙型肝炎疫苗全程需接种 3 针,按照 0、1、6 个月程序接种。新生儿接种乙型肝炎疫苗要求在出生 24 h 内接种,越早越好。母亲 HBsAg 阳性者,新生儿在出生后立即注射高效价抗-HBV-IgG,剂量≥100 U,同时在不同部位注射乙型肝炎疫苗,在 1 个月和 6 个月分别接种第 2 针和第 3 针乙型肝炎疫苗,可显著阻断母婴传播。医护人员、保育员以及与 HBsAg 阳性者密切接触者,也应考虑给予乙型肝炎疫苗接种。

(3)意外暴露后乙型肝炎的预防:在意外接触 HBV 感染者的血液和体液后,应立即检测 HBV DNA、HBsAg、抗-HBs、HBeAg、抗-HBc、ALT、AST,并在 3 个月和 6 个月后复查。如已经接种过乙型肝炎疫苗,且已知抗-HBs 抗体≥10 U/L 者,可不进行特殊处理。如未接种过乙型肝炎疫苗,或已经接种过乙型肝炎疫苗,但抗-HBs 抗体<10 mU/mL 或抗-HBs 抗体水平不详,应立即注射高效价抗-HBV-IgG,并同时在不同部位接种一针乙型肝炎疫苗,于 1 个月和 6 个月后分别接种第 2 针和第 3 针乙型肝炎疫苗。

(4)生活指导:慢性肝炎可反复发作,劳累、暴饮暴食、酗酒、不合理用药、感染等可诱发或使病情加重。慢性病人或无症状携带者应注意劳逸结合,生活规律。加强营养,适当增加蛋白质的摄入,避免高脂肪、高热量饮食。忌烟、酒。不滥用药物,如镇静、催眠药、磺胺类抗生素等,以免加重肝损害。

(5)用药指导与病情监测:遵医嘱按时、按量正确使用药物。急性肝炎病人出院后第 1 个月复查 1 次,以后每 2~3 个月复查 1 次,半年后每 3 个月复查 1 次,定期复查 1~2 年。慢性肝炎病人定期复查肝功能、病毒指标、肝脏 B 超等,以指导调整用药。

(王萍丽)

第三节　艾滋病病人的护理

艾滋病即获得性免疫缺陷综合征(acquired immuno deficiency syndrome,AIDS),是由人免疫缺陷病毒(HIV)引起的慢性传染病。主要通过性接触和血液传播。HIV 特异性侵犯并破坏辅助性 T 淋巴细胞($CD4^+$ T 淋巴细胞),并使机体多种免疫细胞受损,最终并发各种严重的机会性感染和恶性肿瘤,病死率极高。

【护理评估】

(一)病原学

HIV 为单链 RNA 病毒,属反转录病毒。目前已知有两型,HIV-1 和 HIV-2,两者均能引起艾滋病,但多数由 HIV-1 型引起。HIV-1 型呈圆形或椭圆形,直径为 90～140 nm。核心呈棒状或球状结构,核心中有单链 RNA、反转录酶、整合酶和蛋白酶。外层由双层的磷脂蛋白膜构成,包膜由宿主细胞膜与 HIV 的糖蛋白共同组成。

HIV 具有广泛的细胞和组织嗜性。HIV 除感染结缔组织中的 $CD4^+$ T 淋巴细胞、单核-巨噬细胞、B 淋巴细胞、树突状细胞和中幼粒细胞外,还可感染上皮组织中的朗格汉斯细胞及神经组织中的小胶质细胞、少突胶质细胞、星形胶质细胞和脑内皮细胞,其分布遍及骨骼、胸腺、脑、心、肺、肠、眼、肾、皮肤和性腺等器官。

HIV 在外界的抵抗力不强。56 ℃ 30 min 可将 HIV 完全灭活。75%乙醇、0.2%次氯酸钠、0.5%来苏尔及漂白粉 37 ℃处理 10 min 可灭活。医疗用具、注射器经高温消毒、煮沸或蒸汽消毒后完全可以达到消毒目的。但是对 0.1%甲醛、紫外线、γ 射线不敏感。室温下液体环境中存活 15 天,被污染的物品至少 3 天内有传染性。HIV 在干燥环境下抵抗力很弱,短时间内将会失去活性或感染力,所以握手、拥抱,共用办公用品、卧具等不会传播。

(二)流行病学

1. 传染源　病人和无症状病毒携带者是本病的传染源,后者尤为重要。病毒主要存在于血液、精液、子宫和阴道分泌物中,乳汁、唾液、泪水也能检测出病毒。

2. 传播途径　①性接触传播:本病的主要传播途径。同性恋、异性恋均可传播。②血液传播:输注含有病毒的血液或血制品,药瘾者之间共用针具为主要传播途径。③母婴传播:感染 HIV 的孕妇可通过胎盘、分娩过程及产后血性分泌物或喂奶等途径传给婴儿。④其他:携带病毒者的器官移植、人工授精等的感染率很低。其他如刮脸、文身、口腔科使用非一次性器械消毒不严,医护人员意外地被 HIV 污染的针头或其他物品刺伤也可被感染。

3. 易感人群　男同性恋者、多个性伴侣者、静脉药瘾者和使用血制品者为本病的高危人群。

(三)发病机制与病理改变

1. 发病机制　HIV 侵入人体后,可直接侵犯 $CD4^+$ T 淋巴细胞及单核-巨噬细胞等,使多种免疫细胞受损,细胞免疫及体液免疫均受到不同程度的损害而致免疫功能严重缺陷,易发生各种严重的机会性感染和肿瘤。

2. 病理改变　呈多样性、非特异性改变。

(1)机会性感染:组织中病原体繁殖多,而炎症反应少。

(2)免疫器官病变:淋巴结出现滤泡增生、卡波西肉瘤或其他淋巴瘤。胸腺可出现萎缩、退行性或炎性病变。

(3)中枢神经系统病变:神经胶质细胞灶性坏死、血管周围炎性浸润、脱髓鞘改变等。

(四)身体状况

本病潜伏期长,HIV-1 型侵入机体后 2～10 年可发展为 AIDS。感染早期可有急性感染的表现。然而在相当长的时间内,可长达10年无任何症状,或仅有全身淋巴结肿大,常因机会性感染或恶性肿瘤而发展为艾滋病。

艾滋病分期

(1)急性感染期(Ⅰ期):感染HIV后,部分病人出现血清病样症状,包括发热、头痛、全身不适、厌食、肌肉关节疼痛以及颈部、枕部淋巴结肿大等,可伴有皮疹、腹泻。血清可检出HIV RNA及p24抗原。血小板减少,$CD8^+$ T淋巴细胞升高。此期症状常较轻,易被忽略。在被感染2～6周后,血清HIV抗体可呈阳性。症状持续3～14天后自然消失。

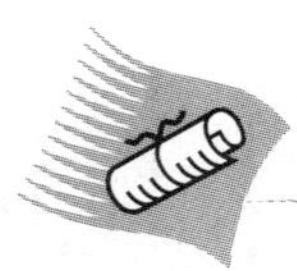

知识链接

HIV感染后的窗口期

"窗口期"是指人体感染HIV后到外周血液中能够检测出HIV抗体的这段时间。窗口期一般为2周～3个月,少数人可到4个月或5个月,很少超过6个月。目前国际公认的窗口期是6个月,但随着检验方式的进步,窗口期已经大大缩短。

(2)无症状感染期(Ⅱ期):本期由急性感染症状消失后延伸而来,临床上没有任何症状,但血清中能检出HIV以及HIV核心蛋白和包膜蛋白的抗体,具有传染性。此期持续2～10年或更长。

(3)持续性全身淋巴结肿大期(Ⅲ期):主要表现为除腹股沟淋巴结以外,全身其他部位可有2处或2处以上淋巴结肿大。其特点是淋巴结肿大直径在1 cm以上,质地柔韧,无压痛,无粘连,能自由活动。活检为淋巴结反应性增生。淋巴结一般持续肿大3个月以上,无自觉症状。部分淋巴结1年以后消散,也可反复肿大。

(4)艾滋病期(Ⅳ期):艾滋病病毒感染的最终阶段。此期临床表现复杂,易发生机会性感染和恶性肿瘤,可累及全身各个系统及器官,且常有多种感染和肿瘤并存。主要有以下5种表现:①艾滋病相关综合征,原因不明、持续1个月以上的发热、乏力、全身不适、盗汗、厌食、腹泻、体重下降(超过10%),伴全身淋巴结和肝、脾肿大等;②神经系统症状,头晕、头痛、癫痫、进行性痴呆、下肢瘫痪等;③严重的机会性感染,最常见的是单纯疱疹病毒、巨细胞病毒、卡氏肺孢子虫和结核杆菌感染,其他还有念珠菌、隐球菌、EB病毒、鸟分枝杆菌、弓形虫等。这是引起艾滋病病人死亡的主要原因,以肺孢子菌(虫)肺炎最为常见;④继发肿瘤:常见卡波西肉瘤和非霍奇金淋巴瘤;⑤其他疾病:慢性间质性肺炎等。

(五)辅助检查

1. 血常规检查 可有不同程度的贫血,红细胞、白细胞、血小板可有不同程度减少,淋巴细胞计数$<1.0\times10^9/L$,T淋巴细胞绝对值下降,$CD4^+$ T淋巴细胞计数下降,$CD4^+/CD8^+$小于1.0(正常1.75～2.1)。

2. 免疫学检查 免疫球蛋白、免疫复合物升高,自身抗体阳性。

3. 血清学检查 ①HIV-1抗体检查:p24和gp120抗体用ELISA法连续两次阳性,经免疫印迹法或固相放射免疫沉淀法证实阳性即可确诊。②HIV抗原检查:可用ELISA法检测p24抗原。

4. HIV RNA的检测 可用免疫印迹法或RT-PCR。定量检测既有助于诊断,又有助于判断治疗效果及预后。

5. X线及影像学检查 及时进行胸部及胃肠道X线检查、B超检查,必要时进行CT、MRI检查,可早期发现病变,早期治疗。

(六)治疗要点

目前认为早期抗病毒是治疗的关键,它既可缓解病情,又能预防和延缓艾滋病相关疾病的出现,减少机会性感染和肿瘤的发生。

1. 抗病毒治疗 至今无特效药物，现有药物只能抑制病毒复制，停药后病毒可恢复复制。抗病毒治疗的时机：①对于急性 HIV 感染者，一旦决定开始治疗，就应在血清阳转 6 个月内开始。②无症状感染者 $CD4^+$ 细胞下降速度进行性加快、病毒载量明显上升或 $CD4^+$ 细胞数＜350 个/μL 或血浆病毒载量＞30000 拷贝/mL，应开始治疗。目前抗 HIV 的药物可分为三类，HIV 在抗病毒治疗过程中易发生变异，从而产生耐药性，因而三张联合用药，进行强效联合抗病毒疗法。

(1)核苷类似物反转录酶抑制剂：此类药物能选择性地与 HIV 反转录酶结合，并掺入正在延长的链中，使 DNA 链延长终止，起到抑制 HIV 复制和转录的作用。此类药物包括：齐多夫定、双脱氧胞苷、双脱氧肌苷、拉米夫定，其中齐多夫定为首选药物。

(2)非核苷类似物反转录酶抑制剂：主要作用于 HIV 反转录酶，使其失去活性，从而抑制 HIV 复制。抗病毒作用迅速，但易产生耐药株。常用药有尼维拉平和奈韦拉平。

(3)蛋白酶抑制剂：抑制蛋白酶，阻断 HIV 复制和成熟过程中所必需的蛋白合成，从而抑制 HIV 的复制。此类药物包括利托那韦、沙奎那韦、茚地那韦等。

2. 机会性感染、肿瘤治疗

(1)肺孢子菌肺炎：可用复方磺胺甲噁唑或喷他脒。

(2)卡波西肉瘤：可用齐多夫定与 α-干扰素联合治疗，或用长春新碱、博来霉素和多柔比星联合治疗。

(3)隐孢子虫感染和弓形虫病：可用乙酰螺旋霉素或克林霉素治疗。

(4)巨细胞病毒感染：可用更昔洛韦或阿昔洛韦。

(5)隐球菌脑膜炎：可用氟康唑或两性霉素 B。

3. 支持及对症治疗 输血、补充维生素及营养物质，明显消瘦者可给予醋酸甲地孕酮改善食欲。

4. 预防性治疗 结核菌素试验阳性者，异烟肼治疗 1 个月。$CD4^+$ T 淋巴细胞＜0.2×10^9/L 者可用复方磺胺甲噁唑或喷他脒预防肺孢子菌肺炎。针刺或实验室意外感染应 2 h 内用齐多夫定等治疗，疗程 4～6 周。HIV 感染的孕妇产前 3 个月起服齐多夫定，产前顿服尼维拉平 200 mg，产后新生儿 72 h 内一次性口服尼维拉平 2 mg/kg，可降低母婴传播。

(七)心理、社会状况

由于艾滋病缺乏特效治疗，预后不良，加之疾病的折磨，病人易产生焦虑、抑郁、恐惧等心理，部分病人可出现报复、自杀等行为。为了预防传播，对艾滋病病人应实施强制性管理，进行消毒、隔离，限制探视，使病人产生孤独、被遗弃感，认为该病是一件见不得人的丑事，怕被人讥笑、歧视、嫌弃，遭人厌恶。

【主要护理诊断/问题】

(1)有感染的危险 与免疫功能受损有关。

(2)营养失调：低于机体需要量 与纳差、慢性腹泻及艾滋病期并发各种机会性感染和肿瘤有关。

(3)体温过高 与 HIV 感染和机会性感染有关。

(4)恐惧 与预后不良、受到歧视有关。

【护理措施】

(一)一般护理

1. 休息与活动 在急性感染期和艾滋病期应卧床休息，无症状感染期可正常活动，但应避免劳累。

2. 饮食护理 给予高热量、高蛋白质、高维生素、易消化饮食，以保证营养供给，增强机体免疫力。注意食物的合理搭配，少量多餐，以促进食欲。若有腹泻，能进食者给予少渣、少纤维素、高蛋白质、高热量、易消化的流质或半流质饮食，鼓励病人多饮水或果汁等，忌食生冷及刺激性食物。不能进食、吞咽困难者给予鼻饲，必要时静脉补充营养。

3. 皮肤黏膜护理 加强口腔护理和皮肤清洁，防止感染。腹泻者应加强肛周皮肤的护理，每次大便后用温水清洗局部，再用柔软的纸巾或布擦干，最后涂抹润肤油保护皮肤。

4. 消毒隔离 艾滋病期病人应实施保护性隔离。如果病人出现腹泻，应实施接触隔离措施。护理病人时为防止血液或体液感染，应戴口罩及护目镜，接触血液或体液时应穿隔离衣、戴手套，处理污物、利器时防止皮肤划伤。被病人血液、体液、排泄物污染的一切物品应随时严格消毒。病人的生活用品应单独使用。

(二)病情观察

定期评估病人的进食情况及营养状况,定期测量体重、血红蛋白等。密切观察有无肺部、胃肠道、神经系统、皮肤黏膜等机会性感染的发生,如果出现发热、咳嗽、呼吸困难、呕吐、腹泻、头痛等症状,应及时检查并治疗。

(三)用药护理

抗病毒药物的不良反应较多,使用齐多夫定者最严重的不良反应就是骨髓抑制作用,早期表现为巨幼细胞性贫血,晚期可出现中性粒细胞和血小板减少,也可出现恶心、头痛、肌炎等症状。在用药期间应定期检查血常规。当 Hb≤80 g/L 或骨髓抑制时可输血;当中性粒细胞<0.5×10^9/L 时,应考虑停药。

(四)心理护理

护士要从心理上给予支持、同情和帮助,也要鼓励亲人、家属及朋友给病人生活上和精神上的帮助,解除病人孤独、恐惧感,树立战胜疾病的信心。护士还要注意保护病人的隐私,解除病人的担忧。

(五)健康指导

1. 预防知识指导 广泛开展宣传教育和综合治理,通过多种途径使群众了解艾滋病的基本知识、传播途径、预防措施,尤其应加强性道德教育。保障安全的血液供应,提倡义务献血,禁止商业性采血;严格血液及血制品的管理,严格检测献血者、精液及组织器官提供者的 HIV 抗体。注射、手术、拔牙等应严格无菌操作,推广一次性注射用品,不共用针头、注射器。对医疗器械如胃镜、肠镜、血液透析器械应严格消毒,防止医源性感染。严格取缔卖淫嫖娼活动。加强国境检疫,禁止艾滋病抗体阳性者入境。

2. 疾病知识指导 教育病人全面认识本病的基本知识、传播方式、预防措施及保护他人和自我健康监控的方法。对 HIV 感染者实施管理,包括:①定期或不定期医学访视及医学观察;②病人的血液、分泌物及排泄物应用 0.2%次氯酸钠溶液或漂白粉等进行消毒处理;③严禁献血、精液及组织器官,性生活应使用避孕套,最安全、可靠的是停止性生活;④出现症状、并发感染或恶性肿瘤者,应及时住院治疗;⑤已经感染 HIV 的育龄妇女应避免妊娠、生育,以防止母婴传播。HIV 的哺乳期妇女应采取人工喂养的方式喂养婴儿。

3. 保护易感人群 对吸毒、卖淫、嫖娼等高危人群定期进行 HIV 疫情监测。在进行手术及侵入性检查(如胃镜、肠镜等)前,应检测 HIV 抗体。

(王萍丽)

第四节　流行性乙型脑炎病人的护理

流行性乙型脑炎(epidemic encephalitis type B)简称乙脑,是由乙型脑炎病毒(乙脑病毒)引起的,以脑实质炎症为主要病变的中枢神经系统急性传染病。蚊虫为主要传播媒介,流行于夏、秋季,多见于儿童。临床上以高热、意识障碍、抽搐、病理反射及脑膜刺激征为特征,严重者可出现呼吸衰竭。病死率高,重症病人可留有神经系统后遗症。

【护理评估】

(一)病原学

乙脑病毒呈球形,直径为 40～50 nm。核心为单股正链 RNA,核心外有外膜包裹。病毒的抵抗力不强,不耐热,对温度、乙醚和酸均很敏感,但是耐低温和干燥。加热至 100 ℃时 2 min、56 ℃时 30 min 可将病毒灭活。乙脑病毒是嗜神经病毒,在细胞质内繁殖,能在小鼠脑组织内传代,且传代的病毒抗原性很稳定,故可用上述细胞培养进行病毒分离。感染后可产生补体结合抗体、中和抗体及血凝抑制抗体,这些抗体的检测可用于临床诊断和流行病学调查。

（二）流行病学

1. 传染源 乙脑是人畜共患的自然疫源性疾病，动物（如猪、牛等家畜和鸭、鸡等家禽）或人受感染后出现病毒血症，是本病的传染源。其中猪是本病最主要的传染源。人感染后因病毒血症期短、血中病毒数量少，故不是主要的传染源。

2. 传播途径 通过蚊虫叮咬而传播。主要传播蚊种有库蚊、伊蚊和按蚊中的某些种，三带喙库蚊为主要传播媒介。蚊感染后可携带病毒越冬或经卵传代，成为乙脑病毒的长期储存宿主。

3. 易感人群 人对乙脑普遍易感。多呈隐性感染。人感染后可获得持久免疫力。

4. 流行特征 本病流行于亚洲东部的热带、亚热带及温带地区。我国近年以中西部的河南、江西、云南为高流行区。乙脑有严格的季节性，80%～90%的病人集中在 7、8、9 月 3 个月。与气温、雨量和蚊虫滋生密度高峰有关。病人以 10 岁以下儿童，尤其以 2～6 岁儿童发病率最高，但广泛接种疫苗后，成人和老年人发病率相对增高。

（三）发病机制

人被带乙脑病毒的蚊虫叮咬后，乙脑病毒进入人体，先在单核-巨噬细胞内繁殖，继而进入血液引起病毒血症。若不侵入中枢神经系统则呈隐性或轻型感染。如机体免疫力低下、病毒量多、毒力强时，病毒才通过血-脑屏障进入中枢神经系统，引起脑炎。发病机制与病毒对神经组织的直接侵袭与诱发免疫性损伤有关。

（四）病理改变

脑及脊髓均可受累，尤其以大脑皮质、间脑和中脑最为严重。神经细胞变性、肿胀与坏死，严重者可形成大小不等、散在的软化灶。脑实质中可见淋巴细胞和大量单核细胞浸润，常聚集在血管周围形成所谓的“血管套”。胶质细胞增生，聚集在坏死神经细胞周围，形成胶质小结。胶质细胞、中性粒细胞侵入神经细胞内，形成“噬神经细胞现象”。脑实质和脑膜血管扩张、充血，大量浆液渗出，产生脑水肿。小血管内皮细胞肿胀、坏死、脱落，产生附壁血栓及血管周围坏死、出血。

（五）身体状况

潜伏期为 4～21 天，一般为 10～14 天。典型的临床经过如下。

1. 初期 病初的 1～3 天。起病急，体温在 2 天内升至 39～40 ℃，伴头痛、恶心、呕吐及嗜睡。可有颈部强直及抽搐。

2. 极期 病程第 4～10 天，初期症状逐渐加重。高热、惊厥及呼吸衰竭是乙脑极期的严重症状，三者相互影响，其中，呼吸衰竭常为致死的主要原因。

(1)高热：体温常高达 40 ℃以上，一般持续 7～10 天，重者可达 3 周。发热越高，热程越长，病情越重。

(2)意识障碍：可有不同程度的意识障碍，如嗜睡、谵妄、昏迷和定向力障碍等。常持续 1 周，重者可达 4 周。

(3)惊厥或抽搐：可有局部小抽搐、肢体阵挛性抽搐、全身抽搐或强直性痉挛，持续数分钟至数十分钟，均伴有意识障碍。频繁抽搐可加重缺氧和脑实质损伤，导致呼吸衰竭。

(4)呼吸衰竭：乙脑最为严重的症状，也是重要的死亡原因。主要表现为中枢性呼吸衰竭，为脑实质炎症、脑水肿、脑疝、颅内高压和低血钠脑病所致，其中脑实质病变为主要原因。

(5)颅内高压：表现为剧烈头痛、呕吐、血压升高和脉搏变慢。婴幼儿常有前囟隆起，重者发展为脑疝，常见有小脑幕切迹疝及枕骨大孔疝。脑疝的临床表现为颅内高压症状、昏迷加深、频繁抽搐、瞳孔忽大忽小、对光反射消失，可出现呼吸骤停而致死。

(6)神经系统症状和体征：神经系统症状多在病程 10 天内出现，是乙脑病人最危险的时期。表现为浅反射减弱甚至消失，深反射先亢进后消失，病理反射阳性，脑膜刺激征阳性。如颞叶受损可有失语、听觉障碍。自主神经受累可有大小便失禁或尿潴留。

3. 恢复期 此期体温逐渐下降，上述神经精神症状逐日好转，一般于 2 周左右可完全恢复。重症病人可有恢复期症状，如反应迟钝、痴呆、四肢强直性瘫痪等，多于半年内恢复。

4. 后遗症期 少数重症病人半年后仍有神经精神症状，称为后遗症。主要有意识障碍、痴呆、失语及肢体瘫痪、扭转痉挛、癫痫等。如果予以积极治疗可有不同程度的恢复。癫痫后遗症可持续终身。

流行性乙型脑炎并发症的患病率约为10%,以支气管肺炎最常见,其次为肺不张、败血症、尿路感染、压疮等。重型病人可因应激性溃疡发生上消化道大出血。

(六)心理、社会状况

由于本病起病急,病情重,病人容易出现紧张、焦虑,担心疾病的治疗和预后。

(七)辅助检查

1. 血常规检查 白细胞计数增高,常在$(10\sim20)\times10^9$/L。其中,中性粒细胞达80%以上,这有别于大多数病毒感染。随后以淋巴细胞增多为主要特点。

2. 脑脊液检查 压力增高,外观无色透明或微浊,白细胞计数轻度增加,早期中性粒细胞稍多,以后则以单核细胞增多为主。氯化物正常,糖正常或偏高。

3. 血清学检查 ①特异性IgM抗体测定:此抗体多在病后3～4天即可在血清中出现,2周达高峰,约80%的病人入院时脑脊液特异性抗体呈阳性,可用做早期诊断。②补体结合试验:多用做回顾性诊断或流行病学调查。

4. 病原学检查 从病程的第一周内死亡者脑组织中可分离出乙脑病毒。脑脊液和血中不易分离到病毒。

(八)治疗要点

目前尚无特效抗病毒药。主要治疗为对症治疗和护理。处理好高热、抽搐和呼吸衰竭等危重症状是乙脑病人抢救成功的关键。

1. 对症治疗

(1)高热:以物理降温为主,药物降温为辅。药物降温可用小量阿司匹林或安乃近。持续高热反复抽搐者可加用亚冬眠疗法,使体温降至38 ℃左右。

(2)惊厥或抽搐:①脑水肿所致者以脱水为主。②高热所致者以降温为主。③呼吸道分泌物堵塞所致者,及时吸痰、吸氧,必要时气管切开。④低血钠性脑病及低血钙者,纠正电解质紊乱。⑤脑实质炎症者,应及时予以镇静、止痉。给予镇静剂或亚冬眠疗法。

(3)呼吸衰竭:①保持气道通畅,如出现昏迷、反复抽搐及呼吸道分泌物梗阻导致发绀、肺部呼吸音减弱或消失,反复吸痰无效者,应尽早实施气管切开。必要时使用人工呼吸机辅助呼吸。②吸氧。③中枢性呼吸衰竭可给予呼吸兴奋剂,如洛贝林、尼可刹米等。

(4)颅内高压:尽早脱水治疗,常用20%甘露醇,每4～6 h 1次,快速静脉滴注。还可用呋塞米、糖皮质激素。

2. 中医药治疗 以清热解毒、芳香化浊等药物为主,常用中成药安宫牛黄丸等。

3. 恢复期及后遗症的治疗 防止压疮及继发感染。有后遗症者,应进行功能锻炼,包括吞咽、语言和肢体功能的锻炼等,可用针灸、按摩、理疗、高压氧舱等方法。

【主要护理诊断/问题】

(1)体温过高 与乙脑病毒感染有关。

(2)急性意识障碍 与脑实质炎症和脑水肿有关。

(3)有窒息的危险 与乙脑所致惊厥及呼吸道分泌物堵塞有关。

(4)有受伤的危险 与乙脑所致惊厥有关。

(5)潜在并发症:脑疝、继发感染。

【护理措施】

(一)一般护理

严格卧床休息。室温控制在30 ℃以下,环境安静、光线柔和,防止声音、强光刺激病人。疾病初期及极期应给予清淡流质饮食,如果汁、绿豆汤等。吞咽困难或昏迷病人给予鼻饲或静脉输液,注意维持水、电解质平衡。恢复期应加强营养。病人应隔离治疗,直至体温正常。室内应有防蚊和灭蚊设施。

（二）病情观察

注意观察病人生命体征、意识及瞳孔的变化。密切观察有无呼吸频率、节律的变化，尽早发现呼吸衰竭有无发生。观察瞳孔的大小、形状、是否对称、对光反射，心率及呼吸的变化，注意有无脑疝的先兆。准确记录出入液量。注意观察皮肤黏膜、分泌物及排泄物的变化，注意有无合并感染等并发症。

（三）对症护理

1. 高热 用冰袋、冰帽冷敷头部或大血管处，可降低头部温度，也可用酒精进行擦浴。用药物降温时防止过量出汗而引起虚脱。用亚冬眠疗法时注意观察呼吸，同时保持呼吸道通畅。

2. 意识障碍 ①取仰卧位，抬高床头 15°～30°，头偏向一侧。②保持呼吸道通畅并给予吸氧。③昏迷病人应禁食，通过静脉补充营养，注意维持水、电解质平衡。④预防并发症：做好皮肤、口腔、眼、鼻、泌尿系统的护理，预防感染。⑤瘫痪的肢体应摆放在功能体位，并进行按摩及被动运动，预防肌肉萎缩及功能障碍。

3. 惊厥和抽搐 ①脑水肿所致者以脱水为主，脱水剂应在 30 min 内滴完。准确记录出入液量，维持水、电解质平衡。②脑实质病变引起的抽搐，遵医嘱使用抗惊厥药。用药后密切观察呼吸有无抑制。③呼吸道分泌物阻塞引起者，及时吸痰。若痰液黏稠，可给予雾化吸入 α-糜蛋白酶以稀释痰液。吸氧。④高热所致者，在积极降温的同时遵医嘱给予镇静剂。⑤惊厥或抽搐发作时注意预防窒息及外伤发生。

（四）健康指导

1. 疾病预防指导 加强对家畜的管理，尤其是幼猪，搞好牲畜饲养场所的环境卫生。在流行季节前对猪进行疫苗接种，能有效控制乙脑在人群中的流行。大力开展防蚊、灭蚊工作。

2. 保护易感人群 乙脑疫苗的接种可提高人群特异性免疫力。目前我国采用地鼠肾灭活疫苗进行预防接种，初种 2 次，间隔 1～2 周。接种后第 2 年加强 1 次，连续 3 次后不必再注射，可获得持久免疫。对初次进入流行区的人员可按初种方法接种 2 次。

3. 疾病知识指导 大力宣传乙脑的防治知识，使群众认识乙脑的临床特征和流行病学。在乙脑流行季节如发现高热、抽搐、意识障碍者，应考虑乙脑的可能，立即就诊。恢复期留有后遗症者，鼓励病人坚持锻炼，配合针灸、按摩、理疗等手段，促进康复。

（王萍丽）

第五节 流行性出血热病人的护理

肾综合征出血热又称流行性出血热（epidemic hemorrhagic fever，EHF），是由汉坦病毒导致的一种急性传染病。本病属于自然疫源性疾病，鼠是主要传染源。临床上以发热、休克、充血、出血和急性肾功能衰竭为主要特征，典型者有发热期、低血压休克期、少尿期、多尿期和恢复期 5 期表现。

【护理评估】

（一）病原学

肾综合征出血热病毒（EHFV）属汉坦病毒属，又名汉坦病毒（Hantan virus），为单链 RNA 病毒，目前至少有 20 个血清型，我国流行的主要是Ⅰ型和Ⅱ型，前者病情重于后者，可能与病毒毒力较强有关。EHFV 不耐酸，不耐热，56 ℃ 30 min，100 ℃ 1 min 及 pH 5.0 以下可灭活，对紫外线和乙醇、碘酊等一般消毒剂也敏感。

（二）流行病学

1. 传染源 EHFV 有广泛的动物宿主，我国发现 53 种动物携带本病病毒，鼠类为本病最主要的传染源，其中以黑线姬鼠、褐家鼠和大林姬鼠为主。感染病人的早期，虽在血液和尿液中也可存在病毒，但不是主要的传染源。

2. 传播途径 本病为多途径传播：①呼吸道传播：鼠携带病毒的排泄物污染尘埃后形成气溶胶，经呼吸道吸入而感染。②消化道传播：食入被携带病毒的鼠及其排泄物污染的食物，经口腔及胃肠道黏膜而感染。③接触传播：通过携带病毒的鼠咬伤或伤口接触其排泄物等，经皮肤黏膜被感染。④母婴传播：孕妇感染后可经宫内或分娩感染胎儿。⑤虫媒传播：曾有报告鼠的寄生虫革螨或恙螨也可能传播本病。

3. 人群易感性 普遍易感，以显性感染为主，病后可获持久的免疫力。

4. 流行特征 全年均可发病，但每年 3～5 月和 10 月至次年 1 月为高峰季节；发病以男性青壮年为主，尤其是农民、矿工和野外作业者居多。本病广泛流行于亚欧等国家，近年来我国疫区不断扩大，但以轻症者较多，流行趋势由北向南，由农村向城市扩展。

(三)发病机制

EHFV 进入机体后形成病毒血症，引起发热等全身中毒症状和多器官损害，确切的机制尚未完全清楚，但多数研究认为是病毒的直接作用与感染后诱发免疫损伤共同作用的结果。①病毒直接作用导致血管内皮细胞广泛受损，引起血管舒缩功能和微循环障碍。②病毒侵入人体后引起机体一系列免疫应答，可导致组织损伤，其中Ⅲ型变态反应被认为是引起本病血管和肾损害的主要原因。

(四)病理生理

最基本的病理改变是全身小血管内皮细胞肿胀、变性、坏死和管腔内微血栓形成，其中以肾病变最为明显。①休克：早期(病程第 3～7 天)主要是因血管通透性增加、血浆外渗使血容量减少，以及血浆外渗使血液浓缩、血液黏度升高和 DIC 导致休克；后期(少尿期以后)则因大出血、继发感染、多尿、水与电解质补充不够，导致有效血容量不足而致继发性休克。②出血：血管壁的损伤、血小板减少和功能障碍及 DIC 所致的凝血功能异常，是导致出血的主要原因。③急性肾功能衰竭：主要与灌注不足和肾实质损害等有关。

(五)身体状况

潜伏期为 4～46 天，平均 7～14 天。典型病人可有以下 5 期经过，非典型和轻型病人可有越期现象，而重型病人则可出现发热期、休克期、少尿期互相重叠。

1. 发热期 病程第 1～3 天，除发热外，主要为全身中毒症状、毛细血管损伤和肾损伤的表现。病人多起病急、畏寒、发热，体温常为 39～40 ℃，以稽留热多见。热程为 3～7 天，较少超过 10 天。一般体温越高，热程越长，病情越重。全身中毒症状表现为全身酸痛，以头痛、腰痛、眼眶痛为突出。头痛、腰痛及眼眶痛，一般称为"三痛"。这是由于血管扩张及组织充血、水肿所引起。多数病人还可出现恶心、呕吐、食欲减退、腹泻、腹痛等消化系统症状。重症者出现嗜睡、躁动不安、谵妄或抽搐等神经精神症状。毛细血管损伤一般出现于发热 2～3 天后，主要表现为充血、出血和渗出水肿。皮肤充血可见面部、颈部及前胸部皮肤充血潮红，一般称"三红"，重者呈"酒醉貌"。黏膜出血常见于软腭，呈针尖样出血点；皮肤出血以腋下、胸背部最为突出，常呈搔抓样或条索状。渗出水肿表现为眼睑、球结膜水肿。部分病人可出现腹水。肾脏损害表现为尿量减少、蛋白尿、管型等。

2. 低血压休克期 发生于病程第 4～6 天，一般可持续 1～3 天，短者数小时，长者可达 6 天以上。轻型病人可表现为一过性低血压，重型可出现休克。全身中毒症状和出血现象可更加明显。

3. 少尿期 一般发生在病程第 5～8 天，常在低血压休克期后出现，或与发热期、低血压休克期同时出现。主要表现为尿毒症、酸中毒和水、电解质紊乱，严重者出现高血容量综合征和肺水肿。临床表现为厌食、恶心、呕吐、腹胀、腹泻、顽固性呃逆，严重者可有头晕、头痛、嗜睡，甚至昏迷等。酸中毒表现为呼吸增快或 Kussmaul 呼吸。电解质紊乱则以高钾、低钠、低钙为主。水钠潴留则进一步加重组织的水肿，可出现腹水，严重者可出现高血容量综合征和肺水肿表现，如水肿、血压升高、脉压增大、脉搏洪大、颈静脉怒张、心率增快等。由于 DIC、血小板功能障碍等使出血加重，病人表现为皮肤淤斑增加、鼻出血、呕血、便血、咯血和血尿，甚至颅内出血等。

4. 多尿期 多发生在病程第 9～14 天，通常持续 7～14 天。此期新生的肾小管吸收功能尚未完善，肾的浓缩功能差，加之体内潴留的尿素氮等物质的渗透性利尿作用，尿量开始逐渐增加。此期由于机体抵抗力下降，易继发感染，进而引发或加重休克。

5. 恢复期 在病程第 3～4 周后，尿量逐渐恢复至正常(2000 mL/d 以下)，精神、食欲基本恢复正常。

肾功能的完全恢复则需要1～3个月，重者可达数月或数年之久。

（六）心理、社会状况

部分病人可因疾病知识的缺乏或对医院环境陌生，而产生过分抑郁、焦虑等不良情绪，尤其是危重病人，因发病突然、病情进展快、症状明显而担心预后，使清醒的病人及其家属产生紧张、恐惧心理。

（七）辅助检查

1. 血常规 白细胞总数正常，病程第3～4天后逐渐升高达(15～30)×10^9/L。早期以中性粒细胞升高为主，后以淋巴细胞升高为主，并可出现异形淋巴细胞，有助于早期诊断。血红蛋白、红细胞数在发热后期至低血压休克期因血液浓缩而升高，少尿期下降。血小板也减少。

2. 尿常规 病程第2天可出现尿蛋白，第4～6天尿蛋白常达+++～++++，镜检可见管型、白细胞、红细胞和巨大融合细胞。突然出现大量尿蛋白对诊断很有帮助。

3. 血液生化检查 血中尿素氮和肌酐多在低血压休克期开始升高，少数在发热期即可升高。发热期由于过度通气可有呼吸性碱中毒，休克期、少尿期则以代谢性酸中毒为常见。血 K^+ 在少尿期升高，多尿期降低。

4. 免疫学检查 早期病人的血清、外周血细胞及尿沉渣细胞中均可检出病毒抗原。IgM抗体于病后1～2天即可检出，1∶20为阳性；IgG型抗体出现较晚，1∶40为阳性，1周后滴度升高4倍或以上具有诊断意义。

（八）治疗要点

本病以综合疗法为主，早期应用抗病毒治疗，中、晚期主要是对症治疗。治疗原则为“三早一就”，即早发现、早休息、早治疗及就近治疗，治疗中要注意防治休克、出血和肾功能衰竭。

1. 发热期

(1)抗病毒治疗：发病4天内可应用利巴韦林，每天800～1000 mg，加入10%葡萄糖溶液中静脉滴注，持续3～5天。

(2)减轻外渗：可给予芦丁、维生素C等静脉滴注，以降低血管通透性。发热后期给予20%甘露醇静脉滴注，以提高血浆渗透压，减轻外渗和组织水肿。

(3)改善中毒症状：高热以物理降温为主，忌用强烈发汗退热药。中毒症状重者可给予地塞米松5～10 mg静脉滴注。呕吐频繁者可给予甲氧氯普胺10 mg肌内注射。

(4)预防DIC：适当给予低分子右旋糖酐静脉滴注，以降低血液黏稠度、预防DIC。

2. 低血压休克期 以补充血容量、纠正酸中毒和改善微循环治疗为主。宜早期、快速、适量补充血容量。液体应为晶体溶液与胶体溶液结合而成，晶体溶液以平衡盐溶液为主，胶体溶液常用低分子右旋糖酐、血浆、白蛋白等。由于本期存在血液浓缩，不宜应用全血。

3. 少尿期

(1)严格控制入量：原则是“量出为入，宁少勿多”。每天补液量为前一天排出量再加500～700 mL。液体以高渗葡萄糖溶液为主，以减少体内蛋白质的分解，控制氮质血症。

(2)促进利尿：少尿初期可用20%甘露醇、呋塞米等药物，也可应用血管扩张剂如酚妥拉明、山莨菪碱，或可口服甘露醇粉25 g或20%甘露醇125 mL导泻，对缓解尿毒症、高血容量综合征等有较好的效果。对于明显氮质血症、高钾血症及高血容量综合征的病人可进行血液透析治疗。

4. 多尿期 移行期和多尿早期的治疗同少尿期，多尿后期主要是维持水和电解质平衡，防治继发感染。

5. 恢复期 治疗原则为补充营养，注意休息，逐步康复。

【主要护理诊断/问题】

(1)体温过高 与病毒血症有关。

(2)组织灌注量改变 与广泛小血管损伤、DIC、出血等使血浆外渗导致有效血容量不足有关。

(3)体液过多 与病变损害肾脏有关。

(4)潜在并发症:出血、急性肾功能衰竭、肺水肿和继发感染等。

【护理措施】

(一)一般护理

1. 休息与隔离 ①疾病早期绝对卧床休息,忌随意搬动病人,以免加重组织脏器的出血;协助其保持舒适体位,保持床铺的清洁、干燥、平整,恢复期可逐渐增加活动量,嘱病人勿过度下床活动。②严格探视制度,减少交叉感染的机会。③避免情绪波动,保持大便通畅,勿用力排便。

2. 饮食护理 给予清淡可口、易消化、高热量、高维生素的流质或半流质饮食。发热时应注意适当增加饮水量;少尿期严格限制饮水量、钠盐和蛋白质的摄入,以免加重水钠潴留和氮质血症;多尿期应注意液体、电解质、蛋白质和维生素的补充,指导病人摄取高蛋白质、高糖和富含多种维生素的食物,如鱼、虾、蛋、瘦肉、新鲜水果、蔬菜等,尤应注意含钾多的食品的摄取。

(二)病情观察

及时、准确地观察病情是本病的护理重点。了解病程进展情况和治疗效果,观察皮肤黏膜和内脏出血征象,密切观察生命体征和意识状态变化,一旦出现脉搏细速、口唇发绀、四肢冰冷、尿量减少、血压下降等应立即配合抢救。严格记录 24 h 出入液量,观察尿量、颜色、性状及尿蛋白的变化,监测电解质及酸碱平衡。

(三)对症护理

1. 高热 以物理降温为主,但不能用酒精擦浴,以免加重皮肤的充血、出血损害,必要时可配合药物降温,忌用大量退热药,以防大量出汗诱发低血压促使病人提前进入休克期。

2. 皮肤黏膜护理 ①保持皮肤清洁,禁用肥皂、酒精擦拭皮肤;②避免推、拉、拽等动作,以免造成皮肤破损;③保持床单位清洁、平整,衣着宽松,内衣、裤勤换洗。

3. 低血压休克 进入低血压休克期后,应按医嘱早期补充血容量,保证输液通畅,输液时应警惕输液反应的发生。一旦出现休克症状,立即通知医生,并采取相应的抢救措施。

4. 体液过多 少尿期病人应注意控制补液量和速度,按医嘱给予利尿、导泻等处理,如发生急性肾功能衰竭时给予相应的护理。对需要透析治疗的病人,配合做好透析护理。

(四)心理护理

关心、体贴病人,耐心向病人解释本病的特点和临床经过,细心倾听病人的诉说,并尽力满足其需求。要求家属不要用焦虑、紧张的情绪影响病人,以免加重病人的不适感。鼓励病人树立战胜疾病的信心,克服消极、悲观情绪和焦虑状态,以最佳的心理状态积极配合治疗和护理;并定期复查血、尿常规及肾功能。

(五)健康指导

1. 管理传染源 防鼠、灭鼠是预防本病的关键。

2. 切断传播途径 加强食品卫生及个人防护,防止鼠类排泄物污染食物,不用手接触鼠类及其排泄物。进入疫区或野外工作人员应按要求戴口罩,穿“五紧服”,系好领口、袖口等,并避免被鼠类咬伤。还应注意防螨、灭螨。

3. 保护易感人群 高危人群应接种疫苗,我国研制的沙鼠肾细胞疫苗和地鼠肾细胞疫苗,每次 1 mL,共注射 3 次,保护率 88%～94%。1 年后加强注射 1 次。

(黄小丽　王小凤)

第六节　狂犬病病人的护理

狂犬病(rabies),是由狂犬病病毒侵犯神经系统引起的急性传染病。人兽共患,多见于犬、狼、猫等肉食动物，人多因被病兽咬伤而感染，临床表现为特有的恐水、怕风、咽肌痉挛、进行性瘫痪等。因恐水症状比较突出，故本病又名恐水症。

【护理评估】

（一）病原学

狂犬病病毒形似子弹，属弹状病毒科。病毒中心为单股负链 RNA，外绕以蛋白质衣壳，表面有脂蛋白包膜。病毒含 5 种主要蛋白，即糖蛋白(G)、核蛋白(N)、聚合酶(L)、磷蛋白(NS)和膜蛋白(M)。其中糖蛋白能与乙酰胆碱受体结合，使狂犬病病毒具有嗜神经性，它还能刺激机体产生中和抗体，对抗狂犬病病毒攻击。核蛋白可激发机体产生补体结合抗体和沉淀素，用于临床诊断。对外界因素抵抗力不强，100 ℃ 2 min 被灭活；易被紫外线、新洁尔灭、碘酒、高锰酸钾、乙醇、甲醛等灭活。病毒在冰冻状态下可长期存活，加热 100 ℃ 2 min 可灭活。

（二）流行病学

1. 传染源 带狂犬病病毒的动物是本病的传染源，家畜中以犬为主，其次为猫、猪、牛等。在发达国家，由于狂犬病已被控制，野生动物如狼、狐狸、吸血蝙蝠等已成为主要传染源。我国狂犬病的主要传染源是病犬，一些貌似健康的犬的唾液中可带病毒，带毒率可达 22.4%，也能传播狂犬病。一般认为狂犬病病人很少感染他人，因其唾液中含的病毒量较少。

2. 传播途径 狂犬病病毒主要通过病兽咬伤随唾液进入人体内。唾液中的病毒也可经各种伤口，如抓伤、舔伤的皮肤或黏膜侵入体内。偶可通过剥病兽皮、进食被病毒污染的肉类及吸入蝙蝠洞穴中含病毒的气溶胶而发病。

3. 易感人群 人对狂犬病病毒普遍易感。被病兽咬伤而未做预防接种者，发病率平均为 15%～30%。若及时处理伤口和接种疫苗后，发病率可降为 0.15%。被狂犬咬伤后发病与否与下列因素有关：①咬伤部位，头、面、颈、手指被咬伤易发病；②创伤程度，伤口深而大者易发病；③衣着厚薄，衣着薄者易发病；④伤口局部处理情况，及时、彻底处理者不易发病；⑤有无及时进行疫苗接种，接种疫苗早者不易发病；⑥人体免疫情况，免疫功能低下者易发病。

（三）发病机制与病理改变

狂犬病病毒对神经组织有强大的亲和力，病毒侵入人体后在入侵处及其周围横纹肌细胞内缓慢繁殖，再侵入近处的末梢神经，而后沿周围神经的轴索呈向心性扩散至中枢神经系统，至脊髓的背根神经节再大量繁殖，继而入侵脊髓并很快到达脑部，主要侵犯脑干和小脑等处的神经细胞。病毒从中枢神经沿周围神经呈离心性扩散，侵入各器官、组织，尤其以唾液腺、舌部味蕾、嗅神经上皮等处的病毒数量最多。由于迷走神经核、舌咽神经核和舌下神经核受损，致吞咽肌及呼吸肌痉挛，从而出现恐水、呼吸困难、吞咽困难等症状。交感神经受累可使唾液腺和汗腺分泌增加。

病理变化主要为急性弥漫性脑脊髓炎，尤其以大脑的海马回、延髓、中脑和小脑等处为重。特征性病变为神经细胞浆中可见嗜酸性包涵体(内格里小体)，为狂犬病病毒的集落，最常见于海马的大锥体细胞和小脑的浦肯野(Purkinje)细胞中。

（四）身体评估

潜伏期长短不一，5 天至 19 年或更长，一般 1～3 个月。潜伏期的长短与年龄、伤口部位、伤口深浅、入侵病毒的数量及毒力等因素有关。典型临床表现过程可分为以下 3 期。

1. 前驱期或侵袭期 多数病人先有低热、食欲不振、恶心、头痛、倦怠、周身不适等，酷似“感冒”，继而出现恐惧不安，对声、光、风、痛等较敏感，并有喉咙紧缩感。在愈合的伤口及神经支配区有痒、痛、麻及蚁走等异样感觉，该表现有助于早期诊断，见于 80%的病人，此乃病毒繁殖时刺激神经元所致。本期持续 2～4天。

2. 兴奋期 表现为高度兴奋，突出表现为极度恐怖表情，多动，易激惹。恐水、怕风为突出表现。体温常升高(38～40 ℃)。恐水为本病的特征，典型病人虽渴极而不敢饮，见水、闻流水声、饮水或仅提及饮水均可引起咽喉肌严重痉挛。外界多种刺激如风、光、声也可引起咽肌痉挛。常因声带痉挛伴声嘶、说话吐词不清，严重发作时可出现全身肌肉阵发性抽搐，因呼吸肌痉挛致呼吸困难和发绀。病人交感神经功能常亢进，表现为大量流涎、乱吐唾液、大汗淋漓、心率加快、血压上升。病人神志多清楚，可出现精神失常，幻视、幻听等。本期为1～3天。

3. 麻痹期　病人肌肉痉挛停止，进入全身弛缓性瘫痪，由安静进入昏迷状态。最后因呼吸、循环衰竭死亡。该期持续时间较短。一般6～18 h。

狂犬病的整个病程一般不超过6天，偶见超过10天者。此外，尚有以瘫痪为主要表现的"麻痹型"或"静型"，也称为哑狂犬病，该型病人无兴奋期及恐水现象，而以高热、头痛、呕吐、咬伤处疼痛开始，继而出现肢体软弱、腹胀、共济失调、肌肉瘫痪、大小便失禁等。病程长达10天，最终因呼吸肌麻痹与延髓性麻痹而死亡。

（五）辅助检查

1. 血常规检查　白细胞计数增高，(12～30)$\times 10^9$/L不等，中性粒细胞达80%以上。

2. 脑脊液检查　压力增高；细胞数稍微增多，一般不超过200×10^6/L，主要为淋巴细胞；蛋白质增高，可达2.0 g/L以上；糖及氯化物正常。

3. 内格里小体检查　取病人或狂犬病动物的脑组织做切片染色，镜检神经细胞内找到内格里小体可确诊，阳性率为70%～80%。

4. 病原学检查　唾液及脑脊液常用来分离病毒，1周才有结果，对早期诊断意义不大。对于血清学阳性但未分离到病毒者，病毒核酸检测有助于诊断。

5. 免疫学检查　①抗原检测：可取角膜印片、发根皮肤活检组织或脑组织通过免疫荧光抗体技术检测抗原，阳性率可达98%。②抗体检测：测定血清中和抗体对未接种疫苗者有诊断价值。但由于病程第8天前不易测出，而病人发病后很快死亡，故意义不大。

（六）治疗要点

发病后以对症治疗为主。狂躁时用镇静剂，纠正缺氧，必要时气管切开，纠正酸中毒，维持水、电解质平衡。纠正心律失常、稳定血压、防治脑水肿等。

【主要护理诊断/问题】

(1)皮肤完整性受损　与病犬、病猫等咬伤或抓伤有关。

(2)有窒息的危险　与病毒损害中枢神经系统导致呼吸肌痉挛有关。

(3)有受伤的危险　与病人兴奋、狂躁、恐水、怕风、恐怖表情有关。

(4)营养失衡：低于机体需要量　与吞咽困难，不能进食、进水有关。

【护理措施】

（一）一般护理

应卧床休息，注意安全，狂躁病人必要时给予约束。给予鼻饲高热量流质饮食，如插鼻饲管有困难，插管前可在病人咽部涂可卡因溶液。必要时静脉输液，维持水、电解质平衡。单室严格隔离病人，防止唾液污染。医护人员必须采取防护措施如戴口罩、帽子，穿隔离衣和戴乳胶手套，以防呼吸道感染或经皮肤黏膜破损处感染。

（二）病情观察

密切监测生命体征，记录出入液量。了解恐水、恐风的表现及变化情况，有无抽搐及发作次数；麻痹期应密切观察呼吸衰竭与循环衰竭的进展，及时采取相应的抢救措施。

（三）对症护理

1. 伤口处理　病人被咬伤后立即用20%肥皂水或1%新洁尔灭彻底冲洗伤口至少30 min，深部伤口用注射器插入冲洗，冲洗后用50%～70%乙醇或2%碘酊擦伤口，伤口不宜缝合，也不宜包扎。

2. 减少肌肉痉挛的措施　保持病室安静、光线暗淡，避免风、光、声的刺激。避免水的刺激，不在病室内放盛水容器，不使病人闻及水声，不在病人面前提及"水"字，输液时注意将液体部分遮挡，操作过程勿使液体触及病人。各种检查、治疗与护理尽量集中进行，操作时动作要轻巧，以减少对病人的刺激。

3. 保持呼吸道通畅　及时清除口腔及呼吸道分泌物，必要时做好气管插管、气管切开的准备工作。发生呼吸、循环衰竭时给予相应护理。

（四）健康指导

1. 疾病预防指导 向群众宣传狂犬病的危害并进行预防狂犬病的教育，管理好家犬，被犬咬伤后要及时、有效地处理伤口，尤其要说明进行预防接种的重要意义，督促病人进行预防接种。

2. 疾病知识指导 向家属讲解狂犬病的发展过程，恐水、怕风、兴奋、狂躁的原因，嘱家属避免刺激病人，配合治疗及护理。本病缺乏特效疗法，病死率几乎达100%。

3. 保护易感人群 接种可提高人群特异性免疫力。对高危人群如兽医、从事狂犬病病毒的实验研究人员和动物管理人员，应做暴露前预防接种。目前我国常用的是地鼠肾细胞疫苗，此疫苗具有免疫原性强、安全、可靠等优点。

（黄小丽　王小凤）

第七节　细菌性痢疾病人的护理

细菌性痢疾（bacillary dysentery）简称菌痢，是由志贺菌属（又称痢疾杆菌）引起的肠道传染病，亦称志贺菌病。临床上以发热、腹痛、腹泻、里急后重感及黏液脓血便为特征。严重者可有感染性休克和（或）中毒性脑病。本病发病率高，是夏、秋季的常见病。若无并发症，多于1～2周痊愈。少数病人转为慢性。中毒型细菌性痢疾预后差，病死率高。

【护理评估】

（一）病原学

痢疾杆菌属肠杆菌科志贺菌属，无动力，为革兰阴性杆菌，无鞭毛及荚膜，不形成芽胞，有菌毛。该菌为兼性厌氧，但最适宜于需氧生长。按其抗原结构不同分为A、B、C、D四群，即志贺痢疾杆菌、福氏痢疾杆菌、鲍氏痢疾杆菌及宋内痢疾杆菌，及47个血清型。我国多数地区多年来以B群福氏痢疾杆菌为主要流行菌群，D群次之，近年来局部地区A群有增多趋势。日光照射30 min、60 ℃ 10 min或100 ℃ 1 min即可杀灭。对酸及一般消毒剂均很敏感。本菌在外界环境中生存力较强，在瓜果、蔬菜及污染物上可生存1～2周。

本菌各型均可产生内毒素，引起全身毒血症状，该菌还可产生神经毒素、细胞毒素与肠毒素等外毒素（志贺毒素），均参与致病作用。

（二）流行病学

1. 传染源 细菌性痢疾病人及带菌者，其中非典型病人、慢性病人及带菌者为重要传染源。

2. 传播途径 经消化道传播，病原菌污染食物、水、生活用品，经口使人感染；也可通过苍蝇等污染食物而传播。

3. 易感人群 人群普遍易感，病后可获得一定的免疫力，但短暂而不稳定，且各群、型之间无交叉免疫，故易反复感染。

4. 流行特征 本病终年均可发生，但以夏、秋季多发。以儿童发病率最高，与不良卫生习惯有关，多见于卫生条件较差的地区。

（三）发病机制与病理改变

痢疾杆菌侵入后是否发病，取决于细菌的数量、致病力和人体抵抗力。痢疾杆菌主要侵入乙状结肠与直肠肠黏膜上皮细胞和固有层中繁殖，产生内、外毒素，引起肠黏膜的炎症反应和固有层小血管循环障碍，使肠黏膜出现炎症、坏死和溃疡。慢性期病人出现肠黏膜增生，形成囊肿及息肉。因病变部位有大量巨噬细胞，且细胞极少侵入黏膜下层，故一般不侵入血流，较少引起菌血症或败血症。外毒素可导致肠黏膜坏死，中毒型细菌性痢疾的发生可能与本菌产生强烈内毒素及机体对之敏感而产生强烈的过敏反应有关。

病变以结肠为主，以乙状结肠和直肠最为显著。病变一般仅限于固有层，很少引起穿孔和大出血。

（四）身体状况

病程一般为1～3天(数小时至7天)。临床上依据其病程及病情分为急性与慢性两期以及六种临床类型。

1. 急性细菌性痢疾

(1)普通型(典型):急起畏寒、高热,多为38～39 ℃及以上,伴头痛、乏力、食欲减退,继之出现腹痛、腹泻,大便次数每天数十次,量少,开始为稀便,1～2天后转变为黏液脓血便,并伴有里急后重。左下腹压痛明显,可触及痉挛的肠索。病程1周左右。少数病程迁延转为慢性。

(2)轻型(非典型):不发热或低热,腹泻每天数次,稀黏液便,可无脓血。腹痛、里急后重不明显。病程3～7天。治疗不及时或不彻底易演变为慢性。

(3)中毒型:多见于2～7岁儿童,成人罕见。起病急骤,病势凶险,病死率高。全身毒血症状严重,可迅速发生循环及呼吸衰竭,而肠道症状较轻,可无腹泻和脓血便。临床表现可分为3型。①休克型(周围循环衰竭型):较多见,以感染性休克为主要表现,出现面色灰白、肢冷、心率快、脉搏细速、血压下降或测不出,并可出现心、肾功能不全的症状。②脑型(呼吸衰竭型):由于脑血管痉挛引起脑缺氧、脑水肿甚至脑疝,并出现中枢性呼吸衰竭。早期可有剧烈头痛、频繁呕吐,血压可略升高,呼吸与脉搏可略减慢;伴不同程度意识障碍。病死率高。③混合型:最为严重,具有循环衰竭和呼吸衰竭的综合表现。预后极差,病死率极高(90%以上)。

2. 慢性细菌性痢疾 病程反复发作或迁延不愈达2个月以上,即为慢性细菌性痢疾。多与急性期治疗不及时或不彻底,细菌耐药或机体抵抗力下降有关,也常因饮食不当、受凉、过度劳累或精神因素等诱发。依据临床表现分为以下3型。

(1)慢性迁延型:发生率约10%,在慢性细菌性痢疾中最为多见。反复腹痛、腹泻、稀黏液便或脓血便,或便秘、腹泻交替。有左下腹压痛,可扪及增粗的乙状结肠。长期腹泻导致营养不良、贫血、乏力等。大便常间歇排菌。

(2)急性发作型:此型约占5%,半年内有痢疾史,常因进食生冷食物或受凉、劳累等因素诱发,可出现腹痛、腹泻、脓血便,发热常不明显。

(3)慢性隐匿型:此型发生率为2%～3%,1年内有痢疾史,无临床症状。大便培养可检出志贺菌,乙状结肠镜检查可有异常发现。

（五）辅助检查

1. 血常规检查 急性期白细胞总数增多,多在$(10\sim20)\times10^9/L$,中性粒细胞增多,核左移。慢性细菌性痢疾常有轻度贫血。

2. 粪便检查 外观多为黏液脓血便,量少,无粪质。镜检可见较多白细胞或成堆脓细胞,少量红细胞和巨噬细胞。大便培养检出痢疾杆菌即可确诊。应取早期、新鲜、勿与尿液混合、含黏液脓血的粪便或肠拭取标本,送检,可提高检出阳性率。

3. 乙状结肠镜检查 慢性期的肠黏膜多为颗粒状,呈苍白、肥厚状,有时可见息肉或瘢痕等改变,刮取黏液脓性分泌物做细菌培养,可提高阳性率。

（六）治疗要点

1. 急性细菌性痢疾

(1)一般治疗:卧床休息,消化道隔离。饮食以流质为主,有失水者应酌情补液,如口服补液盐溶液(ORS),对反复呕吐或严重脱水者,可考虑静脉补液。

(2)病原治疗:由于耐药菌株增加,最好联用2种抗菌药物,常用的药物如下。①喹诺酮类药物:对耐药菌株也有较好的疗效,是目前最为理想的药物。常用诺氟沙星、吡哌酸(PPA)、氟哌酸等。②复方磺胺甲噁唑、头孢菌素类抗生素:也有较好的疗效,必要时可选用。③中药治疗:用生大蒜、马齿苋煎剂、白头翁煎剂或黄连素口服,均有一定疗效。

(3)对症治疗:腹痛剧烈者可用解痉药,如阿托品或颠茄合剂。毒血症状严重者,可酌情小剂量应用糖皮质激素。循环衰竭的治疗基本同感染性休克的治疗。

2. 慢性细菌性痢疾

(1)病原治疗:如获得阳性结果,应根据药物敏感试验选择适当的抗菌药物,联合应用两种不同类型的抗菌药物,疗程 10～14 天,重复 1～3 个疗程。对治疗效果不佳者可同时应用药物保留灌肠疗法,每晚 1 次,10～14 天为 1 个疗程。

(2)对症治疗:慢性细菌性痢疾由于长期使用抗菌药物,常出现肠道菌群失调,可用微生态制剂如乳酸杆菌或双歧杆菌制剂。

3. 中毒性细菌性痢疾 病势凶险,力争早期治疗。

(1)病原治疗:选择敏感抗生素,联合用药,静脉给药。

(2)对症治疗:①控制高热与惊厥:高热者给予物理降温,高热伴频繁惊厥者可用亚冬眠疗法或水合氯醛灌肠。②抗休克治疗:扩充血容量及纠正酸中毒。③防治脑水肿和呼吸衰竭:20%甘露醇或 25%山梨醇,可与 50%葡萄糖溶液交替使用,限制钠盐摄入;保持气道通畅,氧气吸入,慎用呼吸中枢兴奋剂,必要时气管内插管与气管切开,用人工呼吸机。

【主要护理诊断/问题】

(1)体温过高 与痢疾杆菌感染释放内毒素有关。

(2)腹泻 与胃肠道炎症、溃疡形成导致胃肠蠕动增强、肠痉挛有关。

(3)疼痛:腹痛 与肠蠕动增强、肠痉挛有关。

(4)有皮肤完整性受损的危险 与炎性粪质刺激有关。

(5)潜在并发症:循环衰竭、呼吸衰竭、脑水肿等。

【护理措施】

(一)一般护理

1. 休息与饮食 鼓励病人卧床休息,提供良好的、安静的休养环境。加强营养,保证有足够的热量摄入,同时应注意口腔卫生,以防止感染和增进食欲。腹泻者给予高蛋白质、高维生素、易消化、清淡流质或半流质饮食,如米汤、脱脂奶、温热果汁、藕粉等,忌食生冷、多渣、油腻或刺激性食物。少量多餐,多饮淡盐水。病情好转逐渐过渡至正常饮食。严重腹泻伴呕吐者,可暂禁食,静脉补充所需营养。

2. 隔离 严格执行接触隔离,注意粪便、便器和尿布的消毒处理。

(二)病情观察

严密观察病情,及时发现有无呼吸衰竭、颅内高压等征象。若有烦躁、嗜睡、抽搐、双侧瞳孔不等大、对光反射迟钝或消失、进行性呼吸困难、呼吸>35 次/分、节律不齐、吸氧后不见好转者,立即与医生联系,配合抢救。

(三)对症护理

1. 腹泻的护理 记录大便次数、性状及量,监测有无脱水征象。指导病人合理饮食。卧床休息,对频繁腹泻伴发热、乏力、严重脱水者应协助病人床边解大便(注意屏风遮挡),以减少体力消耗。腹痛剧烈者,可予热水袋热敷,或遵医嘱使用阿托品或颠茄制剂等药物止痛。加强肛周皮肤护理,每次便后清洗。每天用 1∶5000 高锰酸钾溶液坐浴,肛周涂凡士林。伴明显里急后重者,嘱病人排便时不要过度用力,以免脱肛。

2. 高热的护理 绝对卧床休息、监测体温,综合使用物理降温、药物降温甚至亚冬眠疗法,争取在短时间内将体温维持在 36～37 ℃,防止高热、惊厥致脑缺氧、脑水肿加重。

3. 休克型细菌性痢疾的护理 病人应绝对卧床休息,专人监护,密切监测病情。一旦出现休克征象,及时通知医生,配合抢救。取平卧位或置于休克体位(头部和下肢稍抬高),小儿去枕平卧,头偏向一侧,减少不必要的搬动。注意保暖,保持呼吸道通畅、吸氧。迅速建立静脉通道,遵医嘱给予扩容、纠正酸中毒等抗休克治疗。

(四)心理护理

与病人充分沟通,了解其思想动态,及时给予心理支持,以消除病人的紧张、焦虑等不良情绪。慢性细菌性痢疾因病程迁延，治疗效果欠佳，应鼓励病人树立战胜疾病的信心，耐心介绍治疗方法，告诉病人按医嘱坚持用药，以促进早日康复。

（五）健康指导

1. 疾病预防指导 养成良好的个人卫生习惯，提高保健意识。餐前便后洗手，不饮生水，不吃不洁食物及腐败食物。防蝇灭蝇，保持良好的居家环境。

2. 保护易感人群 在痢疾流行期间，可口服多价痢疾减毒活菌苗，提高机体免疫力。

3. 疾病知识指导 自觉配合休息，饮食、饮水按要求，遵医嘱按时、按量、按疗程坚持服药，争取急性期彻底治愈。慢性细菌性痢疾病人可因进食生冷食物、暴饮暴食、过度紧张和劳累、受凉、情绪波动等诱发急性发作，应注意避免。加强体育锻炼，保持生活规律，复发时及时治疗。

（黄小丽　王小凤）

第八节　流行性脑脊髓膜炎病人的护理

流行性脑脊髓膜炎（epidemic cerebrospinal meningitis）简称流脑，是由脑膜炎球菌引起的化脓性脑膜炎。临床特征主要为突起高热，剧烈头痛，频繁呕吐，皮肤黏膜淤点、淤斑及颈项强直等脑膜刺激征，严重者可出现败血症、休克及脑实质损害。全年可散发。流行季节多见于冬、春季，3～4 月为发病高峰。早期治疗效果好，若发展为暴发型流脑，病情重，死亡率高。

【护理评估】

（一）病原学

脑膜炎球菌属奈瑟菌属，革兰阴性，呈肾形或豆形，多成对排列，或四个相连。该菌专性需氧，营养需求较高，生长旺盛，抗原性强。本菌含自溶酶，如不及时接种易溶解死亡。对寒冷、干燥较敏感，低于 35 ℃、加温至 50 ℃或一般的消毒剂处理极易使其死亡。因产生自溶酶极易自溶，裂解时可释放出内毒素。根据菌体表面多糖抗原可分为 13 个血清群，以 A、B、C 三群最常见，我国的流行菌群主要是 A 群，B 群仅占少数。

（二）流行病学

1. 传染源 病人和带菌者，从潜伏期末开始至发病后 10 天内均有传染性，经治疗后细菌很快消失。本病隐性感染率高，所以带菌者是最重要的传染源。

2. 传播途径 经呼吸道传播，主要是由咳嗽、打喷嚏等经飞沫直接从空气中传播。密切接触，如同睡、怀抱、喂乳、接吻等，对 2 岁以下婴幼儿传播本病有重要意义。

3. 易感人群 任何年龄均可发病，本病在新生儿少见，从 2～3 个月开始，6 个月至 2 岁发病率最高，以后逐渐下降。病后可产生持久的免疫力。

（三）发病机制与病理改变

病原体侵入鼻咽部后，其发展过程取决于人体与病原菌之间的相互作用。如人体免疫力强，则入侵的细菌迅速被消灭；如免疫力较弱，细菌可在鼻咽部繁殖，病菌则从鼻咽部侵入血流形成菌血症或败血症，再侵入脑脊髓膜形成化脓性脑脊髓膜炎。败血症期，细菌侵袭皮肤血管内皮细胞，迅速繁殖并释放内毒素，并作用于小血管和毛细血管，引起坏死、出血，表现为全身中毒症状及皮肤淤点、淤斑。脑膜炎期，软脑膜和蛛网膜血管壁充血、出血、炎症和水肿，血管周围纤维蛋白、中性粒细胞和血浆外渗，临床表现为头痛、呕吐、脑膜刺激征及脑脊液混浊。

由于脑膜炎球菌在毛细血管内皮细胞内迅速繁殖释放内毒素，导致微循环障碍，并且激活凝血系统导致 DIC。同时内毒素还激活体液和细胞介导反应系统，发生全身性施瓦茨曼反应。暴发型脑膜炎病人中，病变以脑组织为主，有明显充血、水肿，颅内压增高，严重者可导致脑疝。

（四）身体状况

潜伏期为1～7天，一般为2～3天。临床上可分为以下4型。

1. 普通型 最常见，占全部病人的90%。按病变发展过程可分为以下几个阶段。

(1)上呼吸道感染期：多数病人无症状，少数可有低热、咽痛、咳嗽或鼻炎等上呼吸道感染症状，持续1～2天。鼻咽拭子培养常可发现病原菌，但很难确诊。

(2)败血症期：起病急，突然畏寒、高热，体温39～40 ℃，伴头痛、呕吐、乏力、全身不适及精神萎靡等毒血症状。70%左右的病人皮肤黏膜可见淤点或淤斑，发病后数小时即可出现。病情重者，淤点、淤斑迅速扩大，且因血栓形成发生大片坏死，约10%病人可见口周单纯疱疹。多于1～2天发展为脑膜炎。

(3)脑膜炎期：大多数败血症病人于24 h左右出现，此期高热及毒血症持续，全身仍有淤点、淤斑，中枢神经系统症状加重。剧烈头痛，频繁呕吐，烦躁不安，颈后部及全身疼痛，皮肤感觉过敏、怕光。脑膜的炎症刺激，表现为颈后疼痛、颈项强直、角弓反张、克氏征及布氏征阳性。神志改变以淡漠、嗜睡多见。严重者惊厥和昏迷。多于2～5天进入恢复期。

(4)恢复期：体温逐渐下降至正常，神志逐渐清醒，出血点消失，神经系统检查逐步恢复正常，一般在1～3周痊愈。

婴儿发作多不典型，除高热、拒乳、烦躁及哭啼不安外，惊厥、腹泻及咳嗽较成人多见，脑膜刺激征可缺如。前囟突出，有助于诊断。

2. 暴发型 多见于儿童。此型起病急骤，病势凶险，可分为3型。

(1)休克型：出现严重的全身毒血症状，皮肤淤点、淤斑进行性增多，以感染性休克为突出表现。精神极度萎靡或烦躁不安，面色苍白，四肢厥冷，尿量减少，血压下降，脉搏细速。而脑膜炎的表现如脑膜刺激征及脑脊液改变可不明显。

(2)脑膜脑炎型：以脑实质损害为主要表现。除高热、淤斑外，病人剧烈头痛，喷射性呕吐，反复或持续惊厥，迅速陷入昏迷，部分病人出现脑疝。体检可见脑膜刺激征、锥体束征阳性、血压升高。

(3)混合型：同时或先后出现休克及脑炎的表现。混合型为最严重的类型，病死率极高。

3. 轻型 多见于本病流行后期，表现轻微，可有较轻的上呼吸道感染症状、皮肤少量出血点及脑膜刺激征。脑脊液改变不明显。

4. 慢性败血症型 不多见。较多见于成人。病程迁延数周或数月。反复出现寒战、高热及皮肤淤点、淤斑。间歇性发冷、发热、皮肤淤点或皮疹、关节痛，发热时关节疼痛加重呈游走性。易误诊。

（五）辅助检查

1. 血常规检查 白细胞总数明显增加，多在20×10^9/L以上，中性粒细胞在0.8以上。DIC者，血小板减少。

2. 脑脊液检查 诊断流脑的重要依据。压力显著升高，脑脊液混浊似米汤样，细胞数常达1×10^9/L，以中性粒细胞为主。蛋白显著增高，糖含量常低于400 mg/L，有时甚至为零。

3. 细菌学检查 确诊的重要方法。标本采集后应尽快送检。

4. 血清免疫学检查 应用于已用抗生素治疗、细菌学检查阴性的病人，可协助诊断。可检测血清或脑脊液中的细菌抗原及血清中的特异性抗体。

（六）诊断要点

1. 流行病学 冬、春两季发病，主要见于儿童和青少年。

2. 临床表现 突然高热、头痛、呕吐、皮肤黏膜淤点或淤斑、脑膜刺激征等。

3. 实验室检查 血白细胞总数升高，多在20×10^9/L以上，中性粒细胞在0.80以上；脑脊液呈化脓性改变，临床上可诊断为流脑。确诊有赖于皮肤淤点和脑脊液涂片发现脑膜炎球菌，或血和脑脊液培养阳性。

（七）治疗要点

1. 普通型 按呼吸道传染病隔离。注意维持水、电解质的平衡，降温、抗惊厥。昏迷病人要保持呼吸道通畅,防止肺炎、角膜炎、压疮等的发生。及早应用有效抗生素是治疗的关键,疗程一般为5~7天。①青霉素G:首选抗菌药物,但其不易透过血-脑屏障,故需大剂量使用才能使脑脊液内达到有效浓度,静脉滴注。②磺胺类:磺胺嘧啶(SD)或复方磺胺甲噁唑口服,与甲氧嘧啶(TMP)联用。本类药能较好通过血-脑屏障,对敏感菌株效果好。③氯霉素:对脑膜炎球菌也敏感,且较易通过血-脑屏障,青霉素过敏者可考虑使用。④头孢菌素:用于病情较重或不能用PG或氯霉素的病人,可选用第三代头孢菌素如头孢噻肟或头孢曲松(菌必治)。

2. 暴发型

(1)休克型:在有效抗菌治疗如用青霉素、头孢菌素的同时,采取抗休克治疗。平卧位,头偏向一侧,保暖;及时给予含电解质的平衡盐溶液或胶体溶液补充血容量,以纠正酸中毒;必要时应用糖皮质激素和抗凝药物治疗。同时给予氧气吸入。

(2)脑膜脑炎型:治疗重点是减轻脑水肿,防止脑疝及呼吸衰竭。

【主要护理诊断/问题】

(1)体温过高　与脑膜炎球菌感染导致败血症有关。

(2)组织灌注量改变　与内毒素导致循环障碍有关。

(3)皮肤完整性受损　与内毒素作用所致皮肤淤点、淤斑有关。

(4)有受伤的危险　与意识障碍、惊厥有关。

(5)潜在并发症:脑疝、呼吸衰竭。

【护理措施】

(一)一般护理

1. 休息与饮食　绝对卧床休息,室内保持安静,空气新鲜、流通,每天通风至少3次,空气用紫外线消毒,2次/天,避免强光刺激,以免诱发惊厥,调节室温在18~20 ℃。给予高热量、高维生素的流质或半流质饮食,供给足够水分,使用磺胺药时,每天饮水至少2000 mL。呕吐剧烈者暂禁食,必要时可遵医嘱使用镇静剂或止吐剂。不能进食者,静脉补充足够水分和营养。昏迷者可予以鼻饲。

2. 隔离　实施呼吸道隔离,呼吸道隔离至症状消失后3天或病后7天。

(二)病情观察

流脑发病急骤,病情变化快,应密切观察病情变化。注意头痛程度、呕吐的性状及生命体征的改变;观察淤点、淤斑的部位、大小及消长情况,有无破溃;有无迅速加重的意识障碍,瞳孔的变化,是否有抽搐先兆等。一旦发现颅内高压、脑疝、呼吸衰竭、循环衰竭等征象,及时通知医生,配合抢救。

(三)对症护理

1. 皮肤护理　床褥保持清洁、平整,内衣、裤应柔软、宽松、勤换洗,防止大小便后浸渍。定时更换体位,防止压疮。淤点、淤斑处不宜穿刺,尽量避免受压、摩擦,也可用气垫、空心圈等加以保护。若有溃破,及时处理。可用无菌生理盐水清洗,继而涂以抗生素软膏,防止继发感染。口腔护理2次/天,眼睛每天用生理盐水清洗,滴抗生素眼药水,两眼不能闭合者用生理盐水纱布遮盖。

2. 潜在并发症的护理　及时识别颅内高压、脑疝征象,如头痛欲裂频繁或喷射状呕吐,血压增高而脉搏缓慢、烦躁、惊厥、意识障碍、两侧瞳孔大小不等、对光反射迟钝等。①保持呼吸道通畅,吸氧。准备好各种抢救物品和药品,如吸痰器、气管插管或气管切开包、呼吸兴奋剂等。②遵医嘱应用脱水剂、糖皮质激素等,以减轻脑水肿,降低颅内压。呼吸衰竭者,在脱水治疗的同时,可用洛贝林等呼吸兴奋剂。若有呼吸停止者,应配合气管切开、气管插管或应用人工呼吸机,进行人工辅助间歇正压呼吸,忌压胸做人工呼吸。若有颅内高压者,不宜行腰椎穿刺以免诱发脑疝。必要时,应首先降低颅内压。③遵医嘱使用有效抗生素。若使用青霉素治疗,应注意给药次数、间隔、疗程及青霉素过敏反应。如应用磺胺类药,应注意是否过敏;使用过程中鼓励病人多饮水,遵医嘱使用碱性药物以碱化尿液,避免出现肾损害。定时复查尿常规。若用氯霉素治疗,应注意是否有胃肠道反应、骨髓抑制现象等。

(四)心理护理

暴发型流脑因起病急骤,病情凶险,年龄稍大些的少年、儿童则会感到紧张、恐惧,且依赖性强。应针对青少年的心理，多与他们沟通，增加陪伴病人的时间，态度和蔼可亲，以增加病人的信任感和安全感，消除病人的不安情绪。同时要耐心解释疾病有关知识，避免焦躁心理，使其树立战胜疾病的信心，充分发挥其主观能动性，以达到良好的治疗效果。

（五）健康指导

1. 疾病预防指导 重点应注意搞好环境卫生，保持室内通风。尽量避免到人多拥挤的公共场所。

2. 保护易感人群 流行季节前可应用脑膜炎球菌A群多糖体菌苗进行预防接种（剂量为0.5 mL，皮下注射一次），可明显降低发病率。密切接触者可用药物预防，如复方磺胺甲噁唑，成人每天2 g，儿童50～100 mg/kg，连用3天，并医学观察7天。

3. 疾病知识指导 发现病人就地隔离治疗，隔离需至症状消失后3天，一般不少于7天，以防疫情扩散。少数病人可留有神经系统后遗症，如耳聋、失明或肢体瘫痪等，应指导家属施行切实可行的功能锻炼、按摩等，以促进病人早日康复。

（黄小丽　王小凤）

第九节　伤寒病人的护理

伤寒（typhoid）是由伤寒杆菌引起的急性肠道传染病，其基本病理特征为持续的菌血症与毒血症，单核-巨噬细胞系统的增生性反应，以回肠下段淋巴组织为主的增生、肿胀、坏死与溃疡形成等病变为显著。临床特征为持续高热、相对缓脉、全身中毒症状及消化道症状、肝脾肿大、玫瑰疹与白细胞低下等。易发生肠出血和肠穿孔等严重并发症。

【护理评估】

（一）病原学

伤寒杆菌属于沙门菌属的D群，呈短杆状，革兰染色阴性，有鞭毛，不产生芽胞，无荚膜。能在普通培养基上生长，在含有胆汁的培养基中生长较好。伤寒杆菌具有菌体“O”抗原、鞭毛“H”抗原和表面“Vi”抗原，三种抗原均能产生相应的抗体。此菌在菌体裂解时可释放强烈的内毒素，伤寒杆菌不产生外毒素。伤寒杆菌在自然环境中生命力较强，在水中可存活2～3周，粪便中可存活1～2个月，耐低温。但对光、热、干燥及消毒剂的抵抗力较弱，日光直射数小时、60 ℃ 30 min或煮沸后立即死亡。

（二）流行病学

1. 传染源 病人与带菌者是其传染源。病原体主要从粪便排出，尿液偶有排菌。潜伏期内，病人从粪便排菌，称为潜伏期带菌，一般不易察觉。但在发病后2～4周的排菌量最大，传染性最强。恢复期粪便排菌逐渐减少，少数病人病愈后持续排菌达3个月以上，称为慢性带菌者；个别可终身排菌。

2. 传播途径 可通过污染的水或食物、日常生活接触、苍蝇与蟑螂等传递病原菌，经粪-口途径传播。水源污染是本病传播的最重要途径，是造成暴发流行的主要原因之一。

3. 易感人群 人群普遍易感，以少年儿童及青壮年发病为多。病后能获得持久的免疫力，很少有第二次发病者。

（三）发病机制与病理改变

伤寒杆菌进入消化道后，通常可被胃酸杀灭。但是侵入菌量较多或胃酸缺乏时，可通过肠黏膜，经淋巴管进入肠道淋巴组织及肠系膜淋巴组织中生长繁殖，经淋巴管进入血液，导致第一次菌血症，此时相当于潜伏期；伤寒杆菌随血流进入肝、脾、胆囊、骨髓、淋巴结等单核-巨噬细胞内大量繁殖，再次进入血流，引起第二次菌血症，释放内毒素，产生中毒症状，此时相当于病程第1～2周。病程第2～3周，伤寒杆菌继续随血流播散全身。胆囊是伤寒杆菌良好的繁殖场所，大量细菌随胆汁进入肠道，并再次侵入肠道淋巴组织，使肠道病变加重。

(四)身体状况

1. 临床表现 潜伏期5～21天,一般为10天左右,潜伏期长短与感染菌量有关。典型伤寒自然病程约4周,可分为四期。

1)初期 病程第1周。缓慢起病,发热是最早出现的症状,伴全身不适、食欲减退、四肢酸痛等,体温呈梯形上升,5～7天达39～40℃。

2)极期 病程第2～3周,出现伤寒的典型表现。肠出血、肠穿孔等并发症往往多在本期出现。

(1)高热:多呈稽留热,持续10～14天,高峰可达39～40℃,也有超过40℃者。

(2)消化道症状:食欲不振,腹胀,腹部不适或有隐痛,以右下腹明显。也可有右下腹轻压痛。多有便秘,少数病人有腹泻。

(3)神经系统症状:一般与病情轻重密切相关。表现为虚弱、精神恍惚、表情淡漠、呆滞、反应迟钝、听力减退。重者可有谵妄,甚至昏迷。随体温下降,病情逐渐恢复。

(4)循环系统症状:常有相对缓脉(脉搏加快与体温上升不相称)。如并发心肌炎,则相对缓脉不明显,严重者可致血压下降,甚至出现循环衰竭。

(5)肝、脾肿大:第1周末常可触及肿大的脾脏,质软,有轻压痛;也可发现肝大,质软,有压痛。部分病人并发中毒性肝炎。

(6)皮疹:病程第7～12天,部分病人出现皮肤淡红色的小斑丘疹(玫瑰疹),直径2～4 mm,压之褪色,略高出皮肤。分布以胸腹部为多,也可见于背部与四肢。大多维持2～4天后消退。

3)缓解期 病程第3～4周,体温波动,并逐渐下降。各症状减轻,肿大的脾脏回缩,压痛减退。本期仍可能出现各种并发症。

4)恢复期 病程第5周,体温恢复正常,食欲好转,症状及体征均恢复正常。通常需1个月左右才完全康复。

除上述典型表现外,伤寒可有多种临床类型。①轻型:发热在38℃左右,全身毒血症状轻,病程短,1～3周即可恢复。②暴发型(重型):起病急,毒血症状严重,发展快。畏寒、高热或过高热、腹痛、腹泻、休克等。③迁延型:起病初始表现与普通型(典型)相同,由于机体免疫力低下,发热持续不退,弛张或间歇热型,肝脾肿大也较显著。④逍遥型:全身毒血症状轻,病人常照常生活、工作,不察觉患病。

复发与再燃。①复发:少数病人热退后1～3周,临床症状再现,血培养再度阳性,称为复发,见于抗菌治疗不彻底的病人。②再燃:部分病人在病后2～3周体温开始下降但又恢复正常时,体温又再上升,血培养阳性,称为再燃,可能与菌血症仍未被完全控制有关。

2. 并发症

(1)肠出血:最常见的并发症,多见于病程第2～3周,从大便隐血至大量血便。少量出血可无症状或仅有轻度头晕,脉快;大量出血时热度骤降,脉搏细速,体温与脉搏曲线呈交叉现象,并有头晕、面色苍白、烦躁、冷汗、血压下降等休克表现。

(2)肠穿孔:最严重的并发症,与饮食不当、腹泻、肠出血等有关。多见于病程第2～3周。肠穿孔常发生于回肠末段,但也可见于结肠或其他肠段。

(3)其他:中毒性心肌炎、中毒性肝炎、支气管炎、肺炎、急性胆囊炎、溶血性尿毒症综合征等。

(五)辅助检查

1. 血常规检查 白细胞一般为$(3\sim5)\times10^9$/L,中性粒细胞减少伴核左移,淋巴、单核细胞相对增多。嗜酸性粒细胞减少或消失。

2. 细菌培养 为本病的确诊依据。发病第1～2周血培养阳性率最高;骨髓培养阳性率高于血培养,阳性持续时间长。粪便培养在发病第3～4周阳性率最高,对早期诊断价值不高。

3. 肥达反应(伤寒血清凝集反应) "O"抗体凝集效应≥1∶80及"H"抗体≥1∶160有辅助诊断价值。伤寒抗体通常在病后1周左右出现,第3～4周阳性率可达70%以上,并可持续数月。

(六)治疗要点

1. 抗菌治疗 喹诺酮类抗生素是目前治疗伤寒的首选药物,对伤寒杆菌(包括耐氯霉素株)有强大抗菌作用，胆汁中其浓度也较高，能口服或注射。儿童慎用，孕妇不宜。常用诺氟沙星、氧氟沙星、环丙沙星等。其他如氯霉素、氨苄西林、第2、3代头孢菌素等。

2. 对症治疗 腹胀时可用松节油腹部热敷及肛管排气，禁用新斯的明，避免诱发肠出血或肠穿孔；便秘者可用开塞露或生理盐水低压灌肠，禁用泻药；高热者降温；毒血症状严重者，在适量有效抗生素治疗的同时，可加用糖皮质激素。

3. 并发症治疗 肠出血时绝对卧床休息，如病人不安，可适当应用地西泮等镇静剂。大出血者禁食，应用止血药物及输新鲜血，注意维持水、电解质平衡。肠穿孔者尽快手术治疗。

【主要护理诊断/问题】

(1)体温过高　与伤寒杆菌感染所致毒血症有关。

(2)营养失调：低于机体需要量　与高热、纳差、腹胀、便秘、消化吸收功能低下有关。

(3)有体液不足的危险　与高热、液体摄入不足有关。

(4)便秘　与长期卧床、禁食或无渣饮食有关。

(5)潜在并发症：肠出血、肠穿孔。

【护理措施】

(一)一般护理

1. 休息与活动 发热期间必须卧床休息至热退后1周，减少或避免并发症的发生。恢复期无并发症者可逐渐增加活动量。保持口腔、皮肤清洁，定期更换体位，防止压疮和肺部感染。

2. 饮食护理 给予高热量、高维生素、营养充分、易消化的饮食，以补充发热期的消耗，促进恢复。发热期间宜用流质或细软无渣饮食，少量多餐。退热后，食欲增加时，可逐渐进稀饭、软饭，忌吃坚硬、多渣食物，以免诱发肠出血和肠穿孔。一般退热后2周左右才恢复正常饮食。应鼓励病人多进水分，摄入液量2000～3000 mL/d(包括饮食在内)，如因病重不能进食者可由静脉输液补充。切忌暴饮暴食或进食生冷、粗糙、不易消化的食物。逐渐增加进食量。腹胀者，禁食牛奶、糖类及高脂肪食物，注意补充钾盐。

3. 隔离 按消化道隔离，对病人的呕吐物、粪便及污染物品应进行严格消毒。病人必须隔离治疗至体温正常后15天或隔5～7天粪便培养1次，连续2次阴性，方可解除隔离。病人的大小便、便器、食具、衣物等均必须做适当的消毒处理。接触者应医学观察2周。有发热的可疑伤寒病人，应及早隔离治疗。

(二)病情观察

密切监测生命体征，注意面色及神志变化；有无复发或再燃现象。观察大便次数、颜色、性状、量，有无腹胀、腹痛以及大便隐血等情况。注意观察玫瑰疹出现的部位、数量，有无黄疸及肝、脾肿大等。若有突发右下腹剧痛伴有压痛、反跳痛及腹肌紧张，应及时报告医生。

(三)用药护理

遵医嘱使用有效抗生素，应注意用药后的疗效及副作用。喹诺酮类药物可引起胃肠道反应、头痛、失眠等副作用。因其可影响骨骼发育，故儿童、孕妇及哺乳期妇女慎用。氯霉素使用期间必须每周查血常规1次，若白细胞总数低于3×10^9/L，应停药或更换药物。

(四)对症护理

1. 高热护理 监测记录体温变化。典型伤寒病人极期呈稽留热，持续1～2周。治疗得当，体温可逐渐下降，但若发生并发症或出现再燃、复发，体温可再次上升。体温超过39 ℃可采用头部放置冰袋冷敷、温水或酒精擦浴等物理降温方法，若有皮疹禁用擦浴法。不宜滥用退热药，以防虚脱。做好口腔、皮肤护理。注意保暖，以防受凉。

2. 肠出血、肠穿孔的护理 向病人及其家属说明本病常见的并发症及其诱因，如饮食不当、用药不当、便秘、腹泻等，以及如何观察并发症的出现。除保证休息、合理用药和注意饮食外，还应注意避免便秘发生，保证至少隔日排便一次。排便时忌过分用力，必要时用开塞露或生理盐水低压灌肠，忌用泻药。对严重腹胀的病人应慎用糖皮质激素和新斯的明，以免诱发肠出血、肠穿孔。

(五)心理护理

由于持续高热，全身中毒症状严重，使病人体力骤降而致虚弱无力；同时因为腹泻、腹痛等增加了躯体不适，病人心情变得郁闷和焦虑。又由于消化道隔离和饮食上的医学限制，病人对伤寒疾病知识的缺乏，更是引起了病人的不安和紧张。故应多与病人及其家属交流，了解他们的思想动态，详细介绍疾病知识，以消除病人的不良心理反应，保持其心情稳定，配合治疗，促使早日康复。

（六）健康指导

1. 疾病预防指导 以加强公共饮食卫生的管理和保护水源为重点，注意个人卫生，消灭苍蝇、蟑螂。养成良好的生活习惯，饭前与便后洗手，不吃不洁食物，不吃腐烂变质的食物。不要生吃蔬菜，不饮用生水及未经消毒的牛奶。

2. 保护易感人群 做好预防接种，在伤寒流行地区，要从1岁开始接种菌苗。

3. 疾病知识指导 帮助病人和家属掌握本病的有关知识和自我护理方法。病人出院后，仍应休息1～2周，恢复期仍应避免粗纤维、多渣饮食。若有带药出院，应按时规则用药。定期复查，若有发热等不适，应及时随诊，以防止复发。

各种污染场所、污染物品的消毒处理方法与剂量见表10-1。

表10-1 各种污染场所、污染物品的消毒处理方法与剂量

污染场所、污染物品	消毒方法	用量	消毒时间
室外污染表面	500～1000 mg/L 二溴海因喷洒	500 mL/m^2	30 min
	1000～2000 mg/L 含氯消毒剂喷洒	500 mL/m^2	60～120 min
	漂白粉喷撒	20～40 g/m^2	—
室内表面	250～500 mg/L 含氯消毒剂擦拭	适量	2～4 h
	0.5%新洁尔灭擦拭	适量	—
	0.5%过氧乙酸熏蒸	适量	60～90 min
	500～1000 mg/L 二溴海因喷洒	100～500 mL/m^2	30 min
	1000～2000 mg/L 含氯消毒剂喷洒	100～500 mL/m^2	60～120 min
	2%过氧乙酸气溶胶喷雾	8 mL/m^3	60 min
	0.2%～0.5%过氧乙酸喷洒	350 mL/m^2	60 min
室内地面	0.1%过氧乙酸拖地	适量	—
	0.2%～0.5%过氧乙酸喷洒	200～350 mL/m^2	60 min
	1000～2000 mg/L 含氯消毒剂喷洒	100～500 mL/m^2	60～120 min
室内空气	紫外线照射	1 W/m^3	30～60 min
	臭氧消毒	30 mg/ m^3	30 min
	0.5%过氧乙酸熏蒸	1 g/ m^3	120 min
餐、饮具	蒸煮	100 ℃	10～30 min
	臭氧水冲洗	≥12 mg/L	60～90 min
	含氯消毒剂浸泡	250～500 mg/L	15～30 min
	远红外线照射	120～150 ℃	15～20 min
被褥、书籍、电器	环氧乙烷简易熏蒸	1500 mg/L	16～24 h
	电话机(0.2%～0.5%过氧乙酸擦拭)	—	—
服装、被单	煮沸	100 ℃	30 min
	250～500 mg/L 含氯消毒剂浸泡	淹没被消毒物品	30 min
	0.04%过氧乙酸浸泡	淹没被消毒物品	120 min
游泳池水	加入含氯消毒剂	余氯 0.5 mg/L	30 min
	加入二氧化氯	5 mg/L	5 min

续表

污染场所、污染物品	消 毒 方 法	用　　量	消毒时间
污水	10%～20%漂白粉溶液搅匀	余氯 4～6 mg/L	30～120 min
	30000～50000 mg/L 含氯消毒剂搅匀	—	—
粪便、分泌物	漂白粉干粉搅匀	1∶5	2～6 h
	30000～50000 mg/L 含氯消毒剂	2∶1	2～6 h
尿	漂白粉干粉搅匀	3%	2～6 h
	10000 mg/L 含氯消毒剂搅匀	1∶10	2～6 h
便器	0.5%过氧乙酸浸泡	浸没便器	30～60 min
	5000 mg/L 含氯消毒剂溶液浸泡	浸没便器	30～60 min
手	2%碘酒、0.5%碘伏、0.5%氯己定-乙醇溶液擦拭	适量	1～2 min
	75%乙醇、0.1%新洁尔灭浸泡	适量	5 min
运输工具	2%过氧乙酸气溶胶喷雾	8 mL/ m^3	60 min

(黄小丽　王小凤)

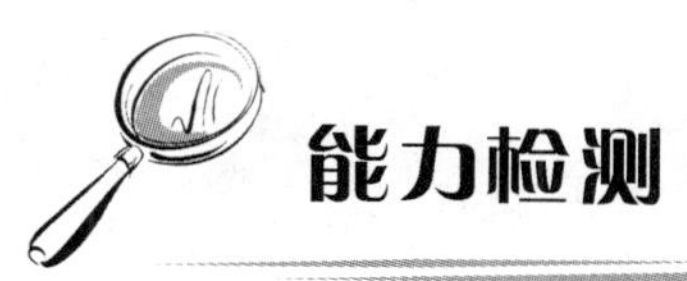

能力检测

A_1 型题

1. 关于传染病感染过程的各种表现，下列哪种说法是正确的？(　　)

A. 隐性感染极为少见　　B. 病原体感染必引起发病

C. 每种传染病都存在潜伏性感染　　D. 病原体必引起炎症过程和各种病理改变

E. 显性感染的传染病不过是各种不同的表现之一，而不是全部

2. 关于病原携带者的论述，下列正确的是(　　)。

A. 所有的传染病均有病原携带者

B. 病原携带者不是重要的传染源

C. 发生于临床症状出现之前者称为健康携带者

D. 病原携带者不显出临床症状而能排出病原体

E. 处于潜伏性感染状态者就是病原携带者

3. 传染过程中，下列哪种感染类型增多对防止传染病的流行有积极意义？(　　)

A. 病原体被清除 B. 隐性感染者　C. 病原携带者　D. 潜伏性感染　E. 显性感染

4. 隐性感染的发现主要是通过(　　)。

A. 咽拭子或血液培养等获得病原体　　B. 生化检查

C. 特异性免疫检查　　D. 病理检查

E. 体征的发现

5. 人体能对抗再感染的主要原因是(　　)。

A. 非特异性免疫功能　　B. 特异性免疫功能　　C. 预防用药

D. 增强体质　　E. 注射疫苗

6. 感染性疾病和传染病的主要区别是(　　)。

A. 是否有病原体　　B. 是否有传染性　　C. 是否有感染后免疫

D. 是否有发热　　E. 是否有毒血症症状

7. 区别病毒性肝炎的临床类型最可靠的依据是(　　)。

A. 病程长短　B. 临床症状的轻重　C. 血液生化检查结果
D. 病毒血清学标志物的检查　E. 肝穿刺活检

8. 在血液中代表完整的乙型肝炎病毒颗粒者是(　　)。
A. 小球形颗粒　B. Dane 颗粒　C. 核状颗粒　D. 管状颗粒　E. 丝状颗粒

9. 下列不属于重型肝炎并发症的是(　　)。
A. 肝肾综合征　B. 脑膜炎　C. 消化道出血　D. 肝性脑病　E. 腹腔感染

10. 重型肝炎应用乳果糖的目的是(　　)。
A. 增加肝脏营养　B. 促进肝细胞增生　C. 减少氨吸收
D. 减少肝细胞坏死　E. 补充能量

11. 疑有肝性脑病的病人，应采取下列哪种饮食护理？(　　)
A. 低蛋白饮食　B. 低盐饮食　C. 低脂饮食　D. 禁食　E. 普食

12. 下列不属于 RNA 病毒科的肝炎病毒的是(　　)。
A. 甲型肝炎病毒　B. 乙型肝炎病毒　C. 丙型肝炎病毒
D. 丁型肝炎病毒　E. 戊型肝炎病毒

13. 对于 HBeAg 阳性母亲所生下的新生儿，预防其感染 HBV 最有效的措施是(　　)。
A. 丙种球蛋白　B. 丙种球蛋白＋高效价乙型肝炎免疫球蛋白
C. 乙型肝炎疫苗　D. 乙型肝炎疫苗＋高效价乙型肝炎免疫球蛋白
E. 乙型肝炎疫苗＋丙种球蛋白

14. 下列哪一项不是肝性脑病的诱发因素？(　　)
A. 明显低钾、低钠血症　B. 低蛋白饮食　C. 消化道大出血
D. 使用镇静剂　E. 大量放腹水

15. 流行性乙型脑炎的病原菌是(　　)。
A. 乙型链球菌　B. β-溶血性链球菌　C. 柯萨奇病毒
D. 乙型脑炎病毒　E. 脑膜炎球菌

16. 乙型脑炎在我国的发病时期主要在(　　)。
A. 冬、春季　B. 秋季　C. 7、8、9 三个月
D. 9、10、11 三个月　E. 夏、秋季

17. 流行性乙型脑炎的发病人群主要为(　　)。
A. 成年人　B. 年老体弱者　C. 通过母体传播的胎儿
D. 10 岁以下的儿童　E. 不限年龄

18. 乙型脑炎的临床分期中不包括(　　)。
A. 初期　B. 发热期　C. 极期　D. 恢复期　E. 后遗症期

19. 流行性乙型脑炎的传播途径主要是(　　)。
A. 借飞沫呼吸道传染　B. 粪便污染水源和食物经口传染　C. 输血输入乙脑病毒
D. 带病毒的蚊虫叮咬经皮肤入血　E. 苍蝇作为媒介污染食物经口传染

20. 乙脑病人早期的特异性诊断检查为(　　)。
A. 腰穿检测脑压　B. 脑脊液化验检查　C. 头颅 CT 检查
D. 补体结合试验，检测乙脑 IgG 抗体　E. 酶联免疫吸附试验，检测乙脑 IgM 抗体

21. 重型乙脑病人极期的特征性临床表现，较少见的是(　　)。
A. 心功能衰竭　B. 高热　C. 抽搐　D. 呼吸衰竭　E. 意识障碍

22. 确诊为乙脑，住院第 3 天血压明显升高，瞳孔不等大，呈去大脑强直、有呼吸暂停，首先采取哪项急救措施？(　　)
A. 糖皮质激素　B. 镇痉　C. 速尿　D. 吸氧　E. 20％甘露醇

23. 流行性出血热的基本病变是(　　)。
A. 全身小动脉坏死　B. 血管和淋巴管内皮细胞损害及急性出血

C. 微血管的内皮细胞损伤　　D. 小血管周围炎性细胞浸润
E. 小血管(包括小动脉、小静脉和毛细血管)内皮细胞肿胀、变性和坏死

24. 关于流行性出血热,下列哪项是正确的?(　　)
A. 猫类是其重要传染源　　B. 发病机制和基本病变是弥散性血管内凝血
C. 高血容量综合征多发生于少尿期　　D. 大量补充血容量是解决尿毒症的好方法
E. 不属于自然疫源性疾病

25. 流行性出血热的确诊是通过(　　)。
A. 临床上表现有"三痛"和"三红"　　B. 血象中出现异形淋巴细胞和血小板减少
C. 尿中可见膜状物　　D. 临床三大主征:发热、充血出血、肾损害
E. 特异性 IgM 抗体 1∶20 以上

26. 狂犬病的病变部位主要在(　　)。
A. 咽喉部　B. 口腔黏膜　C. 中枢神经系统　D. 咬伤的部位　E. 周围神经系统

27. 狂犬病的临床表现不包括(　　)。
A. 心律失常　B. 畏光流泪　C. 疲乏无力　D. 声音嘶哑　E. 幻视幻听

28. 被病犬咬伤后是否发病取决于下列因素,但不包括(　　)。
A. 咬伤的程度　B. 咬伤的部位　C. 病人的免疫状况
D. 咬伤后伤口的处理情况　E. 病人的年龄和性别

29. 下列哪种动物不是狂犬病的主要传染源?(　　)
A. 蝙蝠　B. 犬　C. 猫　D. 狼　E. 猪

30. 下列哪项不是狂犬病的临床表现?(　　)
A. 流涎　B. 发热　C. 血压升高　D. 恐惧不安　E. 角弓反张

31. 艾滋病的传染源包括(　　)。
A. 艾滋病病毒携带者　　B. 艾滋病病人
C. 艾滋病病人和艾滋病病毒携带者　　D. 性病病人
E. 同性恋者

32. 下列哪项不是 HIV 的主要传播途径?(　　)
A. 异性不洁性行为　B. 同性性行为　C. 共餐共宿
D. 静脉内吸毒　E. 母婴传播

33. 有关 HIV 感染临床Ⅱ期的描述,下列哪项是错误的?(　　)
A. 没有任何临床症状　B. 血中检测不出 HIV　C. 血中检不出 gp120 及 gp41
D. 有传染性　E. 血中检出 p24 抗体

34. 有关 HIV 感染临床Ⅲ期的描述,下列哪项是错误的?(　　)
A. 表现为短期全身淋巴结肿大综合征　　B. 全身有两处或两处以上淋巴结肿大
C. 有传染性　　D. 淋巴结活检为反应性增生
E. 淋巴结肿大直径在 1 cm 以上,质地柔韧,无压痛,无粘连

35. 高危人群出现下列情况两项或两项以上者,考虑艾滋病的可能,下列哪项描述有误?(　　)
A. 体重下降 10%以上　B. 慢性咳嗽或腹泻 1 个月以上　C. 间歇或持续发热 1 个月以上
D. 双侧腹股沟淋巴结肿大　E. 反复出现带状疱疹或慢性播散性单纯疱疹

36. 最常见的艾滋病指征性疾病是(　　)。
A. 卡氏肺孢子虫肺炎　B. 肺结核　C. 念珠菌性食管炎
D. 卡波肉瘤　E. 口腔白斑

37. HIV 不可以用下列哪种方法消毒?(　　)
A. 高压湿热消毒法　B. 75%乙醇　C. 0.2%次氯酸钠
D. 焚烧　E. 紫外线

38. HIV 感染的主要临床发展经过分为(　　)。

A. 潜伏期、前驱期、艾滋病早期和艾滋病晚期
B. 急性感染期、亚急性感染期、慢性感染期和继发机会性感染期
C. 急性感染期、无症状期、持续性全身性淋巴结肿大综合征期、艾滋病期
D. 无症状期、症状明显期、症状好转期和恢复期
E. 急性感染期、慢性感染期、艾滋病晚期和后遗症期

39. 下述哪项不是 HIV 感染的高危人群?( )
A. 男性同性恋者　B. 性乱交者　C. 静脉药瘾者
D. 血友病多次输血者　E. 医务工作者

40. 预防细菌性痢疾的综合措施应以下列哪项为重点?( )
A. 隔离及治疗病人　B. 发现并处理带菌者　C. 切断传播途径
D. 服用“依链”痢疾活菌苗　E. 流行季节预防服药

41. 关于流行性出血热多尿期,下列描述哪项是错误的?( )
A. 一般出现在病程的 9～14 天　B. 血中 BUN 和 Cr 迅速下降　C. 多尿早期尿毒症症状加重
D. 每天尿量可多达 15000 mL　E. 可发生休克

42. 关于流行性出血热发热期的治疗,哪一项是错误的?( )
A. 纠正酸中毒　B. 使用强烈发汗退热剂　C. 补液
D. 纠正电解质紊乱　E. 高热中毒症状重者可用糖皮质激素

43. 关于流行性出血热的治疗,下列哪项不正确?( )
A. 发热期禁用强烈发汗退热剂退热　B. 低血压休克期要积极补充血容量
C. 病程第 7 天后禁用肝素抗凝治疗　D. 无尿者可用甘露醇静推促进利尿
E. 病程 4 天内可用抗病毒治疗

44. 下列哪项说法是正确的?( )
A. 流行性出血热的传染源主要是猪和黑线姬鼠
B. 流行性出血热的传播途径仅为虫媒接触和消化道传播
C. 流行性出血热疫区中流行特点为自然疫源性、散发性、边缘性和暴发性
D. 流行性出血热的预防关键是灭鼠和疫苗注射
E. 伴有肾病综合征的出血热是我国流行性出血热最常见的类型

45. 鉴别细菌性痢疾和阿米巴痢疾最可靠的依据是( )。
A. 潜伏期的长短　B. 毒血症的轻重
C. 抗生素治疗是否有效　D. 大便检查病原体
E. 大便常规中红细胞的多少,是否有巨噬细菌胞夏科-莱登结晶

46. 确诊细菌性痢疾最可靠的依据是( )。
A. 典型脓血便　B. 大便培养阳性　C. 明显里急后重
D. 免疫学检查阳性　E. 大便镜检发现大量脓细胞、巨噬细胞

47. 细菌性痢疾的病变部位主要是( )。
A. 乙状结肠和直肠　B. 结肠　C. 回盲部
D. 回肠　E. 结肠和回肠

48. 细菌性痢疾散发流行的主要途径是( )。
A. 集体食堂食物被污染造成经口感染
B. 井水、池塘或供水系统被污染经口感染
C. 健康人的手或蔬菜、瓜果等食物被污染造成经口感染
D. 与病人密切接触经呼吸道传染
E. 接触病人的血液经伤口感染

49. 流脑的主要临床特征是( )。
A. 急起高热、头痛、呕吐、昏迷、脑膜刺激征　B. 急起高热、头痛、呕吐、昏迷、呼吸衰竭

C. 急起高热、惊厥、呼吸衰竭
D. 缓慢起病、发热不明显、头痛剧烈、无休克
E. 急起高热、头痛、呕吐、皮肤黏膜淤点、淤斑、脑膜刺激

50. 流脑最常见的临床类型是(　　)。

A. 轻型　B. 暴发型　C. 慢性败血症型　D. 顿挫型　E. 普通型

51. 流脑最常见的皮疹为(　　)。

A. 玫瑰色斑丘疹　B. 单纯疱疹　C. 淤点、淤斑　D. 脓疱疹　E. 坏疽

52. 关于流脑的脑脊液检查，哪项是错误的？(　　)

A. 流脑病人经治疗后症状、体征消失，停药无须重复腰穿
B. 冬、春季节，病人皮肤无出血点，有脑膜刺激征，应进行腰穿
C. 对颅内压明显增高的病人立即腰穿检查
D. 有中枢神经系统感染表现，症状不典型，应进行腰穿
E. 腰穿后平卧 6～8 h

53. 流脑细菌学检查方法中，阳性率最高的是(　　)。

A. 皮肤淤点涂片革兰染色　B. 脑脊液沉渣涂片革兰染色　C. 脑脊液培养
D. 血培养　E. 周围血白细胞革兰染色

54. 对疑似流脑病人留取标本进行病原学检查，下列哪项是错误的？(　　)

A. 在使用抗生素之前采集标本
B. 培养阳性率高于皮肤淤点涂片或脑脊液涂片
C. 血立即送检
D. 培养阳性要进行菌株分型和药物敏感试验
E. 脑膜炎球菌可从带菌者鼻咽，病人血液、脑脊液及皮肤淤点、淤斑中获得

55. 流行性脑脊髓膜炎的细菌培养标本必须在采集后立即送检，主要因为(　　)。

A. 该菌离开人体后得不到营养
B. 细菌立即产生自身溶解酶
C. 严格厌氧，不能在空气中暴露
D. 该菌对寒冷、干燥极为敏感，在体外极易自溶
E. 标本搁置过久容易污染

56. 确诊流脑的主要依据是(　　)。

A. 脑脊液呈化脓性　B. 血清特异性抗体监测阳性　C. 皮肤黏膜淤点、淤斑
D. 当地有流脑流行　E. 血液、脑脊液涂片镜检或培养发现脑膜炎球菌

A_2型题

57. 男，18 岁，乏力、厌油、黄疸进行性加深 10 天，神志不清 1 天。查体：皮肤黏膜明显黄疸，烦躁不安，皮肤淤斑，肝右肋下未扪及，肝浊音界 7～8 肋间，扑击样震颤阳性，血清总胆红素 255 μmol/L，ALT 200 U/L，凝血酶原活动度 28%。其诊断可能性最大的是(　　)。

A. 急性黄疸型肝炎　B. 急性重型肝炎　C. 亚急性重型肝炎
D. 慢性重型肝炎　E. 淤胆型肝炎

58. 女，28 岁，初孕 8 个月，猪饲养员，7 月 8 日入院，15 天前淋雨后发热，风团、痒，面部水肿，食欲减退，病后 7 天眼黄，1 天前烦躁，胡言乱语。查体：体温 37 ℃，血压 130/80 mmHg，神志不清，检查不合作，巩膜明显黄染，注射处皮肤有淤斑，腹膨隆，腹水征阳性，宫底脐上 3 指，胎心每分钟 150 次，下肢水肿，肝功能检查结果显示 ALT 150 U/L，血清总胆红素 255 μmol/L，尿胆红素及尿胆原均阳性，其诊断可能性最大的是(　　)。

A. 妊娠合并急性脂肪肝　B. 妊娠合并急性重型肝炎　C. 妊娠合并钩端螺旋体病
D. 妊娠合并亚急性重型肝炎　E. 妊娠特发性黄疸

59. 男性青年，因厌油、尿黄 8 天就诊。查体：神志不清，躁动，巩膜中度黄染，牙龈处出血，颈有抵抗感，浅表淋巴结不肿大，肝界明显缩小，无腹水征，布氏征阴性，未引出病理征。该病人的诊断可能性最大的是(　　)。

A. 急性重型肝炎　B. 乙型脑炎　C. 流行性脑脊髓膜炎
D. 肾综合征出血热　E. 钩端螺旋体病，黄疸出血型

60. 某女，47 岁，发热、头痛 7 天，无尿 1 天入院，入院时神志清，结合膜充血、水肿，皮肤有淤点、淤斑，

血压 130/90 mmHg，血常规：WBC $28.0\times10^{9}/L$，异形淋巴细胞 20%，Hb 110 g/L，PLT $42\times10^{9}/L$。尿蛋白(++)，住院第 2 天突然失语，左侧肢体偏瘫，抽搐、昏迷，血压 190/120 mmHg，左侧巴氏征阳性，抢救无效死亡，下列哪项诊断可能性大？(　　)

A. 急性肾炎并发高血压脑病　　B. 流行性出血热并发脑水肿、脑疝形成

C. 流行性出血热并发颅内出血　　D. 流行性出血热并发心力衰竭

E. 肾小球肾炎并发急性肾功能衰竭和败血症

61. 男，38 岁，工人，因发热、腰痛 5 天，无尿 2 天，以"流行性出血热"入院，入院后经过利尿、对症等处理未见好转，并出现烦躁不安、眼睑水肿、脸潮红、脉洪大、体表静脉充盈，血压 180/96 mmHg，心率 120 次/分、律齐，应考虑(　　)。

A. 尿毒症　　B. 高血压脑病　　C. 肺部感染

D. 高血容量综合征　　E. 高钠血症、高钾血症

62. 男，26 岁，农民，急起畏寒、发热、全身酸痛 5 天，元月上旬入院，伴恶心、呕吐，近日解洗肉水样小便 200 mL，查体：体温 39.6 ℃，眼睑水肿，腋下可见搔痕样小出血点，双臀部见 5 cm×4.5 cm 大小淤斑。血常规：Hb 160 g/L，WBC $64\times10^{9}/L$，幼稚细胞 0.14，N 0.66，L 0.20，PLT $80\times10^{9}/L$，最可能的诊断是(　　)。

A. 慢性粒细胞白血病　　B. 血小板减少性紫癜　　C. 急性肾小球肾炎

D. 流行性出血热　　E. 肾脓肿

63. 男，44 岁，林业工人，因发热、腰痛 6 天，于元月 6 日就诊。查体：体温 36 ℃，软腭有少许点状出血，血压 120/70 mmHg，肝右肋下 0.5 cm。血常规：WBC $23.0\times10^{9}/L$，N 0.65，L 0.23，异形淋巴细胞 0.12，最可能的诊断是(　　)。

A. 钩端螺旋体病　B. 流行性出血热　C. 败血症　　D. 伤寒　　E. 暴发型流脑

64. 女，18 岁，学生，突然发热、腹痛、腹泻、恶心、呕吐、胃纳减退、疲乏 2 天，每天排大便 20 次以上，解黏冻样便。查体：体温 39.6 ℃，无皮疹，心率 96 次/分，肝、脾肋下无扪及，腹软，左下腹压痛，肠鸣音亢进。周围血液 RBC $4.4\times10^{12}/L$，WBC $12.5\times10^{9}/L$，N 0.80，发病前 1 天曾在小吃店进餐。对本例明确诊断最有意义的实验室检查项目是(　　)。

A. 血液培养细菌　　B. 大便培养致病菌　　C. 大便培养霍乱弧菌

D. 粪便镜检寄生虫卵　　E. 粪便镜检阿米巴滋养体与包膜

能力检测参考答案

第二章　循环系统疾病病人的护理

1.D　2.A　3.A　4.D　5.A　6.A　7.A　8.D　9.A　10.A　11.C　12.D　13.E　14.E　15.A　16.C　17.D　18.A　19.C　20.C　21.C　22.E　23.E　24.D　25.D　26.B　27.A　28.C　29.E　30.A　31.D　32.B　33.D　34.D　35.B　36.D　37.B　38.E　39.E　40.B　41.D　42.D　43.E　44.B　45.E　46.D　47.A　48.B　49.A　50.E

第三章　消化系统疾病病人的护理

1.C　2.A　3.B　4.B　5.A　6.C　7.B　8.E　9.D　10.C　11.E　12.E　13.A　14.C　15.B　16.C　17.A　18.B　19.D　20.E　21.C　22.E　23.D　24.E　25.C　26.A　27.B　28.A　29.C　30.C　31.D　32.D　33.E　34.B　35.C　36.C　37.D　38.D　39.C　40.E　41.C　42.C　43.C　44.D　45.D　46.B　47.B　48.E　49.D　50.B　51.E　52.A　53.B

第四章　呼吸系统疾病病人的护理

1.C　2.E　3.B　4.B　5.A　6.D　7.C　8.D　9.B　10.C　11.E　12.E　13.C　14.D　15.D　16.D　17.C　18.E　19.D　20.E　21.D　22.A　23.D　24.B　25.A　26.E　27.C　28.D　29.A　30.E　31.B　32.D　33.C　34.C　35.B　36.C　37.C　38.D　39.A　40.C　41.E　42.B　43.C　44.E　45.D　46.C　47.C　48.D　49.E　50.C　51.B　52.A　53.D　54.B　55.B　56.C　57.C　58.C　59.E　60.E　61.C　62.B　63.A　64.D　65.A　66.C　67.C　68.B　69.D　70.B　71.E　72.A　73.E　74.E　75.B　76.A　77.E　78.E　79.A　80.B　81.E　82.A　83.C　84.E　85.D　86.C　87.E　88.B　89.C　90.E　91.E　92.A　93.A　94.D　95.C　96.E　97.C　98.C　99.A　100.E

第五章　泌尿系统疾病病人的护理

1.E　2.C　3.C　4.A　5.A　6.E　7.D　8.D　9.D　10.A　11.E　12.D　13.C　14.C　15.E　16.B　17.C　18.C　19.C　20.E　21.C　22.D　23.E　24.E　25.B　26.A　27.E　28.B　29.C　30.C　31.E　32.A　33.C　34.A　35.B　36.C

第六章　血液系统疾病病人的护理

1.A　2.C　3.A　4.D　5.D　6.E　7.D　8.A　9.C　10.C　11.C　12.E　13.D　14.A　15.D　16.D　17.C　18.E　19.A　20.D　21.D　22.A　23.D　24.C　25.A　26.A　27.C　28.C　29.C　30.D　31.D　32.B　33.A　34.C　36.A　36.B　37.A　38.B

第七章　内分泌及代谢性疾病病人的护理

1.D　2.E　3.C　4.A　5.C　6.B　7.B　8.A　9.E　10.D　11.B　12.E　13.C　14.B　15.D　16.A　17.B　18.D　19.C　20.A　21.D　22.C　23.C　24.C　25.A　26.A　27.B　28.D　29.E　30.B　31.B　32.A　33.E　34.A　35.A　36.B　37.A　38.D　39.D　40.E　41.D　42.D　43.D　44.B　45.C　46.B　47.A　48.C　49.D　50.E　51.A　52.A　53.B　54.B　55.D　56.A　57.D　58.B　59.D　60.D

第八章　风湿性疾病病人的护理

1.C　2.E　3.A　4.E　5.E　6.D　7.D　8.A　9.B　10.D　11.C　12.A　13.C　14.B　15.A　16.C　17.C　18.D　19.D　20.B　21.A　22.E　23.E　24.D　25.E　26.C　27.A

第九章　神经系统疾病病人的护理

1.C　2.C　3.A　4.D　5.D　6.C　7.C　8.D　9.B　10.C　11.D　12.D　13.B　14.C　15.E

16. C　17. E　18. C　19. D　20. C　21. A　22. C　23. E　24. C　25. D　26. B　27. D　28. B　29. E
30. C　31. A　32. A　33. A　34. D　35. E

第十章　传染病病人的护理

1. E　2. D　3. B　4. C　5. B　6. B　7. E　8. B　9. B　10. C　11. A　12. B　13. D　14. B　15. D
16. C　17. D　18. B　19. D　20. E　21. A　22. E　23. E　24. C　25. E　26. C　27. B　28. E　29. E
30. E　31. C　32. C　33. B　34. A　35. D　36. A　37. E　38. C　39. E　40. C　41. B　42. B　43. D
44. E　45. D　46. B　47. A　48. C　49. E　50. E　51. C　52. C　53. A　54. B　55. B　56. E　57. B
58. B　59. A　60. C　61. D　62. D　63. B　64. B

参考文献

[1] 陈灏珠,钟南山,陆再英.内科学[M].8版.北京:人民卫生出版社,2013.

[2] 张利岩,刘万芳.护士执业资格考试历年考题纵览与考点评析[M].北京:军事医学科学出版社,2013.

[3] 高健群.内科护理学[M].南昌:江西科学技术出版社,2013.

[4] 张迎红,饶玉霞.内科护理学考试宝典[M].武汉:华中科技大学出版社,2013.

[5] 郭继鸿,柴锡庆,张海松.内科学[M].3版.北京:北京大学医学出版社,2008.

[6] 全国护士执业资格考试用书编写专家委员会.2015全国护士执业资格考试指导[M].北京:人民卫生出版社,2014.

[7] 何平先,袁杰,冯晓敏.成人健康护理学[M].北京:人民卫生出版社,2013.

[8] 尤黎明,吴瑛.内科护理学[M].5版.北京:人民卫生出版社,2012.

[9] 全国护士执业资格考试用书编写专家委员会.2015全国护士执业资格考试指导——同步练习题集[M].北京:人民卫生出版社,2014.

[10] 刘成玉.健康评估[M].2版.北京:人民卫生出版社,2006.

[11] 马秀芬,张展.内科护理学[M].2版.北京:人民卫生出版社,2011.

[12] 马秀芬,张世琴,张展.内科护理学实践指导及习题集[M].北京:人民卫生出版社,2011.

[13] 李群芳,邓荆云,张爱琴.内科护理[M].武汉:华中科技大学出版社,2011.

[14] 王平,周璇.护士执业资格考试应试指导及历年考点串讲[M].北京:人民军医出版社,2011.

[15] 鲁建春,冷亚美,刘霆.血液科护理手册[M].北京:科学出版社,2011.

[16] 罗杰,何国厚.实用外科诊疗常规[M].武汉:湖北科学技术出版社,2011.

[17] 王吉耀,内科学[M].2版.北京:人民卫生出版社,2010.

[18] 陈灏珠,林果为.实用内科学[M].13版.北京:人民卫生出版社,2009.

[19] 姚景鹏.内科护理学[M].北京:北京大学医学出版社,2006.

[20] 马小琴,王珏.常见疾病护理[M].北京:科学出版社,2005.

[21] 陆再英,钟南山.内科学[M].7版.北京:人民卫生出版社,2008.

[22] 陈文彬,潘祥林.诊断学[M].7版.北京:人民卫生出版社,2008.

[23] Andreoli TE,Carpenter CCJ,Griggs RC,et al.希氏内科学精要[M].7版.北京:北京大学医学出版社,20C8.

[24] 石宏,石雪松,江智霞.传染病护理学[M].上海:第二军医大学出版社,2008.

[25] 高健群,熊红霞.内科护理学[M].南昌:江西科学技术出版社,2008.

[26] 王海燕.肾脏病学[M].3版.北京:人民卫生出版社,2008.

[27] 马秀芬,孙建勋.内科护理[M].北京:人民卫生出版社,2008.

[28] 金中杰,林梅英.内科护理[M].2版.北京:人民卫生出版社,2008.

[29] 李丹,张蕲.成人护理[M].北京:人民卫生出版社,2006.

[30] 李小寒,尚少梅.基础护理学[M].4版.北京:人民卫生出版社,2010.

[31] 杨珍杰,郭茂珍.内科护理学[M].武汉:湖北科学技术出版社,2008.

[32] 李秋萍.内科护理学[M].北京:人民卫生出版社,2006.

[33] 沈小平,刘士生.内科护理学[M].南京:江苏科学技术出版社,2012.

[34] 高清源,张建欣,徐新娥.内科护理技术[M].武汉:华中科技大学出版社,2010.

[35] 王美美.内科学诊治进展[M].北京:军事医学科学出版社,2008.

[36] 曹金金,张厚亮.循证护理理论与其在护理实践中的应用[J].国家护理学杂志,2007,26(2):115-117.